ZENTRALE STEUERUNG DER SEXUALFUNKTIONEN

DIE KEIMDRÜSEN DES MANNES

ERSTES SYMPOSION

DER DEUTSCHEN GESELLSCHAFT FÜR ENDOKRINOLOGIE

HAMBURG 28. FEBRUAR UND 1. MÄRZ 1953

SCHRIFTLEITUNG

DOZENT DR. H. NOWAKOWSKI

II. MED. UNIV.-KLINIK HAMBURG-EPPENDORF

MIT 114 TEXTABBILDUNGEN

SPRINGER-VERLAG BERLIN HEIDELBERG GMBH

1955

ISBN 978-3-662-22735-0   ISBN 978-3-662-24664-1 (eBook)
DOI 10.1007/978-3-662-24664-1

BRÜHLSCHE UNIVERSITÄTSDRUCKEREI GIESSEN

Vorwort.

Dieser Band enthält die Verhandlungen der Deutschen Gesellschaft für Endokrinologie auf ihrer ersten Tagung 1953 in Hamburg. Im Gegensatz zu vielen Kulturländern, in denen schon seit Jahrzehnten Spezialgesellschaften für Endokrinologie bestehen, wurde die deutsche Gesellschaft erst mit dieser Hamburger Tagung gegründet. Die fortschreitende Spezialisierung der medizinischen Wissenschaften ist ein Prozeß, der sich nicht aufhalten läßt und dessen Gefahren vermieden werden, wenn man sie sieht. Fruchtbare wissenschaftliche Diskussion ist nur noch auf kleinen Tagungen der Spezialisten möglich. Das Spezialgebiet der Endokrinologie macht nicht nur Spezialisierung, sondern auch Zusammenarbeit der verschiedensten Disziplinen erforderlich. So fanden sich bereits auf der ersten Zusammenkunft in Hamburg Anatomen, Pathologen, Physiologen, Biochemiker, Internisten, Gynäkologen, Pädiater und Zoologen zusammen. Allein die Notwendigkeit der Zusammenarbeit solch verschiedener Disziplinen macht den Zusammenschluß in einer eigenen Gesellschaft erforderlich. Der deutsche Sprachraum ist die Geburtsstätte der Endokrinologie gewesen. Von BIEDL stammte das erste Lehrbuch dieses Faches, und HIRSCH gab im Jahre 1929 das erste Handbuch heraus mit fast nur deutschen Autoren als Mitarbeitern. Das Schwergewicht endokrinologischer Forschung liegt heute in Amerika. In Deutschland gibt es nur noch wenige, die sich dieses so wichtigen Sondergebietes noch annehmen. So hoffen die Gründer der Gesellschaft, daß neue Impulse von dieser Gesellschaft ausgehen mögen, die endokrinologische Forschung auch in Deutschland wieder zu beleben. Diese Hoffnung hat sich schon mit dem ersten Symposion erfüllt. Ich meine, daß die Referate und Einzelvorträge zu den Themen des ersten Symposions: „Zentrale Steuerung der Sexualfunktionen" und „Die Keimdrüsen des Mannes" bereits einen wesentlichen Beitrag geleistet haben und daß der Band auch für den auf diesem Gebiet weniger Erfahrenen Wertvolles bietet.

Die Herausgabe der Verhandlungen der ersten Tagung hat sich aus verständlichen Gründen verzögert, da die Frage der Publikation erst noch geklärt werden mußte. Die Gesellschaft ist dem Springer-Verlag besonders dankbar, daß er die Herausgabe nicht nur dieses Verhandlungsberichtes, sondern auch aller weiteren übernommen hat. Wir danken auch dem Sekretär unserer Gesellschaft, Herrn Dozent Dr. NOWAKOWSKI, für die große Mühe, die für ihn mit der Herausgabe verbunden war.

Hamburg, November 1954.

A. JORES.

Inhaltsverzeichnis.

Alphabetisches Verzeichnis der Referenten und Diskussionsredner.

Ammon, Robert, Homburg/Saar, Physiologisch-chemisches Institut der Universität des Saarlandes.

Bauer, Jakob, München, Friedrichstraße 32.

Bautzmann, Hermann, Hamburg-Eppendorf, Anatomisches Institut der Universität.

Bierich, Jürgen, Hamburg-Eppendorf, Universitäts-Kinderklinik.

Diepen, Rudolf, Gießen, Max-Planck-Institut für Hirnforschung.

Dirscherl, Wilhelm, Bonn, Physiologisch-chemisches Institut der Universität.

Drescher, Joachim, Kiel, Universitäts-Frauenklinik.

Elert, Reinhold, Freiburg/Br., Universitäts-Frauenklinik.

Ferner, Helmut, Hamburg-Eppendorf, Anatomisches Institut der Universität.

Gaede, Karl, Hamburg-Eppendorf, Physiologisch-chemisches Institut der Universität.

Hasenbein, Gerd, Kiel, Universitäts-Frauenklinik.

Heinke, Ernst, Gießen, Hautklinik der Akademie für Medizin. Forschung und Fortbildung.

Heinrich, Hellmuth, Hamburg-Eppendorf, Physiologisch-chemisches Institut der Universität.

v. Holt, Claus, Hamburg-Eppendorf, Physiologisch-chemisches Institut der Universität.

Jores, Arthur, Hamburg-Eppendorf, II. Medizinische Universitätsklinik.

Junkmann, Karl, Berlin N 65, Schering A. G., Müllerstraße 170/172.

Kimmig, Josef, Hamburg-Eppendorf, Universitäts-Hautklinik.

Klingmüller, Volker, Hamburg-Eppendorf, Physiologisch-chemisches Institut der Universität.

Kühnau, Joachim, Hamburg-Eppendorf, Physiologisch-chemisches Institut der Universität.

Lange-Cosack, Herta, Berlin-Neukölln, Neurologisch-Psychiatrische Abtlg. d. Städtischen Krankenhauses.

Langecker, Hedwig, Berlin N 65, Schering A. G., Müllerstraße 170/172.

Metuzāls, Janis, Groningen/Niederlande, Zoologisches Laboratorium der Reichsuniversität.

Moench, Arvid, Freiburg/Br., Medizinische Universitäts-Poliklinik.

Müller, Willi, Köln-Lindenthal, Max-Planck-Institut für Hirnforschung, Lindenburg.

Nowakowski, Henryk, Hamburg-Eppendorf, II. Medizinische Universitäts-Klinik.

Orthner, Hans, Göttingen, Anatomisches Laboratorium der Universitäts-Nervenklinik.

Overzier, Claus, Mainz, Medizinische Universitätsklinik.

Philipp, Ernst, Kiel, Universitäts-Frauenklinik.

Puck, Arno, Bonn-Venusberg, Universitäts-Frauenklinik.

Spatz, Hugo, Gießen, Max-Planck-Institut für Hirnforschung.

Schneider, Wolfgang, Hamburg-Eppendorf, II. Medizinische Universitäts-Klinik.

Schroeder, Wolfgang, Hamburg-Eppendorf, II. Medizinische Universitäts-Klinik.

Schuchardt, Eduard, Göttingen, Max-Planck-Institut für Hirnforschung, Neurophysiologische Abteilung.

Schultze, Kurt, Bremerhaven-Lehe, Städtische Frauenklinik.

Tonutti, Emil, Gießen, Anatomisches Institut der Akademie für Medizinische Forschung und Fortbildung.

Vincke, Erich, Hamburg-Eppendorf, Physiologisch-chemisches Institut der Universität.

Voss, Hermann, Mannheim-Waldhof, Sandhofer Straße 124, C. F. Boehringer & Söhne.

Weissbecker, Ludwig, Freiburg/Br., Medizinische Universitätsklinik.

Weller, Otto, Gießen, Medizinische Poliklinik der Akademie für Medizinische Forschung und Fortbildung.

Westman, Axel, Stockholm, Frauenklinik des Karolinska Sjukhuset.

Zimmermann, Wilhelm, Trier, Staatliches Medizinaluntersuchungsamt.

Aus dem Max-Planck-Institut für Hirnforschung, Neuroanatomische Abteilung in Gießen.

Das Hypophysen-Hypothalamus-System in Hinsicht auf die zentrale Steuerung der Sexualfunktionen[*,**].

Anatomische Grundlagen.

Von

H. SPATZ.

Mit 16 Textabbildungen.

A. Einleitung und Terminologie.

Man spricht von einem Hypophysen-Hypothalamus-System[1]. Doch in Wirklichkeit gibt es zwei der Verknüpfung von Hypophyse und Hypothalamus dienende Systeme; wie gezeigt werden soll, sind sie morphologisch und physiologisch unterscheidbar. Das eine ist das altbekannte System des Tractus supraoptico-hypophyseus, das in den großzelligen Kernen des hypophysenfernen Hypothalamus (im Nucleus supraopticus und Nucleus paraventricularis) entspringt und im Hinterlappen endigt („Hinterlappen-Hypothalamus-System"). Seit den Untersuchungen von RANSON und seinen Mitarbeitern wissen wir, daß dieses System mit der Produktion der Hinterlappenhormone, speziell des Antidiuretins, betraut ist. Das andere System — dasjenige, das uns hier beschäftigen soll — verknüpft den Vorderlappen via Pars infundibularis adenohypophyseos und Infundibulum mit einem hypophysennahen Abschnitt des Hypothalamus, nämlich mit dem kleinzelligen *Tuber cinereum* („Vorderlappen-Hypothalamus-System"). Nach den systematischen Untersuchungen von A. WESTMAN und seinen Mitarbeitern (seit 1937) sowie nach eigenen Versuchsergebnissen darf es heute als gesichert gelten, daß dieses System in seiner Gesamtheit besonders im Dienste der Regulation der Tätigkeit der Keimdrüsen steht. WESTMAN, JACOBSOHN und HILLARP *haben bereits 1943 dieses der zentralen Steuerung der Fortpflanzung dienende System dem die Hinterlappenhormone produzierenden System scharf gegenübergestellt*[2].— Auf einen anatomischen Unterschied sei sofort aufmerksam gemacht: Der Hinterlappen, der distale Abschnitt der Neurohypophyse, ist ein

---

[*] Herrn Professor AXEL WESTMAN zum 60. Geburtstag ergebenst gewidmet.

[**] Seit der Erstattung dieses Referates sind eine Reihe bemerkenswerter Publikationen zum Thema erfolgt, die wir nach Möglichkeit berücksichtigt haben.

[1] BERBLINGER sprach von „Hypophysen-Zwischenhirnsystem"; direkte Nervenfaserverbindungen sind aber nur zwischen der Hypophyse und dem Hypothalamus (genauer gesagt dem markarmen Hypothalamus) nachgewiesen.

[2] Für RANSON und wohl die meisten seiner Zeitgenossen war das System des Tractus supraoptico-hypophyseus identisch mit dem Hypophysen-Hypothalamus-System. Manche Autoren, wie z. B. PALAY (1953) und SCHARRER (1953/54), verharren auch heute noch auf diesem Standpunkt. Das Tuber ist noch wenig in das Blickfeld gerückt.

modifizierter Hirnteil, in dem es keine Drüsenzellen gibt, sondern in dem das
Sekret nach neueren Erkenntnissen von den Nervenfasern selber erzeugt wird
(S. 8 u. 12). Dagegen ist die Adenohypophyse eine echte epitheliale, vom Rachen-
dachepithel abstammende, vom Sympathicus innervierte Drüse, die mit dem
proximalen Abschnitt der Neurohypophyse, dem Infundibulum, in Kontakt tritt;
die Verbindung des Hypothalamus mit dem Vorderlappen ist ganz anders und
viel komplizierter als die mit dem Hinterlappen.

Da sich die anatomische *Terminologie* auf diesem Gebiet zur Zeit sozusagen
im Fluß befindet, ist es nötig, die eigene Nomenklatur mit entsprechender Begründung zu deklarieren. Die untenstehende Übersicht betrifft die von uns
gebrauchte Nomenklatur bezüglich der Hypophyse. *Die leitenden Gesichtspunkte
sind einerseits die Zugehörigkeit zur Adenohypophyse oder zur Neurohypophyse
und andererseits die Unterscheidung von proximalen (suprasellären) und von
distalen (intrasellären) Abschnitten.*

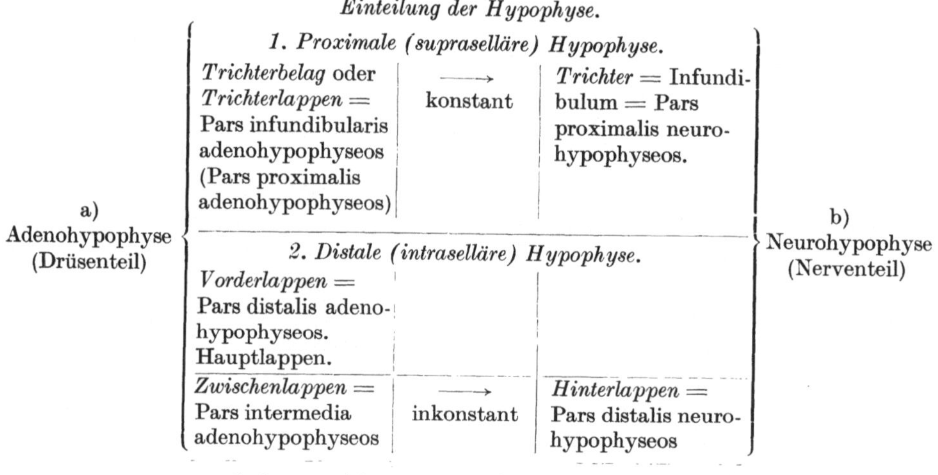

⟶ bedeutet: Adeno-neurohypophysäre Kontaktfläche.
Hypophysenstiel = stielartig verlängerte proximale Hypophyse.

Unsere Terminologie schließt sich am meisten an diejenige von Rioch,
Wislocki und O'Leary (1940) an, die in der Hauptsache auch von Green und
Harris sowie von Hanstroem und Wingstrand u. a. benutzt wird. Im Einklang
mit diesen Autoren gebrauchen wir den Terminus „Neurohypophyse" übergeordnet für den gesamten, aus der Ausstülpung des Bodens des 3. Ventrikels
hervorgegangenen „Nerventeil", d. h. also sowohl für den distalen Lobus posterior
("infundibular process") als auch für das proximale Infundibulum und für das
Zwischenstück zwischen beiden ("infundibular stem"). Eine Beschränkung der
Bezeichnung Neurohypophyse auf den distalen Abschnitt, auf den Hinterlappen,
wie das heute noch manchmal üblich ist, erscheint unzweckmäßig. Obwohl die
Neurohypophyse mit ihren Unterteilungen entwicklungsgeschichtlich betrachtet
ein Derivat des Bodens des Hypothalamus ist und obwohl die Ursprungszellen
ihrer Nervenfasern — d. i. ihres Parenchyms — im Hypothalamus liegen, *so ist
die Neurohypophyse doch ein scharf begrenztes Organ für sich.* Ebenso ist die

Adenohypophyse mit ihren verschiedenen Abteilungen ein eigenes Organ. Für unsere Betrachtung ist die Stelle des konstanten Kontaktes zwischen Adenohypophyse und Neurohypophyse von entscheidender Bedeutung (**„Adeno-neurohypophysärer Kontakt"**). Hierauf kommt es an.

Zwischen dem Infundibulum und dem Lobus posterior befindet sich ein ziemlich variables *„Zwischenstück"* (NOWAKOWSKI), das dem "infundibular stem" im Sinne von WINGSTRAND u. a. entspricht. Dieser Abschnitt der Neurohypophyse ist dadurch gekennzeichnet, daß hier Aufsplitterungen der Nervenfasern des Tractus supraoptico-hypophyseus fehlen. In die Einteilung S. 2 wurde dieses Stück der Einfachheit halber nicht aufgenommen.

In einigen Punkten sehen wir uns leider außerstande, der Terminologie der genannten Autoren zu folgen. Dabei leitet uns der konservative Gesichtspunkt, alte Bezeichnungen beizubehalten, wenn neuere Namen keine Verbesserung bedeuten. So verwenden wir die alten Bezeichnungen „Lobus anterior" (für Pars distalis adenohypophyseos) und „Lobus posterior" (für Pars distalis neurohypophyseos), obwohl wir die dagegen erhobenen Bedenken kennen. Die Adjektiva „anterior" und „posterior" (besser wäre rostralis und caudalis) sind von den Verhältnissen beim erwachsenen Menschen abgeleitet und es ist richtig, daß ihr Wortsinn für die Verhältnisse bei vielen Tieren nicht zutrifft. Doch dieser Einwand gilt für viele im Gebrauch befindliche Termini, die man doch beibehält[1].

Ferner sehen wir keinen Grund, die alte Bezeichnung „Infundibulum" aufzugeben, obwohl der Wortsinn (Trichter) bei vielen Tieren nicht paßt. Dieses Verhalten erscheint uns jedenfalls zweckmäßiger als das umgekehrte, nämlich Bezeichnungen, die Verhältnissen bei Tieren entnommen sind, auf den Menschen zu übertragen, wo sie dann nicht passen. Dies geschieht bei der von uns auch aus anderen Gründen abgelehnten Bezeichnung "median eminence"[2] (s. S. 4. Kleindr.).

Endlich müssen wir uns gegen die Bezeichnung Pars „tuberalis" wenden. Zutreffend ist vielmehr die alte Benennung *„Trichterbelag"*, also *Pars „infundibularis" adenohypophyseos*; für diese ist bereits F. HOCHSTETTER eingetreten. Es ist gerade das Wesentliche, daß dieser proximale Abschnitt der Adenohypophyse in seiner Ausdehnung dem proximalen Abschnitt der Neurohypophyse, dem Infundibulum, folgt und mit ihm in Kontakt steht. Mit dem Tuber cinereum besteht bemerkenswerterweise kein unmittelbarer Kontakt, weil überall — auch im Randgebiet, das wir Radix infundibuli nennen — infundibuläres Gewebe zwischen Drüsenzellen und Nervenzellen eingeschaltet ist. Dieser prinzipiell wichtige Tatbestand wird durch die seit TILNEY üblich gewordene Bezeichnung Pars „tuberalis" verwischt.

WINGSTRAND gibt der Bezeichnung Pars tuberalis den Vorzug, weil er gefunden hat, daß bei Vögeln adenohypophysäres Gewebe sich ein Stück weit auf die Oberfläche des Tubers ausbreiten kann. Doch seine Abb. 34 und 137 sind unseres Erachtens nicht beweisend. Bezüglich der Abb. 34 sagt der Autor selber, daß die in Frage kommende einschichtige Lage von Drüsenzellen durch Bindegewebe vom Tuber getrennt wird, so daß es also offensichtlich

---

[1] In der Neurologie gibt es viele Bezeichnungen, die, vom Menschen abgeleitet, bei manchen Tieren im Wortsinn nicht mehr zutreffen (Corpora mamillaria, Nucleus ruber, Substantia nigra, Corpus callosum usw.).

[2] Es erscheint uns unlogisch, daß die Bezeichnung „Infundibulum" für den proximalen Abschnitt der Neurohypophyse aufgegeben werden soll, während die distal folgenden Abschnitte als "infundibular stem" und "infundibular proces" benannt werden. Einen äußerlichen Nachteil der Neubenennung "median eminence" sehen wir darin, daß man hiervon kein Adjektivum bilden kann.

nicht zu dem Kontakt kommt, den wir meinen. Was die Abb. 137 betrifft, so vermuten wir, daß die lateralen Ränder der Pars infundibularis, die über den Sulcus infundibularis hinausragen, durch die „Radix infundibuli" von dem benachbarten Tuberkern geschieden werden. Ein solches Verhalten fanden wir bei der Maus (Abb. 7a). Sollte sich aber einmal ein Ausnahmefall finden, bei dem bewiesen werden könnte, daß die Pars infundibularis an einer Stelle wirklich auch zum Tuber in Kontakt tritt, so wäre eine solche Ausnahme noch kein Grund, das Gebilde nach dem Tuber zu benennen. Man muß sich nach dem regelmäßigen Verhalten richten, das auch in den schönen Abbildungen Wingstrands so deutlich zum Ausdruck kommt, nämlich an die Beziehungen zum Infundibulum (bei Wingstrand Eminentia mediana). — Es ist richtig, daß manche Autoren Pars infundibularis und Pars intermedia verwechseln; wir sehen hierin aber keinen triftigen Grund, eine alte und zutreffende Bezeichnung aufzugeben.

Mit Wislocki und King trennen wir scharf zwischen dem Infundibulum und dem Tuber cinereum. Das Infundibulum gehört zur Hypophyse, während das Tuber cinereum, auch in angioarchitektonischer Hinsicht, einen Abschnitt des Hypothalamus darstellt. Die Grenze zwischen den beiden Gebieten wird an der Außenseite durch den „*Sulcus hypophysio-hypothalamicus*" (Kuhlenbeck und Haymaker[1]) gekennzeichnet.

Diese wichtige Scheidung wird durch die Bezeichnung "median eminence" wieder aufgehoben, weil darunter sowohl Abschnitte des Infundibulum (bald mit, bald ohne adenohypophysären Belag gebraucht!) als auch Teile des Tuber cinereum verstanden werden (Tilney; Weaver und Bucy). Es wird von "median eminence of the tuber cinereum" gesprochen, gleichzeitig aber auch ein Teil des Infundibulum, also der Neurohypophyse, gemeint. Die Bezeichnung "median eminence" hat manches Mißverständnis hervorgerufen, weshalb wir diese Neubenennung, wie gesagt, vermeiden (s. a. die Kritik von Romeis). —

Auch bezüglich des *Hypothalamus* gibt es zur Zeit keine allgemein akzeptierte Terminologie. Unsere Nomenklatur weicht von denen von Grünthal, Le Gros. Clark sowie Kuhlenbeck und Haymaker ab. Richtunggebend sind für uns folgende Gesichtspunkte: 1. Die Unterscheidung von markarmen und markreichen Gebieten[2]. Ein Teil der markarmen Gebiete ist durch nachgewiesene Faserzüge mit der Hypophyse verbunden; diese Fasern sind gleichfalls markarm bzw. marklos. Dagegen sind für die markreichen Anteile, so z. B. für das Corpus mamillare, soweit wir wissen, keine Verbindungen zur Hypophyse nachgewiesen. Wir halten dies für einen entscheidenden Unterschied. 2. Innerhalb des markarmen Hypothalamus muß zwischen hypophysennahen und hypophysenfernen Anteilen unterschieden werden. Die letzteren, welche die Ursprungskerne des Tractus supraoptico-hypophyseus enthalten, beherbergen vorwiegend ziemlich große, wohlcharakterisierte Nervenzellen. Dagegen ist das hypophysennahe Mediale Feld des Tuber cinereum, das der proximalen Hypophyse eng benachbart ist, durch kleine, wenig differenzierte Nervenzellen ausgezeichnet. Die Einteilungsversuche der anderen Autoren kranken u. E. daran, daß der Gesichtspunkt des Vorhandenseins oder des Fehlens von Verbindungen mit der Hypophyse keine Rolle spielt.

---

[1] Wir hatten vorher die Bezeichnung „*Sulcus tubero-infundibularis*" vorgeschlagen. Übrigens gibt es Abweichungen von der Regel, daß der Sulcus tubero-infundibularis die Grenze zwischen dem Trichter samt Trichterbelag und dem Tuber anzeigt. Eine solche Ausnahme zeigt z. B. die Abb. 137 von Wingstrand. Wir kennen auch solche Ausnahmen, glauben aber, daß die genannte Furche im allgemeinen doch ihren Wert als Grenzfurche behält.

[2] Näheres s. bei Spatz und Pache. Dagegen Kuhlenbeck "The Human diencephalon", Karger 1954.

Diencephalon.

A. Thalamus, Metathalamus, Epithalamus.

B. Hypothalamus (im weiteren Sinn).

    I. *Markarmer* Hypothalamus (Hypothalamus im engeren Sinn). Faserbeziehungen zur Hypophyse nachgewiesen oder möglich.

        a) *Hypophysennahe kleinzellige Anteile.* Mediales Feld des Tuber cinereum. Ursprungsorte des Tractus tubero-hypophyseus.

            1. Nucleus infundibularis tuberis = Nucleus arcuatus.

            2. Nucleus principalis tuberis (CAJAL) = Nucleus hypothalamicus ventromedialis.

            3. Nucleus hypothalamicus dorsomedialis.

            4. Area periventricularis posterior.

        b) *Hypophysenferne, großzellige Anteile.* Ursprungsorte des Tractus-supraoptico-hypophyseus zum neurosekretorischen Hinterlappen.

            1. Nucleus supraopticus.

            2. Nucleus paraventricularis.

        c) Gebiete mit teilweise noch nicht geklärten Nervenfaserbeziehungen.

            1. Laterales Feld des Tuber cinereum mit mittelgroßen Nervenzellen (Nucleus tubero-mamillaris).

            2. Nuclei laterales tuberis (Besonderheit beim Menschen und bei den Anthropomorphen); Faserbeziehungen zur Hypophyse werden angegeben. (LARUELLE.)

            3. Grenzgebiete nach oral, dorsal und aboral in Richtung gegen das Septum, gegen den medialen Thalamus und gegen das Tegmentum mesencephali.

    II. *Markreicher* Hypothalamus. Keine Faserbeziehungen zur Hypophyse.

        a) *Subthalamus* (HERRICK). Corpus subthalamicum, Nucleus entopeduncularis, Globus pallidus (nach SPATZ), Zona incerta, Kern des FORELschen Feldes.

        b) *Corpus mamillare.*

Zum Unterschied von den anglo-amerikanischen Autoren trennen wir also nicht nur den „Subthalamus", sondern auch das Corpus mamillare vom Hypothalamus sensu strictori ab. Das Corpus mamillare ist ausgesprochen markreich und besitzt keine nachweisbaren Beziehungen zur Hypophyse, während es durch markreiche Bahnen u. a. mit dem Ammonshorn (Fornix) und mit dem Nucleus anterior des Thalamus (Tractus mamillo-thalamicus) verbunden ist. Vom markarmen Hypothalamus interessiert uns hier besonders das Mediale Feld des Tuber cinereum, wo BUSTAMANTE, SPATZ und WEISSCHEDEL 1942 experimentell ein Sexualzentrum festgestellt haben (S. 36 ff.).

Das Corpus subthalamicum (LUYS) und der Globus pallidus gehören zum Extrapyramidalmotorischen System. Die Bedeutung des rätselhaften Corpus mamillare ist, trotz der heuristisch wertvollen Hypothese von E. GAMPER, noch weitgehend ungeklärt. — Wie an anderen Orten auseinandergesetzt wurde, kann man vermuten, daß der höher differenzierte markreiche Subthalamus den primitiven markarmen Zentren übergeordnet ist. Bei Reizung mit schwachen Strömen löste W. R. HESS „Reaktionen von triebhaftem Charakter" aus.

B. Anatomische Befunde.

Methoden und Material: Da alle Schlußfolgerungen, die sich auf die einseitige Anwendung einer Methode (wie der GOMORIschen Chromhämatoxylin-Phloxin-Methode oder einer Gefäßinjektionsmethode) stützen, bedenklich sind, suchen wir an verschiedenen Schnitten einer Serie (sagittal und quer) bestimmte Gewebsbestandteile mit entsprechenden Spezialmethoden darzustellen, um zu einer Synthese gelangen zu können. Ein solches Vorgehen ist mühsam, aber unentbehrlich. Wir haben folgende Methoden angewandt: Hämatoxylin-Eosin zur Übersicht, die NISSLsche Nervenzell- und Gliafärbung, die HEIDENHAIN-WOELCKEsche Markscheidenmethode, BODIANs Neurofibrillenmethode, PERDRAUs Gitterfasermethode, VAN GIESONs Färbung des kollagenen Bindegewebes, HOLZERs Gliafasermethode, Azanfärbung zur Darstellung der Ependymfasern etc., GOMORIs Chromhämatoxylin-Phloxin-Methode zur

Darstellung des Neurosekrets und die Benzidinmethode von Cunge-Slominsky sowie Tusche-injektionen zur Darstellung der Angioarchitektonik. Spezielle Gliamethoden wurden nur gelegentlich verwendet.

Das Material bezog sich bisher auf: Mensch (erwachsen und fetal), Hund, Katze, Schaf, Kaninchen, Meerschweinchen, Maus, Igel und Spitzmaus. Dazu kamen einige Reptilien, wie Schildkröte und Schlange, Urodelen und Anuren sowie einige Teleostier (Diepen). Die vorliegende Darstellung beschränkt sich im wesentlichen auf Befunde bei den genannten Säugern.

Sagittalschnitte wurden immer so orientiert, daß rostral links liegt (!).

I. Die proximale Adeno-neurohypophysäre Kontaktfläche.
(Infundibulum und Pars infundibularis adenohypophyseos.)

Schon 1911, zu einer Zeit, als über die Funktionen der Hypophyse noch wenig bekannt war, wies Ludwig Edinger auf die merkwürdige Tatsache hin, daß der vom Gehirn stammende „Trichterabschnitt"[1] mit dem aus der Mundbucht stammenden Drüsengewebe in der ganzen Wirbeltierreihe — mit scheinbarer Ausnahme von Myxine[2] — so überaus eng verbunden ist. Immer wieder, meint Edinger, „taucht die Frage auf, was dieser Anordnung zugrunde liegen möge". — Auch heute noch empfiehlt es sich, von dieser elementaren Tatsache auszugehen. *Die Situation ist einzigartig im gesamten Organismus.* Alle endokrinen Drüsen einschließlich der Adenohypophyse werden von *peripheren* Nervenfasern des Sympathicus (bzw. auch des Parasympathicus) innerviert. Doch an der in Rede stehenden Stelle kommt echtes Drüsengewebe in unmittelbare Berührung mit einem Gewebe, das aus einem Teil der Hirnwand hervorgegangen ist und dessen Parenchym aus *zentralen* Nervenfasern besteht (S. 8 u. 9), ohne daß dabei ein wesentlicher Nervenfaserübertritt erfolgt. *Ein solches Verhalten gibt es nur da, wo Adenohypophyse und Neurohypophyse sich berühren.* Um diesen Sachverhalt zu kennzeichnen, sprechen wir von „*Adeno-neurohypophysärem Kontakt*" (Spatz, Diepen und Gaupp, 1948). So wie Edinger meinen wir, daß dieser Anordnung auch eine besondere funktionelle Bedeutung entsprechen muß.

G. W. Harris vergleicht den Nervenfaserreichtum der Neurohypophyse mit dem des Nebennierenmarkes. Doch dieser Vergleich ist nicht ganz zutreffend. Im Fall des Nebennierenmarkes handelt es sich um *periphere* nervöse Elemente, in dem der Neurohypophyse aber liegt ein modifizierter Hirnteil vor mit *zentralen* Nervenfasern. Aus diesem Grunde kommt auch dem Hinterlappen unter allen endokrinen Organen eine Sonderstellung zu.

Es ist zweckmäßig, von den besonders übersichtlichen Verhältnissen bei den Walen auszugehen. Auf eine Abbildung in der Arbeit von A. Westmann, D. Jácobsohn und N. A. Hillarp (1943)[3] sei hingewiesen. Die Wale sind dadurch ausgezeichnet, daß es bei ihnen nur *eine* Adeno-neurohypophysäre Kontaktfläche gibt; das ist die zwischen dem Infundibulum und seinem drüsigen Belag, der Pars infundibularis adenohypophyseos. Deswegen sind bei den Walen die beiden Systeme, von denen einleitend die Rede war, besonders deutlich unterschieden. — Der Lobus posterior hat bei den Walen keinerlei Kontakt mit adenohypophysärem Gewebe; es fehlt ihm eine Pars intermedia, vom Lobus anterior wird er durch ein Bindegewebsseptum getrennt. *Hier ist das Infundibulum also der einzige Ort, wo eine Berührung zwischen neurohypophysärem und adenohypophysärem Gewebe*

---

[1] Es ist allerdings nicht ganz klar, ob Edinger hier das Infundibulum oder die ganze Neurohypophyse meint.

[2] Untersuchungen an Myxine sind an unserem Institut im Gange.

[3] Die Abbildung wurde in meiner Arbeit von 1954 reproduziert.

stattfindet. Dieser „*proximale Kontakt*" ist bei den Säugetieren *konstant*; bei den niederen Wirbeltieren ist er meistens nachweisbar.

Eine „*distale Kontaktfläche*" kommt dann zustande, wenn sich dem Lobus posterior der Neurohypophyse die Pars intermedia der Adenohypophyse anlegt. Über die physiologische Bedeutung dieses Kontaktes wissen wir nichts; hervorzuheben ist, daß er *inkonstant* ist. Außer bei den Walen fehlt er auch bei den Vögeln (WINGSTRAND). Unsere Abb. 1 zeigt die Verhältnisse bei einem Katzenfetus (kurz vor der Geburt). Hier sehen wir, so wie bei der Mehrzahl der Säuge-

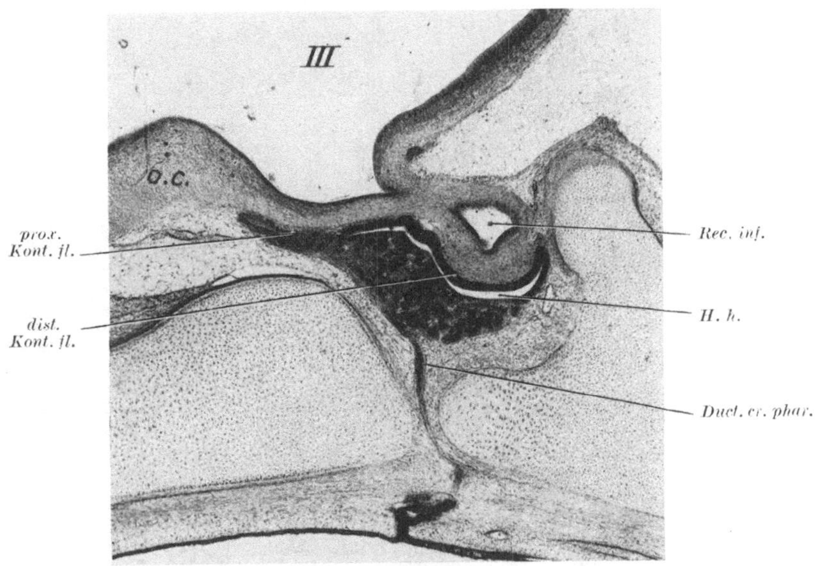

Abb. 1. Katze, kurz vor der Geburt, sagittal, HE.; *dist. Kont. fl.* = distale Kontaktfläche zwischen Pars intermedia und Hinterlappen; *Hh.* = Hypophysenhöhle zwischen Vorderlappen und Pars intermedia; *prox. Kont. fl.* = proximale Kontaktfläche zwischen Infundibulum (hell) und Pars infundibularis (tuberalis) der Adenohypophyse (dunkel); *Duct. cr. phar.* = Ductus craniopharyngicus; *R. i.* = Recessus infundibuli (bis in den Hinterlappen reichend); *O. C.* = Chiasma opticum.

tiere, zwei Kontaktflächen. Die Adenohypophyse (Lobus anterior, Pars intermedia, Pars infundibularis) steht auf diesem Entwicklungsstadium noch durch den Ductus cranio-pharyngicus im Zusammenhang mit dem Mutterboden am Rachenepithel. Die Pars intermedia liegt dem Lobus posterior der Neurohypophyse an (distaler Kontakt), während die Pars infundibularis = Trichterbelag den konstanten proximalen Kontakt mit dem Infundibulum der Neurohypophyse aufweist.

Der Lobus anterior, die Hauptproduktionsstätte der adenohypophysären Hormone, hat bei den Säugetieren, soweit wir sehen, keinen Kontakt mit dem Lobus posterior, der Hauptproduktionsstätte der Hinterlappenhormone. Bei den Walen ist dies besonders auffällig, weil hier sogar ein Duraseptum die beiden Lappen voneinander trennt (ähnlich wie bei den meisten Vögeln); doch, wie Abb. 1 und 2 zeigen, besteht auch bei der Katze kein Kontakt des Vorderlappens mit dem Lobus posterior, sondern hier tritt die Pars intermedia und außerdem noch die Hypophysenhöhle dazwischen. *Der Lobus anterior ist dagegen kontinuierlich mit der Pars infundibularis adenohypophyseos und hierdurch mit dem Infundibulum verbunden.*

Die Abb. 2 zeigt die beiden Kontaktflächen bei einer erwachsenen Katze. Alle Abschnitte der Adenohypophyse treten durch ihre dunkle Färbung hervor, die durch den Zellreichtum des Drüsenepithels verursacht wird. Dagegen sind alle Abschnitte der Neurohypophyse hell gefärbt, ebenso wie nervenzellose Gebiete im Gehirn. Das Parenchym der Neurohypophyse besteht aus markarmen,

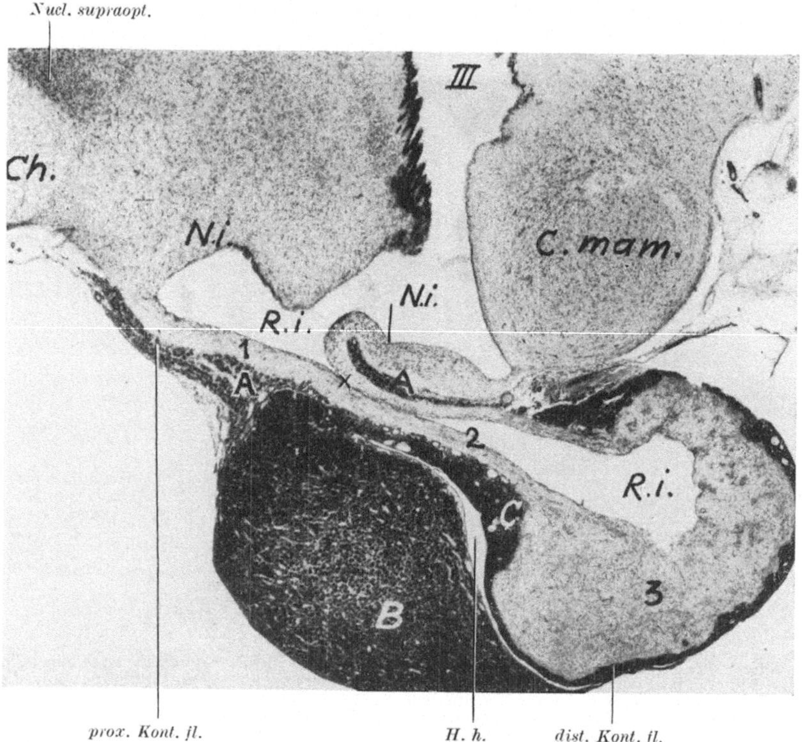

Abb. 2. Erwachsene Katze, sagittal, Nissl-Färbung (nach Nowakowski). *prox. Kont. fl.* = proximale Kontaktfläche; *dist. Kont. fl.* = distale Kontaktfläche; *A* = Pars infundibularis; *B* = Lobus anterior; *C* = Pars intermedia der Adenohypophyse; 1 = Infundibulum; 2 = Zwischenstück; 3 = Lobus posterior der Neurohypophyse; *H. h.* = Hypophysenhöhle; *R. i.* = Recessus infundibuli; *N. i.* = Nucleus infundibularis; *Ch.* = Chiasma opticum; *Nucl. supraopt.* = Nucleus supraopticus; *C. mam.* = Corpus mamillare; *x* = Stelle der Abb. 3.

meist sogar marklosen Nervenfasern zentraler Art und ihren Endigungen (siehe Abb. 3). Der außerordentliche Reichtum dieser zentralen Nervenfasern ist besonders durch die Untersuchungen von Rasmussen, Romeis und Bodian festgestellt worden[1]. Man sollte nicht von „Innervation" der Neurohypophyse sprechen, denn die Nervenfasern selber bilden hier den spezifisch funktionierenden Gewebsbestandteil, das Parenchym[2]. Was an Zellen in der Neurohypophyse

---

[1] Wenn eine Zeitlang der Reichtum an Nervenfasern nicht erkannt wurde, so lag dies an technischen Unzulänglichkeiten, die früher eine sichere Unterscheidung gegenüber argyrophilen Bindegewebsfasern nicht gestatteten.

[2] Einige Autoren, wie neuerdings Wingstrand, geben allerdings an, daß autonome periphere Nervenfasern in den Lobus posterior eintreten, aber Wingstrand bemerkt ausdrücklich, daß es sich dabei um ganz wenige Elemente handelt. Dagegen wird die Adenohypophyse von reichlichen peripheren Nervenfasern aus dem Sympathicus innerviert (zuletzt E. Hagen).

vorhanden ist, sind außer Gefäßwandelementen die sog. Pituicyten, das sind modifizierte Gliazellen und Ependymzellen. Nach den neueren Untersuchungen kann man die Pituicyten nicht als eigentliche Drüsenzellen auffassen.

Schon das numerische Mißverhältnis zwischen den locker angeordneten Pituicyten und dem enorm entwickelten Nervenfaserplexus erweckte Zweifel an der Vorstellung, daß der letztere dazu dienen könnte, die Pituicyten zu „innervieren". Man vergleiche dagegen das Verhältnis der dichtliegenden epithelialen Drüsenzellen in der Adenohypophyse zu den sie innervierenden peripheren Nervenfasern. Wenn die Pituicyten Drüsenzellen wären, so müßte man

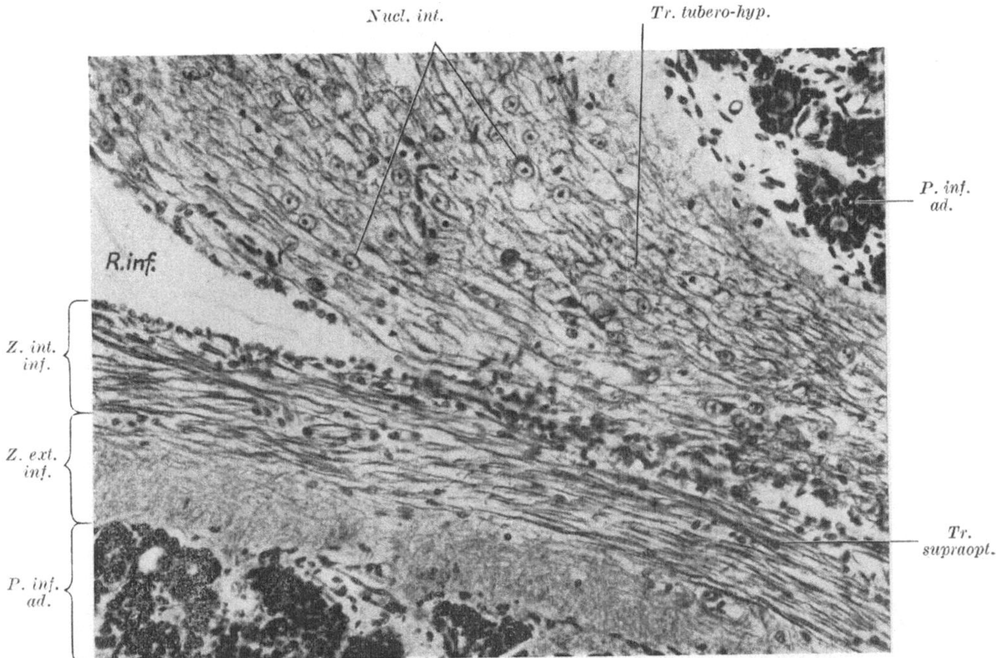

Abb. 3. Erwachsene Katze, sagittal, Bodianmethode. Nach Nowakowski. Vergr. 170 mal. *Nucl. inf.* = Nucleus infundibularis; *P. inf. ad.* = Pars infundubularis der Adenohypophyse; *R. inf.* = Recessus infundibuli; *Tr. supra-opt.* = Tractus supraoptico-hypophyseus (dicke Fasern); *Tr. tubero-hyp.* = Teactus tubero-hypophyseus (dünne Fasern); *Z. int.* = Innere Zone des Infundubulum; *Z. ext.* = Äußere Zone des Infundibulum mit Endplexus des Tractus tubero-hypophyseus.

ferner erwarten, daß sie nach Denervierung infolge Durchschneidung des Tractus supra-optico-hypophyseus, atrophieren. Das tun sie aber, wie bereits aus den Untersuchungen von Ranson hervorging und wie auch wir festgestellt haben, nicht; *im Gegenteil, sie proliferieren.* Die Pituicyten verhalten sich also nach dem Untergang des nervösen Parenchyms so wie Gliazellen bei der sog. „gliösen Ersatzwucherung"; nur haben sie nicht die Fähigkeit zur Produktion von Gliafasern.

Die zentralen Nervenfasern, in denen wir das Parenchym der Neurohypophyse erblicken, sind auf der Abb. 3 mit der Methode Bodians bei der Katze auf dem Sagittalschnitt dargestellt (nach Nowakowski). Es handelt sich hier um die Stelle, an der sich die ventrale und die dorsale Wand des Infundibulums einander nähern; sie bilden dann zusammen das röhrenförmige Wandstück des Recessus infundibuli (auf Abb. 2 durch × bezeichnet). In der ventralen Wand sind deutlich zwei Zonen unterscheidbar. Innerhalb der „*Zona interna infundibuli*" (unter einer schmalen subependymären Schicht) sieht man die längs

verlaufenden kräftigen Nervenfasern des *Tractus supraoptico-hypophyseus* (Abb. 3).
Diese Fasern (sie sind hier wie bei den meisten Tieren und beim Menschen marklos)
fallen durch ihr kräftiges Kaliber auf; das Bündel ist deshalb leicht abzugrenzen
und zu verfolgen. Die Dicke dieser Fasern bringen wir mit dem weiten Weg von
den hypophysenfernen (großzelligen) Ursprungskernen bis zur Pars distalis neurohypophyseos in Zusammenhang. Im wesentlichen passieren diese Fasern das Infundibulum, um erst im Hinterlappen (in den perivasculären Verdichtungszonen
von Romeis und an der distalen Kontaktfläche) ihren Endplexus zu finden.

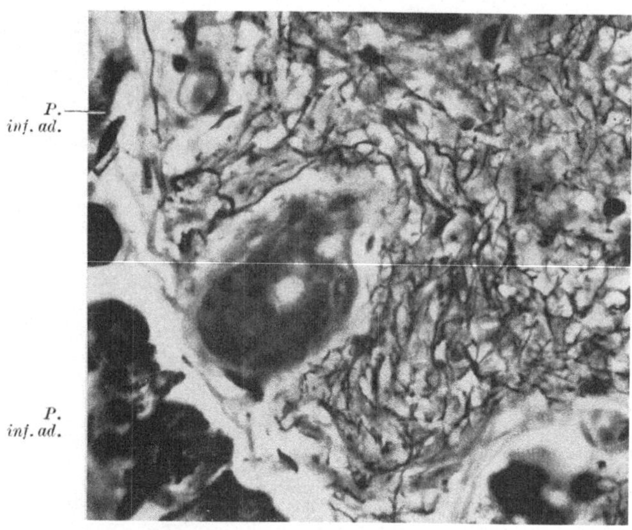

Abb. 4. Erwachsener Mensch, Hypophysenstiel, Bodianmethode. Vergr. 560fach. Dichter Nervenfaserendplexus
an der Kontaktfläche zwischen Infundibulum und Pars infundibularis der Adenohypophyse *(P. inf. ad.)*, von der
ein Gefäß in das Infundibulum eintritt (Schrumpfraum artifiziell). Die viel dickeren Fasern des Tractus
supraoptico-hypophyseus hier nicht getroffen. Argyrophile Bindegewebsfasern sind *nicht* dargestellt.

In der dorsalen Wand des Infundibulums sieht man längs verlaufende Nervenfasern anderer Art. Sie unterscheiden sich von den eben beschriebenen Fasern
dadurch, daß sie feiner sind und einen mehr gewellten Verlauf zeigen. Auf der
Abbildung sind Beziehungen dieser Nervenfasern zu einem Kern des Tuber
cinereum, dem Nucleus infundibularis, erkennbar, auf den wir auf S. 27 zurückkommen werden. Diese Nervenfasern endigen, soweit man ihren Verlauf verfolgen
kann, nicht im Hinterlappen, sondern bereits im Infundibulum; ihre Feinheit
erklären wir mit der kurzen Strecke vom hypophysennahen Tuber cinereum
bis zum Infundibulum. Ein Teil dieser Nervenfasern scheint in der Zona externa
des Infundibulums zu endigen.

Die *Zona externa infundibuli*, die in der ventralen Wand unter der den Tractus
supraoptico-hypophyseus enthaltenden Zona interna liegt, ist durch ihr zell-
armes, dichtes Gewebe ausgezeichnet, das mit dem Trichterbelag in Kontakt tritt.
Bargmann hat früher hier von einer „Gliazone" gesprochen; doch es steht außer
Zweifel, daß diese Zone bei den höheren Säugetieren neben Ependymfasern einen
Plexus von außerordentlich feinen und oft schwer darstellbaren Nervenfasern

enthält[1]. Dies ist zuerst von unserem Mitarbeiter NOWAKOWSKI bei der Katze nachgewiesen worden und wurde dann von KNOCHE beim Hund und von BRETTSCHNEIDER
beim Pferd bestätigt. Sehr gut läßt sich dieser nervöse Endplexus nach unseren
Erfahrungen auch in der Zona externa infundibuli beim Schaf darstellen. Unsere
Abb. 4 (nach CHRIST) zeigt ihn beim Menschen in unmittelbarer Nachbarschaft der
Pars infundibularis adenohypophyseos. (Beim Menschen ist übrigens, wie wir sehen
werden, der adenohypophysäre Kontakt mit der hochgradigen Entfaltung der infundibulären Spezialgefäße teilweise ins Innere des Infundibulums verlagert.) Schon
NOWAKOWSKI kam zu dem Schluß, daß der nervöse Endplexus an der Kontaktfläche
mit dem System des Tractus supraoptico-hypophyseus nichts zu tun hat, sondern

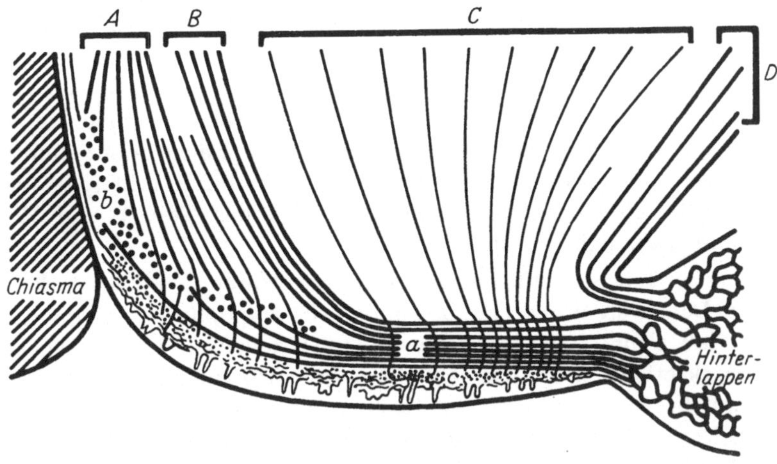

Abb. 4a. Tractus tubero-hypophyseus bei der Taube nach WINGSTRAND. Die dünnen Fasern dieses Tractus *(C)*
kreuzen die dicken, im Hinterlappen (neural lobe) endigenden Fasern des Tractus supraoptico-hypophyseus *(B)*,
um in die Zona externa infundibuli zu gelangen. Näheres im Original, S. 210.

daß er Beziehungen zum Tuber cinereum aufweist. Genauer sind diese Zusammenhänge von WINGSTRAND bei Vögeln untersucht worden, der den Schluß von
NOWAKOWSKI bestätigte (S. 243). WINGSTRAND wies nach, daß der feine Nervenfaserplexus[2] in der Zona externa infundibuli (er spricht von "glandular layer")
mit benachbarten ventralen Anteilen des Tuber cinereum, dem Nucleus tuberis
(KUHLENBECK), zusammenhängt, der dem Nucleus infundibularis der Säugetiere
korrespondiere. Auf Horizontalschnitten bildet er ab, wie ein Teil der feinen
Nervenfasern aus dem Nucleus tuberis die groben Nervenfasern des Tractus
supraoptico-hypophyseus kreuzt, um in die Außenzone des Infundibulums zu
gelangen; ein anderer Teil benutzt einen anderen Weg (Abb. 4a). Ausdrücklich stellt
WINGSTRAND fest, daß die Nervenfasern des Tractus supraoptico-hypophyseus
nicht in die äußere Zone des Infundibulums eintreten "with a few exceptions in

---

[1] Bei der Maus sah BECKER nur spärliche Nervenfasern in der Zona externa infundibuli;
sie treten hier gegenüber den zahlreichen Ependymfasern zurück. Bei Amphibien konnte
DIEPEN an der Kontaktfläche der Pars infundibularis nur ependymäre bzw. gliöse Fasern
nachweisen.

[2] Die feinen nervösen Schlingen, die WINGSTRAND sowie BENOIT und ASSENMACHER in
der Außenzone bei Vögeln dargestellt haben, wurden von uns bei Säugetieren bisher nicht
gefunden.

the rostral part of the organ"[1]. Der Plexus der äußeren Zone "is, mainly at least, formed by fibers from the nuclei tuberis". Die Gesamtheit dieser Nervenfasern wird von ihm unter der Bezeichnung „Tractus tubero-hypophyseus"[2] zusammengefaßt, eine Benennung, die etwas später auch von uns in diesem Sinne verwandt worden ist.

In Ausnahmefällen, so bei manchen Nagetieren, ist der Tractus supraoptico-hypophyseus markhaltig. Auf der Abb. 7c (S. 18) bei der Maus tritt der hier quer getroffene Tractus supraoptico-hypophyseus durch seine Markhaltigkeit als ein isoliertes Bündel hervor; nirgends sieht man Abzweigungen von markhaltigen Fasern in Richtung auf die Zona externa, deren Nervenfasern alle marklos geblieben sind (H. Becker).

Der Tractus tubero-hypophyseus ist also vom Tractus supraoptico-hypophyseus morphologisch wohl unterscheidbar. Wesentlich erscheint uns zunächst, daß die erstgenannten Fasern das hypophysennahe kleinzellige Gebiet des Tuber cinereum mit der Zona externa des Infundibulums verbinden, wobei sie zur konstanten proximalen Adeno-neurohypophysären Kontaktfläche in Beziehung treten. Die Feinheit der Nervenfasern ist, wie gesagt, dadurch erklärbar, daß Ursprung (ventrale Abschnitte des medialen Feldes des Tuber) und Endigung (Infundibulum) ganz nahe beieinander liegen.

In der letzten Zeit ist endlich noch ein weiteres Unterscheidungsmerkmal dazu gekommen: Das System des Tractus supraoptico-hypophyseus ist dadurch ausgezeichnet, daß seine Neurone — gleich Drüsenzellen — stofferzeugend tätig sind (Neurosekretionslehre); mit der Chromhämatoxylin-Phloxin-Methode Gomoris gelingt es, im Bereich dieses Systems ein offenbar von den Neuronen erzeugtes Sekret („Neurosekret") fast elektiv färberisch darzustellen, das nach dem Ausfall von Experimenten als Trägersubstanz der Hinterlappenhormone, so besonders des Antidiuretins, angesehen werden darf (Bargmann, Ortmann, Hild und weitere Mitarbeiter). Man kann das System des Tractus supraoptico-hypophyseus auch als „Neurosekretorisches System" bezeichnen. Nach Untersuchungen am hiesigen Institut (Nowakowski; Christ; Becker; Diepen, Engelhardt und Smith) ist die Hauptstätte der Produktion des Gomori-positiven Neurosekrets der Ort der Endigungen der Nervenfasern des Tractus supraoptico-hypophyseus, also der Hinterlappen.

Im Hinterlappen findet man auch bekanntlich die überwiegende Masse der nach ihm benannten Hormone. Das bei Hund, Katze und anderen Tieren beobachtete Auftreten von größeren Mengen von Neurosekret in den Nervenzellen der Ursprungskerne des Neurosekretorischen Systems stellt einen Sonderfall dar. Eine leichtere Färbung ist regelmäßig in distalen Abschnitten der Tractusfasern im Bereich des Infundibulum („Infundibulumstrecke" Diepens) und des Zwischenstückes nachweisbar, wobei sich als Herring-Körper bezeichnete Achsenzylinderauftreibungen besonders intensiv Gomori-positiv verhalten. Weitaus die massivste Färbung aber findet sich da, wo die Nervenfasern endigen, d. i. eben im Hinterlappen,

---

[1] An einer anderen Stelle (S. 254) schreibt Wingstrand, seine Untersuchungen haben ergeben, "that the glandular layer of the eminentia has very few connections with the tractus supraoptico-hypophyseus and that the specific neurosecretory colloid accompaning this tract occurs only in the rostral parts of the glandular layer and only in small amounts".

[2] Laruelle sowie Roussy und Mosinger beschränken diese Bezeichnung auf Züge, die sie aus den Nuclei tuberis laterales des Menschen ableiten. Diese kleinen Kerne finden sich aber nur beim Menschen und den höheren Primaten; sie haben mit dem Nucleus infundibularis nichts zu tun.

genauer gesagt im Gebiet der perivasculären Verdichtungszonen (und an der Kontaktfläche zur Pars intermedia, soweit eine solche vorhanden ist). Hier ist das Gebiet gleichmäßig mit intensiv gefärbtem Neurosekret übersät. Der Unterschied zwischen der relativ geringen (im Präparat

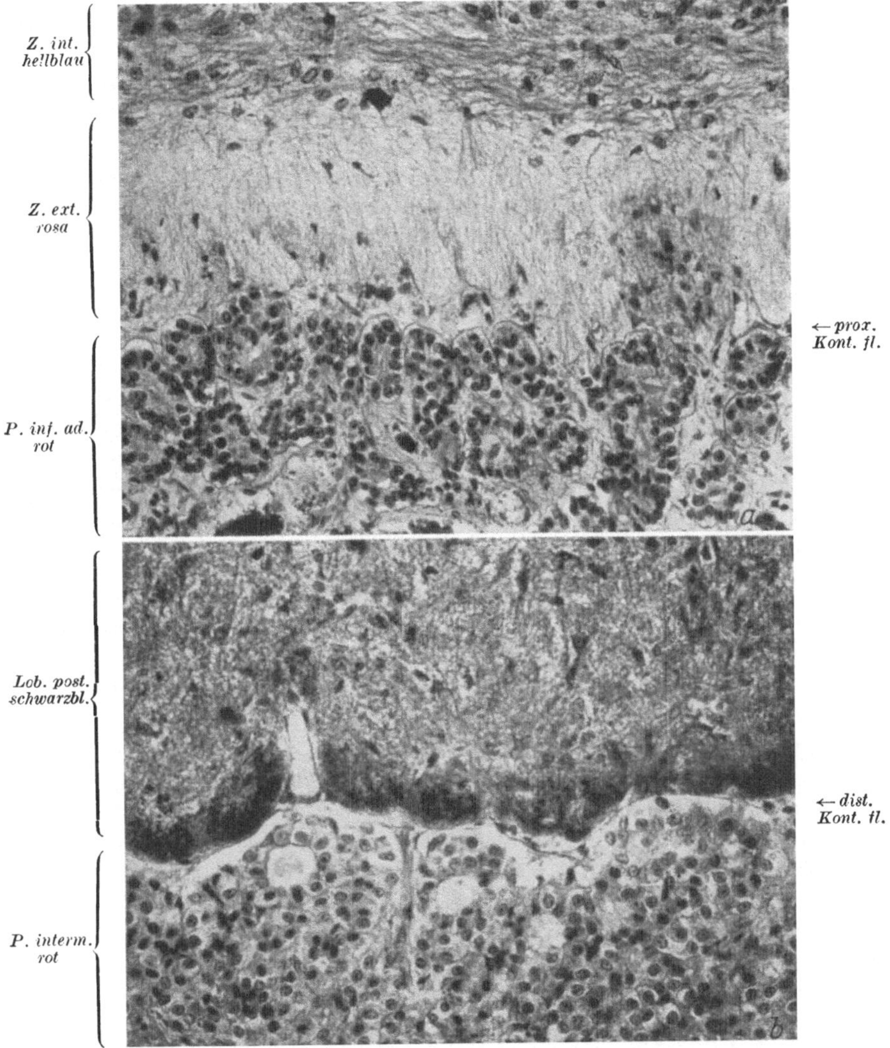

Abb. 5a. Proximale Kontaktfläche *(prox. Kont. fl.)* im Gomoribild, erwachsene Katze. Vergr. 210mal. *Z. int.* = Innere Zone des Infundibulum mit hellblau gefärbten Fasern des Tractus supraoptico-hypophyseus; *Z. ext.* = Äußere Zone des Infundibulum, *gomorinegativ*; *P. inf. ad.* = Pars infundibularis der Adenohypophyse.

Abb. 5b. Distale Kontaktfläche *(dist. Kont. fl.)* im Gomoribild. Vergr. wie bei Abb. 6a. *Lob. post.* = Hinterlappen *schwarzblau*; *P. interm.* = Pars intermedia der Adenohypophyse.

hellblauen) Färbung der Tractusfasern in der Zona interna des Infundibulums (Abb. 5a) und der intensiv schwarz-blauen Färbung im Bereich der zugehörigen Nervenfaserendigungen im Hinterlappen (Abb. 5b) fällt auch bei solchen Tieren auf, bei welchen sich das gesamte System Gomori-positiv verhält. Es ist bekannt, daß auch andere Stoffe (Acetylcholin, Adrenalin) im Bereich von Nervenfaserendigungen frei werden. Auf diese Parallele hat auch Bodian bei Opossum hingewiesen. — Der „Transporttheorie" von S. L. Palay (1945), für die

Scharrer und W. Bargmann eintreten, vermögen wir nicht zuzustimmen; selbstverständlich ist aber eine Neurosekretbildung an der Peripherie des Neurons ohne den Einfluß des Perikaryons nicht denkbar.

Im Gegensatz zum Gomori-positiven System des Tractus supraopticohypophyseus verhält sich nun das System des Tractus tubero-hypophyseus praktisch Gomori-negativ, wie das zuerst von Nowakowski bei der Katze gezeigt worden ist und weitere Untersuchungen am hiesigen Institut bestätigt haben (Ausnahmen s. S. 33, unten). Besonders überzeugend ist das gegensätzliche Verhalten, wenn man die Gebiete der Endplexus der beiden Systeme miteinander vergleicht (Abb. 5). Mit der intensiven Schwarzblaufärbung im Hinterlappen (Abb. 5b) kontrastiert das Fehlen von nennenswerten Mengen des Neurosekrets in der Zona externa des Infundibulums, d. i. an der Kontaktfläche gegen die Pars infundibularis adenohypophyseos (Abb. 5a). Bei Vögeln ist das Gomori-negative Verhalten des Endplexus des Tractus tubero-hypophyseus in der Zona externa von Wingstrand festgestellt worden. Wingstrand schreibt auf S. 243 seiner Monographie mit Bezugnahme auf die (ihm erst bei Abschluß seiner Arbeit bekannt gewordenen) Befunde von Nowakowski bei der Katze: "This is exactly the same result as that obtained for birds in the present paper"[1]. Für die Existenz eines mit dem Tuber zusammenhängenden Fasersystems, das in der Zona externa des Infundibulums endigt, haben sich auch Knoche[2] und Stutinsky (1953) ausgesprochen, während Benoit und Assenmacher die Nervenfaserendigungen in dieser Zone vom Tractus supraoptico-hypophyseus ableiten wollen, was wir nicht für richtig halten.

Nach der alten Vorstellung (Greving, Pines, Ranson u. a.) ist der Tractus supraoptico-hypophyseus die einzige nervöse Verbindung zwischen dem Hypothalamus und der Neurohypophyse; dieses Bündel wird daher manchmal einfach als Tractus hypothalamo-hypophyseus bezeichnet. *Diese Vorstellung ist nach den referierten neueren Befunden korrekturbedürftig.* An der Existenz des Gomori-negativen Tractus tubero-hypophyseus und an seinen Endigungen in der Zona externa des Infundibulums kann unseres Erachtens nicht mehr gezweifelt werden. Allerdings steht E. Scharrer (1954) offenbar heute noch auf dem Boden der alten Auffassung. Seine schematischen Zeichnungen (l. c. Abb. 14) zeigen Nervenfaserendigungen in der äußeren Zone des Infundibulums, die mit dem Tractus supraoptico-hypophyseus zusammenhängen sollen. Dies trifft aber nach den übereinstimmenden Befunden von Wingstrand (Abb. 4a) und von uns in der Wirklichkeit nicht oder höchstens nur ausnahmsweise zu.

Wir kommen nun zur merkwürdigen Feststellung, daß die Hauptmasse des Plexus des Tractus tubero-hypophyseus in der Zona externa des Infundibulums

---

[1] Zu den sehr bestimmten Angaben von Wingstrand bei Vögeln stehen diejenigen von Benoit und Assenmacher (1951, a), die sich auf die Ente beziehen, in Widerspruch. Die letztgenannten Autoren geben nämlich an, in der oberflächlichen Schicht der "eminence mediane" einen besonderen Reichtum an Schollen ("mottes") einer Gomori-positiven granulösen Substanz gefunden zu haben.

[2] Knoche hat in der Zona externa mit der Bielschowsky-Methode von ihm sog. „Nodulusfasern" gesehen, die vom Tuber cinereum stammen. Wenn er in der Arbeit Nowakowskis Abbildungen von den Nervenfasern in der äußeren Zone des Infundibulums vermißt, so darf er auf die Abb. 19 und 20 jener Arbeit hingewiesen werden.

Halt macht, ohne daß ein wesentlicher Nervenfaserübertritt stattfindet[1] (Abb. 3 und 4). Dieser Befund hat die meisten Autoren zu dem Schluß geführt, daß eine direkte nervöse Beeinflussung der Adenohypophyse durch den Hypothalamus **nicht** erfolgen kann. An der „Adeno-neurohypophysären Kontaktfläche" berühren sich Gewebsarten ganz verschiedener Art. Auf unseren Abb. 2 S. 8 sehen wir auf dem Querschnitt bei der Katze auf der einen Seite dunkel gefärbt das zellreiche Drüsengewebe der Pars infundibularis und auf der anderen Seite das zellarme, helle Gewebe der Zona externa des Infundibulums (das den Endplexus des Tractus tubero-infundibularis enthält). Da, wo das Infundibulum bzw. die Radix infundibuli endigt, eben da hört auch der begleitende Trichterbelag auf. Wir sprechen hier von Kontakt, weil die beiden Gewebsarten sich unmittelbar aneinanderlegen und durch keine solide Bindegewebslamelle voneinander geschieden sind.

An der Oberfläche des Infundibulums findet sich auch keine „*Äußere Gliafaserdeckschicht*", wie sie sonst die Oberfläche des zentralnervösen Gewebes abschließt. Diese Verhältnisse zeigt die Abb. 6 bei Anwendung der HOLZERschen Gliafasermethode. Abb. 6a bezieht sich auf die Verhältnisse bei der Katze (nach NOWAKOWSKI), die Abb. 6b auf die beim Menschen (nach CHRIST). Wir benutzen die Gelegenheit, um erneut auf diese bisher wenig beachteten Befunde hinzuweisen. Wie man sieht, wird die Oberfläche des Tuber cinereum von einer deutlichen „äußeren Gliafaserdeckschicht"[2] (Glia externa) abgedichtet. Diese Deckschicht endigt scharf an der Stelle, wo der Hypothalamus (Tuber) aufhört und die Hypophyse (Infundibulum und Pars infundibularis) beginnt, also meist im Sulcus tubero-infundibularis[3]; sie setzt sich nicht auf die Oberfläche des Infundibulums gegenüber der Pars infundibularis fort. Das regelmäßige Fehlen der abdichtenden Gliafaserdeckschicht an der Oberfläche des Infundibulums gegenüber dem Trichterbelag spricht auch für die Ansicht, daß hier ein echter Kontakt vorliegt. Wir schließen aus dieser Anordnung, daß an der Kontaktfläche ein *Stoffübertritt* stattfindet, so wie dies auch WINGSTRAND und HANSTROEM annehmen. Strittig ist zur Zeit nur, in welcher Richtung der

---

[1] Einige Autoren, wie ROUSSY und MOSINGER (1946), VAZQUEZ-LOPEZ (1949), DRAGER (1953) und neuerdings besonders METUZĀLS (1954, beim Pferd) haben den Übertritt von Nervenfaserzügen beschrieben. NOWAKOWSKI konnte zwar bei der Katze auch einzelne Nervenfasern aus dem Infundibulum in das benachbarte Gitterfasernetz der Pars infundibularis verfolgen, aber nirgends gelang es ihm, sichere Beziehungen dieser Fasern zu den Drüsenzellen zu sehen. Die Hauptmasse der Fasern endigt nach ihm an der Kontaktfläche. METUZĀLS dagegen geht so weit, die Existenz einer Adeno-neurohypophysären Kontaktfläche auf Grund seiner Befunde zu verneinen. — Gegen die Annahme, daß eine direkte nervöse Kontrolle des Vorderlappens durch den Hypothalamus stattfindet, sprechen auch die Reizungs-Experimente von MARKEE, SAWYER und HOLLINSHEAD.

[2] Die „äußere Gliafaserdeckschicht" kann gelegentlich auch mit anderen Methoden dargestellt werden (s. Abb. 8a). Auf Abb. 12 ist ein Saum von dunkel gefärbten Gliazellen (Glia externa) zu sehen, welche unmittelbar unter der Gliafaserschicht liegen.

[3] *Das Aufhören der äußeren Gliafaserdeckschicht ist das sicherste Zeichen für den Beginn des Infundibulums.* Es kommt vor, daß diese Grenze nicht mit dem Sulcus tubero-infundibularis zusammenfällt, wie dies WINGSTRAND richtig bemerkt. In diesem Fall greift die Radix infundibuli lateral über diese Furche hinaus. Dies ist z. B. bei der Maus auf Abb. 7a bei *Rad. inf.* zu sehen. Auch in diesem Fall bleibt das Tuber durch infundibuläres Gewebe von dem die Radix infundibuli begleitenden Drüsengewebe der Pars infundibularis geschieden.

Stoffübertritt erfolgt. Die letztgenannten Autoren[1] sind ähnlich wie Harris der Meinung, daß der nervöse Anteil (obwohl Gomori-negativ) sezerniere und daß die Gefäße des Drüsenteils die Funktion haben, dieses Gomori-negative Sekret

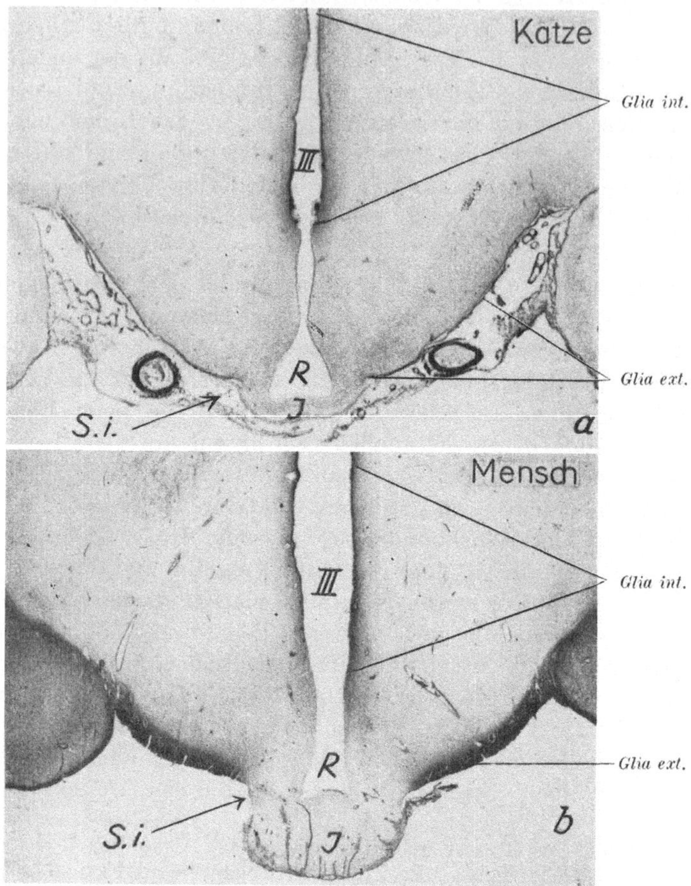

Abb. 6a (Katze) und Abb. 6b (Mensch), Querschnitt, Holzers Gliafasermethode. Die äußere Gliafaserdeckschicht *(Glia ext.)* endigt im Sulcus infundibularis *(S. i.)* und setzt sich im Bereich der Kontaktfläche nicht auf die Außenfläche des Infundibulums *(J.)* fort. Die innere Gliafaserdeckschicht *(Glia int.)* fehlt im Bereich des Recessus infundibuli *(R)*, d. i. an der Kontaktfläche zum Liquor.

zu resorbieren. Wir haben Gründe für die Annahme, daß Stoffe vom Drüsenteil in den gefäßarmen Nerventeil übertreten. Wie gleich gezeigt werden soll, wird das Infundibulum auch vom gefäßreichen Mantelplexus her ernährt.

---

[1] Wingstrand und Hanstroem betonen das Auftreten eines „Gomori-negativen Kolloids" in der Zona externa infundibuli bei Vögeln und Säugetieren. Auch Diepen hat hier gelegentlich u. a. silberimprägnierte Granula festgestellt. Ob es sich dabei aber um ein Neurosekret handelt, erscheint uns zweifelhaft.

II. Über die Angioarchitektonik des Trichters und des Trichterbelages.

(Erweiterung des adeno-neurohypophysären Kontaktes durch die infundibulären Spezialgefäße.)

Wir haben bisher absichtlich noch nicht von den Gefäßen gesprochen. Es ist hervorzuheben, daß das Infundibulum im primitiven Zustand noch nicht die unten zu beschreibenden eigenartigen Gefäßschlingen (infundibuläre Spezialgefäße) aufweist. H. BECKER fand bei der neugeborenen Maus das *Infundibulum in seiner ganzen Ausdehnung gefäßlos; es liegt dann eine glatte Kontaktfläche gegenüber der gefäßreichen Pars infundibularis adenohypophyseos vor* (Abb. 7a). Einen gefäßarmen Zustand stellten DIEPEN, ENGELHARDT und SMITH beim neugeborenen Hund fest und KAHLE fand ihn bei menschlichen Feten (noch nicht publiziert). Ferner haben WINGSTRAND und HANSTROEM infundibuläre Gefäße, auch im ausgewachsenen Zustand, bei Vögeln und Reptilien sowie auch bei Monotremen, vermißt. HANSTROEM sagt 1953, daß also auch in dieser Besonderheit die Monotremen den Sauropsiden gleichen; allerdings hat DIEPEN bereits bei der Schildkröte sehr deutliche infundibuläre Gefäße beschrieben und abgebildet. Es kann aber kein Zweifel sein, daß das Infundibulum bei vielen niederen Wirbeltieren (nicht bei allen) gefäßlos ist. Sogar bei höheren Säugetieren, wie Hund und Katze, findet sich noch ein Zustand von Gefäßlosigkeit oder doch auffallender Gefäßarmut wieder, hier aber beschränkt auf rostrale und laterale Abschnitte, welche gewissermaßen das primitive Verhalten dauernd festhalten; man vergleiche die Gefäßlosigkeit lateraler Partien des Infundibulums bei Maus und Katze auf unseren Abb. 7 und 8. Die Radix infundib. ist immer gefäßlos.

Es fragt sich nun, wie wird das Infundibulum in einem solchen Zustand ernährt? Wenn wir von der unwahrscheinlichen Möglichkeit einer Ernährung vom Liquor des Recessus aus absehen, so bleibt unseres Erachtens nur folgende Annahme übrig: Die Ernährung muß von dem außerordentlich reichlich ausgebildeten Gefäßplexus der anliegenden Pars infundibularis adenohypophyseos übernommen werden, die durch keine trennende Gliafaserdeckschicht oder Bindegewebslage geschieden das Infundibulum allseits bedeckt. Mit ROMEIS nennen wir das dem Trichter unmittelbar anliegende und ihn mantelartig umgebende enge Gefäßnetz des Trichterbelages: „*Mantelplexus*"; auf die oberflächlichen längsverlaufenden Gefäße der Pars infundibularis, die in der Literatur als „Portalgefäße" bezeichnet werden, kommen wir später zurück. Der Mantelplexus liegt unmittelbar an der Kontaktfläche. Unsere Meinung geht also dahin, daß der Mantelplexus den Sauerstoff und sonstige Nährstoffe abgibt, die in das durch keine Barriere getrennte gefäßlose Infundibulum gelangen. *Das heißt also, es erfolgt an der Kontaktfläche ein Stoffübertritt in Richtung von der Pars infundibularis zum Infundibulum.* — Ferner ist zu bedenken, daß sich in den Maschenräumen des Mantelplexus die Drüsenzellen der Pars infundibularis befinden, d. h. eines Abschnittes einer endokrinen Drüse, von der allgemein angenommen wird, daß sie ihre Sekrete in das Blut, hier also in das des Mantelplexus, abgibt. Der Mantelplexus wird freilich auch auf dem Wege über die Portalgefäße Stoffe aus dem Infundibulum ableiten können. Hierfür steht sonst noch nachweislich der Weg über den Liquor zur Verfügung.

Bei der ganz überwiegenden Mehrzahl der Säugetiere — schon bei niederen Formen, wie Didelphys und Dasypus (GREEN, 1951) sowie Erinaceus (DIEPEN) —

wird nun der beschriebene primitive gefäßlose Zustand verlassen und es kommt, mindestens an bestimmten Stellen, zu einer Vascularisation des Infundibulums. Woher stammen die infundibulären Gefäße? Die Frage ist auf Grund von Gefäß- und Injektionspräparaten wie folgt zu beantworten. *Es handelt sich um eigentümliche Schlingen, die größtenteils von Gefäßen der Pars infundibularis aus-*

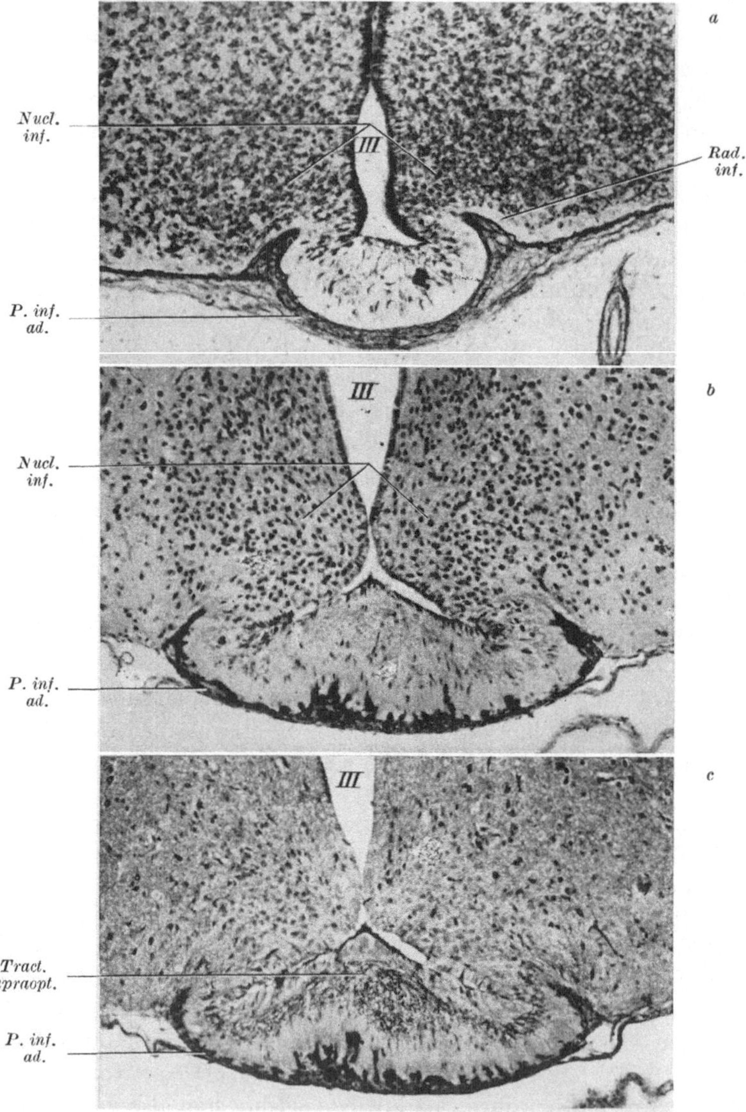

Abb. 7. Ansatz des Infundibulums am Tuber cinereum bei der Maus auf dem Querschnitt; nach H. Becker. *a* Neugeborene Maus; Perdrau. Vergr. 180 mal. Glatte Kontaktfläche des Infundibulums (hell) gegen die Pars infundibularis adenohypophyseos *(P. inf. ad.)*, welche den Sulcus infundibularis ausfüllt; *Rad. inf.* = Radix infundibuli; *Nucl. inf.* = Nucleus infundibularis des Tuber cinereum. — *b* Erwachsene Maus. Azan, Vergr. 150 mal. Mediane Teile der Kontaktfläche, wie bei *c*, durch von der Pars infundibularis adenohypophyseos *(P. inf. ad.)* eindringende Gefäße kompliziert. — *c* Erwachsene Maus. Heidenhain-Woelcke. Vergr. 150 mal. Tractus supraoptico-hypophyseus in der Zona interna infundibuli markhaltig; Zona externa infundibuli marklos.

gehend in das Infundibulum eindringen. Proximal zeigen einige Schlingen Anastomosen mit dem Gefäßnetz des Tuber cinereum, und distal gibt es Verbindungen mit dem Gefäßnetz des Hinterlappens; doch dazwischen bestehen nur Beziehungen zum Mantelplexus des anliegenden Trichterbelages sowie zu einigen „Portalgefäßen". Über diese Schlingen[1] ist in letzter Zeit eine Diskussion im Gange. Unsere Abb. 7b und 7c zeigen, wie bei der erwachsenen Maus Gefäße als stummelartige Sprossen, meist radiär, vom Mantelplexus in das Infundibulum eintreten, die bei der neugeborenen Maus fehlen (Abb. 7a). Die Schlingennatur läßt sich besser auf Injektionspräparaten feststellen, wie sie bei der weißen Ratte durch LANDSMEER hergestellt wurden. H. BECKER konnte bei verschiedenen Stadien von der Geburt bis zur Reifung verfolgen, wie die Gefäße vom Mantelplexus aus tiefer in das Infundibulum eindringen; doch endigen sie bei der Maus meistens bereits in der äußeren Zone. Sie bilden hier vorwiegend noch einfache Schlingen; bei den höheren Säugetieren und besonders beim Menschen weisen sie oft sehr komplizierte glomerulusartige Torquierungen auf.

Unsere Abb. 8a zeigt auf einem Präparat mit Versilberung der Bindegewebsstrukturen das Einsprossen der Gefäße vom Mantelplexus wieder in mediale Anteile des Infundibulums bei einer noch nicht ausgewachsenen Katze. Im lateralen Bezirk ist das Infundibulum gefäßlos. Während hier eine glatte Kontaktfläche vorliegt, wird der Kontakt medial durch das Einsprießen der Gefäße kompliziert. Durch dieses Verhalten kommt es, wie wir uns ausgedrückt haben, zu einer *„Erweiterung des Kontaktes"*. Abb. 8b zeigt die Verhältnisse im medialen Gebiet des Infundibulums bei der Katze bei stärkerer Vergrößerung. Die Gefäße weisen hier starke Torquierung auf (die Lumina sind an verschiedenen Stellen getroffen) und dringen bis in die Zona interna infundibuli vor. Die Drüsenzellhaufen der Pars infundibularis adenohypophyseos reichen hier nicht unmittelbar an die Zona externa infundibuli heran, sondern sie werden von dieser durch eine Schicht getrennt, in welcher die Gefäße des Mantelplexus durch einen sehr dichten Filz von Gitterfasern umsponnen werden (bis in diese Zone konnte NOWAKOWSKI Nervenfasern aus dem Infundibulum verfolgen). Die in das Infundibulum einstrahlenden Gefäße, die meistens isoliert sind, manchmal aber auch durch bindegewebige Züge miteinander verbunden werden, nehmen an ihrem trichterartigen Abgang Gitterfasern als Hülle mit sich, die sie bis zu ihren Enden begleiten. Es sei vermerkt, daß Gitterfaserhüllen zwar auch in den Adventitien der Hirngefäße vorkommen, aber nicht an den Capillaren. Wie von anderer Seite festgestellt worden ist, kann man an diesen Gefäßen, im Gegensatz zu den gewöhnlichen Hirngefäßen, keine Membrana gliae limitans feststellen. Auch im Experiment verhalten sich diese Gefäße anders als die Capillaren des

---

[1] Die erste Beschreibung der merkwürdigen Gefäßschlingen im Infundibulum stammt aus dem Jahre 1860; hier brachte H. LUSCHKA eine Abbildung von einem charakteristischen Exemplar beim Menschen und schreibt dazu, daß es ein „schlingenförmiges Blutgefäß aus dem Inneren des Trichters eines erwachsenen Menschen" sei. LUSCHKA hat sowohl die Schlingenform dieser Trichtergefäße als ihre Herkunft vom Trichterbelag (er spricht von Gefäßhaut) erkannt (Abbildung s. bei SPATZ 1954). Später haben diese Gefäße verschiedene Benennungen gefunden. WISLOCKI und KING sprechen von "penetrated plexuses", FUMAGALLI von "gomotoli", GREEN und HARRIS zutreffend von "capillary loops", ROUSSY und MOSINGER von «pelotons vasculaires». NOWAKOWSKI nennt sie „Infundibuläre Spezialgefäße", weil sie dem Infundibulum (und dem "infundibular stem") eigentümlich sind.

Gehirns, einschließlich derer des Tuber cinereum. Wie besonders Wislocki und King gezeigt haben, sind die in das Infundibulum eindringenden Gefäße (penetrated plexuses), ebenso wie auch die Hinterlappengefäße, für solche saure semikolloidale Farbstoffe (Trypanblau u. a.) permeabel, die aus den gewöhnlichen Hirngefäßen nicht zu permeieren vermögen.

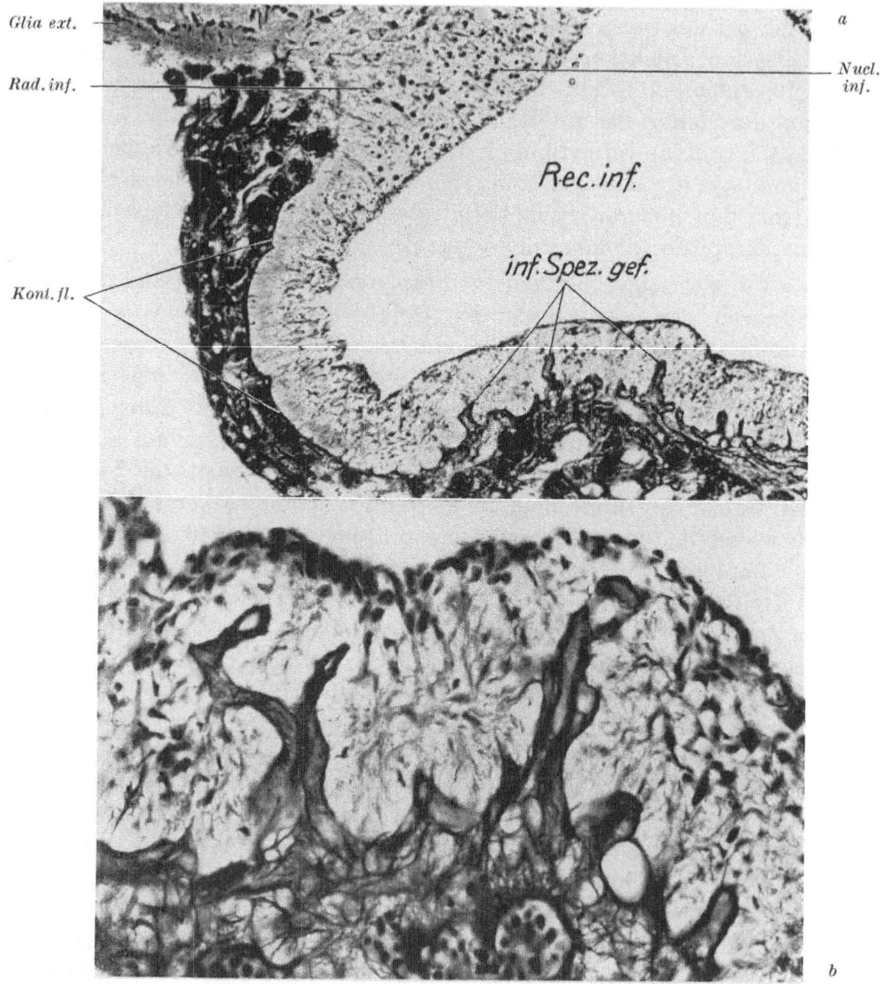

Abb. 8a. Querschnitt, erwachsene Katze. Bielschowsky-Imprägnation des argyrophilen Bindegewebes. Vergr. 65fach. *Glia ext.* = Äußere Gliafaserdeckschicht; *Kont. fl.* = glatte Kontaktfläche zwischen Pars infundibularis der Adenohypophyse und lateralen Anteilen des Infundibulums; *inf. Spez. gef.* = infundibuläre Spezialgefäße, welche den Kontakt vergrößern; *Rad. inf.* = Radix infundibuli.

Abb. 8b. Erwachsene Katze, sagittal. Hortegafärbung, Imprägnation d. argyrophilen Bindegeweb. Vergr. 320mal. Infundibuläre Spezialgefäße aus der Pars infundibularis adenohypophyseos in das Infundibulum eindringend.

Dies bedeutet, daß die Neurohypophyse, obwohl sie ein modifizierter Hirnteil ist, keine „Blut-Gehirnschranke" besitzt, wie sie dem Hypothalamus, einschließlich dem Tuber cinereum, zukommt.

Den zuerst von WISLOCKI und KING festgestellten prinzipiellen Unterschied zwischen der Angioarchitektonik des Infundibulums und der des Tuber cinereum zeigt bei der Katze die Abb. 9a, bei der die Erythrocyten durch die Benzidinreaktion dunkel gefärbt hervortreten. Während das Tuber cinereum das kontinuierliche Netzwerk aufweist, das für die Angioarchitektonik des Gehirns

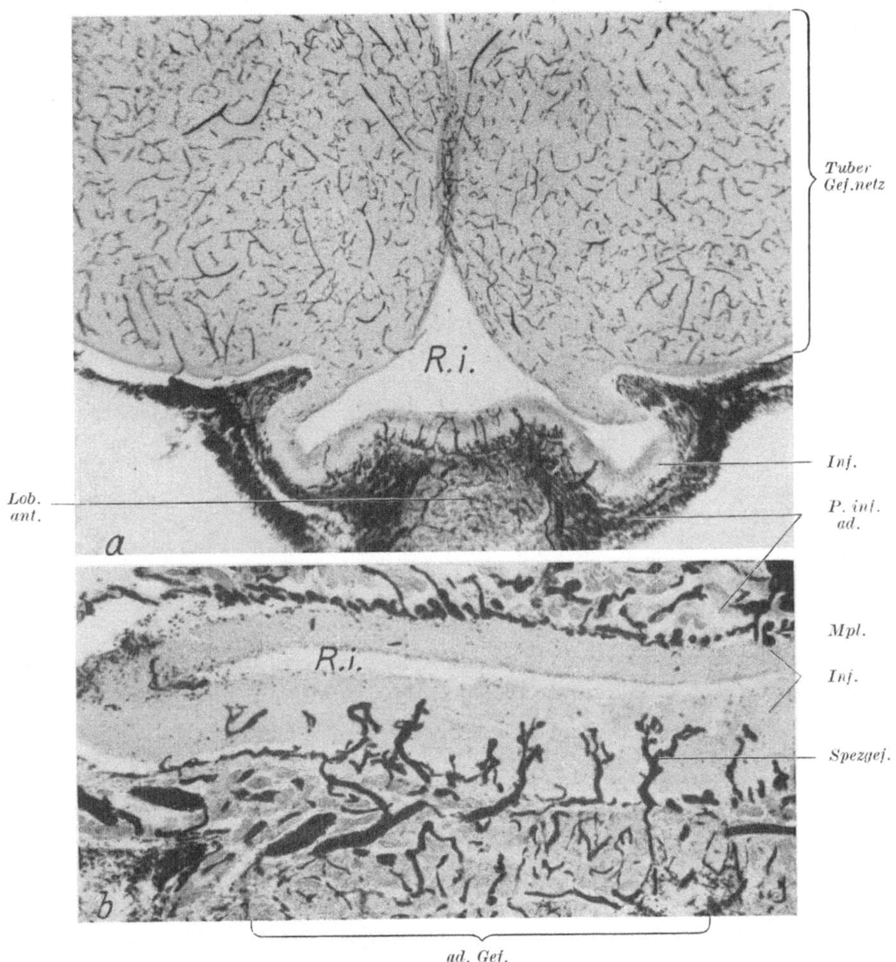

Abb. 9. Erwachsene Katze, Querschnitt. Benzidinmethode. Nach NOWAKOWSKI. *a* bei 22facher, *b* (Schnitt etwas weiter caudal) bei 54facher Vergrößerung. Unterschied zwischen dem feinen Capillarnetz des Tuber cinereum und den groben Schlingen der infundibulären Spezialgefäße *(Spezgef.)*, die mit dem adenohypophysären Capillarnetz *(ad. Gef.)* zusammenhängen. *b*; *Inf.* = Infundibulum; *Mpl.* = Mantelplexus an der glatten Kontaktfläche.

überhaupt charakteristisch ist (R. A. PFEIFER), ist die Angioarchitektonik des Infundibulums (und des Zwischenstücks) durch das Auftreten isolierter Gefäße von Schlingencharakter ausgezeichnet; gelegentlich kommen zwar auch Verbindungen zwischen diesen Gefäßen vor, aber von einem Netz kann nicht gesprochen werden. Ferner lehrt das Bild, daß die infundibulären Gefäße ein weites, sinusartiges Lumen besitzen, im Gegensatz zu den dünnen Hirncapillaren. Die Angioarchitektonik von Tuber cinereum und Neurohypophyse ist also außerordentlich verschieden. Wie wir sehen werden, bestehen aber auch Unterschiede zwischen der Angioarchitektonik der proximalen und der distalen Abschnitte der Neurohypophyse (S. 31).

Die Abb. 9a läßt wieder erkennen, daß bei der Katze die lateralen Anteile des Infundibulums gefäßlos sind. Bei Macacus rhesus dagegen scheinen, nach den Abbildungen von R. A. Pfeifer[1] (1951) zu schließen, auch in den äußeren Teilen des Infundibulums Gefäße aufzutreten, die sich wieder außerordentlich deutlich von den zarten Tubergefäßen unterscheiden — auch da, wo sie mit diesen anastomosieren. Auf Abb. 9b ist das Infundibulum der Katze, etwas weiter hinten, in seinem röhrenförmigen Abschnitt quergetroffen. Die dorsale

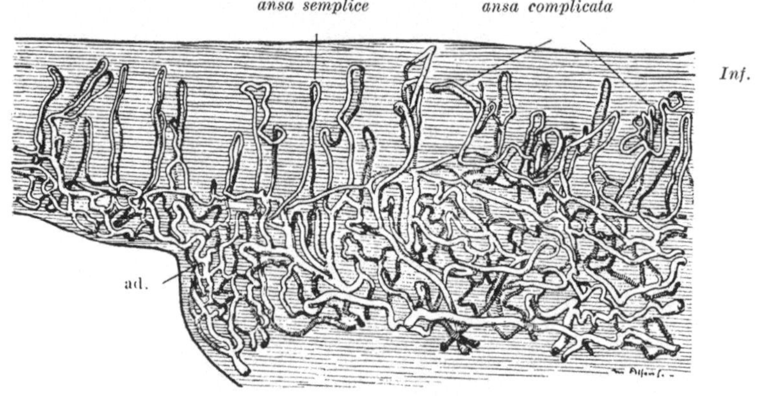

Abb. 10. Gefäßrekonstruktion nach Morin und Bötner. Hund, sagittal. Die Spezialgefäße bilden im Infundibulum *(Inf.)* blind endigende Schlingen, die mit dem adenohypophysären Gefäßnetz zusammenhängen.

Wand der Röhre ist auf dem Bild gefäßlos, so daß das Infundibulum unmittelbar an den Mantelplexus angrenzt und eine glatte Kontaktfläche vorliegt. Dagegen ist an der ventralen Wand der Kontakt durch den Eintritt von Spezialgefäßen kompliziert; diese weisen hier deutliche Knäuelbildung auf. Man erkennt einen Zusammenhang der Spezialgefäße sowohl mit ganz oberflächlichen Gefäßen der Pars infundibularis als auch mit Teilen eines etwas tiefer liegenden Netzes, das mit dem Gefäßnetz des Vorderlappens zusammenhängt. An einer Stelle ist auch ein Zusammenhang mit einer „Portalvene" zu sehen.

Wir haben oben zu zeigen gesucht, daß der Mantelplexus die Ernährung des Infundibulums in dessen gefäßlosem Zustand übernehmen muß. Die Konsequenz ist, daß im Zustand der Erweiterung der Kontaktfläche anzunehmen ist, daß auch die einstrahlenden infundibulären Spezialgefäße an der Ernährung teilnehmen werden. Oft gelingt es, an diesen Gefäßen zwei Schenkel nachzuweisen, von denen der eine als der zuführende, der andere als der abführende anzusprechen sein mag (nach Spanner ist sogar eine Unterscheidung auf Grund morphologischer Merkmale möglich).

Abb. 10 gibt eine Rekonstruktion der infundibulären Spezialgefäße und ihres Zusammenhanges mit dem darunter liegenden adenohypophysären Gefäßplexus

---

[1] Der Darstellung Pfeifers können wir nicht folgen. Seine vorzüglichen Mikrophotographien lassen sich mit seiner Rekonstruktion (Abb. 23) nicht in Einklang bringen (vgl. dagegen Wislocki und King).

beim Hund (nach einer Abbildung von Morin und Bötner) wieder. Wie soll das Infundibulum ernährt werden, wenn nicht vom Mantelplexus und von den Schlingen aus, deren Zusammenhang mit dem adenohypophysären Gefäßnetz hier so deutlich zum Ausdruck kommt? Also müssen Nährstoffe mit dem Blut dieser Schlingen, offenbar durch den zuführenden Schenkel, in das Infundibulum gelangen. Freilich werden, vermutlich über den abführenden Schenkel, auch Stoffe aus dem Infundibulum abgeleitet werden. Wie wir uns aus Injektionspräparaten mit Tusche überzeugt haben, ist es schwierig, die Wege der Zuleitung und der Ableitung genau festzustellen, infolge der komplizierten Verhältnisse des adenohypophysären Gefäßnetzes. Doch auf jeden Fall kommt man um die Annahme eines Stoffaustrittes aus diesen Schlingen nicht herum. Dabei ist wieder zu bedenken, daß zwischen den Maschen des Mantelplexus die Drüsenzellhaufen der Pars adenohypophyseos liegen, die ihre Inkrete aller Wahrscheinlichkeit nach in das Blut der umgebenden Gefäße abgeben. So werden im Blut der Schlingen nicht nur Nährstoffe, sondern auch spezifische Produkte der Adenohypophyse zirkulieren. In diesem Zusammenhang haben wir darauf hingewiesen, daß Berblinger sowohl im Trichterbelag als auch im Trichter selber (!) Gonadotropine nachweisen konnte, die er im Hinterlappen bemerkenswerterweise vermißte. Außerdem konnten wir sowohl in Benzidin- als in Injektionspräparaten einen kontinuierlichen Zusammenhang des Mantelplexus mit dem Gefäßnetz des Vorderlappens nachweisen.

Wir legen Nachdruck auf die Feststellung, daß das Infundibulum, wenn man von den Anastomosen proximal mit dem Gefäßnetz des Tubers und distal mit Gefäßen des Hinterlappens absieht, an den Kreislauf der Adenohypophyse und nicht an den allgemeinen Kreislauf angeschlossen ist. *Die Blutversorgung des wesentlichen Teiles des Infundibulums geschieht auf dem Umweg über den Kreislauf der Adenohypophyse.* Dies gilt wenigstens für die Verhältnisse bei den von uns untersuchten Säugetieren. Wir sehen hierin einen grundlegenden Unterschied gegenüber der Blutversorgung des distalen Abschnittes der Neurohypophyse, nämlich des Hinterlappens. Das Gefäßnetz des Hinterlappens ist an den allgemeinen Kreislauf angeschlossen; wir werden hierauf in Kapitel IV zurückkommen.

Bekanntlich werden die infundibulären Spezialgefäße mit dem sog. „*Portalkreislauf*" der Adenohypophyse in Zusammenhang gebracht, so daß wir zu dieser Hypothese, soweit sie Säugetiere betrifft, Stellung nehmen müssen. In einer oberflächlichen Schicht der Pars infundibularis adenohypophyseos liegen große longitudinal verlaufende Gefäße, die als „Portalgefäße" (portal vessels) bezeichnet werden. Sie stehen mit dem Mantelplexus in Verbindung und setzen sich distalwärts in größere Gefäße des Vorderlappens fort, die mit dessen Gefäßplexus in Zusammenhang stehen. Nach Beobachtungen des Kreislaufes an lebenden Tieren (Harris und Green; Barnett und Greep; Török) darf es heute als erwiesen gelten, daß das Blut in diesen langen Gefäßen von proximal nach distal fließt (proximal erfolgt der wesentliche arterielle Zufluß durch die Arteria hypophyseos superior und distal findet der Abfluß in die der intrasellären Hypophyse benachbarten Sinus statt). Die genannten Beobachtungen bestätigen also die Annahme von Wislocki und King und widerlegen diejenige von Popa und Fielding. Nach der Portalkreislaufhypothese sollen nun diese „Portalgefäße" ein „primäres

Gefäßnetz"[1] im Bereich der Pars infundibularis (d. h. also offenbar den Mantelplexus) mit einem „sekundären Gefäßnetz", d. i. mit dem Capillarnetz des Lobus
anterior, verbinden. Das sog. Portalsystem stellt also ein intra-adenohypophysä-
res Gefäßsystem dar. Im Organ Adenohypophyse soll eine vorgeschriebene Richtung des Blutstromes von proximal nach distal bestehen. Bei dieser Anschauung
wird aber nicht berücksichtigt, daß der Mantelplexus, mit dem die infundibulären
Spezialgefäße zusammenhängen, wenigstens bei den von uns hierauf untersuchten
Säugetieren, auch eine kontinuierliche netzige Verbindung mit dem Capillarnetz
des Lobus anterior besitzt. Dieser netzige Zusammenhang zwischen dem Mantelplexus und den „Sinuscapillaren" des Vorderlappens wurde von uns (ENGEL-
HARDT) bei Rodentiern und Carnivoren auf Tusche-Injektionspräparaten dargestellt. Einen kontinuierlichen Zusammenhang der Capillarnetze bei Hund und
Katze gibt auch De GROOT[2] zu. In einem Netz wird man aber kaum eine vorgeschriebene Richtung der Zirkulation erwarten dürfen, worauf schon ROMEIS
hingewiesen hat. Dazu kommt, daß in letzter Zeit TÖRÖK bei Lebendbeobachtungen
hier eine dem Blutstrom in den longitudinalen Gefäßen entgegengesetzte, also
proximalwärts gerichtete Strömung beobachtet hat. Endlich übersehen die
Anhänger der Portalkreislaufhypothese unseres Erachtens, daß die Pars infundibularis (sie sagen tuberalis) auch adenohypophysäre Drüsenzellen enthält, die
in engsten räumlichen Beziehungen zum Mantelplexus stehen. Wie gesagt,
scheint uns die Annahme naheliegend, daß die Drüsenzellen in das sie allseits
umgebende Gefäßnetz spezifische Stoffe abgeben, die dann nach Lage der Dinge
auch in den infundibulären Gefäßschlingen zirkulieren werden. Die Anhänger
derPortalkreislaufhypothese berücksichtigen nicht den adeno-neurohypophysären
Kontakt, d.i. die Berührung von reich vascularisiertem Drüsengewebe mit zentralnervösem Gewebe, das keine eigenen Gefäße besitzt.

Beim erwachsenen *Menschen*, bei dem das Infundibulum mit der Pars infundibularis zum langen Hypophysenstiel ausgezogen ist, erfahren die hier von
LUSCHKA zuerst beschriebenen Gefäßschlingen eine besonders hochgradige Entfaltung. Die glomerulusartigen Windungen der Schlingen können hier zu
grotesken Bildungen führen, wie aus der Abb. 11a zu ersehen ist. Dieser Zustand
ist von dem primitiven, gefäßlosen Zustand am weitesten entfernt. Wenn man
in den Spezialgefäßen mit uns eine Erweiterung des adeno-neurohypophysären
Kontaktes sieht, so kann man sagen, daß beim Menschen dieser Kontakt großen-
teils von der Oberfläche des Infundibulums in das Innere dieses Organs verlagert ist.

Sowohl bei den Tieren, welche infundibuläre Spezialgefäße besitzen, als beim
Menschen sind diese Gefäße von sehr feinen Nervenfasern umsponnen. Es handelt
sich dabei um den nämlichen nervösen Plexus, den man an der glatten Kon-

---

[1] Andere Autoren denken bei dem primären Gefäßnetz an das Capillarnetz des Tuber
cinereum.

[2] J. DE GROOT (1952), ein Anhänger der Portalkreislauf-Hypothese, schreibt, daß bei
Katze und Hund "the primary and secundary plexus are joined in such a way that a con-
tinuous network of capillarys and sinusoids runs from the median eminence down to the pars
distalis. True portal vessels of larger calibre thus do not exist in this species. It seems diffi-
cult here to speak of a 'portal system'." Auf die besonderen Verhältnisse bei den Vögeln
(WINGSTRAND, ASSENMACHER) kann mangels genügender eigener Erfahrungen nicht eingegangen werden.

taktfläche vorfindet (Abb. 4). Auf Abb. 11b sieht man einen solchen Plexus aus feinen Nervenfasern, der (innerhalb einer „GREVINGschen Insel" gelegen) ein Spezialgefäß umgibt (vom letzteren sieht man bei dieser Methode nur etwas von den Erythrocyten im Lumen). Die feinen Nervenfasern zeigen nur ausnahmsweise Beziehungen zu den groben Nervenfasern des Tractus supraoptico-hypophyseus, die den „Inseln" ausweichen. Wir haben Anhaltspunkte dafür, daß die feinen

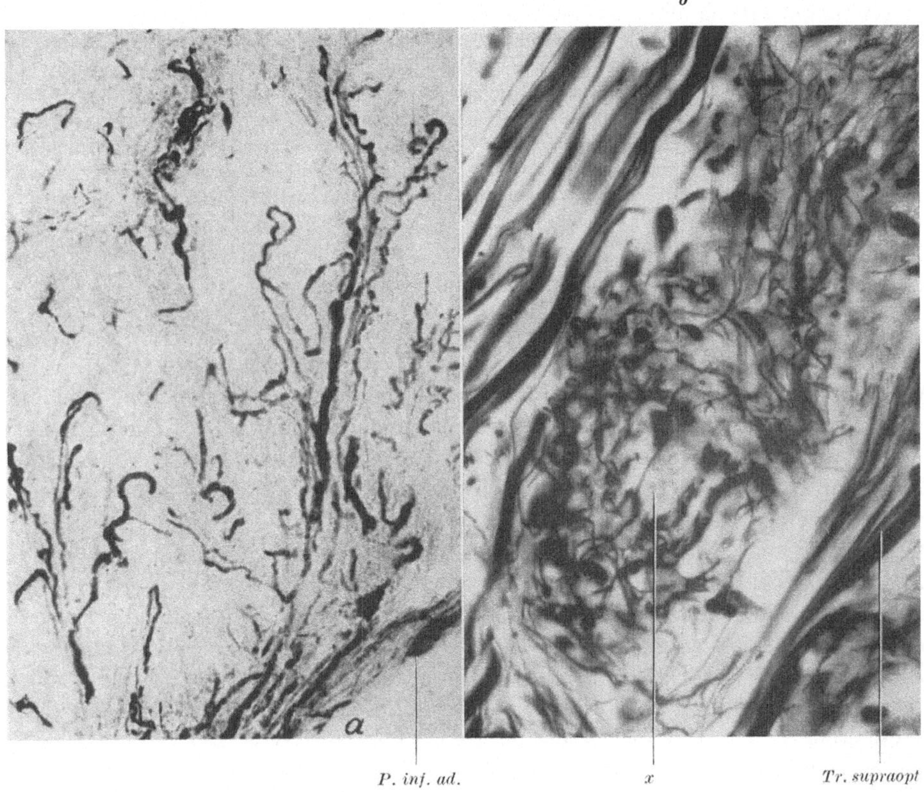

Abb. 11a. Gewundene Spezialgefäßschlinge aus dem Hypophysenstiel des erwachsenen Menschen nach CHRIST. Benzidin, Vergr. 40 mal.
Abb. 11b. „Grevingsche Insel" aus dem Hypophysenstiel des erwachsenen Menschen. Bodian, Vergr. 540 mal. Dichtes Endgeflecht der feinen Nervenfasern des Tractus tuberohypophyseus um ein Spezialgefäß, von dem nur die Erythrocyten im Lumen (bei *x*) dargestellt sind. *Tr. supraopt.* = Grobe Nervenfasern des Tractus supra-optico-hypophyseus. Die Bodian-Methode stellt keine argyrophilen Bindegewebsfasern dar!

Nervenfasern in der Nachbarschaft der infundibulären Spezialgefäße Endigungen des Tractus tubero-hypophyseus sind; nachweisbar sind Beziehungen zu Nervenzellen des Nucleus infundibularis im Grenzgebiet der Radix infundibuli (CHRIST).

Findet nach unserer Annahme ein Übertritt von spezifischen Produkten der Adenohypophyse aus dem Mantelplexus und aus den infundibulären Gefäßschlingen in das Infundibulum statt, wo durch BERBLINGER Gonadotropine nachgewiesen worden sind, so besteht die Möglichkeit, daß der anliegende Endplexus des Tractus tubero-hypophyseus mit diesen Produkten in Berührung kommt. Auf dieser Überlegung beruht unsere viel angegriffene Hypothese einer chemoreceptorischen Funktion des nervösen Plexus, die auf einer Synthese älterer Vorstellungen von Edinger (1911) und Cajal (1911)[1] beruht. Die Vorstellung von einer zentripetalen nervösen Leitung führt zur weiteren Annahme, daß das Tuber cinereum unter dem Einfluß der Adenohypophyse steht.

Wir halten es für wahrscheinlich, daß unter Umständen, so besonders bei niederen Wirbeltieren (z. B. Amphibien), bei welchen keine nervöse Verbindung zwischen Tuber und Zona externa infundibuli nachweisbar ist, eine solche zentripetale Beeinflussung auf *humoralen Wegen* (etwa entlang der hier besonders ausgesprochenen Ependymfasern?) vor sich gehen mag. Für die Annahme eines humoralen Transportes in zentripetaler Richtung ist besonders Collin eingetreten (Hydrencephalokrinie). Für eine Resorption durch den Liquor spricht auch das Fehlen einer „Inneren Gliafaserdeckschicht" im Bereich der Wand des Recessus infundibuli und auch noch weiter dorsal, überall da, wo der Nucleus infundibularis so nahe mit seinen Zellen an den 3. Ventrikel heranreicht. Der Leser wird gebeten, die Abbildung S. 16 hierauf anzusehen. Daß auf zentripetalem Wege neurohypophysäre Produkte in den Liquor gelangen, war schon Cushing bekannt; bezüglich der Produkte der Adenohypophyse stehen entsprechende Untersuchungen noch aus.

III. Vom Tuber cinereum.
(vgl. S. 5).

Wenn von der Verknüpfung zwischen Hypophyse und Hypothalamus gesprochen wird, so denkt man meist sofort an den eindrucksvollen Tractus supra-optico-hypophyseus und sein Ursprungsgebiet in den großzelligen Kernen. Pines, der das Bündel etwa zur gleichen Zeit wie Greving, 1925, beschrieben hat, nannte den Nucleus supraopticus kurzweg „Nucleus hypophyseus", als wenn es sonst keine Kerne des Hypothalamus gäbe, die mit der Hypophyse in Verbindung stehen. Nachdem die schönen Bilder bekannt geworden sind, die im Spezialfall von Hund und Katze das neurosekretorische System in ganzer Ausdehnung mit der Gomori-Färbung blaugefärbt zeigen, ist das Augenmerk wieder auf eben dieses System hingelenkt worden. *Das Tuber cinereum ist dadurch von neuem in den Hintergrund getreten. Man übersieht, daß dieser hypophysennahe Anteil des Hypothalamus die engsten nachbarlichen Beziehungen zur Hypophyse hat.* Wenn aber doch vom Tuber cinereum gesprochen wird, so lenkt das Laterale Feld mit den relativ großen Nervenzellen des Nucleus mamillo-infundibularis die Aufmerksamkeit auf sich oder man denkt an die eigenartigen Nuclei tuberis laterales, obwohl sie erst bei den höheren Primaten auftauchen. Vernachlässigt bleibt das kleinzellige *Mediale Feld* des Tubers, das bis vor kurzem, wenigstens bei den Beschreibungen der Verhältnisse beim Menschen, in der Sammelbezeichnung „Substantia grisea centralis" unterging. Die kleinen, ausgesprochen wenig differenzierten Nervenzellen dieses Gebietes imponieren wenig, ebensowenig, wie die feinen Nervenfasern des Tractus tubero-hypophyseus, der die Verbindung mit der proximalen Hypophyse herstellt. Am allerwenigsten Beachtung aber fand bisher gerade derjenige Kern des Tubers, der die engsten Beziehungen zum Infundibulum aufweist und den wir deshalb „*Nucleus infundibularis*" nennen.

Diese Bezeichnung wurde zwar bereits von Nissl sowie von Roussy und Mosinger gebraucht, aber ohne näheres Eingehen. Später hat der Kern in der angelsächsischen Literatur den wenig charakteristischen Namen „Nucleus arcuatus" (Krieg) erhalten. Die genauesten

---

[1] Spatz, H.: Cajal und das Hypophysen-Hypothalamus-System. Primer Centenario de Santiago Ramón y Cajal. Coloquio cientifico internacional; Madrid (im Druck).

Beschreibungen stammen von SPATZ, DIEPEN und GAUPP (beim Kaninchen), von NOWAKOWSKI (bei der Katze), von SPULER (beim Meerschweinchen), von BECKER (bei der Maus) und von CHRIST (beim Menschen; s. dort auch Literatur).

Unsere Bilder zeigen den Nucleus infundibularis bei der Maus (Abb. 7b), beim Kaninchen (Abb. 15a) und bei der Katze (Abb. 12), wo er besonders ausgedehnt ist. Der Kern ist durch seine Lage sehr gut charakterisiert. Er findet sich nämlich überall da, wo das Infundibulum (als proximaler Abschnitt der Neurohypophyse) am Tuber cinereum (als hypophysennahem Abschnitt des Hypothalamus) ansetzt; er ist außerdem *der einzige* hypothalamische Kern, der

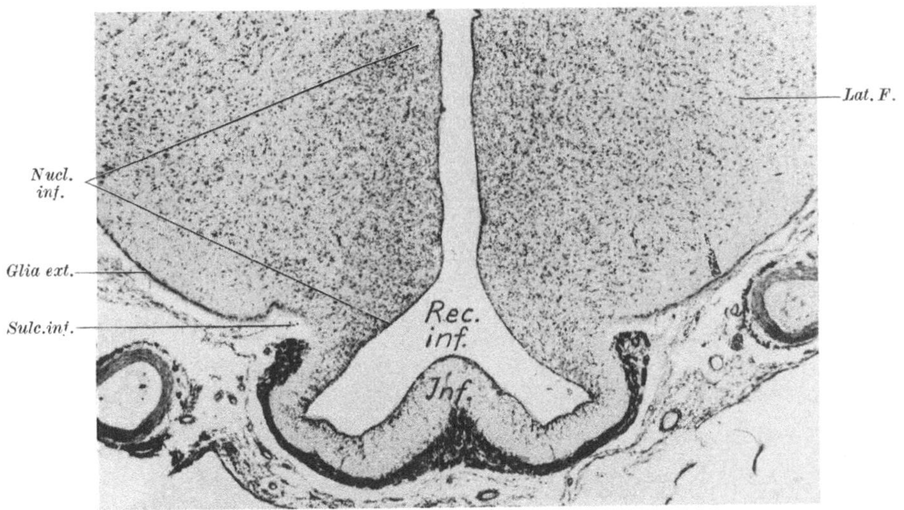

Abb. 12. Querschnitt, erwachsene Katze, NISSL-Färbung. Vergr. 16fach. Nach NOWAKOWSKI. *Glia ext.* = Äußere Gliafaserdeckschicht an der Oberfläche des Tuber cinereum; *Inf.* = Infundibulum; *Nucl. inf.* = Nucleus infundibularis; *Lat. F.* = Laterales Feld des Tuber cinereum; *Rec. inf.* = Recessus infundibuli; *Sulc. inf.* = Sulcus tubero-infundibularis.

mit dem Infundibulum in unmittelbare, enge Beziehungen tritt. Die Bezeichnung „infundibularis" ist daher eindeutig. An der Innenseite springt der Kern, wie die Abb. 12 zeigt, etwas gegen den Recessus infundibuli vor, der sich dadurch von dem folgenden Abschnitt des 3. Ventrikels absetzt. Ein weiteres Merkmal des Nucleus infundibularis liegt darin, daß seine Nervenzellen stellenweise direkt an das Ependym herantreten (DIEPEN beim Schaf, 1941). Auf die Besonderheiten der Wandung des Recessus wurde S. 26, oben im Kleingedruckten, hingewiesen. Auf Nervenfaserpräparaten ist der Kern durchsetzt von feinen marklosen Nervenfasern, von denen z. T. nachweisbar ist, daß sie sich in den Tractus tubero-hypophyseus fortsetzen. Der Nucleus infundibularis ist ein konstanter, durch seine Lage besonders wohl charakterisierter Kern des Tuber cinereum.

Beim Menschen ist der *Nucleus infundibularis* erst durch CHRIST näher beschrieben worden. LE GROS CLARK erwähnt ihn hier überhaupt nicht. BROCKHAUS (1942), dem wir eine sehr detaillierte Darstellung der Cytoarchitektonik des menschlichen Hypothalamus verdanken, rechnet ihn als „kleinzelligen Anteil" zum Nucleus tuberis principalis = hypothalamicus ventromedialis. Die Zurechnung des Nucleus infundibularis zum Nucleus tuberis principalis durch BROCKHAUS wird dadurch verständlich, daß beim erwachsenen Menschen — beim

Neugeborenen ist die Gliederung besser erkennbar — diese beiden Kerne weniger deutlich geschieden sind, als dies bei den meisten Tieren der Fall ist.

Der große und meist gut abgegrenzte *Nucleus tuberis principalis*[1] (Cajal, 1911) ist nicht nur bei Tieren, sondern auch beim Menschen sowohl dadurch, daß die Nervenzellen ein wenig größer sind, als auch dadurch, daß diese nie unmittelbar an die Ventrikelwand herantreten, sehr wohl vom Nucleus infundibularis unterscheidbar. Die Abb. 13 zeigt auf einem Schnitt parallel zur Längsachse des

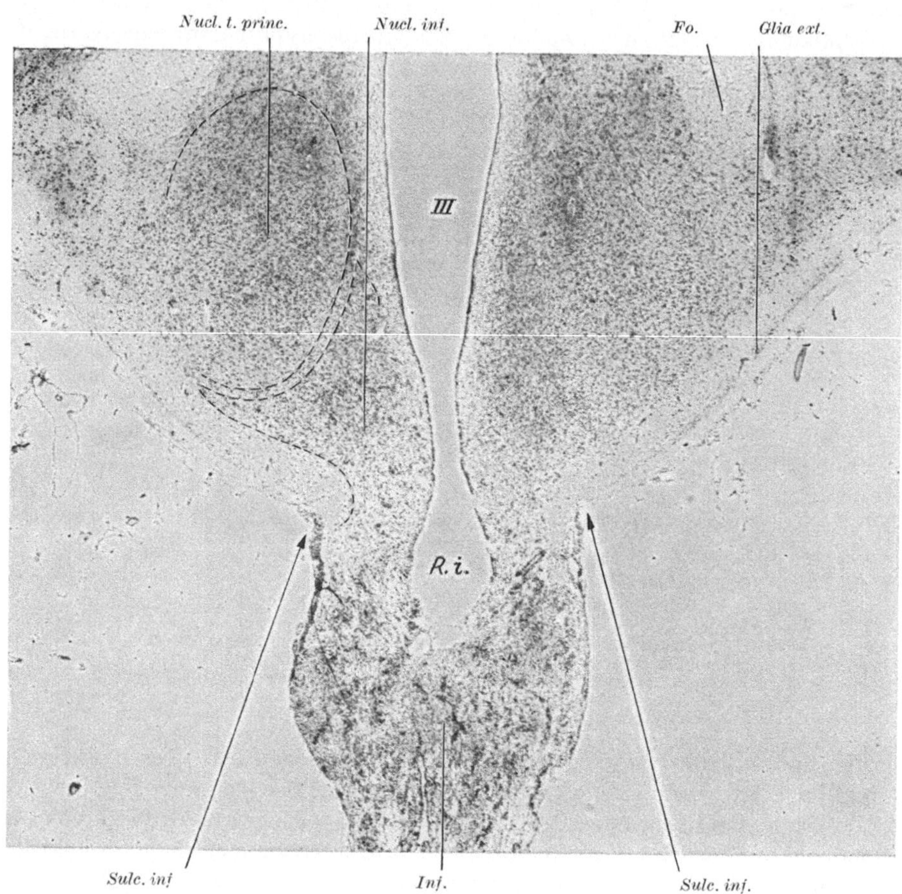

Abb. 13. Zusammenhang von Infundibulum *(Inf.)* und Tuber cinereum beim erwachsenen Menschen nach Christ (1951 b). Schnitt parallel zur Achse des Hypophysenstiels; Nissl-Färbung, Vergr. 8mal. *Sulc. inf.* = Sulcus infundibularis; *Nucl. inf.* = Nucleus infundibularis; *Nucl. princ.* = Nucleus tuberis principalis (= hypothalamicus ventromedialis); *Fo* = Fornix; *Glia ext.* = Gliazellreihe der äußeren Gliafaserdeckschicht.

Hypophysenstiels die erhebliche Ausdehnung des Medialen Feldes des Tubers beim Menschen und die Lagebeziehung des Nucleus infundibularis zum Infundibulum.

Zum Medialen Feld rechnen wir ferner den Nucleus dorso-medialis, der dorsal vom Nucleus principalis liegt, und die Area periventricularis posterior, die sich caudal an den Nucleus infundibularis anschließt. Bezüglich aller Einzelheiten muß auf die Veröffentlichungen der zitierten Mitarbeiter verwiesen werden. Das Laterale Feld ist durch seine mittel-

---

[1] In der angelsächsischen Literatur in „Nucleus hypothalamicus ventromedialis" umbenannt.

großen und locker stehenden Nervenzellen (Nucleus mamillo-infundibularis) ausgezeichnet; hier sind meist auch einige feine markhaltige Nervenfasern neben zahlreichen marklosen nachweisbar.

Die Abb. 14 stellt einen auf Markscheiden gefärbten medianen Sagittalschnitt beim Menschen dar. Hier ist vom Medialen Feld im wesentlichen nur der Nucleus infundibularis getroffen. Die Markarmut hat er mit dem Infundibulum gemeinsam, während für das markreiche Corpus mamillare keine Faserbeziehungen zur Neurohypophyse nachgewiesen sind (S. 5). Im Inneren des Infundibulums ist

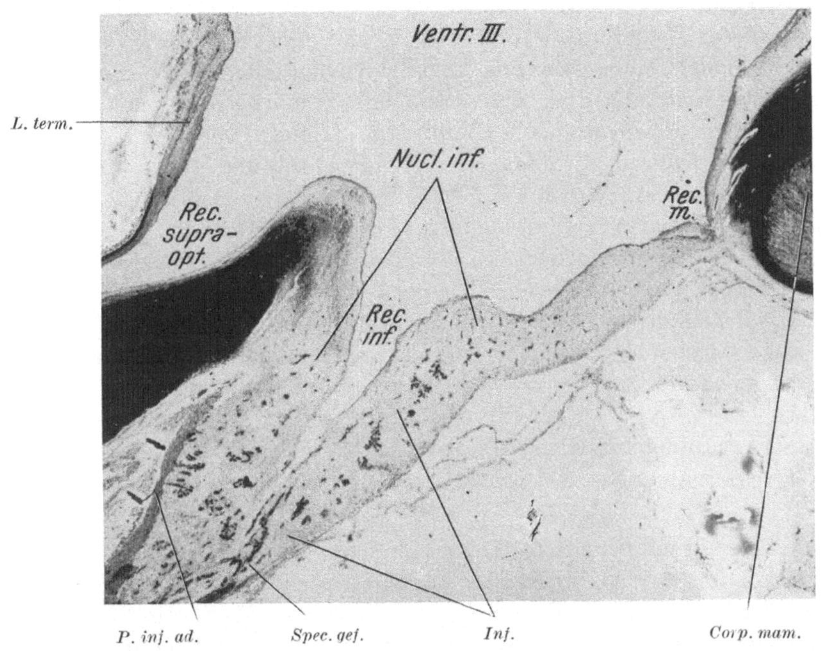

Abb. 14. Erwachsener Mensch, sagittal, Markscheidenfärbung. Nach CHRIST. Zusammenhang des markarmen Hypothalamus durch dessen Nucleus infundibularis *(Nucl. inf.)* mit dem marklosen Infundibulum *(Inf.)*, das vorn und unten an die Pars infundibularis der Adenohypophyse angrenzt. Spezialgefäße teilweise infolge Mitfärbung der Erythrocyten erkennbar. Längsachse des Infundibulums zeigt nach ventrooral. Das Corpus mamillare *(Corp. mam.)* gehört zum markreichen Hypothalamus.

(infolge Färbung der Erythrocyten) etwas von den infundibulären Spezialgefäßen zu sehen. Infundibulum und Pars infundibularis adenohypophyseos (welch letztere beim Menschen nur am vorderen Umfang einen zusammenhängenden Belag bildet) sind beim Menschen und z. T. bei den höheren Primaten zum lang ausgezogenen Hypophysenstiel geworden, der aber nichts anderes als die proximale (suprasselläre) Hypophyse darstellt. Wenn man die Abb. 14 mit der Abb. 2 (von der Katze) vergleicht, so fällt die verschiedene Richtung der Längsachse des Infundibulums auf, worauf DIEPEN 1948 näher eingegangen ist. Beim menschlichen Fetus hat die Längsachse noch die primitive bei den meisten Tieren dauernd beibehaltene Richtung nach ventro-caudal.

Auch bei Hund und Katze, bei denen das GOMORI-positive Neurosekret in den Nervenzellen der Ursprungskerne des Tractus supraoptico-hypophyseus im hypophysenfernen Hypothalamus nachweisbar ist, erweist sich das Tuber cinereum, das Ursprungsgebiet des Tractus tubero-hypophyseus, als praktisch

Gomori-negativ. Noch auf einen weiteren Unterschied zwischen den Zentren des Tractus supraoptico-hypophyseus und dem Ursprungsgebiet des Tractus tubero-hypophyseus sei hingewiesen: Während die ersteren (Nucleus supraopticus und Nucleus paraventricularis) bekanntlich durch ein besonders dichtes Capillarnetz ausgezeichnet sind, ist das Gefäßnetz im Medialen Feld des Tubers relativ weitmaschig.

Wie erwähnt, nehmen wir an, daß das Tuber cinereum von der Adenohypophyse (die wohl hauptsächlich durch periphere Nervenfasern aus dem Sympathicus innerviert wird) auf zentripetalen Wegen (nervös und humoral) beeinflußt werden kann. Nach dieser Hypothese ist dem Tuber eine receptorische Funktion beizumessen. Bezüglich einer von uns angenommenen efferenten Leitung vom markarmen Hypothalamus über das markarme Schützsche Bündel und den markarmen Tractus parependymalis (Laruelle, Krücke) zum spinalen Sexualzentrum muß auf frühere Mitteilungen von mir (1951 und 1952) hingewiesen werden. Hier sei bemerkt, daß die Vorstellung von einer sensorischen Funktion des kleinzelligen Medialen Feldes mit seiner hypophysennahen Lage übereinstimmt. Nach der Lehre von der *Neurobiotaxis* (Ariens Kappers) ist nämlich die Lage von receptorischen Nervenzellgruppen abhängig vom Ort der Erregung bzw. des Reizes; Zellkörper und Dendriten (als solche wären nach unserer Hypothese die tubero-hypophysären Nervenfasern anzusehen) liegen dem Reizort möglichst angenähert. Die engen Lagebeziehungen, besonders des Nucleus infundibularis, zur proximalen Adeno-neurohypophysären Kontaktfläche ließen sich mit dieser neurobiotaktischen Vorstellung erklären. Man vergleiche dagegen die hypophysenferne Lage der großzelligen Kerne des neurosekretorischen Systems.

Daß gerade das wenig beachtete Tuber cinereum der Teil des Hypothalamus ist, der speziell mit der Funktion des Vorderlappens zu tun hat, geht auch aus dem Beitrag Westmans zu diesem Symposion hervor. Wingstrand schreibt, daß der Nucleus tuberis der Vögel so intim mit der äußeren Zone des Infundibulums verbunden ist, daß in ihm "a centre for adenohypophyseal functions" anzunehmen sei. Auf das hiermit übereinstimmende Ergebnis unserer Ausschaltungsexperimente im Medialen Feld des Tuber cinereum bei Kaninchen und die hierdurch hervorgerufene Störung der Keimdrüsentätigkeit kommen wir auf S. 36 zurück.

IV. Unterschiede zwischen Infundibulum und Lobus posterior sowie zwischen proximaler und distaler Kontaktfläche.

Diskussion der Hypothesen; von der Verknüpfung von Hypothalamus und Adenohypophyse.

Aus Gründen der entwicklungsgeschichtlichen Zusammengehörigkeit und vieler gemeinsamer Strukturmerkmale fassen wir, den einleitend zitierten Autoren folgend, den Lobus posterior (infundibular process), das Zwischenstück (infundibular stem) und das Infundibulum (median eminence) unter der übergeordneten Bezeichnung „Neurohypophyse" zusammen (S. 2). Doch jetzt müssen die unterschiedlichen Merkmale von Lobus posterior und Infundibulum hervorgehoben werden; dabei sei auf die nebenstehende Übersicht verwiesen. Wir wollen hierauf auch deswegen näher eingehen, weil wir uns an dieser Stelle in einem grundsätzlichen Gegensatz zu den Anschauungen von Bertil Hanstroem zu befinden scheinen, auf dessen hervorragende, auf breiter vergleichend-anatomischer Basis beruhende Arbeiten nicht genug hingewiesen werden kann.

Tabelle 1. *Unterscheidungsmerkmale von Tuber cinereum, Infundibulum und Lobus posterior.*

	Parenchym	Angioarchitektonik	Äußere Oberfläche	Ektod. Begleitzellen
Tuber cinereum = hypophysennaher Teil des *Hypothalamus*	Nervenzellen und zentrale Nervenfasern	Beschränkt permeables, gewöhnliches zentralnervöses Gefäßnetz	Kein Kontakt mit Adenohypophyse. Äußere Gliafaserdeckschicht	Gewöhnliche Glia
Infundibulum = proximaler Abschnitt der *Neurohypophyse*	Zentrale Nervenfasern (Endigungen des Tract. tubero-hypoph.; durchziehender Tract. supraopt.-hypoph.)	Erhöht permeable, grobkalibrige Schlingen („Spezialgefäße") aus dem Mantelplexus der Pars inf. adenohypoph. hervorgehend	Proximale Adeno-neurohypophysäre Kontaktfläche, keine äußere Gliafaserdeckschicht	Pituicyten
Lobus posterior = distaler Abschnitt der *Neurohypophyse*	Zentrale Nervenfasern (Tract. supraopt.-hypophyseus und seine Endigungen)	Netz von Gefäßen mit meist engem Lumen; dazwischen Gitterfasernetze. Anschluß an allgemeinen Kreislauf	Distale (inkonstante) Kontaktfläche mit Pars intermedia	Pituicyten

Hanstroem sagt (1952, S. 196), die Ähnlichkeiten zwischen der äußeren Schicht des Infundibulums (Eminentia mediana bei Hanstroem) und dem Lobus posterior (Processus infundibuli bei Hanstroem) seien so groß, daß man hier keine so verschiedene Funktionen annehmen dürfe, wie wir es tun. Im übrigen glaubt Hanstroem so wie Wingstrand, daß hier wie dort ein Neurosekret produziert werde, obwohl (wie im Prinzip zugegeben wird) die äußere Zone des Infundibulums sich Gomori-negativ verhält. — Wir sehen dagegen prinzipielle Unterschiede zwischen der äußeren Zone des Infundibulums und dem Lobus posterior sowie zwischen der proximalen und der distalen Adeno-neurohypophysären Kontaktfläche (wenn eine letztere vorhanden ist).

Man geht wieder am besten von den einfacheren Verhältnissen bei den Walen aus, bei welchen eine Pars intermedia und hiermit eine distale Adeno-neurohypophysäre Kontaktfläche nicht existiert (S. 6). Niemand wird daran zweifeln, daß die Hinterlappenhormone bzw. ihre neurosekretorischen Trägersubstanzen, im Gebiet der Endigungen des Tractus supraoptico-hypophyseus von dem Capillarnetz im Hinterlappen (wohl besonders in dessen Verdichtungszonen) resorbiert werden. Die Blutversorgung des Hinterlappens geht bekanntlich vorwiegend von der Arteria hypophyseos inferior aus und der Abfluß führt zu den der Hypophyse benachbarten Sinus. *Das Capillarnetz des Hinterlappens*[1] *ist*

---

[1] Siehe Abb. 12b in meiner Arbeit von 1954.

unmittelbar an den allgemeinen Kreislauf angeschlossen; die Adenohypophyse ist dabei in keiner Weise eingeschaltet. Das heißt, die Produkte des neurosekretorischen Systems des Tractus supraoptico-hypophyseus gelangen am Hauptort ihrer Bildung, d. i. im Hinterlappen, ohne weiteres in den allgemeinen Kreislauf. Wir meinen nun, daß im Bereich der äußeren Zone des Infundibulums, d. i. im Gebiet des Endplexus des Tractus tubero-hypophyseus, trotz mancher gemeinsamer Merkmale der feineren Struktur, grundsätzlich andere, d. s. kompliziertere Verhältnisse, vorliegen. Die äußere Zone des Infundibulums liegt an der proximalen Kontaktfläche mit der Pars infundibularis adenohypophyseos, die bei den Säugetieren konstant ist. Der hier befindliche Nervenfaserplexus des Tractus tubero-hypophyseus verhält sich, im Gegensatz zum Endplexus des Tractus supraoptico-hypophyseus im Hinterlappen, praktisch Gomori-negativ (Abb. 5a). Besonders sei aber hervorgehoben, daß das *Infundibulum im Gegensatz zum Hinterlappen nicht an den allgemeinen Kreislauf angeschlossen ist* (S. 23). Wie wir zu zeigen versucht haben, wird das Infundibulum auf dem Umweg über den Mantelplexus der Pars infundibularis ernährt. Es ist merkwürdigerweise an den Kreislauf der Adenohypophyse angeschlossen; es erhält sein Blut auf dem Umweg über diesen und das Blut fließt in den Schlingen dorthin zurück. Wir meinen, daß hier ein elementarer Unterschied gegenüber den Verhältnissen im Hinterlappen vorliegt.

Betrachtet man die Befunde bei der Katze, so bestehen hier im Grunde ähnliche Verschiedenheiten. Zwar tritt hier der Hinterlappen in Kontakt mit der adenohypophysären Pars intermedia, aber wie verschieden sind die Verhältnisse hier, im Bereich des inkonstanten distalen Kontaktes, gegenüber denen an der Stelle des proximalen Kontaktes! Es sei auf wenig beachtete Feststellungen von Nowakowski hingewiesen: Wie wir bestätigen können, liegt an den beiden Kontaktflächen ein geradezu gegensätzliches angioarchitektonisches Verhalten vor. An der proximalen Kontaktfläche ist der adenohypophysäre Partner (der Trichterbelag) ungewöhnlich reich vascularisiert (Mantelplexus); der neurohypophysäre Partner (Infundibulum) ist hier unter Umständen gefäßarm; wenn aber in ihm Gefäße auftreten, so stammen sie (von Randgebieten abgesehen) aus dem Mantelplexus der Pars infundibularis. Dagegen ist an der distalen Kontaktfläche der adenohypophysäre Partner (die Pars intermedia) gefäßarm, stellenweise sogar gefäßlos, während der Hinterlappen gut vascularisiert ist. Wie gesagt, hat der letztere seinen eigenen Kreislauf, welcher dem allgemeinen Kreislauf angeschlossen ist. Die Bedeutung der inkonstanten distalen Kontaktfläche kennen wir nicht, aber niemand wird auf den Gedanken kommen, daß der Hinterlappen sein Blut zu einem wesentlichen Teil auf dem Umweg über die Pars intermedia erhält. Ob man, wie wir es tun, die netzigen Verbindungen zwischen dem Mantelplexus und dem Capillarnetz des Vorderlappens und den kontinuierlichen Zusammenhang zwischen den Drüsenzellen der Pars infundibularis und denen des Vorderlappens hervorhebt oder ob man auf die „Portalvenen" den Nachdruck legt — auf jeden Fall sind die capillary loops des Infundibulums (und des infundibular stem) vom Kreislauf der Adenohypophyse abhängig. Es gibt keine mit dem allgemeinen Kreislauf zusammenhängende Zirkulation im proximalen Abschnitt der Neurohypophyse. Die infundibulären Schlingen — im Hinterlappen liegt ein Netz vor — beziehen ihr Blut, mindestens bei den Säugetieren, auf dem Wege über die Adenohypophyse, und von dort aus fließt es wieder zur Adenohypophyse zurück. Dies weist auf besonders enge funktionelle Beziehungen zwischen Infundibulum und Adenohypophyse hin. Dagegen hat der Hinterlappen auch bei der Katze, wie wir sahen, keine nennenswerten Verbindungen mit dem Vorderlappen, nicht auf nervösen Wegen und auch nicht auf dem Blutweg. Wir kommen zu dem Schluß, daß die histologischen Verhältnisse an der äußeren Zone des Infundibulums und diejenigen im Hinterlappen viele Verschiedenheiten besitzen, die auf prinzipielle Verschiedenheiten der Funktionen hinweisen.

In der Einleitung wurde bereits auf die Arbeit von WESTMAN, JACOBSOHN und HILLARP aus dem Jahre 1943 hingewiesen, in der auf Grund von Experimenten (S. 38) betont wird, daß man bei der Verbindung von Hypothalamus und Hypophyse zwei anatomisch und funktionell verschiedene Teile unterscheiden muß. Neuere Befunde, sowohl solche der morphologischen als, wie wir sehen werden, solche der experimentellen Forschung bekräftigen diese Forderung. Die einfacheren Verhältnisse im Bereich des einheitlichen Systems des Tractus supraoptico-hypophyseus und die Rolle, welche die Neurosekretion bei der Produktion der Hinterlappenhormone spielt (zumal im Dienste der Drosselung der Wasserausscheidung), sind heute einigermaßen übersehbar. Dagegen sind die Verhältnisse im Bereich des zusammengesetzten Systems, welche vom Tuber cinereum — auf dem Wege über den Kontakt zwischen dem Endplexus des Tractus tubero-hypophyseus und der Pars infundibularis — bis zum Vorderlappen reicht, viel komplizierter. Hier ist offenbar ein nervöser Anteil und ein humoraler Anteil hintereinandergeschaltet. In welcher Weise dies geschieht, ist zur Zeit strittig, aber die Bedeutung dieses Systems als Ganzes für die Regulation der Keimdrüsentätigkeit steht fest (s. Kapitel C).

Alle Bemühungen von morphologischer Seite, die Dinge zu vereinfachen und dem altbekannten System des Tractus supraoptico-hypophyseus, neben seiner Bedeutung für die Produktion der Hinterlappenhormone, auch die Leistung der Verknüpfung von Hypothalamus und Adenohypophyse zuzuordnen, erscheinen gewaltsam. Es soll aber nicht bestritten werden, daß im Gebiet der „*Infundibulumstrecke*" (DIEPEN, ENGELHARDT und SMITH) des Tractus supraoptico-hypophyseus gelegentlich Beobachtungen gemacht werden, die für das Vorhandensein von Beziehungen zum Endplexus des Tractus tubero-hypophyseus in der benachbarten Zona externa infundibuli sprechen.

BARGMANN und seine Mitarbeiter haben festgestellt, daß bei manchen Tieren in der äußeren Zone des Infundibulums und in der Umgebung der infundibulären Gefäßschlingen GOMORI-positive Substanzen nachweisbar sind. Wenn man starke Vergrößerung anwendet, so kann man sich hier und da von der Richtigkeit dieser Beobachtung überzeugen. Wenn man aber Übersichtsvergrößerung benutzt, wie wir das bevorzugen, so ist nicht zu bezweifeln, daß der quantitative Unterschied im Verhalten der Zona externa infundibuli und in dem des Hinterlappens enorm ist. Das Gebiet der Endigungen des Tractus tubero-hypophyseus und die Infundibulumstrecke des Tractus supraoptico-hypophyseus liegen, wenn auch in der Hauptsache deutlich geschieden, räumlich nahe beieinander; es erscheint uns nicht überraschend, wenn hier einmal eine GOMORI-positive Nervenfaser in die äußere Zone des Infundibulums abbiegt. Da die infundibulären Gefäßschlingen bei den höheren Säugetieren in die Zona interna infundibuli hineinreichen, so ist es nicht erstaunlich, wenn durch diese Schlingen in diesem Gebiet auch GOMORI-positives Neurosekret resorbiert wird. Es mehren sich überhaupt die Anhaltspunkte dafür, daß bei Hund und Katze bereits in proximalen Abschnitten des neurosekretorischen Systems, besonders in der Infundibulumstrecke, Gomori-positives Neurosekret resorbiert werden kann. In diesem Sinne spricht auch das Vorkommen dieses Sekrets im Liquor des Recessus infundibuli, wie dies u. a. Collin beschrieben hat. (Diepen, Engelhardt und Smith begegneten diesem Vorgang sehr deutlich beim Igel.) Doch dies sind offenbar nur Nebenorte der Resorption des Gomori-positiven Neurosekrets. *Die Hauptstätte der Resorption ist zweifellos nicht das Infundibulum, sondern der Hinterlappen.* Wenn nun einige Autoren meinen, daß die gelegentlich nachweisbare örtliche Resorption dieses Sekrets durch infundibuläre Gefäßschlingen beweise, daß das gleiche Sekret, das Trägersubstanz der Hinterlappenhormone sein soll, auch für die Verknüpfung von Hypothalamus und Adenohypophyse verantwortlich sei, so verrät diese Vorstellung das Bestreben, alles aus einem Prinzip heraus, nämlich aus dem der Neurosekretion, zu erklären.

Wir gelangen zur Hypothese von Green und Harris, der wir nicht zustimmen können, obwohl sie in letzter Zeit viele Anhänger gefunden hat (u. a. de Groot, Wingstrand, Hanstroem, Assenmacher und Benoit sowie offenbar auch Scharrer und Bargmann). Green und Harris sprechen von einer "neurovascular chain"; die Richtung derselben ist *zentrifugal*. Die Vorstellung besagt — in der Fortbildung, welche die Lehre inzwischen durch Wingstrand erfahren hat — folgendes: 1. In der Zona externa infundibuli und um die infundibulären Capillar-schlingen (capillary loops von Green und Harris) herum, also im Gebiet der Endigungen des Tractus tubero-hypophyseus, soll ein Gomori-negatives Neuro-sekret gebildet werden (als solches spricht Wingstrand das in dieser Zone ge-fundene azanfärbbare „Kolloid" an). 2. Dieses hypothetische Produkt der Endigungen des Tractus tubero-hypophyseus soll von den "capillary loops" re-sorbiert werden und auf dem Wege über die „Portalgefäße" in das Capillarnetz des Vorderlappens gelangen. 3. Hier soll das auf dem Blutweg transportierte Neurosekret die Produktion der Vorderlappenhormone regulierend beeinflussen. Wir sehen davon ab, daß nach unserer Meinung das Gomori-negative Neuro-sekret an der proximalen Kontaktfläche noch nicht nachgewiesen ist. Wir wollen nur die Anhänger dieser aktuellen Hypothese fragen: Gibt es sonst irgendwo ein Analogon für einen solchen Vorgang, der darin besteht, daß ein Produkt von Nervenfasern auf einem *lokalen* Blutweg in eine endokrine Drüse gelangt und hier auf die Produktion von Hormonen einwirkt? Die Produktion der Hinterlappen-neurosekrete kann jedenfalls nicht zum Vergleich herangezogen werden, denn (abgesehen davon, daß sie Gomori-positiv sind) gelangen sie am Hauptort ihrer Bildung in den *allgemeinen* Kreislauf; sie werden als die Trägersubstanz der an der gleichen Stelle entstehenden Hormone angesehen.

Bezüglich unserer Hypothese, die auf der Vorstellung eines *zentripetalen* Weges (nervös und humoral) beruht, muß hier auf frühere Publikationen ver-wiesen werden. Dort wurde u. a. auseinandergesetzt, daß eine regulatorische Tätigkeit einen afferenten Weg (Rückmeldung) zur Voraussetzung hat. Es sei hinzugefügt, daß unsere Hypothese nicht ohne Analogie ist. Die Entscheidung über den Wahrheitsgehalt dieser sich widersprechenden Hypothesen wird aber von dem Ausfall von Experimenten abhängig sein.

Man soll über die heute bestehenden Meinungsverschiedenheiten bezüglich der Verknüpfung von Hypothalamus (Tuber cinereum) und Vorderlappen nicht übersehen, daß die Autoren, welche sich in letzter Zeit mit diesem Problem be-schäftigt haben, in einem wesentlichen Punkt übereinstimmen. Alle sind mehr oder weniger ausgesprochen zu der Erkenntnis gelangt, daß die Pars infundibularis adenohypophyseos und die äußere Zone des Infundibulums ein Bindeglied zwischen dem Hypothalamus (Tuber cinereum) und der Hauptbildungsstätte der adenohypophysären Hormone, dem Lobus anterior, darstellen. Während bisher die distale (intraselläre) Hypophyse, also der Hypophysenkörper, ganz im Zentrum der Betrachtung der Endokrinologen gestanden hat, wird dadurch die Aufmerksamkeit auf die Bedeutung der proximalen (suprasellären) Hypophyse, d. i. beim Menschen auf den Hypophysenstiel, hingelenkt. Es sei daran erinnert, daß ein Endokrinologe vom Range SELYEs noch 1950 (in seinem Textbook of Endocrinology) über die Bedeutung der Pars infundibularis (tuberis nach SELYE) nichts anderes zu sagen weiß als: "Their chief importance lies in their tendency to give rise of tumor formation (craniopharyngeomas)." Hier scheint sich heute auf Grund neuer Tatsachen eine wesentliche Wandlung der Vorstellungen anzubahnen. Die neue Anschauung läßt sich wie folgt formulieren: Die Verknüpfung von Hypothalamus und Adenohypophyse über die Neurohypophyse erfolgt nicht distal im Bereich von Hinterlappen und Vorderlappen, sondern proximal im Gebiet des Infundibulums und der Pars infundibularis adenohypophyseos, wobei der letzteren und ihrem Gefäßsystem eine wesentliche Rolle zukommen muß. Auch darin besteht Übereinstimmung, daß an der Kontaktfläche ein humoraler Vorgang anzunehmen ist; nur bezüglich der Richtung der Verbindung gehen die Meinungen auseinander.

C. Die zentrale Regulation der Keimdrüsentätigkeit im Lichte des Tierexperimentes und der Pathologie beim Menschen.

Übersicht.

Die Beschränkung des Raumes zwingt uns hier zu äußerster Kürze. Auf eine im Druck befindliche Veröffentlichung in der Münchner Medizinischen Wochenschrift sei verwiesen.

1. Von den Ergebnissen des Tierexperimentes.

Wir sind im Vorhergehenden vorwiegend durch anatomische Feststellungen zur Annahme eines systematischen Zusammenhanges zwischen dem Tuber cinereum und der Adenohypophyse gelangt, und zwar auf dem Wege über die äußere Zone des Infundibulums und die Pars infundibularis adenohypophyseos (im Bereich der proximalen Hypophyse). Das Tuber cinereum ist der Ursprungsort des Tractus tubero-hypophyseos, der an der Kontaktfläche zwischen Infundibulum und Pars infundibularis adenohypophyseos endigt. Jetzt soll eine Übersicht über die Ergebnisse von Tierexperimenten gegeben werden, und zwar mit Beschränkung auf die zentrale Steuerung der Sexualfunktionen.

Eine Zeitlang galt das *Tuber cinereum* in der Physiologie als Zentrum der Temperaturregulation[1] (ISENSCHMID und KREHL). Doch ist später (s. bei THAUER und PETERS) die Bedeutung eines hypothalamischen „Wärmezentrums" überhaupt stark in Frage gestellt worden[2]. Die Möglichkeit, daß durch Läsionen des Tuber cinereum Störungen der Sexualfunktionen hervorgerufen werden, ist, soweit wir sehen, zuerst 1912 von ASCHNER erwähnt worden.

---

[1] Auf die in letzter Zeit aufgedeckten Beziehungen zwischen Temperaturerhöhung und Ovulation sei hingewiesen.

[2] Bei unseren Experimenten mit Tuberausschaltung wurde regelmäßig eine initiale Temperaturerhöhung festgestellt, die aber rasch wieder zurückging (Näheres s. bei BUSTAMANTE, 1943).

Es folgten einige zerstreute Einzelbeobachtungen, aus denen hervorgeht, daß bei allerdings nicht näher lokalisierten Läsionen im hypophysennahen Hypothalamus unter anderen Störungen auch Keimdrüsenatrophie auftrat, an deren Entstehung die Hypophyse selber nicht schuld sein konnte [Camus und Roussy, 1913; Bailey und Bremer, 1921; Bailey 1922 (mit Literaturübersicht); P. E. Smith, 1930 u. a.]. 1932 kamen Hohlweg und Junkmann aus theoretischen Überlegungen zur Postulierung eines die gonadotrope Vorderlappensekretion steuernden „Sexualzentrums", ohne Experimente am Gehirn und ohne Versuch einer näheren Lokalisation. 1935 sind M. und P. Cahane auf Grund der Ergebnisse von Einstichen in der «région infundibulo-tuberienne» bei Ratten zur Aufstellung eines nicht näher lokalisierten «centre infundibulaire regulateur de la function génitale» gelangt.

Alle diese Hinweise sind aber zunächst wenig beachtet worden und die allgemeine Meinung blieb, daß Keimdrüsenatrophie lediglich auf eine direkte Hypophysenschädigung zu beziehen sei und mit dem Hypothalamus nichts zu tun habe (E. Frank, 1936). So ist es auch wohl zu erklären, daß Ranson und Magoun in ihrer bekannten Übersicht über die Leistungen des Hypothalamus noch im Jahre 1939 Störungen der Sexualfunktionen überhaupt nicht erwähnten. —

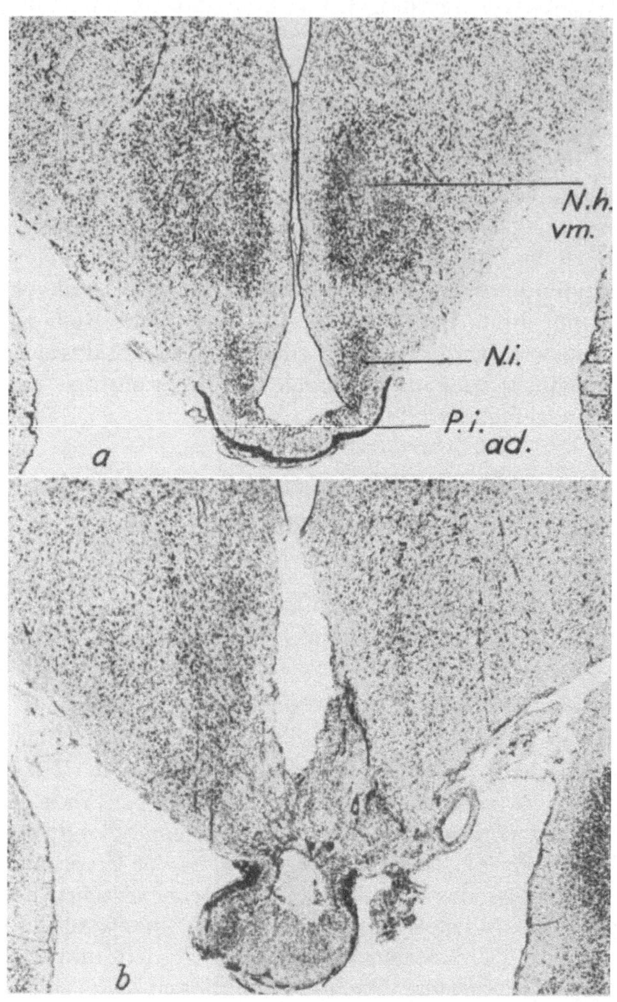

Abb. 15a. Kleinzelliger, hypophysennaher Hypothalamus beim Kaninchen. Nissl, Querschnitt. Vergr. 20fach. Die großzelligen Kerne sind nicht getroffen. *N. h. vm.* = Nucleus hypothalamicus ventrome dialis = Nucleus tuberis principalis (Cajal); *N. i.* = Nucleus infundibularis (= arcuatus); *P. i. ad.* = Pars infundibularis der Adenohypophyse, dem Infundibulum anliegend. — Abb. 15b. Ausschaltung im Tuber cinereum mit der Hessschen Methode. Näheres im Text und bei Spatz, Diepen und Gaupp (1948). G. 649/166.

Systematische Experimente mit gezielter Ausschaltung im Tuber cinereum und mit längerer Beobachtung des sexuellen Verhaltens der Tiere und Feststellung des anatomischen Befundes am gesamten Genitaltractus wurden erst 1942 von Bustamante, Spatz und Weisschedel durchgeführt. [Auf eine ausführliche Publikation von Bustamante (1943) und auf die Beschreibung des histologischen

Befundes bei SPATZ, DIEPEN und V. GAUPP (1948) sei hingewiesen.] Die stecknadelkopfgroßen Ausschaltungen wurden nach der HESSschen Methode (also unblutig) vorgenommen, und zwar zunächst bei *infantilen* Kaninchen beiderlei Geschlechts. Die eine Hälfte der Würfe wurde nicht operiert und zu Kontrollzwecken verwandt. Der Ort der umschriebenen Läsionen bei Fällen mit geglückter Ausschaltung ist aus Abb. 15b zu ersehen. Die beim Kaninchen gut geschützte distale (intraselläre) Hypophyse wurde nicht getroffen; die der

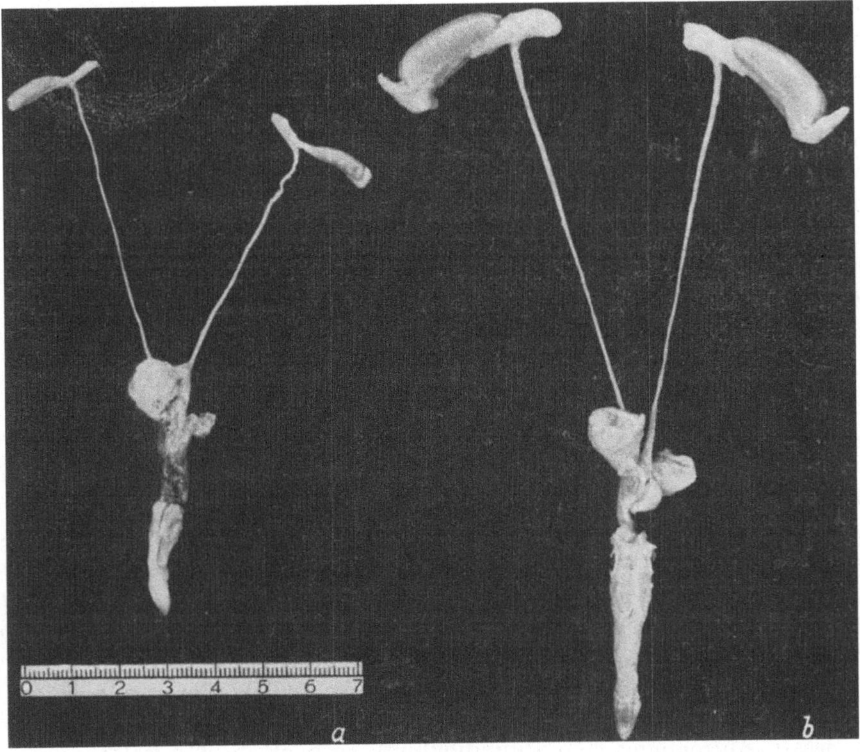

Abb. 16. Genitaltrakt beim männlichen Kaninchen. *a* Nach Ausschaltung des Tuber cinereum (bei erhaltener Hypophyse). *b* Kontrolltier des nämlichen Wurfes.

Läsion benachbarte proximale (supraselläre) Hypophyse ist zwar, wie das Bild zeigt, etwas deformiert, läßt aber sowohl den neurohypophysären als den adenohypophysären Partner und deren Kontaktfläche erkennen. Im vorliegenden Fall war der Nucleus infundibularis völlig, der Nucleus principalis tuberis (hypothalamicus ventromedialis) größtenteils ausgeschaltet worden. Ferner erwies sich die Area periventricularis posterior als geschädigt. Die Läsion betrifft also hier, so wie bei allen geglückten Fällen, dasjenige Gebiet des Tuber cinereum, das wir als „Mediales Feld" bezeichnet haben, während die Lateralen Felder meistens erhalten geblieben waren. Bei Tieren mit Defekten im Medialen Feld des Tuber cinereum blieb die Sexualreifung im Gegensatz zum Verhalten der Kontrollen völlig aus. Bei Ausschaltung im Corpus mamillare blieb die Sexualreifung intakt. *Schon zu Lebzeiten* war das Ausbleiben der Pubertät etwa vom 7. Monat an am neutralen Verhalten der Tiere gegenüber den Geschlechtspartnern und (bei Männchen besonders deutlich) am Kleinbleiben der Genitalien und dem Fehlen des Descensus testiculorum erkennbar. Den auf den gesamten Genitaltractus bezüglichen Unterschied nach der Tötung und Sektion der Tiere zeigt die Abb. 16. Mikroskopisch fanden sich in den Hodenkanälchen nur indifferente Hodenzellen; auch die Zwischenzellen waren unentwickelt geblieben. Bei den weiblichen Versuchstieren fanden sich entsprechende Veränderungen der Genitalorgane. Es ist also gelungen, durch Tuberausschaltung schweren sexuellen Infantilismus hervorzurufen, und zwar bemerkenswerterweise meist ohne Wachstumsstörungen.

Bei entsprechenden Eingriffen an *erwachsenen* Kaninchen fand Bustamante schwere Keimdrüsenatrophie. Durch elektrische Reizung des nämlichen Tubergebietes, das bei jenen Experimenten ausgeschaltet worden war, hat Nowakowski 1950 bei erwachsenen weiblichen Kaninchen Ovulation ausgelöst[1]; nach hoher Rückenmarksdurchtrennung blieb dieser Effekt aus. Mit Berücksichtigung von Erfahrungen aus der Pathologie beim Menschen, auf die wir zurückkommen, *gelangten wir zu dem Schluß, daß im Medialen Feld des Tuber cinereum ein die Keimdrüsentätigkeit anregendes hypothalamisches Sexualzentrum anzunehmen ist.*

Eine ziemlich ausgedehnte Literatur liegt vor bezüglich der Folgen der „*Hypophysenstieldurchtrennung*" (Querdurchtrennung der proximalen Hypophyse). Bei diesem Experiment bleibt das Zentrum im Tuber cinereum intakt, aber es wird seiner Verbindungen mit der Adenohypophyse beraubt. Meist erfolgt gleichzeitig eine Durchtrennung des Tractus supraoptico-hypophyseus mit den bekannten Folgen. Westman, Jacobsohn und Hillarp haben 1943 bei Experimenten an Ratten gezeigt, daß vollständige Durchtrennung des Hypophysenstiels Atrophie der Genitalorgane und Veränderungen in der histologischen Struktur des Lobus anterior (Pars distalis adenohypophyseos) nach sich zieht. Dieser Effekt beruht auf der Unterbrechung der Verbindung von Pars infundibularis (tuberalis) und Vorderlappen. War die Läsion caudal von dieser Verbindung erfolgt (Exstirpation des Lobus posterior oder dessen Abtrennung vom Infundibulum), so blieb die Genitalatrophie aus. Wie in der Einleitung erwähnt, gelangten die Autoren schon damals zu der Erkenntnis, daß „die Verbindung zwischen dem Hypothalamus und der Hypophyse aus zwei anatomisch und funktionell getrennten Teilen besteht". Die vom Hypothalamus durch das Infundibulum zum Hinterlappen gehenden Impulse haben „keine entscheidende Bedeutung für die Sexualfunktionen". Hierbei sei daran erinnert, daß Berblinger im Hinterlappen im Gegensatz zum Infundibulum keine Gonadotropine nachweisen konnte. Im Hypophysenstiel treffen die Komponenten beider Systeme zusammen. Die Feststellungen der genannten Autoren sind um so beachtenswerter, als damals von der Existenz des Tractus tuberohypophyseus und von dem verschiedenen Ausfall der Gomori-Methode (S. 13) noch nichts bekannt war. Die Folgen der isolierten Durchtrennung des Tractus supraoptico-hypophyseus rostral vom Infundibulum sind bereits durch Ranson und seine Mitarbeiter sowie R. Gaupp festgestellt worden. Sie bestehen in Diabetes

---

[1] Ähnliche ältere Versuche stammen von Marshall und Verney u. a.

insipidus und schwerster Umwandlung des Hinterlappens[1]. Neuerdings haben BENOIT und ASSENMACHER (1952) bei Vögeln Durchschneidungsexperimente auf verschiedener Höhe durchgeführt, deren Ergebnisse diejenigen der Experimente von WESTMAN, JACOBSOHN und HILLARP (1943) bei Säugetieren bestätigen.

WESTMAN und JACOBSOHN hatten schon vorher (1937 und 1940) bei Ratten sowie bei erwachsenen und infantilen Kaninchen durch Hypophysenstieldurchtrennung Keimdrüsenatrophie bzw. sexuellen Infantilismus hervorgerufen. Das letztere Ergebnis wird durch noch nicht veröffentlichte Experimente von V. GAUPP und mir bestätigt. Doch es gibt hier bemerkenswerte Widersprüche in der Literatur. BROOKS, UOTILA und andere Autoren fanden nach Stieldurchtrennung keine oder nur unregelmäßige Zeichen von Genitalatrophie. Wir glauben (V. GAUPP und SPATZ), daß die negativen Ergebnisse damit zu erklären sind, daß die Autoren (BROOKS und UOTILA bemerken dies ausdrücklich) *tiefe* Durchtrennungen vorgenommen hatten. *In diesem Fall bleibt ein mehr oder weniger großer Teil der proximalen (suprasellären) Hypophyse im Zusammenhang mit dem Zentrum im Tuber. Dies scheint zur Aufrechterhaltung der Sexualfunktionen zu genügen; offenbar tritt dann die Pars infundibularis adenohypophyseos für den Vorderlappen vicariierend ein.* Endlich haben V. GAUPP und ich beobachtet, daß ausnahmsweise auch bei hoher Durchtrennung Geschlechtsreifung schließlich eintritt, und zwar dann, wenn sich an dem am Tuber verbliebenen Rest der proximalen Hypophyse Regenerate von seiten des neurohypophysären und des adenohypophysären Gewebes bilden (unter Umständen von erstaunlichem Ausmaß). Nach unserer Meinung kommt es darauf an, ob ein genügender adeno-neurohypophysärer Kontakt im Zusammenhang mit dem Tuber steht; ist dies der Fall, so sind die Genitalfunktionen normal.

F. L. DEY (1941) hat bei erwachsenen weiblichen Meerschweinchen in verschiedenen Gebieten des Hypothalamus mit Hilfe des HORSLEY CLARKschen Apparates Läsionen gesetzt und die Keimdrüsentätigkeit der operierten Tiere untersucht. Die Resultate waren verschiedenartig. Nach Ausschaltung im Corpus mamillare wurden, wie bei uns, keine Störungen beobachtet. Bemerkenswert ist, daß bei rostralen Läsionen im Bereich des hinteren Endes des Chiasma opticum (offenbar im Bereich der Pars oralis tuberis) die Corpus luteum-Bildung ausblieb, aber die Follikelbildung normal war und sogar Zeichen einer Genitalhypertrophie auftraten, nämlich dauerndes Offenbleiben der Vaginalmembran und Vergrößerung des Uterus. Deutliche Genitalatrophie und irreversibles Ausbleiben des Cyclus stellte DEY (1943) bei ausgiebiger *Zerstörung der median eminence* fest, von der er sagt, daß sie eine wichtige Rolle bei der Kontrolle der gonadotropen Funktionen des Vorderlappens spielt. Wie die schematischen Abbildungen des Autors zeigen, war bei den positiven Fällen die proximale Hypophyse, also Infundibulum und Pars infundibularis adenohypophyseos, in großer Ausdehnung zerstört. Lag die Läsion weiter hinten, so daß wenigstens vordere Teile der proximalen Hypophyse erhalten geblieben waren — der Autor spricht in diesem Falle von Hypophysenstieldurchtrennung —, so konnten sogar

---

[1] Die Schädigung des Hinterlappens infolge Durchtrennung seines Bündels ist viel hochgradiger als die des Vorderlappens nach Unterbrechung seiner Verbindungen mit dem Hypothalamus. Das Drüsengewebe atrophiert, aber die von ihrem Perikaryon losgelösten Nervenendigungen, welche das Parenchym des Hinterlappens bilden, müssen zugrunde gehen.

bei völliger Loslösung der distalen Hypophyse die Störungen ausbleiben. Das negative Resultat könnte durch die obige Erklärung (S. 39) verständlich werden. Die Folgen der Zerstörung der median eminence = der proximalen Hypophyse erklären wir damit, daß durch diese Läsion die Verbindung des Tuber cinereum mit der Adenohypophyse auf dem Wege über die Kontaktfläche unterbrochen wird. Der Eingriff entspricht dem der hohen Hypophysenstieldurchtrennung.

Zusammengefaßt kann gesagt werden, daß sowohl Ausschaltung des Medialen Feldes des Tuber cinereum als hohe Durchtrennung der proximalen Hypophyse schwere Störungen der Sexualfunktionen verursachen. — Die Folgen ausgedehnter Läsionen des Vorderlappens sind so wohlbekannt, daß hierauf nicht eingegangen zu werden braucht[1].

Die Folgen der Unterbrechung der Verbindung von Tuber cinereum und Pars infundibularis kann unter Umständen durch Regeneration ausgeglichen werden und die Pars infundibularis kann offenbar für den Vorderlappen eintreten. Dagegen scheint nach den bisher vorliegenden Erfahrungen das Zentrum im Tuber durch kein anderes Zentrum ersetzt werden zu können. Die durch Tuberausschaltung hervorgerufenen Störungen der Sexualfunktionen sind irreversibel (Bustamante, 1943) im Gegensatz zu manchen anderen Störungen, die mit dem Hypothalamus in Zusammenhang gebracht werden.

2. Erfahrungen aus der Pathologie des Menschen.

Das Ergebnis der Tierexperimente mit Tuberausschaltung bei erhaltener Hypophyse, welches zur Annahme eines Sexualzentrums in diesem Teil des Hypothalamus führte, wird durch Erfahrungen aus der menschlichen Pathologie gestützt. Bei *suprasellären Kraniopharyngeomen*, bei welchen die intraselläre Hypophyse intakt geblieben war, hat schon Wittermann organische Sexualstörungen festgestellt (Weiteres hierüber s. bei Orthner). O. Gagel (1936) hat bei einem Fall von sexuellem Infantilismus (mit gleichzeitigen Wachstumsstörungen und Diabetes insipidus) ein den Hypothalamus zerstörendes Kraniopharyngeom bei intakter intrasellärer Hypophyse gefunden. Immerhin kann man bei Beobachtungen dieser Art einwenden, daß die ziemlich ausgedehnten Geschwülste außer dem Tuber cinereum auch weitere Gebiete des Zwischenhirns schädigen. Umschriebener sind die Läsionen, bei den erst in letzter Zeit mehr bekannt gewordenen *Granulationsgeschwülsten* (entzündlichen Retikulosen), die offenbar eine Prädilektion gerade für den markarmen Hypothalamus besitzen. Einschlägige Beobachtungen stammen von Gagel (1941), R. Gaupp (1944), Brouwer (1947), Quandt 1951), Miehlke und Diepen[2] (1951), Wilke (1950), Orthner (1954) sowie Kucsko und Seitelberger (1954). Bei diesen Fällen lagen neben einer Reihe von anderen hypothalamischen Symptomen regelmäßig schwere Genitalstörungen vor, obwohl der Vorderlappen meist nicht so schwer betroffen war, daß die Störungen dadurch zu erklären wären.

Alle diese Erfahrungen führen zu dem Ergebnis, daß bei organischen Sexualstörungen nicht nur an die Hypophyse und die Nebennieren, sondern auch an den Hypothalamus (Tuber cinereum) zu denken ist. Auf die supraselläre Hypophyse (Hypophysenstiel) ist in der Pathologie bisher zu wenig geachtet worden.

---

[1] Nach Angaben in der Literatur genügen 30% des Vorderlappens zur Aufrechterhaltung der Funktion.

[2] Sektionsbefund liegt jetzt vor.

Hodenatrophie ist auch nach hoher Querschnittsläsion des *Rückenmarkes* (meist infolge Verletzungen) beschrieben worden. Dies scheint uns deswegen wichtig, weil anzunehmen ist, daß diesem Befund eine Unterbrechung der mutmaßlichen efferenten Verbindung zwischen dem hypothalamischen und dem spinalen Sexualzentrum über den Tractus parependymalis (KRÜCKE, LARUELLE) zugrunde liegt (S. 30). Weitere neuere Literatur siehe bei ORTHNER (1954) und NOWAKOWSKI (1950 und 1954).

Endlich sei auf Befunde bei einer eigenartigen Form der hypothalamisch bedingten *Pubertas praecox* hingewiesen. DRIGGS und SPATZ fanden 1939 bei einem $3^1/_2$jährigen Jungen mit hochgradiger sexueller Frühreife als Ursache ein mit dem Tuber cinereum verbundenes, nur kirschkerngroßes, keine Druckerscheinungen hervorrufendes Hamartom (hyperplastische Mißbildung). Während Zerstörung des Tuber cinereum (wie im Falle von GAGEL, 1936) Ausbleiben der Pubertät nach sich ziehen kann, lag der Verfrühung der Pubertät in diesem Falle eine Vervielfältigung der Elemente des Tuber cinereum zugrunde. Unsere Mitarbeiterin H. LANGE-COSACK hat gezeigt, daß dieses Zusammentreffen von Pubertas praecox und Vervielfältigung der Nervenzellen des Tuber cinereum bei einer ganzen Reihe von Fällen aus der Literatur (zuzüglich eines eigenen Falles der Autorin) vorliegt.

Schluß.

Diese Ausführungen bestätigen die Erkenntnis, zu der WESTMAN, JACOBSOHN und HILLARP 1943 gekommen sind. Danach sind zwei morphologisch und physiologisch verschiedene Systeme bei der Verbindung von Hypothalamus und Hypophyse zu unterscheiden. Dem der Produktion der Hinterlappenhormone dienenden neurosekretorischen System des Tractus supraoptico-hypophyseus steht ein viel komplizierter zusammengesetztes System gegenüber, von dem u. a. die Regulation der Keimdrüsentätigkeit abhängig ist. Dieses System besteht nach neueren Feststellungen aus dem Tuber cinereum und dem an der äußeren Zone des Infundibulum endigenden *Tractus tubero-hypophyseus* sowie (auf der anderen Seite der Kontaktfläche) aus der Pars infundibularis adenohypophyseos und dem Vorderlappen. Die Art und Weise der Verknüpfung der Glieder dieses Systems ist zur Zeit strittig, doch steht fest, daß Läsionen in ihrem Gebiet bei genügender Ausdehnung zu Störungen der Keimdrüsentätigkeit führen. Es darf gesagt werden, daß ohne dieses System die Keimdrüsen weder in der Lage sind, ihre Tätigkeit zur Zeit der Pubertät aufzunehmen, noch sie während des späteren Lebens fortzusetzen.

Es gibt viele Merkmale, durch welche sich die beiden Systeme auch morphologisch voneinander unterscheiden. Es ist unseres Erachtens unwahrscheinlich, daß der Tractus supraoptico-hypophyseus neben seiner Leistung bei der Produktion der Hinterlappenhormone auch wesentlich für die Verknüpfung von Hypothalamus und Adenohypophyse sorgt, daß er also sowohl der Regulation des Wasserhaushaltes als gleichzeitig auch der Regulation der Keimdrüsentätigkeit dient.

Wir verkennen aber nicht, daß schon die engen topographischen Lagebeziehungen der beiden Systeme darauf hinweisen, daß sie irgendwie in funktionellen Beziehungen untereinander stehen mögen. Eine Stütze für diese Ansicht sehen wir darin, daß Bodian und Maren bei Ratten nach Entfernung des Vorderlappens, aber zur Hälfte erhaltenem Hinterlappen, eine Verminderung der Zellen des Nucleus supraopticus und des Nucleus paraventricularis gefunden haben, die für (vielleicht humorale) Beziehungen eines gewissen Anteils von Zellen dieser Zentren zum Vorderlappen spricht (Weiteres s. bei Orthner). Doch hier sind noch weitere Untersuchungen abzuwarten.

Literatur.

Assenmacher, I.: Arch. d'Anat. microsc. **41**, 69—106 (1952).
— et J. Benoit: C. r. Acad. Sci. (Paris) **236**, 133—135 (1953).
Bailey, P.: Erg. Physiol. **20**, 162 (1922). (Ältere Literatur.)
— and F. Bremer: Arch. Int. Med. **28**, 773—803 (1921).
Bargmann, W.: Z. Zellforsch. **34**, 610—634 (1949).
— Dtsch. med. Wschr. **1953**, 1535—1536.
— Anat. Anz. Erg.-Bd. **100**, 30—45 (1953/54).
— u. W. Hild: Acta anat. (Basel) **8**, 264—280 (1949).
— W. Hild, R. Ortmann u. Th. Schiebler: Acta neurovegetativa (Wien) **1**, 264 (1950).
— u. E. Scharrer: Amer. Scientist **39**, 255—259 (1951).
Barnett, J. R., and R. O. Greep: Science (Lancaster, Pa.) **113**, 185 (1951).
Becker, H.: Dtsch. Z. Nervenheilk. 1954 (im Druck).
Benoit, J., et I. Assenmacher: C. r. Soc. Biol. (Paris) **145**, 1395—1398 (1951).
— — Arch. d'Anat. microsc. **40**, 27—45 (1951).
— — C. r. Acad. Sci. (Paris) **235**, 1547—1549 (1952).
Berblinger, W.: Endokrinologie **23**, 251—259 (1941).
Bodian, D.: Bull. Hopkins Hosp. **89**, 354—376 (1951).
— and Th. Maren: J. Comp. Neur. **94**, 485—511 (1951).
Brettschneider, H.: Verh. Anat. Ges. 1953, Erg.-H. **100**, 86—93 (1953/54).
Brockhaus, H.: J. of Psychol. **51**, 96—196 (1942).
Brooks, C. McC.: Amer. J. Physiol. **121**, 157—177 (1938).
— Res. Publ. Assoc. Nerv. Ment. Dis. **20**, 525 (1940).
— S. Bojar and W. G. Beadenkopf: Endocrinology (Springfield, Ill.) **27**, 873 (1940).
Brouwer, B.: Arch. Suisse Neur. et Psych. **65**, 20—34 (1950).
Bustamante, M.: Arch. f. Psychiatr. u. Z. Neur. **115**, 419—468 (1943).
— H. Spatz u. E. Weisschedel: Dtsch. med. Wschr. **1942**, 289.
Cahane, P., et T. Cahane: Rev. franç. Endocrin. **13**, 366—371 (1935).
Cajal, Ramon y, S.: Histologie du Système Nerveux. T. II, 487—491 (1911).
Camus, J., et G. Roussy: J. Physiol. et Path. gén. **20**, 535—547 (1922).
Christ, J. (a): Dtsch. Z. Nervenheilk. **165**, 340—408 (1951). (Literatur.)
— (b) Acta neurovegetativa (Wien) **3**, 267—285 (1951).
Clark le Gros, W. E.: In: The hypothalamus: morphological, functional, clinical and surgical
    aspects. Edinburgh: Oliver and Boyd 1938.
Collin, R.: L'hypophyse. Nancy: G. Thomas 1953.
— C. r. Soc. Biol. (Nancy, **1953**, 19—54.
Dey, F. L.: Amer. J. Anat. **69**, 61 (1941).
— Endocrinology (Springfield, Ill.) **33**, 75 (1943).
— Anat. Rec. **87**, 85—90 (1943).
Diepen, R.: Diss. Amsterdam. Van Gorcum & Comp. Assen, Holland: N.V. 1941.
— Dtsch. Z. Nervenheilk. **159**, 340—358 (1948).
— Anat. Anz. Erg.-Bd. **99**, 79—89 (1952).
— Anat. Anz. Erg.-Bd. **100**, 111—122 (1953).
— Dieses Symposion 1954.
— F. Engelhardt u. V. Smith: Verh. Anat. Ges. in Münster. Anat. Anz. Erg.-Bd. **101**.
    (Im Druck.)
Drager, G.: J. Comp. Neur. **99**, 75—89 (1953).
Driggs, M., u. H. Spatz: Virchows Arch. **305**, 567 (1939).

EDINGER, L.: Arch. mikrosk. Anat. **78**, 496 (1911).

FRANK, E.: Handb. Neur. **6**, 1059 (1936).

FUMAGALLI, Z.: Riv. Pat. nerv. **58**, 249—289 (1941).

GAGEL: O.: In BUMKE-FOERSTER, Handbuch der Neurologie, V. Band 1936.

— Z. Neur. **172**, 710—722 (1941).

GAUPP, R.: Z. Neur. **154**, 314—331 (1935).

— Z. Neur. **171**, 514—546 (1941).

— Z. Neur. **177**, 50—73 (1944).

— u. E. SCHARRER: Z. Neur. **153**, 327—355 (1935).

GAUPP, V., u. H. SPATZ: Hypophysenstieldurchtrennung und Geschlechtsreifung. Acta neuro-vegetativa (Wien) Im Druck.

GREEN, J. D.: Amer. J. Anat. **88**, 225—312 (1951).

— and G. W. HARRIS: J. Endocrin. **5**, 136—146 (1947).

GREVING, R.: Z. Anat. **75**, 579—620 (1925).

— Dtsch. Z. Nervenheilk. **89**, 179—195 (1926).

DE GROOT, J.: Diss. Amsterdam. Assen/Holland: Van Gorcum & Comp. N.V. 1952.

HAGEN, E.: Z. Anat. **114**, 640—671 (1950).

HANSTRÖM, B.: Ark. Zool. (Stockh.) Ser. 2, **4**, 187—294 (1952).

— Ark. Zool. (Stockh.) Ser. 2, **6**, 97—154 (1953).

— Z. Zellforsch. **39**, 241—259 (1953).

HARRIS, G. W.: Physiol. Rev. **28**, 139—179 (1948). (Literatur.)

— J. of Physiol. **111**, 347—360 (1950).

— Brit. Med. J. **559 a**, 627 (1951).

— and J. D. GREEN: J. of Physiol. **108**, 359—361 (1949).

HOCHSTETTER, F.: Beiträge zur Entwicklungsgeschichte des menschlichen Gehirns. II. Die Entwicklung des Hirnanhangs. Leipzig: Deuticke 1924.

HOHLWEG, W., u. K. JUNKMANN: Klin. Wschr. **1932**, 321.

KNOCHE, H.: Acta anat. (Basel) **18**, 208—223 (1953).

KRIEG, W. J. S.: J. Comp. Neur. **55**, 19—89 (1932).

KRÜCKE, W.: Dtsch. Z. Nervenheilk. **160**, 196—220 (1949).

KUCSKO, L., u. F. SEITELBERGER: Wien. Z. Nervenheilk. **8**, 187—215 (1954).

KUHLENBECK, H., and W. HAYMAKER: Military Surg. **105**, 26—52 (1949).

LANDSMEER, J. M. F.: Diss. Rotterdam 1947.

LANGE-COSACK, H.: Dtsch. Z. Nervenheilk. **166**, 499—545 (1951).

LARUELLE, M. L.: Revue neur. **1**, 809—842 (1934).

LUSCHKA, H.: Der Hirnanhang und die Steißdrüse des Menschen. S. 1—97. Berlin: Georg Reimer 1860.

MARKEE, J. E., Ch. SAWYER and W. H. HOLLINSHEAD: Endocrinology (Springfield, Ill.) **38**, 345—357 (1946)

MARSHALL, F., and E. B. VERNEY: J. of Physiol. **86**, 327—336 (1936).

METUZALS, J.: Acta anat. (Basel) **20**, 258—285 (1954).

MIEHLKE, A., u. R. DIEPEN: Arch. Ohr- usw. Heilk. u. Z. Hals- usw. Heilk. **160**, 178—198 (1951).

MORIN, F., u. V. BÖTNER: Z. Anat. **85**, 470—504 (1941).

NOWAKOWSKI, H.: Acta neurovegetativa (Wien) **1**, 13—39 (1950).

— Dtsch. Z. Nervenheilk. **165**, 261—339 (1951). (Literatur.)

— Coll. Endocrin. **4**, 65—70 (1952).

— Die Sexualität beim Menschen. Stuttgart: Ferdinand Enke 1954.

ORTHNER, H.: In: Die Sexualität beim Menschen. Stuttgart: Ferdinand Enke 1954.

PACHE, H. D.: Arch. f. Psychiatr. **104**, 137—162 (1936).

PALAY, S. L.: Amer. J. Anat. **93**, 107—141 (1953).

PFEIFER, R. A.: Neue Ergebnisse über die Angioarchitektonik der Hypophyse an Hand von vollkommenen Gefäßinjektionspräparaten. Leipzig: Geest & Portig K.-G. 1951.

PINES, I. L.: J. Psychol. u. Neur. **32**, 80—88 (1925).

— Z. Neur. **100**, 123—137 (1925).

POPA, G., and U. FIELDING: Lancet **1930**, 238—240.

— — J. of Anat. **65**, 88—91 (1930).

QUANDT, J.: Dtsch. Z. Nervenheilk. **167**, 102—110 (1951).

Ranson, S. W., C. Fisher and W. R. Ingram: Res. Publ. Assoc. Nerv. Ment. Dis. 17, 410—432 (1938).
Ranson, S. W., u. H. W. Magoun: Erg. Physiol. 41, 56 (1939).
Rasmussen, A. T.: Endocrinology (Springfield, Ill.) 23, 263—278 (1938).
McRioch, D. K., G. B. Wislocki and J. L. O'Leary: Res. Publ. Assoc. Nerv. Ment. Dis. 20, 3—30 (1940).
Romeis, B.: In: Möllendorff, Handbuch der mikroskopischen Anatomie des Menschen, Bd. VI, Literatur. Berlin: Springer-Verlag 1940.
Roussy, G., et M. Mosinger: Traité de Neuro-Endocrinologie. Paris: Masson et Cie. 1946.
Scharrer, E.: Verh. Anat. Ges. in Mainz. Anat. Anz. Erg.-Bd. 100, 5—29 (1953/54).
Spanner, R.: Verh. Anat. Ges. in Marburg. Anat. Anz. Erg.-Bd. 99, 168—181 (1952).
Spatz, H.: Acta neurovegetativa (Wien) 3, 5—49 (1951).
— Regensburger Jb. ärztl. Fortbildg. 2, 311—332 (1952).
— Verh. Anat. Ges. in Mainz. Anat. Anz. Erg.-Bd. 100, 46—86 (1953/54).
— u. H. D. Pache: Neur. Zbl. 74, 420 (1935).
— R. Diepen u. V. Gaupp: Dtsch. Z. Nervenheilk. 159, 229—268 (1948). (Literatur.)
Spuler, H.: Acta anat. (Basel) 13, 126—162 (1951).
Stutinsky, F.: Z. Zellforsch. 39, 276—297 (1953).
Thauer, R., u. G. Peters: Pflügers Arch. 239, 483—514 (1937).
Török, B.: Acta morph. (Budapest) 4, 83 (1954).
Uotila, U. U.: Endocrinology (Springfield, Ill.) 25, 605 (1939).
— Res. Publ. Assoc. Nerv. Ment. Dis. 20, 580 (1940).
Vazquez-Lopez, E.: J. Endocrin. 6, 158 (1949).
Weaver, Th., and C. Bucy: Endocrinology (Springfield, Ill.) 27, 227—235 (1940).
Westman, A.: Hamburger Symposion 1954.
— u. D. Jacobsohn: Acta obstetr. scand. (Stockholm) 17, 235 (1937).
— — Acta gynaecol. scand. 20, 392—433 (1940).
— — u. N. A. Hillarp: Mschr. Geburtsh. 116, 225—250 (1943).
Wingstrand, K. G.: The structure and development of the avian pituitary. 316 Seiten. Lund: Gleerup 1951.
Wislocki, G. B., and L. S. King: Amer. J. Anat. 58, 441—471 (1936).
Wittermann, E.: Nervenarzt 9, 441—453, 497—516 (1936).

Anmerkung bei der Korrektur:

Soeben erscheint „Das Zwischenhirn-Hypophysensystem" von W. Bargmann (Berlin: Springer-Verlag 1954).

Aus dem MAX-PLANCK-Institut für Hirnforschung, Gießen (Prof. SPATZ) und dem Neurologischen Institut (EDINGER-Institut) der Universität Frankfurt.

Zur vergleichenden Anatomie des Hypophysen-Hypothalamus-Systems.

Von

R. DIEPEN.

Mit 15 Textabbildungen.

Zwei verschiedene Relationssysteme zwischen Hypophyse und Hypothalamus sind jetzt aufgedeckt worden. Das *eine* ist innerhalb der Hypophyse an deren intrasellär gelegenen neuralen Anteil, den *Hinterlappen*, gebunden; im Hypothalamus gehören zu ihm die großzelligen Gruppen des Nucleus supraopticus und des Nucleus paraventricularis, die sich oral vom Tuber cinereum, bei den Säugetieren und beim Menschen in der *hypophysenfern gelegenen Regio supraoptica*, befinden. Bei niederen Wirbeltieren (Fischen und Amphibien) liegen die entsprechenden großen Zellen noch weiter oral in der Regio praeoptica. Dieses System, bei den höheren Wirbeltieren „System des Tractus supraoptico-hypophyseus" genannt, dient u. a. nachweislich der Regulation des Wasserhaushaltes durch Produktion bestimmter Hormone. — Die *andere* Relation verläuft über den proximalen Anteil der Neurohypophyse, über das *Infundibulum*, jenen Teil, welcher das wesentliche Bindeglied in der Funktionskette zwischen Adenohypophyse und dem *hypophysennahen Tuber cinereum* darstellt. Dieses System dient nachweislich der Regulation der Sexualfunktionen (ausführlich bei SPATZ, 1951, 1952 und 1953/54) und wahrscheinlich auch anderen an den Vorderlappen gebundenen Funktionskreisen. Während ein Kontakt zwischen Adenohypophyse und Hinterlappen inkonstant ist, sind wir zur Überzeugung gelangt, daß irgendein Kontakt zwischen Adenohypophyse und Infundibulum bzw. Gewebe von Art des Infundibulum bei den von uns untersuchten Wirbeltieren konstant vorkommt. Die Manifestierung der Kontaktbildung variiert sehr stark. Überhaupt weist die Hypophyse bei den verschiedenen Vertebraten außerordentlich variable Verhältnisse auf, wodurch die Deutung mancher Strukturen recht erschwert wird. Insbesondere bei den Fischen zeigt die Hypophyse wie auch der Hypothalamus recht abweichende Bilder von denen bei den höheren Vertebraten, so daß die homologen Strukturen hier nur schwer erkennbar sind bzw. ein Vergleich nur mit Vorsicht gestattet ist. Bei den heutigen Ausführungen können des Zeitmangels wegen in der Hauptsache nur Amphibien, Reptilien und Säugetiere zur Sprache kommen. Die Verhältnisse bei den Fischen sollen kurz gestreift werden. Bezüglich des Hypophysen-Hypothalamus-Systems der Knochenfische sei auf eine eben erschienene Arbeit verwiesen (Anat. Anz. **100** Erg.-Bd.). Unsere Nomenklatur, die Hypophyse betreffend, ist aus folgender Übersicht zu ersehen.

Einteilung der Hypophyse.

1. Proximale (supraselläre) Hypophyse.

Trichterbelag oder →	*Trichter* =
Trichterlappen =	Infundibulum =
Pars infundibularis	Pars proximalis
adenohypophyseos	neurohypophyseos
(Pars proximalis	
adenohypophyseos)	

a) Adenohypophyse (Drüsenteil)

b) Neurohypophyse (Nerventeil)

2. Distale (intraselläre) Hypophyse.

Vorderlappen =	—
Pars distalis	
adenohypophyseos.	
Hauptlappen.	
Zwischenlappen = →	*Hinterlappen* =
Pars intermedia	Pars distalis
adenohypophyseos	neurohypophyseos

- - → bedeutet: Adeno-neurohypophysäre Kontaktfläche.

Hypophysenstiel = stielartig verlängerte proximale Hypophyse.

[Nach H. Spatz: Regensburger Jb. ärztl. Fortbildg. **2**, 312 (1952).]

Abb. 1 zeigt einen Sagittalschnitt durch das Zwischenhirn eines niederen Vertebraten, nämlich eines Salamanders. Im Hypothalamus sieht man zwei weit auseinanderliegende Felder von periventriculär gelagerten Zellansammlungen.

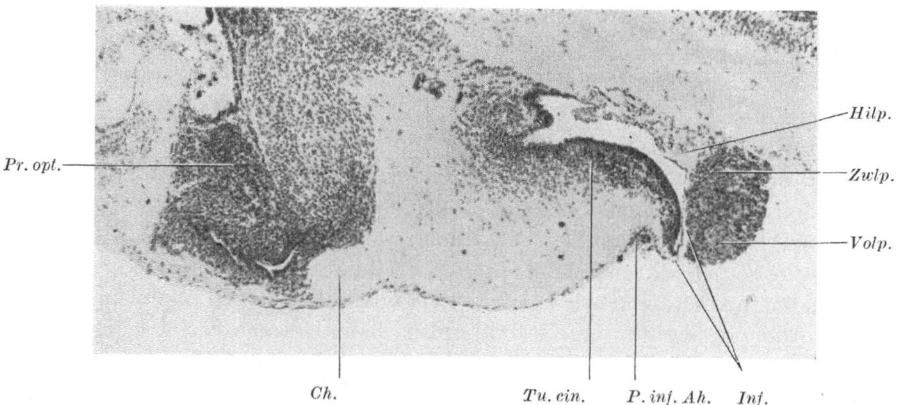

Abb. 1. Paramedianer Sagittalschnitt durch das Zwischenhirn eines Salamanders (Salamandra maculosa). In der oral gelegenen hypophysenfernen präoptischen Region befindet sich inmitten kleinerer Zellen das Feld des Nucleus praeopticus (*Pr. opt.*). Im hypophysennahen Gebiet des Hypothalamus die periventriculäre Zellansammlung der Anlage des Tuber cinereum (*Tu. cin.*). *Ch.* = Chiasma. *Volp.* = Vorderlappen (Hauptlappen) der Adenohypophyse. *Zwlp.* = Zwischenlappen. *Hilp.* = Hinterlappen. *Inf.* = Anlage des Infundibulum. *P. inf. Ah.* = Anlage der Pars infundibularis der Adenohypophyse. Van Gieson, 10 μ, 15 mal.

Die beiden Felder zusammen stellen in der Anlage jene Gebiete dar, die fernerhin in der Tierreihe den nachweislich mit der Hypophyse verbundenen markarmen Hypothalamus (im Sinne von Spatz) bilden: Oral die *hypophysenferne präoptische Region*, in der die großzelligen Elemente des Nucleus praeopticus bzw. in der aufsteigenden Reihe die genannten homologen Kerne zu finden sind; caudal die Anlage des *hypophysennahen Tuber cinereum*, wo solche großzellige Elemente fehlen.

Das Anlagematerial des sog. markreichen Hypothalamus ist noch nicht recht klar
zu erkennen.

A. An dem neurosekretorischen Charakter der großen Zellen im oral gelege-
nen hypophysenfernen Gebiet des Hypothalamus wird seit den langjährigen
Untersuchungen von SCHARRER und ferner von GAUPP sowie neuerdings von
BARGMANN (1949) nicht mehr gezweifelt. Die erst seit kurzem von letzterem
angewandte Färbemethode mit Chromhämatoxylin-Phloxin nach GOMORI hat
gezeigt, daß auch die Nervenfasern und besonders ihre Endigungen im Hinterlappen
Sekretionserscheinungen aufweisen. Die Sekretionsprodukte erscheinen mit der
GOMORI-Methode als schwarz-blau gefärbte Granula oder in der Form von
gröberen Partikeln. Beim Hund und bei der Katze (BARGMANN) zeigen die Zellen
im Kerngebiet reichlich GOMORI-positives Neurosekret, und auch an den Axonen
des Tractus supraoptico-hypophyseus lassen sich die schwarz-blauen Stoffe, hier
oft scheidenartig um die Axone angeordnet, deutlich beobachten. HILD bringt
ähnlich prägnante Bilder von der Schleie, wo die sehr großen Zellen des Nucleus
praeopticus außerordentlich stark mit Sekret gefüllt sind. Doch kehren diese
Bilder keineswegs bei allen Vertebraten wieder. STUTINSKY (1950) und ORTMANN
(1951) machen bereits eine Bemerkung über die schwache Anfärbbarkeit des
Nucleus supraopticus bei der Ratte; das gleiche berichtet GOSLAR (1952) vom
Kaninchen und vom Menschen sowie neuerdings HAGEN und CHRIST ebenfalls
vom Menschen. Wir machten ähnliche Beobachtungen bei verschiedensten
Vertebraten, so z. B. beim Hecht, beim Karpfen, beim Frosch, bei der Eidechse,
bei der Schildkröte sowie bei der Ratte, beim Meerschweinchen, beim Schaf und
beim Menschen. Im Gegensatz zu der relativ schwachen und zumindest qantitativ
sehr variablen Anfärbbarkeit der Zellgebiete und der proximalen Anteile der
Axone fällt eine blaue Tingierung des Hinterlappens in den GOMORI-Präpa-
raten als konstanter Befund auf. *Bisher haben wir im Hinterlappen bei keinem
Wirbeltier eine deutliche Bildung von* GOMORI-*positiven Körpern vermißt.* Mit SPATZ
und CHRIST deuten wir diese Befunde dahingehend, daß zwar u. U. allen Abschnitten
der Neurone ein Sekretionsvermögen zukommen kann, daß die Erscheinungen jedoch
konstant nur im Hinterlappen auftreten, d. h. am *Orte der Endigungen der Nervenfasern* des Tractus supraoptico-hypophyseus. Wenn die Phänomene, wie beim
Hund und bei der Katze, im Bereich des ganzen Neuron nachweisbar sind, so
erreichen sie doch immer im terminalen Bereich weitaus den höchsten Grad. Dies
erscheint uns als prinzipiell wichtig. Hier, im distalen bzw. terminalen Bereich der Axone, kommt es konstant, eventuell unter gleichzeitigem Zugrunde-
gehen von nervöser Substanz („physiologische Degeneration"), zur Produktion
von färbbaren Stoffen. Unsere Deutung unterscheidet sich von derjenigen
von SCHARRER, PALAY und BARGMANN, die den Vorgang der Sekretion im
Zellkörper lokalisieren und einen Transport der Sekretionsprodukte entlang
der Axone bis in den Hinterlappen annehmen („neurosekretorische Bahn"). Wir
meinen, daß die Sekretproduktion in erster Linie in den distalen Anteilen des
Neurons stattfindet. Ob die zentralen Anteile des Neurons den Gom. pos. Sekre-
tionsprozeß zeigen, dürfte von gewissen, nicht übersehbaren artgebundenen
Bedingungen abhängig sein[1]. — Im Hinterlappen findet der Abtransport der

---

[1] Näheres siehe in einer im Druck befindlichen (Anat. Anz. **101,** Erg. Bd.) Arbeit von
DIEPEN, ENGELHARDT und SMITH.

Sekretionsprodukte über die dortigen Gefäße statt, um die sich die Endaufsplitterungen der Axone dicht anlegen. Diese Gefäße sind bei den niederen Vertebraten in den Außenbezirken des Hinterlappens, also im Gebiet der Kontaktfläche zum Zwischenlappen gelegen. Bei den Säugetieren findet man sie auch im Zentrum der vielen „Verdichtungszonen" (Greving, Romeis), die durch den ganzen Hinterlappen verstreut sind. (Es sei hier bemerkt, daß die Blutzirkulation des Hinterlappens von derjenigen des Vorderlappens getrennt ist und daß also der Vorderlappen durch die Gomori-positiven Substanzen vom Hinterlappen her auf dem Gefäßweg nicht beeinflußt werden kann.)

Nach Green (1951) ist die Ausbildung des Hinterlappens bei Amphibien und Reptilien abhängig vom Leben der Tiere im Wasser. Je mehr das Tier ein landlebendes ist, desto größer ist der Hinterlappen. Interessant sind ferner die Feststellungen Oboussiers (1942, 1948) an wilden und domestizierten Säugetieren, wonach der Hinterlappen bei den Wildformen — wie das Gesamtgehirngewicht — größer ist als bei den domestizierten.

B. Wie verhält sich der Zwischenlappen und sein Kontakt mit dem Hinterlappen in der Tierreihe? Wir wollen diesen Adeno-neurohypophysären Kontakt als den *distalen* bezeichnen im Gegensatz zum *proximalen Kontakt* zwischen Adenohypophyse und Infundibulum. Der distale Adeno-neurohypophysäre Kontakt ist in der Wirbeltierreihe recht inkonstant. Bei manchen Formen fehlt bekanntlich ein Zwischenlappen völlig. Hier ist dann auch zwischen Vorderlappen und Hinterlappen keine Kontaktfläche vorhanden. Bei Vögeln und Walen sowie bei einigen niederen Säugetieren trennt ein Durablatt den Hinterlappen vom Vorderlappen; dieses Septum verhindert bereits in der Ontogenese eine Berührung von Adenohypophyse und distaler Neurohypophyse. Experimente haben gezeigt, daß ein Kontakt während der Ontogenese die notwendige Voraussetzung zur Bildung von Zwischenlappengewebe ist (Gaillard, 1937). Auf der anderen Seite findet sich bei den Teleostiern eine auffallend kräftige Entwicklung des Zwischenlappens, der sich hier mit dem ebenfalls reich entfalteten Hinterlappen mittels einer komplizierten Kontaktfläche verbindet.[1] Einen auffallend gut ausgebildeten Zwischenlappen trifft man unter den Säugetieren bei den Ungulaten (Stendell, Kamel; Orthner, Schaf). Schwach entwickelt sind dagegen wiederum beide Hypophysenteile, sowohl Zwischenlappen wie Hinterlappen, bei den meisten[1] Reptilien; der Zwischenlappen stellt hier meistens nur einen schmalen Streifen dar, der mit dem wenig differenzierten Hinterlappen eine glatte Kontaktfläche bildet. Bei den Anthropomorphen und beim Menschen wird aus einem während des embryonalen Lebens noch vorhandenen Zwischenlappen durch Verklebung der Hypophysenhöhle eine unauffällige Zwischenzone, die unscharf in den Vorderlappen übergeht.

Das inkonstante Vorkommen des Zwischenlappens in der Wirbeltierreihe erschwert die Frage nach der Bedeutung dieses Hirnteiles bzw. des distalen adeno-neurohypophysären Kontaktes. Die kräftige Entwicklung des Zwischenlappens bei den Kaltblütern könnte mit dem besonders lebhaften Pigmentwechsel dieser Tiere zusammenhängen. Offenbar vermag bei fehlendem Zwischenlappen der

---

[1] Eine Ausnahme bildet Tarentola delalandii, von deren auffallend wohl entwickeltem Zwischenlappen Wingstrand (1951) eine Abbildung bringt (Hanström und Wingstrand, Abb. 15).

Vorderlappen die Funktion als Melanophorenhormon-Produzent zu übernehmen (s. u. a. bei OLDHAM, 1938, für Armadillo und Wal; bei JORES und GLOGNER, 1935, für den Menschen sowie bei WINGSTRAND, 1951, für Vögel). Das komplizierte Problem des von JORES angenommenen Zusammenhanges des Pigmenthormones mit der Dunkeladaption des Auges kann hier aus Zeitmangel nicht besprochen werden. Wir nehmen an, daß dem Zwischenlappen außer der Aufgabe als Bildner

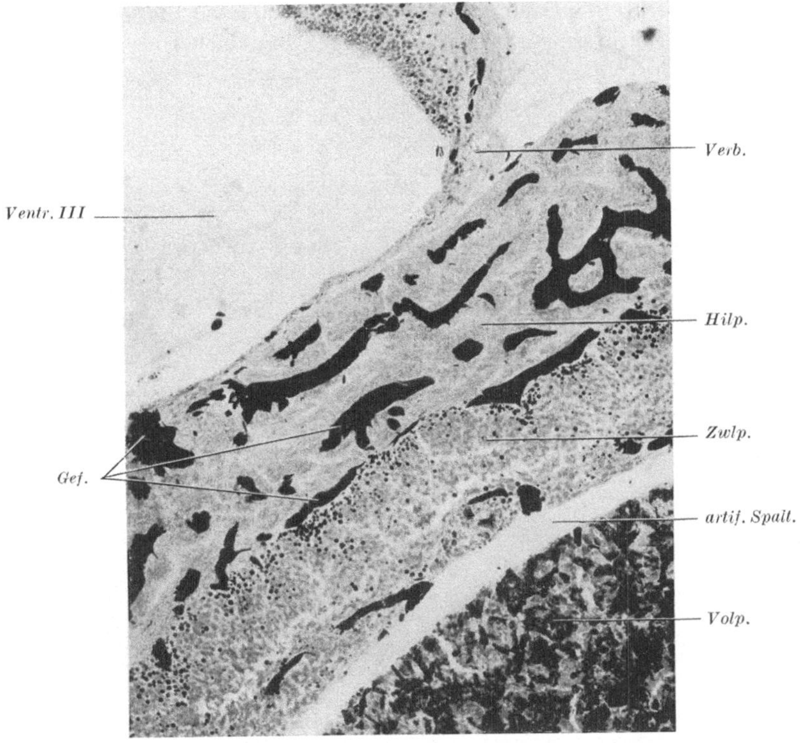

Abb. 2. Horizontalschnitt durch den dorsalen Teil der Hypophyse beim Frosch (Rana esculenta). Der Hinterlappen (*Hilp.*) ist eng mit dem Zwischenlappen (*Zwlp.*) verbunden. An dieser Adeno- eurohypophysären Kontaktfläche liegen eine große Anzahl von vom Zwischenlappen produzierten Sekrettropfen, die sich besonders um die Gefäße (*Gef.*) ansammeln. *Volp.* = Vorderlappen, durch einen durch die Fixierung entstandenen Spalt vom Zwischenlappen getrennt. *Verb.* = Dorsolaterale Verbindung zum Tuber cinereum. HEIDENHAIN-WOELCKE, 15 μ, 110 mal.

dieses Hormons noch eine andere Funktion zukommen dürfte. Die Kontaktfläche mit dem Hinterlappen, an welcher sich in vielen Fällen die GOMORI-positiven Substanzen ansammeln, läßt an eine Funktion des Zwischenlappens im Rahmen des supraoptico-neurohypophysären Systems denken. Vom Hinterlappen ziehen nach mehreren Autoren vereinzelt sekretbeladene GOMORI-positive Nervenfasern in den Zwischenlappen ein (BARGMANN, 1940, beim Hund; STUTINSKY, 1950; DAWSON, 1953 und DIEPEN beim Frosch; SCHARRER, 1952, beim Hundshai). An der Kontaktfläche kommt es nach HANSTRÖM (1952) nicht nur bei den Primaten, sondern bei den meisten Säugetieren zu einer Einwanderung von basophilen Zellen aus der Adenohypophyse in das anliegende Hinterlappengewebe.

Beim Frosch sahen wir regelmäßig eine große Menge von, offenbar vom Zwischenlappen produzierten Sekrettropfen an den auf seiten des Hinterlappens befindlichen Gefäßen der Kontaktfläche (Abb. 2). Manches also weist auf funktionelle Beziehungen zwischen Zwischenlappen und Hinterlappen hin.

Auf die Trophik des Zwischenlappens haben die neurohypophysären Nerven offenbar keinen Einfluß, denn nach Stieldurchtrennung bei verschiedenen Tierformen erwies sich nur der Hinterlappen atrophiert, während der Zwischenlappen sogar vergrößert erschien (R. Gaupp).

Zusammenfassend läßt sich sagen, daß die vergleichend anatomische Betrachtung zwar viele interessante Details ergeben hat, bisher aber keine sicheren

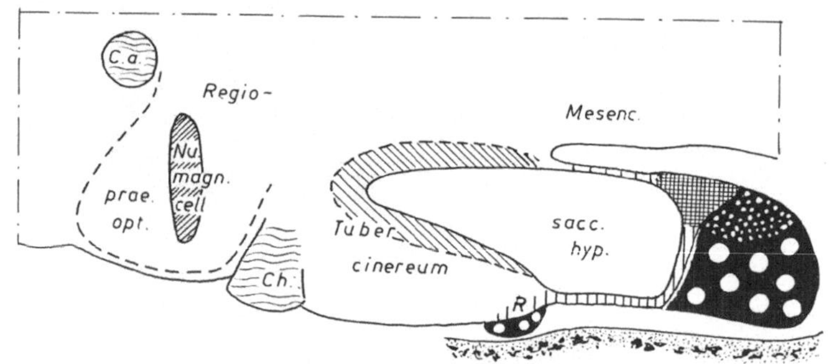

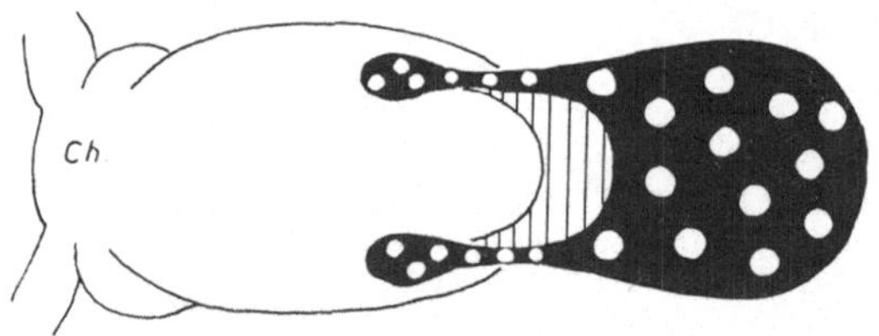

Abb. 3. Hypophyse und hypophysennaher Hypothalamus bei Urodelen (Triton vulg.).
Erklärung der Symbole s. Abb. 13, S. 60.

Anhaltspunkte für die Bedeutung des Zwischenlappens brachte. Er kann entbehrt werden.

Es soll nun im besonderen auf den *proximalen Adeno-neurohypophysären Kontakt* und seine Umwandlungen eingegangen werden. Auch hier sind die Verhältnisse bei den Fischen, besonders bei den Knochenfischen, recht kompliziert. Wir werden in dieser Arbeit in der Hauptsache über Amphibien, Reptilien und Säugetiere berichten und bringen zum Schluß eine kurze Beschreibung der Knochenfische.

Abb. 3 zeigt ein Schema von Hypophyse und Hypothalamus bei *Urodelen*[1]. Die Neurohypophyse umgibt eine caudale Ausstülpung des 3. Ventrikels, die

---

[1] Die Untersuchungen wurden ausgeführt an Material von Axolotl (Amblystoma mexic.), von Salamander (Salamandra maculosa) und von Molch (Triton vulgaris). Einige wertvolle Axolotlserien standen uns durch Herrn Prof. J. Ariens Kappers, Groningen, zur Verfügung, dem wir an dieser Stelle für diese Freundlichkeit unseren Dank aussprechen.

hier Saccus hypophyseus heißt. Während die Wand des Saccus dorsal, ventral und ventro-caudal sehr dünn ist, ist sein dorso-caudaler Wandabschnitt deutlich verdickt. Die Schwarz-blau-Färbung dieses verdickten Teiles im GOMORI-Präparat weist ihn als Homologon des Hinterlappens der höheren Vertebraten aus. Der sehr dünne ventro-caudale Wandabschnitt des Saccus hypophyseus entspricht dem Infundibulum höherer Tierformen. Wir wenden diese Bezeichnung bereits hier an, obwohl der Wortsinn keineswegs zutrifft. Das Infundibulum ist, ganz allgemein gesprochen, wenn man von den durchziehenden Fasern des Tractus supraoptico-hypophyseus absieht, ein Glied bei

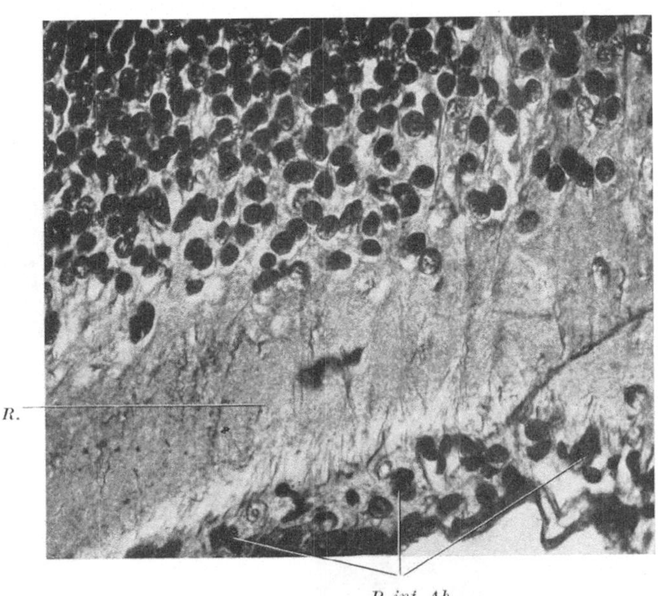

Abb. 4. Kontaktstelle zwischen der Pars infundibularis der Adenohypophyse (*P. inf. Ah.*) und dem zentralnervösen Gewebe (Radix infundibuli (*R.*)) beim Axolotl (vgl. Abb. 3). Ependymäre bzw. gliöse Fasern ziehen an die Stelle des Kontaktes. BODIAN-Färbung, 12 u. 260mal.

der Verknüpfung von Adenohypophyse und Tuber cinereum. Hier bei den Urodelen ist es an dieser Stelle zu keiner Kontaktfläche wie bei den Säugetieren gekommen; die ventro-caudale Wand des Saccus hypophyseus ist noch ganz dünn und durch eine feine Bindegewebsschicht von der Adeno-hypophyse getrennt. Dagegen findet bei den Urodelen an anderer Stelle ein Kontakt zwischen einem kleinen Abschnitt der Adenohypophyse und dem zentralnervösen Gewebe statt. Dieser kleine Drüsenabschnitt, der seiner Lage nach der Pars infundibularis der Adenohypophyse entspricht, befindet sich als paariges Gebilde rostral vom Hauptlappen, mit dem er durch einen schmalen Streifen von Drüsenzellen verbunden ist. Sehr bemerkenswert ist, daß der kleine Drüsenabschnitt bei diesen Tieren wie auch bei den Anuren kaum Gefäße enthält, während die entsprechenden Anteile bei den höheren Vertebraten sehr stark vascularisiert sind. Das anliegende nervöse Gewebe, mit dem dieser Drüsenfortsatz einen flächenhaften Kontakt hat, scheint auf den ersten Blick zum Tuber cinereum zu gehören, doch entspricht u. E. dieser

4*

Gewebestreifen an der Kontaktfläche der Radix infundibuli (Nowakowski, 1951) der höheren Vertebraten. Wir sehen in diesem Gewebestreifen (Abb. 4 am Beispiel des Axolotl) eine radiäre Struktur, die durch ependymäre bzw. gliöse Fasern bedingt wird und die scharf auf diese Stelle beschränkt ist. Wir nehmen an, daß diese Struktur den Ausdruck eines Transportes von Stoffen darstellt, die vom anliegenden epithelialen Drüsengewebe in die nervöse Substanz geleitet werden.

So stellt sich die proximale Adeno-neurohypophysäre Kontaktfläche bei den Urodelen in einer mehr primitiven und flächenhaften Form dar. Hier grenzt das

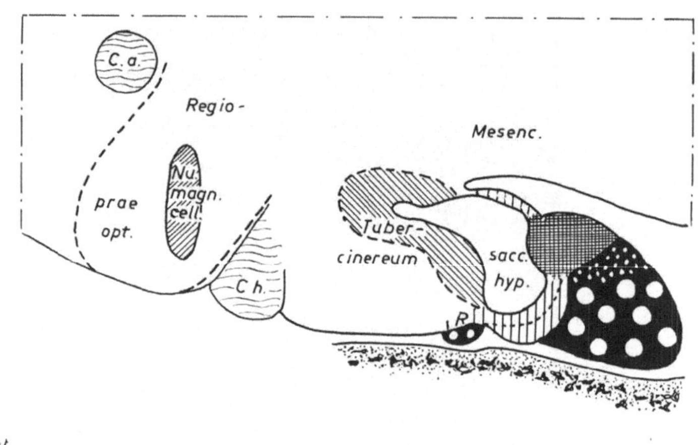

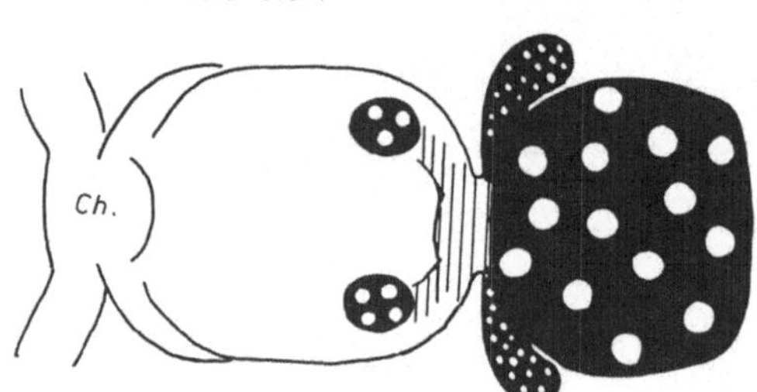

Abb. 5. Hypophyse und hypophysennaher Hypothalamus bei Anuren (Rana esc.). Erklärung der Symbole s. Abb. 13., S. 60

Drüsengewebe direkt an den zentralnervösen Gewebspartner an; eine verknüpfende Rolle von seiten des Gefäßsystems, wie bei höheren Vertebraten durch den Mantelplexus und durch die Spezialgefäße, ist noch nicht zu erkennen. Ferner scheinen auf seiten des cerebralen Gewebes Nervenfasern noch nicht vorhanden zu sein, statt dessen findet man hier die genannten radiär gerichteten ependymären bzw. gliösen Fasern. Letztere sind auch in der proximalen Adeno-neurohypophysären Kontaktfläche der höheren Vertebraten reichlich vertreten, doch lassen sich dann auch Nervenfasern von besonderer Beschaffenheit vorfinden.

Bei den *Anuren* (Abb. 5)[1] hat sich auch der ventro-caudale Wandabschnitt des Saccus hypophyseus deutlich verdickt. An ihm unterscheiden wir nun außer einer „inneren Zone", die bereits bei den Urodelen vorhanden war und die die

---

[1] Es wurden Serien vom Frosch (Rana esculenta), von der Kröte (Bufo vulgaris) sowie von Krallenfrosch (Xenopus laevis) untersucht.

durchziehenden Nervenfasern des Tractus praeoptico-hypophyseus enthält, eine „äußere Zone", die *Neugewinn* darstellt. Diese äußere Zone des Infundibulums bildet bei der Kröte mit dem Hauptlappen der Adenohypophyse einen Kontakt; beim Frosch befindet sich zwischen beiden Gewebsteilen eine dünne Lamelle von bindegewebiger Beschaffenheit, die jedoch an verschiedenen Stellen durch Gefäße (Abb. 6) durchbrochen wird, welche aus dem Inneren des Hauptlappens in die äußere Zone des Infundibulums hineinziehen. Wir sehen in diesen Gefäßen ein Homologon zu den infundibulären Gefäßen der höheren Wirbeltiere. Die in

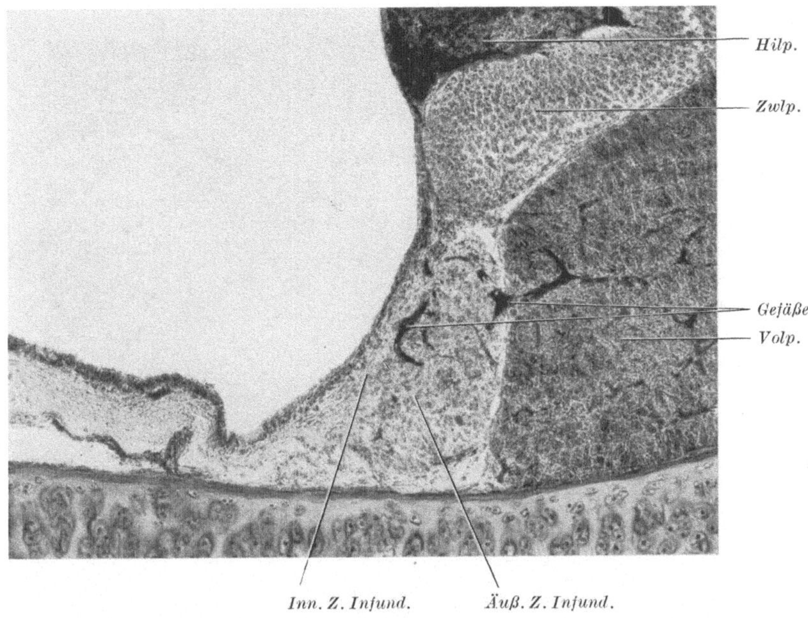

Abb. 6. Sagittalschnitt durch das Infundibulum und einen anliegenden Abschnitt der Adenohypophyse beim Frosch. Gefäßinjektion mit Tusche. GOMORI-Färbung. Beachte den Übertritt von Gefäßen vom Vorderlappen (*Volp.*) der Adenohypophyse in die äußere Zone (*Äuß. Z.*) des Infundibulums (*Infund.*). In der inneren Zone (*Inn. Z.*) die zum Hinterlappen (*Hilp.*; GOMORI-positiv!) ziehenden Fasern des Tractus praeoptico-hypophyseus. *Zwlp.* = Zwischenlappen. 50 μ.

der äußeren Zone im BODIAN-Präparat hier und da nachweisbaren feinen Nervenfasern verhalten sich bei Anwendung der GOMORI-Färbung negativ, wenn auch um die erwähnten Gefäße herum eine leicht bläuliche Tingierung vorkommen kann.

So sind bei den Anuren im proximalen Adeno-neurohypophysären Kontaktbereich zwei Abschnitte zu unterscheiden, die noch nicht in einer einheitlichen Kontaktfläche (wie z. B. schon bei der Schildkröte) aufgegangen sind. Der oral gelegene Kontakt ist jener, der bereits bei Urodelen beobachtet wurde. Er ist auch hier noch ähnlich gebaut; nur unterscheidet sich die Pars infundibularis der Anuren von der der Urodelen dadurch, daß bei den erwachsenen Tieren der Drüsenfortsatz sich vom Hauptlappen abgeschnürt hat (s. Abb. 5, Basalansicht; vgl. ATWELL, 1921; ROMEIS, 1940, und BRETSCHNEIDER und DUYVENÉ DE WIT, 1947), während sie bei den erwachsenen Urodelen mit den Hauptlappen verbunden bleibt.

Bei *Reptilien*[1] weist die Hypophyse eine starke Variabilität auf. Diese betrifft besonders die Form und die Ausbildung des Hinterlappens sowie die Art des Kontaktes zwischen dem Vorderlappen und dem Infundibulum. Primitiv ist der Hinterlappen bei Sphenodon, Tarentola und Python, wo er lateral eine Ausbuchtung aufweist (Wingstrand). Primitive Verhältnisse sehen wir auch bei den Lacertilien, wo beide Teile der Neurohypophyse noch breit dem Recessus des Ventrikels anliegen (Abb. 7). Bei der Schildkröte (Abb. 8) sowie bei den Schlangen hat sich der Hinterlappen von der direkten Nachbarschaft zum Ventrikel gelöst und ist nach caudal verlagert, bleibt aber meistens durch einen schmalen Hohlraum

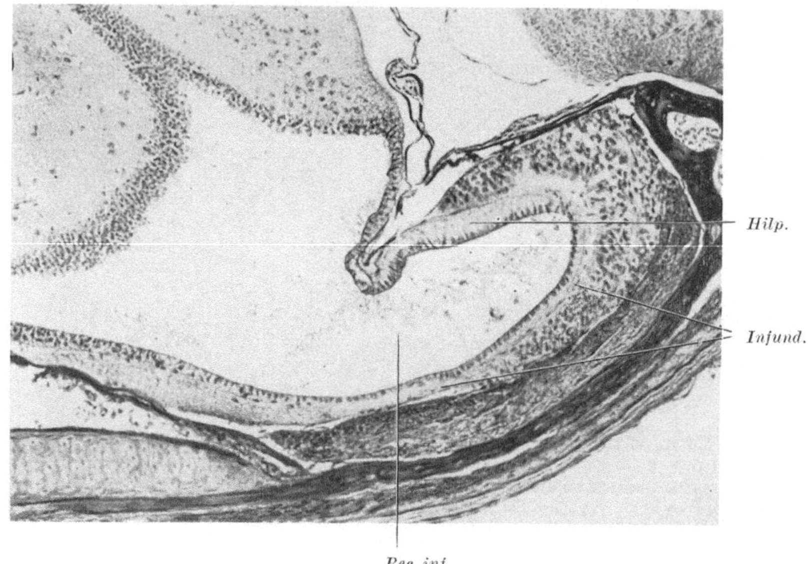

Abb. 7. Sagittalschnitt durch die Hypophyse eines Vertreters aus der Gruppe der Lacertilier (Phrynocephalus Olivieri). Primitive Neurohypophyse, deren distaler Teil (*Hilp.*) sich kaum vom proximalen Abschnitt (*Infund.*) unterscheiden läßt. Beide dem Recessus infundibuli (*Rec. inf.*) in ganzer Breite anliegend. Azan. 10 μ, 170 mal.

mit dem 3. Ventrikel verbunden. Man kann hier jetzt von einem Recessus infundibuli sprechen, denn das Infundibulum nähert sich ein wenig der Trichterform. Während die dorsale Wand des Infundibulums noch recht dünn ist, hat die ventrale Wand bei der Schildkröte im Vergleich zu den Anuren deutlich zugenommen. Wir sehen, wie das Infundibulum eine langausgedehnte Kontaktfläche (Abb. 8) hat mit einem oralen Abschnitt der Adenohypophyse, welcher als Pars infundibularis zu bezeichnen ist. In dieser Adeno-neurohypophysären Kontaktfläche ist nun auch jener bei den Anuren rostral gelegene flächenhafte Kontakt zwischen Drüsengewebe und zentralnervösem Gewebe aufgegangen. An der Kontaktfläche ziehen mehrere Gefäße aus dem Capillarnetz der Pars infundibularis

---

[1] Es wurden untersucht Serien von der Schildkröte (Testudo graeca), von verschiedenen Echsen (Lacerta agilis, Lacerta viridis, Anguis fragilis, ferner verschiedene uns von Fräulein Dr. E. Trost und Herrn Dozent Dr. H. Hofer, Wien, freundlichst zur Verfügung gestellte Echsenserien von Phrynocephalus olivieri, Phrynocephalus undulatus, Eremias guttulata und Chalcides ocellatus); von den Ophidiern untersuchten wir Ringelnatter (Natrix natrix), Kreuzotter (Vipera berus) sowie eine Pythonserie.

in die äußere Zone des Infundibulums. Sie entsprechen den infundibulären Gefäßen (Spezialgefäßen) der Säugetiere und des Menschen (s. bei NOWAKOWSKI, CHRIST und SPATZ)[1]. Auf der proximalen Adeno-neurohypophysären Kontaktfläche sehen wir bei der Schildkröte ferner eine reichliche Einwanderung von Drüsenzellen in die äußere Zone des Infundibulums. So erweist sich diese Kontaktfläche bei diesem Reptil als recht fortschrittlich entwickelt. — Bei den Reptilien stellten wir ferner einen anderen bemerkenswerten *Neuerwerb* im Hypothalamus fest: Während bei den Amphibien eine Differenzierung innerhalb des hypophysennahen Teiles des Hypothalamus, also im Tuber cinereum, höchstens

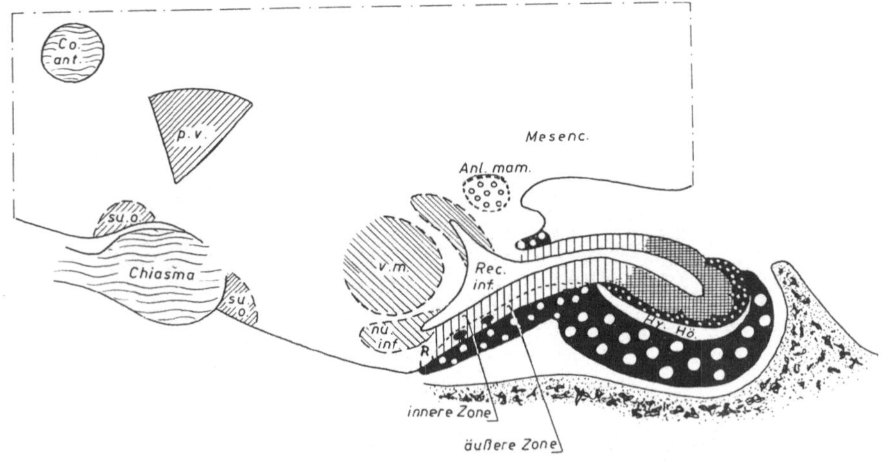

Abb. 8. Hypophyse und hypophysennaher Hypothalamus bei der Schildkröte (Testudo graeca). *Anl. mam.* = Anlage Corpus mammillare. Erklärung der Symbole s. Abb. 13, S. 60 und der Abkürzungen der Zellgruppen s. Abb. 11 S. 58.

angedeutet ist, läßt sich nun eine Gliederung in einzelne Kerne nachweisen. In der Nähe des Infundibulumansatzes ist der Nucleus infundibularis und unmittelbar darüber der Nucleus ventro-medialis des Hypothalamus zu erkennen (Abb. 8).

Wir bringen in einigen Abbildungen verschiedene Formen des proximalen Adeno-neurohypophysären Kontaktes bei Reptilien. Die Abb. 9a zeigt, wie sich bei der *Blindschleiche* der gesamte orale Pol des Vorderlappens dem Infundibulum breit anlegt. Die Kontaktfläche ist reich an Gefäßen, die aus dem Inneren des Vorderlappens hervorgehen. Die nächste Abb. 9b von der *Kreuzotter* zeigt, daß hier keine deutliche Pars infundibularis vorhanden ist. Es besteht vielmehr auch hier eine direkte Verbindung zwischen dem Vorderlappen und dem Infundibulum nun allerdings mittels Gefäßen, die in Bindegewebe (von SILER und NEMEC als „Pars terminalis" der Hypophyse bezeichnet) eingebettet sind. Abb. 10a stellt einen Sagittalschnitt von der *Schildkröte* dar. Hier wird der Kontakt, so wie wir es bei den Säugetieren sehen werden, nicht direkt durch den Vorderlappen hergestellt, sondern durch einen eigenen oralen Fortsatz der Adenohypophyse, nämlich die Pars infundibularis. Die Gefäße sind nur schwach zu sehen. Abb. 10b

---

[1] HANSTRÖM (1953) hat bei Reptilien Gefäße innerhalb des Infundibulums vermißt.

zeigt in einem Perdrau-Präparat das Infundibulum der *Schildkröte* bei stärkerer Vergrößerung. Hier sieht man an den dargestellten perivasculären Gitterfasern, wie Gefäße aus der Pars infundibularis in die äußere Zone des Infundibulums eindringen.

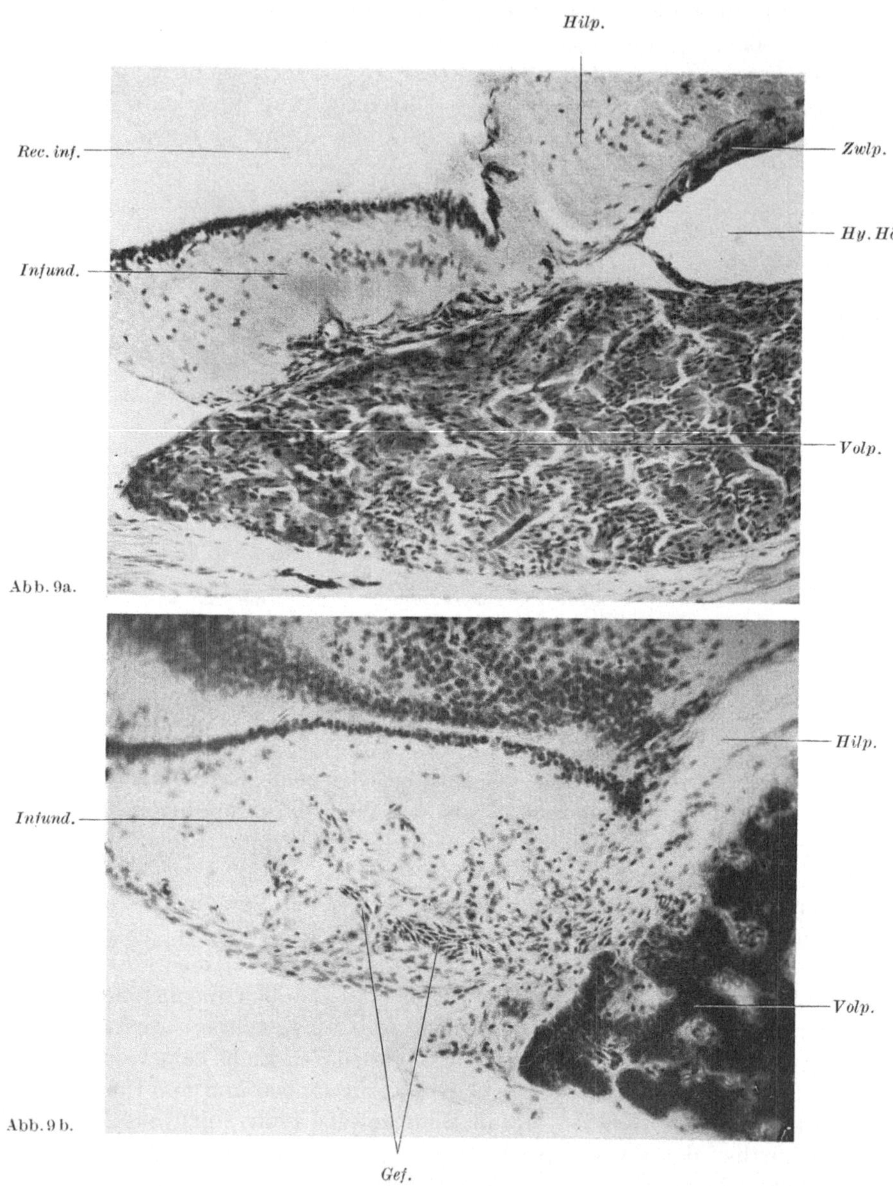

Abb. 9a. Sagittalschnitt durch den oralen Teil der Hypophyse bei der Blindschleiche (Anguis fragilis). Der Vorderpol der Adenohypophyse bildet mit dem Infundibulum (*Infund.*) die proximale Adeno-neurohypophysäre Kontaktfläche. Caudal einen Teil der distalen Adeno-neurohypophysären Kontaktfläche zwischen dem Hinterlappen (*Hilp.*) und dem hier wenig entwickelten Zwischenlappen (*Zwlp.*). *Hy. Hö.* = Hypophysenhöhle. Häm.-Eos.

Abb. 9b. Sagittalschnitt durch den oralen Teil der Hypophyse bei der Kreuzotter (Vipera berus). Zwischen dem Vorderlappen (*Volp.*) und dem Infundibulum (*Infund.*) besteht ein direkter Kontakt mittels Gefäßen (*Gef.*), die in hauptsächlich aus Bindegewebe und vereinzelten Drüsenzellen bestehenden „Pars terminalis" der Adenohypophyse eingebettet sind. Van Gieson. 15 μ. 200 mal.

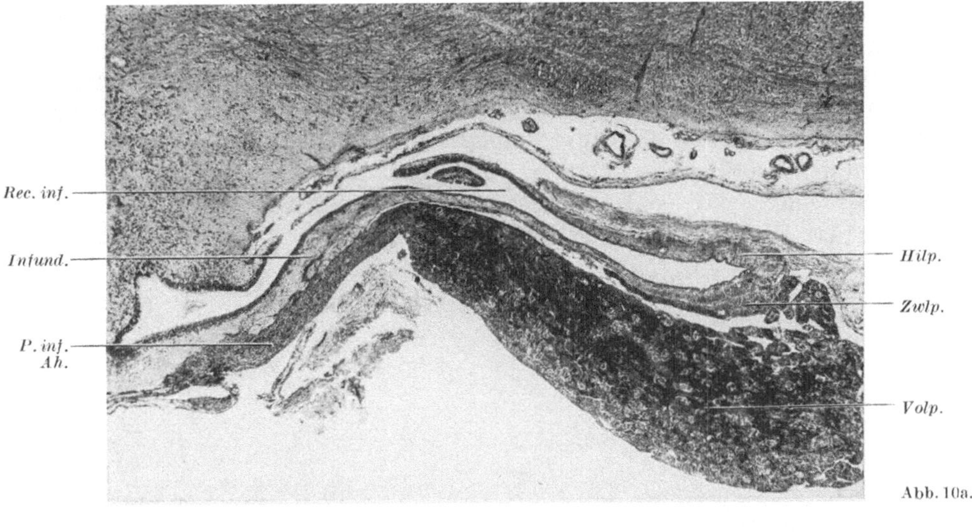

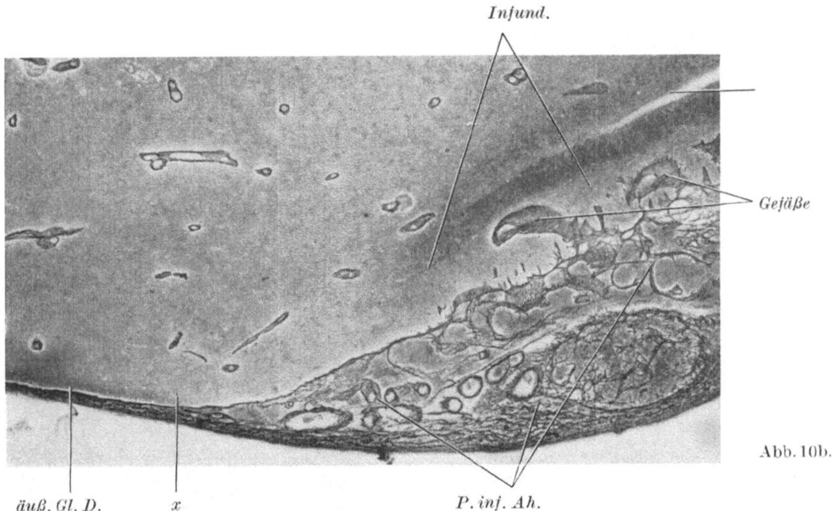

Abb. 10a. Sagittalschnitt durch die Hypophyse bei der Schildkröte (Testudo graeca). Deutlich entwickelte Pars infundibularis (*P. inf. Ah.*) (vgl. Abb. 8). 10 μ. 30 mal.

Abb. 10b. Sagittalschnitt durch das Infundibulum bei der Schildkröte (Testudo graeca). Darstellung der perivasculären Gitterfasern nach der Perdrau-Methode. Aus dem Gefäßnetz der Pars infundibularis der Adenohypophyse (*P. inf. Ah.*) ziehen einige Gefäße (*Gef.*) in das Infundibulum (*Infund.*) ein. Am Übergang vom Tuber cinereum zum Infundibulum (*x*) endet die Äußere Gliadeckschicht (*äuß. Gl. D.*). 12 μ, 95 mal.

Bei den *Säugetieren* (Abb. 11) umgibt das Drüsengewebe der Pars infundibularis das Infundibulum allseitig wie ein Kragen[1]. Die dorsale Wand des Infundibulums hat entsprechend an Dicke zugenommen. Die Spezialgefäße an der Adeno-neurohypophysären Kontaktfläche des Infundibulums sind bei den meisten Vertretern reichlich vorhanden (Abb. 12, Katze). Die dorsale Wand des Infundibulums zeigt auf Abb. 12 keine Spezialgefäße; hier besteht nur ein flächenhafter

---

[1] Ein Übergreifen von Pars infundibularis-Gewebe auf die dorsale Seite des Infundibulums kommt vereinzelt auch schon bei Vogelarten vor (ROMEIS, DE BEER, NEMEC).

Kontakt mit dem Romeisschen Gefäßmantelplexus. Das Gebiet der Radix infundibuli, das den phyletisch älteren Teil des Infundibulums darstellt, ist äußerst gefäßarm[1]. — Im Tuber cinereum sind bei den Säugern die hypophysennahen Kerngruppen, aus denen die Nervenfasern des in der äußeren Zone des Infundibulums endigenden Tractus tubero-hypophyseus hervorgehen, deutlicher entwickelt als es bei den Reptilien der Fall war. Ferner verzeichnen wir in caudalen Teilen des Tuber cinereum neue Kerngebiete. Auch beginnt sich nun das „laterale Feld" (Spatz-Diepen-Gaupp) des Tuber cinereum stärker zu entwickeln.

Beim *Menschen* (Abb. 13) ist das langausgezogene Infundibulum samt seinem adenohypophysären Belag zum Hypophysenstiel geworden. Die Längs-

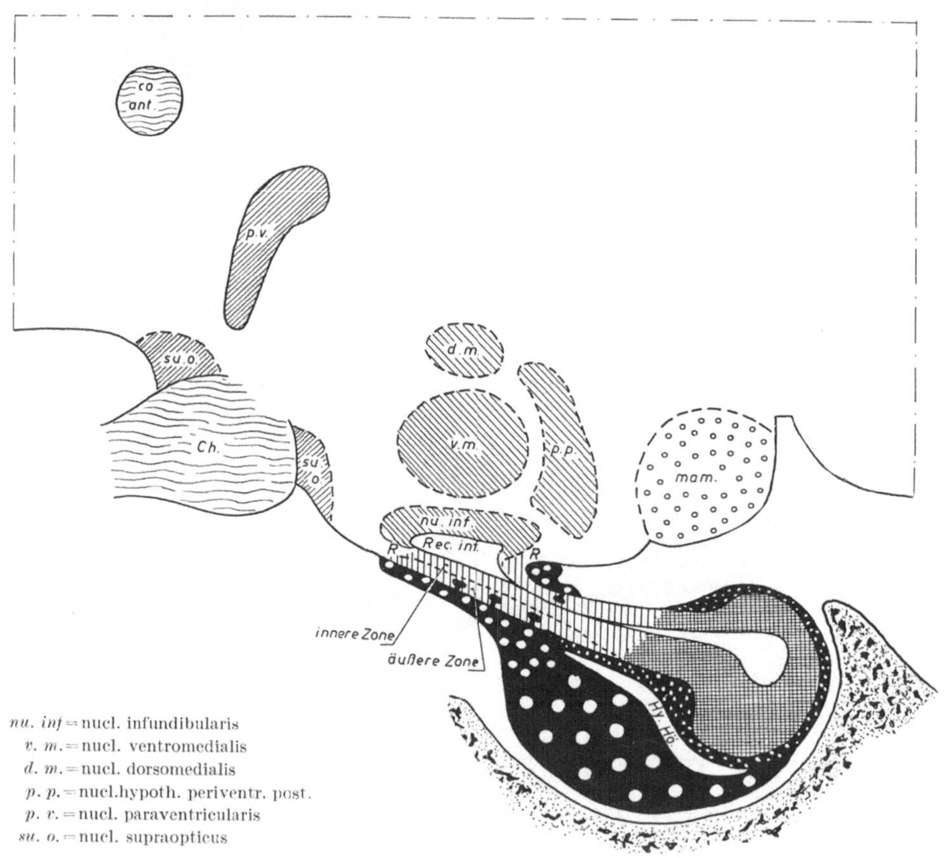

Abb. 11. Hypophyse und hypophysennaher Hypothalamus bei der Katze.

---

[1] Bei den Monotremen sind die Spezialgefäße laut den Angaben von Wingstrand noch nicht entwickelt. Es befindet sich hier ebenfalls nur der flächenhafte Kontakt mit dem Gefäßmantelplexus der Pars infundibularis der Adenohypophyse. Wie Becker bei der Maus feststellen konnte, ist der flächenhafte Kontakt mit dem Gefäßmantelplexus auch in der Ontogenese der primäre, der noch beim Neonatus besteht; erst später kommt es dann zur Bildung von ins Infundibulum eindringenden Spezialgefäßen.

achse zeigt nicht mehr nach ventro-caudal, sondern nach ventro-oral. Die Achsendrehung ist, wie wir meinen (1948), durch die Massenentwicklung des Großhirns, insbesondere des frontalen und temporalen Großhirnlappens, bedingt. Der Vorgang dieser Achsendrehung läßt sich auch in der ontogenetischen Entwicklung des Menschen beobachten (Abb. 14).

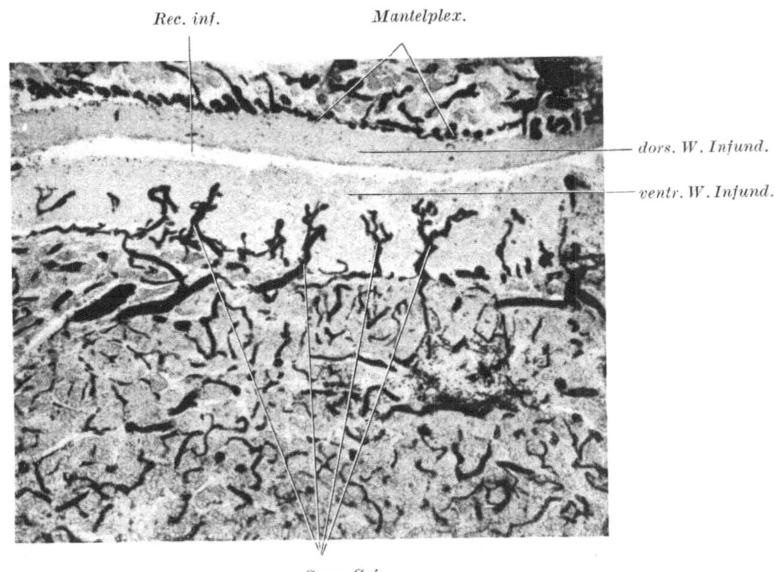

Abb. 12. Die Spezialgefäße (*Spez. Gef.*) an der proximalen Adeno-neurohypophysären Kontaktfläche bei der Katze (aus Nowakowski, 1951). Die dorsale Wand des Infundibulums (*Infund.*) zeigt hier keine Spezialgefäße; hier herrscht ein flächenhafter Kontakt mit dem Romeisschen Mantelplexus vor. *Rec. inf.* = Recessus infundibuli. Benzidin (Slonimski-Cunge). 120 μ. 60 mal.

Die Spezialgefäße erreichen beim Menschen ein Höchstmaß der Entwicklung. Sie liegen jetzt nicht, wie noch bei den Säugetieren, in einem äußeren Randgebiet (äußere Zone des Infundibulums), sondern manche durchziehen das langgestreckte Infundibulum in seiner ganzen Länge. In der Abb. 13 ist eines jener langen Spezialgefäße eingezeichnet, die von basalen Abschnitten der Pars infundibularis aus in das Infundibulum eindringen und in der Längsrichtung des Stieles liegen.

Das Infundibulum des Menschen zeigt nicht mehr den einfachen Aufbau in zwei Zonen, sondern als Folge der starken Durchwachsung mit Spezialgefäßen kommt ein Bild ähnlich wie im Hinterlappen zustande, wo im ganzen Querschnitt perivasculäre Verdichtungszonen und Zwischenstreifen miteinander abwechseln. Die Zwischenstreifen im Infundibulum setzen sich aus den zum Hinterlappen ziehenden Fasern des Tractus supraoptico-hypophyseus zusammen; die Verdichtungszonen enthalten die Spezialgefäße, um die sich feinste Nervenfasern aufsplittern. Wenn man in den Spezialgefäßen eine Erweiterung der proximalen Adeno-neurohypophysären Kontaktfläche erblickt, so sprechen die Verhältnisse beim menschlichen Hypophysenstiel für eine außerordentliche Komplikation dieser

Kontaktfläche. Die zugehörigen Zentren der die Spezialgefäße umgebenden Nervenfasern befinden sich im kleinzelligen hypophysennahen Gebiet des Tuber cinereum. Das Tuber cinereum des Menschen unterscheidet sich von dem der übrigen Säuger durch die weitere Ausbildung lateraler und besonders caudal befindlicher Kerngebiete (Abb. 13) (nuclei tuberis laterales, nucl. tubero mamillaris, nucl. hypothal. post.).

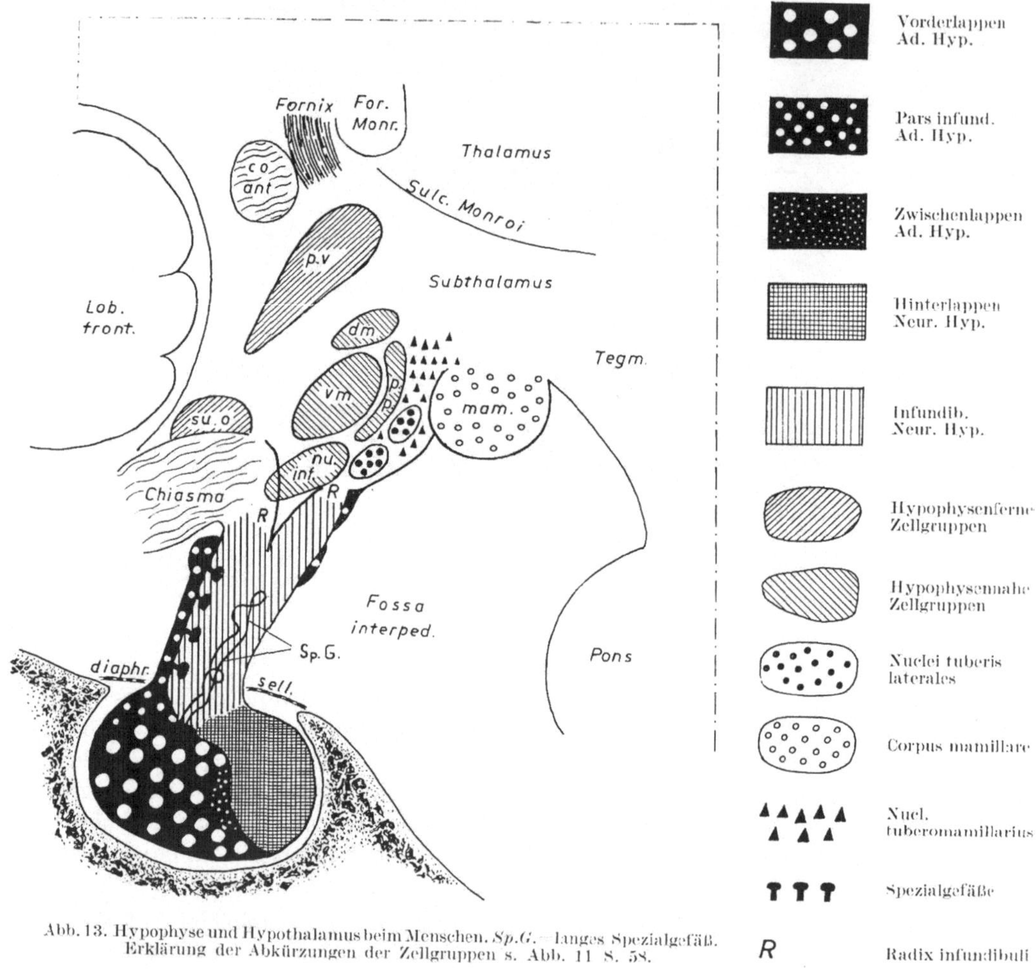

Abb. 13. Hypophyse und Hypothalamus beim Menschen. *Sp.G.* — langes Spezialgefäß. Erklärung der Abkürzungen der Zellgruppen s. Abb. 11 S. 58.

Es soll jetzt — an ungewöhnlichem Platz — eine kurze Darstellung der proximalen Adeno-neurohypophysären Kontaktfläche der *Knochenfische* erfolgen. Dies geschieht erst hier, um den markanten Lageunterschied dieses Gebildes im Vergleich mit höheren Vertebraten deutlicher hervortreten zu lassen. Schon bei den Amphibien, wo die proximale Adeno-neurohypophysäre Kontaktfläche schwach entwickelt ist, hat diese mit derjenigen der Säuger die Lage außerhalb des Hypophysenkörpers gemeinsam (s. Abb. 3 und 5). Wo bei den höheren Vertebraten eine Sella turcica vorhanden ist, befindet sich nur der Hypophysenkörper innerhalb der Sella („intrasellär"), während die proximale Adeno-neurohypophysäre Kontaktfläche zum Hypophysenanteil gehört, der oberhalb der Sella („suprasellär") gelegen ist. Die räumliche Absonderung der intrasellären Hypophyse von dem suprasellären Anteil wird durch das Diaphragma sellae markiert. Beim Fehlen einer Sella besteht entsprechend dem Diaphragma sellae meistens doch eine transversale Bindegewebslage, welche als ungefähre Trennungslinie zwischen den genannten Hypophysenabschnitten gelten kann.

Ganz anders sind die Verhältnisse bei den Knochenfischen. Hier sind jene „suprasellären" Abschnitte, also das Infundibulum und die Pars infundibularis der Adenohypophyse, *in* den Hypophysenkörper eingebaut (Abb. 15). Als Homologon der Pars infundibularis sehen wir bei diesen Tieren den mittleren Sektor der Adenohypophyse an, den STENDELL (1914) als „Übergangsteil" bezeichnete. Dieser hat mit dem Infundibulum eine komplizierte Kontaktfläche. Mit vielen Ausläufern dringt das Infundibulum zapfenartig zwischen das Drüsengewebe der Pars infundibularis ein. Die Zapfen lassen neben vielen ependymären und gliösen Fasern feine GOMORI-negative Nervenfasern erkennen (Näheres im Vortrag auf der Anatomentagung Mainz; Anat. Anz. Erg.-Bd. 100).

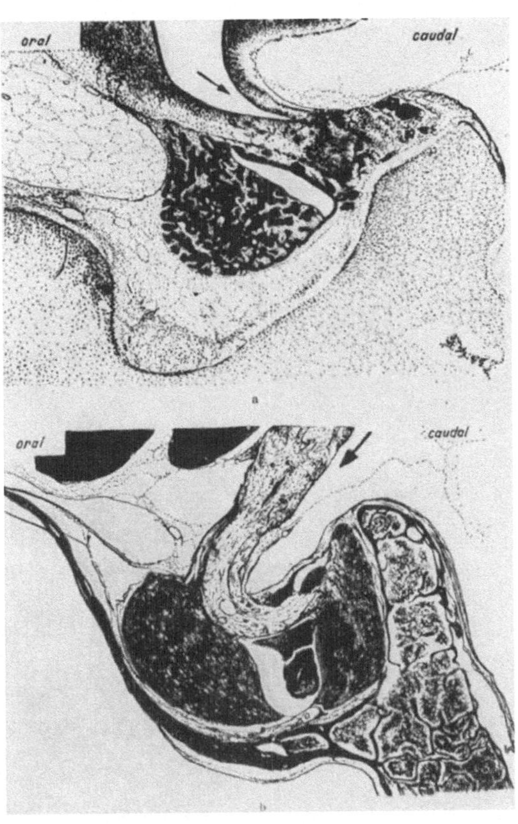

Abb. 14. Achsendrehung des Infundibulums (s. Pfeile) in der ontogenetischen Entwicklung des Menschen. a) Menschlicher Embryo, 88 mm Länge. b) Erwachsen. Zusammengestellt aus ROMEIS (1940).

Wie die proximale Adeno-neurohypophysäre Kontaktfläche bei den Säugetieren nachweislich u. a. im Dienste der Regulation der Keimdrüsenfunktion steht, so sind auch Anhaltspunkte dafür vorhanden, daß eine ähnliche Bedeutung der Pars infundibularis der Fische zukommt. BRETSCHNEIDER und DUYVENÉ DE WIT (1941, 1947) konnten experimentell beim Bitterling (Rhodeus amarus) die Zahl der Basophilen in der Pars infundibularis durch Zufügen von Geschlechtshormonen ins Wasser erhöhen; gleichzeitig traten Veränderungen am Ovar sowie an der Legeröhre auf. Die Autoren sprechen von der „gonadotropen Zone" innerhalb des mittleren Sektors (unserer Pars infundibularis) der Adenohypophyse.

Die Anzahl der gonadotropen Zellen ist beim Weibchen größer als beim männlichen Tier und nimmt bei ihr in der Laichzeit zu. Auch Matthews (1936) stellte bei Fundulus in der Laichzeit Veränderungen im Zellbild der Pars infundibularis (in unserem Sinne) der Adenohypophyse fest.

So ist auch bei den Teleostiern der „proximale" Adeno-neurohypophysäre Kontakt vorhanden, wenn er auch durch die ungewöhnliche Lage nicht gleich als

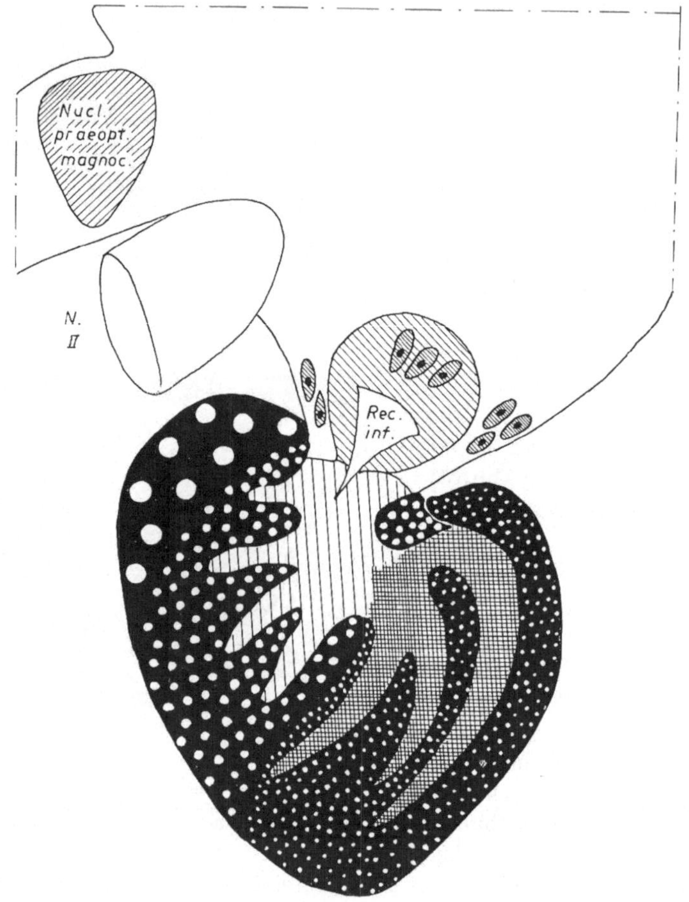

Abb. 15. Hypophyse und Hypothalamus beim Hecht (Esox lucius). Die bei den höheren Vertebraten suprasellär gelegenen Anteile der Hypophyse sind bei den Teleostiern in dem Hypophysenkörper eingebaut.

solcher zu erkennen ist. Die komplizierte Art der Kontaktbildung zwischen adenohypophysärem und neurohypophysärem Gewebe läßt auf eine enge Funktionsverbindung zwischen Adenohypophyse und Infundibulum schließen. Auf jeden Fall steht dieser Kontakt in einem markanten Kontrast zu der Ausbildung desselben bei den Urodelen, wo wir die primitive Anfangsstufe eines Ausbildungsprozesses vor uns haben, der sich bis zu den komplizierten Verhältnissen beim Menschen verfolgen läßt.

Zusammenfassend läßt sich über den proximalen Adeno-neurohypophysären Kontakt, durch den eine Verbindung zwischen Adenohypophyse und Infundibulum (bzw. Gewebe von Art des Infundibulums) zustande kommt, sagen, daß sich die Art des Kontaktes bei den beschriebenen Vertebraten in einer reichen Variabilität manifestiert —, daß besonders bei den Amphibien und auch noch bei Reptilien sehr primitive Varianten bestehen, und daß die außerordentliche Komplikation beim Menschen eine Intensivierung der Relation zwischen Vorderlappen und Tuber cinereum über das Infundibulum vermuten läßt.

Literatur.

ATWELL, W. G.: Anat. Rec. **22**, 373—390 (1921).

BARGMANN, W.: Z. Zellforsch. **34**, 610—634 (1949).

— Anat. Anz. Erg. Bd. **100**, 30—45 (1953/54).

— Geburtsh. u. Frauenheilk. **13**, 193—212 (1953).

— u. W. HILD: Acta anat. (Basel) **8**, 264—280 (1949).

— and E. SCHARRER: Amer. Scientist **39**, 255—259 (1951).

DE BEER, G. R.: The comparative anatomy, histology and development of the pituitary body. Edinburgh, London: Oliver and Boyd 1926.

BODIAN, D.: Bull. Johns Hopkins Hosp. **89**, 354—376, 1951.

BRETSCHNEIDER, L. H., and J. J. DUYVENÉ DE WIT: Sexual endocrinology of non-mammalian vertebrates. New York, Amsterdam: Elsevier Publishing Comp. 1947.

CHRIST, J.: Dtsch. Z. Nervenheilk. **165**, 340—408 (1951).

— Acta neurovegetativa (Wien) **3**, 267—285 (1951).

DAWSON, A. B.: Anat. Rec. **115**, 63—70 (1953).

DIEPEN, R.: Dtsch. Z. Nervenheilk. **159**, 340—358 (1948).

— Anat. Anz., Erg.-Bd. **99**, 79—89 (1952).

— Anat. Anz., Erg.-Bd. **100**, 111—122 (1953).

— F. ENGELHARDT u. V. SMITH: Anat. Anz. Erg. Bd. **101**, 1954 (im Druck).

GAILLARD, P. J.: Acta néerl. morphol. norm. et path. **1**, 3.—11 (1938).

GAUPP, R.: Z. Neur. **154**, 314—331 (1935).

— u. E. SCHARRER: Z. Neur. **153**, 327—355 (1935).

GOSLAR, H. G.: (a) Acta neurovegetativa (Wien) **4**, 381—408 (1952).

— (b) Acta neurovegetativa (Wien) **5**, 25—54 (1952).

GREEN, J. D.: Amer. J. Anat. **88**, 225—312 (1951).

GREVING, R.: Die zentralen Anteile des vegetativen Nervensystems. In Möllendorfs Handbuch der mikroskopischen Anatomie des Menschen. Bd. 4, 917—1060. Berlin: Julius Springer 1928.

HANSTRÖM, B.: Ark. Zool. (Stockh.) **4**, 187—294 (1952).

— Ark. Zool. (Stockh.) **6**, 97—154 (1953).

— Z. Zellforsch. **39**, 241—259 (1953).

— and K. G. WINGSTRAND: Comparative anatomy and histology of the pituitary in the egg-laying mammals, the monotremata. K. Fysiogr. Sällsk. Handl. N. F. Bd. 62, Nr. 6 (1951).

HILD, W.: Z. Zellforsch. **35**, 34—46 (1950).

JORES, A.: Klinische Endokrinologie. Berlin-Göttingen-Heidelberg: Springer-Verlag 1949.

MATTHEWS, S. A.: Anat. Rec. **65**, 357—367 (1936).

NEMEC, H.: Z. mikrosk.-anat. Forsch. **59**, 254—285 (1952).

NOWAKOWSKI, H.: Dtsch. Z. Nervenheilk. **165**, 261—339 (1951).

OBOUSSIER, H.: Zool. Anz. **132**, 197—222 (1940).

— Roux' Arch. **143**, 181—274 (1948).

OLDHAM, F. K.: Anat. Rec. **72**, 265—292 (1938).

ORTMANN, R.: Z. Zellforsch. **36**, 92—140 (1951).

— Anat. Anz. Erg. Bd. **101**, 1954 (im Druck).

Palay, S. L.: J. Comp. Neur. 82, 129—143 (1945).

Romeis, B.: Die Hypophyse. In Möllendorff-Bargmanns Handbuch der mikroskopischen Anatomie des Menschen. Bd. 6. Berlin: Julius Springer 1940.

Scharrer, E.: Z. Zellforsch. 37, 196—204 (1952).

— Anat. Anz. Erg. Bd. 100, 3—28 (1953/54).

— and B. Scharrer: Res. Publ. Assoc. Nerv. Ment. Dis. 20, 170—194 (1940).

Siler, K. A.: J. Morph. a. Physiol. 59, 603—623 (1936).

Spatz, H.: Allg. Z. Psychiatr. 125, 166—177 (1949).

— Acta neurovegetativa (Wien) 3, 5—49 (1951).

— Regensburger Jb. ärztl. Fortbildg. 2, 311—332 (1952).

— Anat. Anz. Erg. Bd. 100, 46—84 (1953/54).

— R. Diepen u. V. Gaupp: Dtsch. Z. Nervenheilk. 159, 229—268 (1948).

Stendell, W.: Arch. mikrosk. Anat. 82, 289—332 (1913).

— Die Hypophysis cerebri. In Oppels Lehrbuch der vergleichenden mikroskopischen Anatomie der Wirbeltiere. Jena: Gustav Fischer 1914.

Stutinsky, F.: C. r. Soc. Biol. (Paris) 144, 1357 (1950).

— C. r. Assoc. Anat. Nancy 1951.

— C. r. Soc. Biol. (Paris) 146 (1952).

— Z. Zellforsch. 39, 276—297 (1953).

Wingstrand, K. G.: The structure and development of the avian pituitary. Lund: C. W. K. Gleerup 1951.

Aus dem Zoologischen Laboratorium der Reichsuniversität Groningen, Niederlande.
(Direktor: Prof. Dr. G. P. Baerends.)

Neurohistologische Untersuchungen über die nervöse Verbindung der Pars distalis mit dem Hypothalamus auf dem Wege des Hypophysenstieles.

Von

J. Metuzāls.

Mit 6 Textabbildungen.

Nach Hess gehört zu den wichtigsten Einrichtungen in der Organisation des vegetativen Nervensystems die auf der Ebene des Zwischenhirns erfolgende Kontaktnahme mit dem Apparat der hormonalen Steuerung. Die Hypophyse spielt dabei die Vermittlerrolle. Es liegen genügend klinische und experimentelle Beobachtungen vor, die zeigen, daß nicht nur zwischen Neurohypophyse und Hypothalamus, sondern auch zwischen Adenohypophyse und Hypothalamus funktionelle Beziehungen bestehen und daß diese Beziehungen *über den Hypophysenstiel* hergestellt werden. Da bisher Nervenfasern, die sich aus dem Hypothalamus über den Hypophysenstiel in Pars distalis begeben, nicht einwandfrei bewiesen werden konnten, bestehen zur Zeit verschiedene Interpretationen der bisher bekannten morphologischen Strukturen des Hypophysenstieles und so folgerichtig auch verschiedene Hypothesen über den eigentlichen Mechanismus, der die funktionellen Beziehungen zwischen Pars distalis und Hypothalamus herstellen sollte.

Im Laufe meiner eigenen neurohistologischen Studien über die Hypophyse und Hypothalamus des Pferdes bin ich zu Befunden gekommen, die einwandfrei zeigen, daß Nervenfasern *in großer Anzahl regelmäßig* aus der Neurohypophyse, speziell aus dem Infundibulum in Pars tuberalis[1] *übergehen*, wo sie in großen Bündeln zur Pars distalis ziehen. *Es handelt sich nicht um einen zufälligen Befund einzelner Nervenfasern, sondern um eine regelmäßige Beobachtung von marklosen Fasern in größerer Anzahl, die einwandfrei aus dem Infundibulum über Pars tuberalis bis in Pars distalis hinein zu verfolgen sind.* Diese beim Pferd beobachteten Nervenformationen deute ich nach den bisherigen Ergebnissen der experimentellen Forschung als *Überträger* von nervösen *Impulsen* aus den vegetativen Kernen des Zwischenhirns über den Hypophysenstiel zur Pars distalis.

---

[1] Spatz, Diepen und Gaupp (1948) haben begründeterweise vorgeschlagen, anstelle von Pars tuberalis die Bezeichnung Pars infundibularis zu gebrauchen. Da in den meisten Arbeiten aber doch noch die Bezeichnung Pars tuberalis gebraucht wird, wird sie auch hier von mir benutzt.

Im folgenden werden einige Ergebnisse dieser Studien in Form einer vorläufigen Mitteilung dargelegt. Eine ausführliche Publikation ist in der Acta anatomica erschienen.

Abb. 1 zeigt im Sagittalschnitt die caudale Wand des Hypophysenstieles des Pferdes aus einem Bielschowsky-Gros-Präparat bei Lupenvergrößerung. Das Infundibulum ist von Pars tuberalis der Adenohypophyse durch Pia mater getrennt. Die langen Drüsenzellstränge und Blutgefäße der Pars tuberalis sind deutlich von dem nervösen Gewebe des Infundibulums zu unterscheiden. Im *proximalen*, d. h. zwischenhirnnahen Teil des Hypophysenstieles ist eine dichte Verflechtung von Nervenfasern — ein nervöser Plexus (*P*), teils in Pia mater, teils auch zwischen den Drüsenzellsträngen der Pars tuberalis zu sehen. Und damit begegnet man auch den Hauptfragen des zu behandelnden Problems:

a) welchen *Ursprungs* sind die Nervenfasern des Plexus und

b) wo *endigen* die Fasern dieses Gebildes?

Schon aus Abb. 1 ist zu ersehen, wo die Antworten zu suchen sind. Man kann nämlich an einer Stelle im proximalen Teil des Stieles dicke Nervenfaserbündel (*ÜNf*) aus dem Infundibulum in das Geflecht verfolgen, aus dem sich von neuem Faserbündel (*Nfb*) bilden, die sich zwischen Drüsenzellsträngen und Blutgefäßen der Pars tuberalis zur Pars distalis begeben.

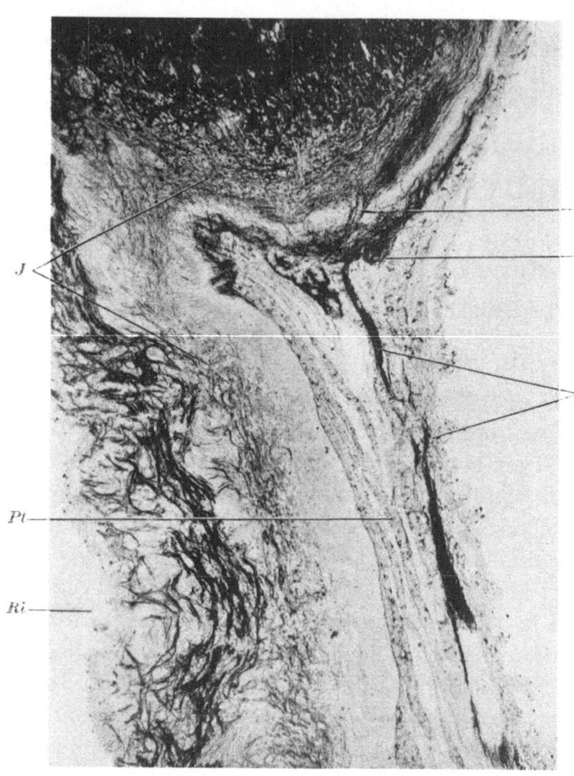

Abb. 1. Sagittalschnitt der caudalen Wand des Hypophysenstieles. *ÜNf* = Übergang von Nervenfasern aus dem Infundibulum in einen dichten Plexus (*P*), welcher sich in Pia mater und im Bindegewebe der Pars tuberalis ausbreitet. Zwischen den Drüsenzellsträngen und Blutgefäßen der Pars tuberalis Nervenfaserbündel (*Nfb*), welche bis in Pars distalis hinein ziehen. *J* = Infundibulum. *Ri* = Recessus infundibuli. Pferd. Bielschowsky-Gros. Vergr. 1:12.

Abb. 2 und 3 bestätigen bei Verwendung stärkerer Vergrößerung das Gesagte.

Bei oberflächlicher Betrachtung der Präparate tauchen Zweifel darüber auf, ob die großen, dichten Nervengeflechte in Pia mater und Pars tuberalis wirklich aus Fasern, die aus dem Infundibulum kommen, hervorgehen. Dazu ist zu betonen, daß es auch gelingt, in einem und demselben Schnitt eine *ganze Reihe* von Stellen zu finden, an denen ein einwandfreier Übergang festzustellen ist. Besonders an dickeren, etwa 35 μ starken Schnitten sind Fasern in *großer Anzahl*

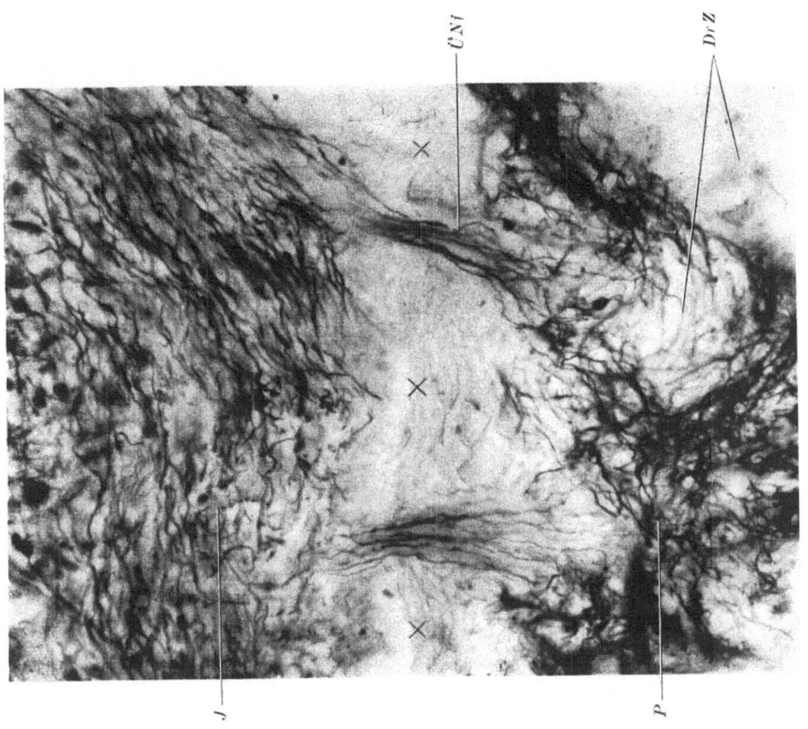

Abb. 3. Text und Bezeichnungen vgl. Abb. 2. Pferd. BIELSCHOWSKY-GROS. Vergr. 1 : 380.

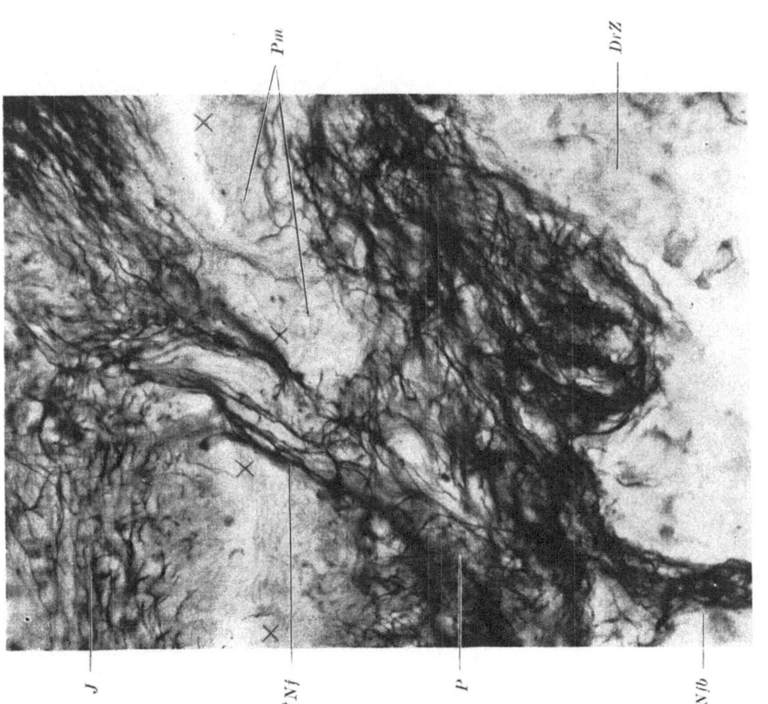

Abb. 2. Übergang von Nervenfaserbündeln (*UNf*) aus dem proximalen Teil des Infundibulums (*J*) in Pia mater (*Pm*) und ins Bindegewebe der Pars tuberalis, wo sie einen dichten Plexus (*P*) bilden, aus welchem sich zur Pars distalis ziehende Faserbündel (*Nfb*) formen. × bezeichnet die Grenze zwischen Infundibulum und Pia mater. *DrZ* = Drüsenzellen der Pars tuberalis. Dasselbe Präparat wie Abb. 1. Vergr. 1 : 360.

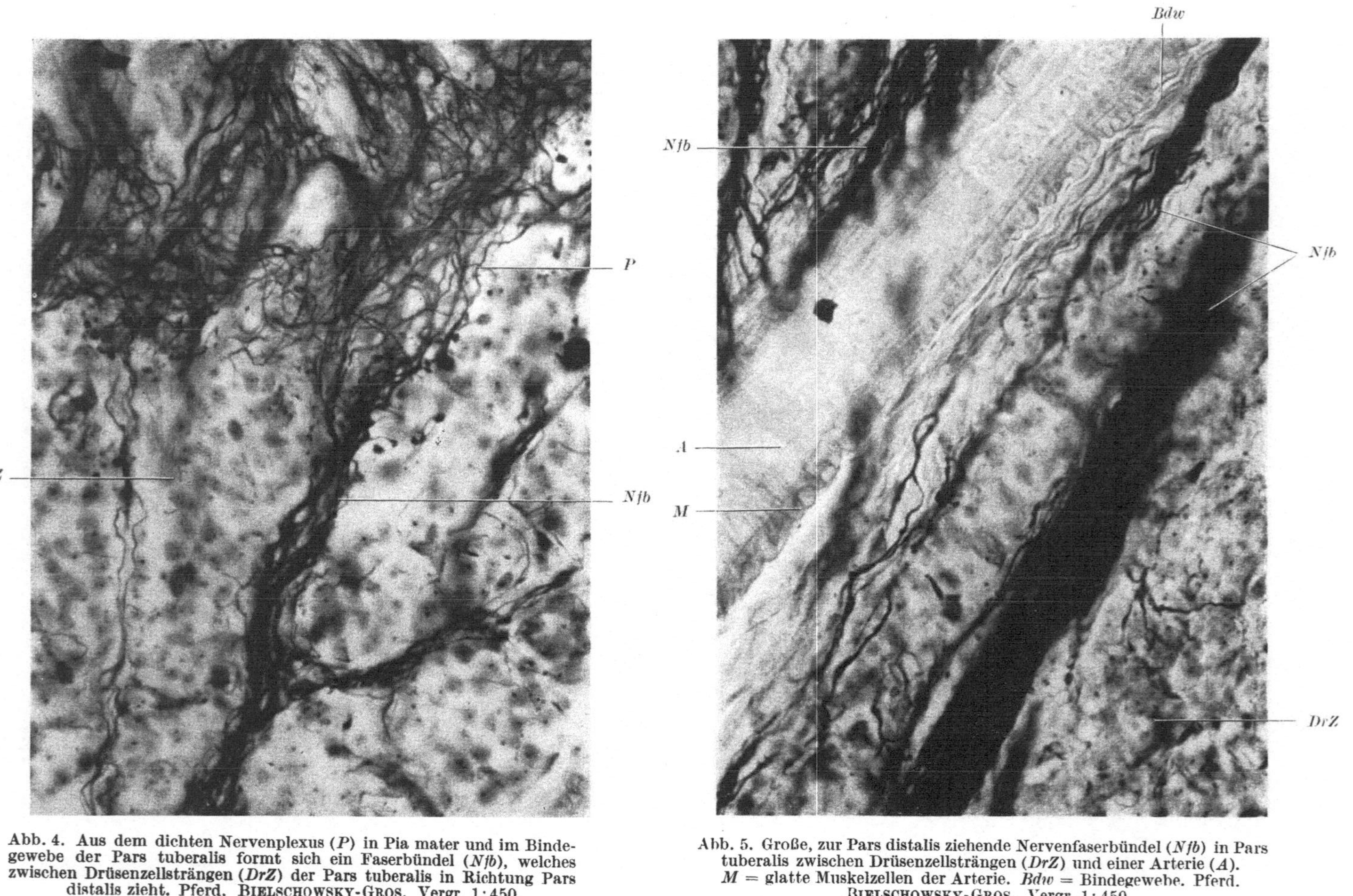

Abb. 4. Aus dem dichten Nervenplexus (*P*) in Pia mater und im Bindegewebe der Pars tuberalis formt sich ein Faserbündel (*Nfb*), welches zwischen Drüsenzellsträngen (*DrZ*) der Pars tuberalis in Richtung Pars distalis zieht. Pferd. Bielschowsky-Gros. Vergr. 1:450.

Abb. 5. Große, zur Pars distalis ziehende Nervenfaserbündel (*Nfb*) in Pars tuberalis zwischen Drüsenzellsträngen (*DrZ*) und einer Arterie (*A*). *M* = glatte Muskelzellen der Arterie. *Bdw* = Bindegewebe. Pferd. Bielschowsky-Gros. Vergr. 1:450.

zu beobachten, die in breiter, einheitlicher Front die Grenze zwischen Neurohypophyse und Adenohypophyse *durchbrechen*.

Abb. 4 zeigt den nervösen Plexus als ein dichtes Fasergewirr in Pia mater und im Bindegewebe der Pars tuberalis und wie *hieraus* ein Fasersystem *entstanden* ist, das zwischen den Drüsenzellsträngen der Pars tuberalis in Richtung Pars distalis zu verfolgen ist. In Abb. 5 sind zwischen den Drüsenzellsträngen und einer Arterie der Pars tuberalis große Nervenfaserbündel zu sehen, welche in Richtung Pars distalis ziehen.

Aus den Abbildungen geht deutlich hervor, daß die in Pars tuberalis zu verfolgenden Fasersysteme *nicht zum peripheren vegetativen Nervensystem* gehören, sondern daß sie *direkt* aus dem Hypothalamus über Infundibulum und Pars tuberalis *zur Pars distalis ziehen*. Obwohl sie öfter, aber nicht immer in engster topographischer Nachbarschaft mit den Blutgefäßen des Pfortadersystems die *gleiche Wegstrecke* zwischen den langen Drüsenzellsträngen zur Pars distalis benutzen, kommen sie als Gefäßnerven nicht in Frage.

Die *terminale Innervationsstruktur* des sekretorischen Parenchyms der Pars tuberalis stellt sich als eine äußerst feine und dichte Geflecht- und Netzbildung dar, welche die Drüsenzellstränge umgibt und durchdringt. An geeigneten Stellen ist zu beobachten, daß diese Formationen aus den eben beschriebenen Geflechten in Pia mater und den zur Pars distalis ziehenden Bündeln *entstehen*.

Bemerkenswert ist die Tatsache, daß in der Literatur Befunde beschrieben sind, die darauf hinweisen, daß andere Autoren an anderem Material *Teile* der hier beim Pferd beschriebenen nervösen Formationen beobachtet haben, ohne daß es jedoch bisher gelungen wäre, den von mir beim Pferd gezeigten *Zusammenhang* beweisen zu können. HILLARP und JACOBSOHN (1943) haben bei der Ratte in Pars tuberalis zahlreiche grobe Neurofibrillenstränge nachgewiesen, welche entweder mit den Pfortadergefäßen als „nervöse Gefäßscheiden" in das Parenchym der Pars distalis hineingehen, um dort Plexus gewöhnlichen, vegetativen Aussehens zu bilden, oder selbständig ohne Gefäßverbindungen in der Pars tuberalis zur Pars distalis verlaufen. Nach der Exstirpation des Halssympathicus bleiben sie vorhanden, sind also *nicht* sympathisch. Den Ursprung dieses Innervationssystems der Pars distalis konnten die Autoren nicht feststellen. Vergleicht man die Fasersysteme in meinen Abb. 4 und 5 (*Nfb*) mit denen von HILLARP und JACOBSOHN, so ist deutlich zu sehen, daß es sich um *ein und dieselbe Struktur* handelt. Wie die vorliegenden Abbildungen beweisen, geht aus meinen Beobachtungen beim Pferd aber deutlich hervor, daß die Faserbündel in Pars tuberalis aus dem Infundibulum, d. h. Neurohypophyse kommen. Meiner Ansicht nach trifft das auch mit großer Wahrscheinlichkeit für die von HILLARP und JACOBSOHN bei der Ratte in Pars tuberalis beschriebenen Fasersysteme zu.

GREEN (1948) beschreibt im caudal-proximalen Teil der Pars tuberalis des Menschen anhand von BODIAN-Präparaten eine eigenartige „neurovasculäre Zone". Nach Studium der von GREEN gegebenen Abbildungen und Beschreibungen bin ich zu der Ansicht gekommen, daß es sich um nervöse Formationen desselben Charakters handelt, wie die von mir beim Pferd beschriebene dichte Nervenverflechtung in Pia mater und Pars tuberalis. Die Abbildungen von GREEN lassen vermuten, daß es ihm nur gelungen ist, die gröberen Fasern darzustellen, ohne die wirkliche Feinheit und Dichte dieses Geflechtes zur Sicht zu bekommen. Seine Beobachtungen schließt Green mit dem Satz: "In spite of careful search no connection could be seen between the tubero-hypophyseal tract and the zone." Dagegen zeigen meine Beobachtungen, daß der Plexus beim Pferd einerseits aus Nervenfasern gebildet wird, welche aus der Neurohypophyse kommen, und andererseits, daß aus ihm zur Pars distalis ziehende Fasersysteme entstehen. Ich vermute, daß beim Menschen ähnliche Verhältnisse vorliegen.

Der *morphologische Charakter* der Nervenfasern, die aus dem Infundibulum in Pars tuberalis übergehen, verdient eine besondere Beachtung, speziell in der peripheren, d. h. der Pars tuberalis anliegenden Zone des Infundibulums und beim Übergang in Pia mater.

In der ganzen peripheren Zone des Infundibulums sind eigenartige, in die Länge ausgezogene, gegen Pars tuberalis waagerecht gerichtete *Nervenfaser-schlingen* zu beobachten, die manchmal kaum entwirrbar sind. Ähnliche Schlingen

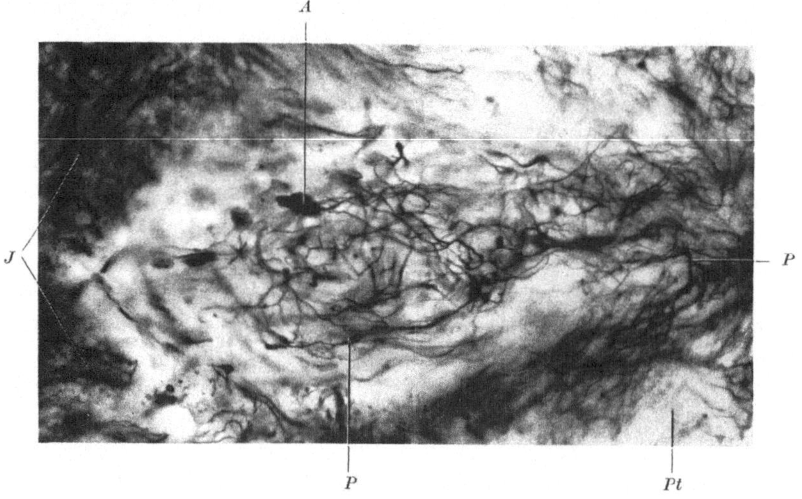

Abb. 6. In Pia mater flächenhaft sich ausbreitender nervöser Plexus (*P*), dessen morphologischer Charakter in der Abbildung gut zu sehen ist. Bei anderer Schärfeeinstellung sind die dickeren Fasern des Plexus einwandfrei aus dem Infundibulum (*J*) zu verfolgen. *Pt* Pars tuberalis. *A* nervöse Anschwellung einer Schlinge. Pferd. Bielschowsky-Gros. Vergr. 1:360.

werden in der peripheren Zone des Infundibulums bei der Ente von Benoit und Assenmacher (1951) beschrieben.

Schlingenbildende Fasern findet man auch in den Nervenbündeln, die die Grenze zwischen Neurohypophyse und Adenohypophyse *durchbrechen*. Gerade in Pia mater und dem angrenzenden Bindegewebe der Pars tuberalis gehen die aus dem Infundibulum kommenden Nervenfasern in ausgedehnte Schlingenbildungen ein, wobei sie sich auch in feinere Fasern und zuletzt in einzelne Fibrillen auf-spalten können. Auf diese Weise *entsteht* ein sich mehr flächenhaft ausbreitender, äußerst dichter *Plexus*, der in dickeren Schnitten kaum entwirrbar ist. Nur in Präparaten, die sehr schräg gegen die Grenzfläche zwischen Infundibulum und Pars tuberalis geschnitten sind, in welchen man also den Plexus möglichst flächen-haft zur Sicht bekommt und auch nur an Stellen, wo er weniger dicht ist, ist es möglich, die morphologische Struktur dieser Bildung zu analysieren (vgl. Abb. 6). Schlanke Schlingenenden des Plexus gehen oft in große, neurofibrilläre Struktur aufweisende „Endkolben" über.

Nach WEISS (1948) befindet sich der Achsencylinder eines Neurons als Ganzes wie ein relativ kohärentes System in einer kontinuierlichen, proximal-distalen Bewegung mit einer Geschwindigkeit von etwa 1—2 mm pro Tag. Er betont, daß man eine Stauung des Axons mit Bildung von Schlingen, Anschwellungen, perlschnurartigen Bildungen proximal von jeder Stelle aus erwarten kann, um welche die Dichte des Gewebes, das die Nervenfaser umhüllt, sich vergrößert. Die Nervenfaserschlingen des Infundibulums könnte man sich als morphologischen Ausdruck einer *erhöhten proximo-distalen Bewegung* (WEISS spricht über fortwährendes Wachstum des Neurons) der Faser vorstellen. Somit würde die Faser als *Ablagerung des Neuroplasmaüberschusses* die Schlingenbildungen formen. Könnte nicht außerdem das Vorhandensein von Schlingen in den in Pars tuberalis übergehenden Bündeln ein Hinweis dafür sein, daß die Schlingen im Infundibulum *Zustandsbilder eines dauernden Wachstumsvorganges* der Faser aus der Neurohypophyse in Pars tuberalis sind, welcher auch beim erwachsenen Tier kontinuierlich vor sich geht?

Der Plexus in Pia mater und im Bindegewebe der Pars tuberalis weist morphologische Ähnlichkeit mit dem *nervösen Narbengewebe* auf, welches bei der *Regeneration* eines durchtrennten Nerven den zentralen mit dem peripheren Stumpf verbindet. Allgemein wird angenommen, daß der Charakter des nervösen Narbengewebes durch die Art des Bindegewebes der Narbe zum Teil bedingt wird. Das Gewebe in Pia mater ist viel dichter gebaut als in der Neurohypophyse. Man kann sich vorstellen, daß die Bildung des nervösen Plexus in Pia mater (Bildung von Schlingen, Kolben, Aufsplitterung in feinere Fibrillen) zum Teil durch den *Widerstand* verursacht sein könnte, der den aus der Neurohypophyse in die Pars tuberalis auswachsenden marklosen Fasern von seiten der Pia mater gestellt wird.

Wie man auch die morphologischen Details der hier dargelegten Befunde deuten mag, eins hoffe ich jedoch hiermit beweisen zu können, nämlich daß *beim Pferd aus dem Hypothalamus zur Pars distalis ausgedehnte nervöse Formationen über Infundibulum und Pars tuberalis, d. h. Hypophysenstiel ziehen*, die nach den Erfahrungen der bisherigen experimentellen Forschung als *Überträger von nervösen Impulsen* aus den vegetativen Kernen des Zwischenhirns zur Pars distalis gedeutet werden können.

Zusammenfassung.

Es werden anhand von BIELSCHOWSKY-GROS-Präparaten beim Pferd ausgedehnte nervöse Formationen beschrieben, die aus dem Hypothalamus zur Pars distalis über Infundibulum und Pars tuberalis (Hypophysenstiel) ziehen. Sie werden nach den bisherigen Erfahrungen der experimentellen Forschung als Überträger von nervösen Impulsen aus den vegetativen Kernen des Zwischenhirns zur Pars distalis gedeutet.

Literatur.

BENOIT, J., et I. ASSENMACHER: C. r. Soc. Biol. (Paris) **145**, 1395 (1951).
GREEN, J. D.: Anat. Rec. **100**, 273 (1948).
HARRIS, G. W.: Physiol. Rev. **28**, 139 (1948).
HILLARP, N.-Å., u. D. JACOBSOHN: Lunds Univ. Årsskrift **39**, 7 (1943).
METUZĀLS, J.: Acta. anat. (Basel) **20**, 258 (1954).

Nowakowski, H.: Dtsch. Z. Nervenheilk. **165**, 261 (1951).
Roussy, G., et M. Mosinger: Traite de Neuro-Endocrinologie. Paris: Masson & Cie. 1946.
Spatz, H.: Acta neurovegetativa (Wien) **3**, 1 (1951).
— R. Diepen u. V. Gaupp: Dtsch. Z. Nervenheilk. **159**, 229 (1948).
Weiss, P., and H. Hiscoe: J. of Exper. Zool. **107**, 315 (1948).

Diskussion.

Spatz:

Nach unseren Erfahrungen bei einer Reihe von Säugetieren (allerdings nicht beim Pferd) endigt die ganz überwiegende Mehrzahl der in Rede stehenden zentralen Nervenfasern des Infundibulum mit einem feinen, dichten Plexus an der Kontaktfläche mit der adenohypophysären Pars infundibularis. An ganz bestimmten Stellen sahen zwar auch wir (bei der Katze) einzelne Nervenfasern die Grenze überschreiten, wir konnten sie dann aber nur bis in das dichte Gitterfasernetz jenseits der Grenze verfolgen und sahen keine Beziehungen zu den Drüsenzellen. Daß die Drüsenzellen der Adenohypophyse nicht von der Neurohypophyse her, sondern genau so wie das Parenchym aller übrigen endokrinen Drüsen durch periphere Nervenfasern des Sympathicus innerviert werden, hat Ramon y Cajal bereits 1911 festgestellt. Dieser Befund ist von vielen Autoren, zuletzt von E. Hagen bestätigt worden. Nur Roussy und Mosinger haben ein Bündel von offenbar zentralen Nervenfasern vom Infundibulum zur Adenohypophyse angegeben. Der Einwand von Harris, daß nach Exstirpation des Ganglion cervicale supr. nur geringe Störungen der hormonalen Tätigkeit der Adenohypophyse nachweisbar sind, ist u. E. nicht beweiskräftig. Eine solche Exstirpation wird kaum genügen, um die außerordentlich zahlreichen sympathischen Nervenfasern auszuschalten, welche die Arteria carotis interna in der Nachbarschaft der Hypophyse begleiten.

Metuzāls:

Der Referent weist die Bemerkung von Prof. Spatz, daß die beschriebenen Fasersysteme zum peripheren vegetativen Nervensystem gehören sollen, nach objektiver Beurteilung der Abbildungen als unbegründet zurück.

Aus der Frauenklinik des Karolinska Sjukhuset, Stockholm, Schweden.

Die Physiologie des Hypophysen-Hypothalamus-Systems unter besonderer Berücksichtigung der Regulation der Sexualfunktionen.

Von

AXEL WESTMAN.

Mit 3 Textabbildungen.

Seit dem Jahre 1937 habe ich gemeinsam mit JACOBSOHN eine Reihe von Arbeiten über den Effekt der Durchschneidung des Hypophysenstiels beim Kaninchen und der Ratte veröffentlicht. Diese Versuche zeigten, daß sich nach diesem Eingriff eine allmählich fortschreitende Atrophie der Ovarien einstellt. Beim Kaninchen blieb die Ovulation aus, die sich nach dem Coitus bei diesem Tier in der Regel einstellt. Dieselbe Beobachtung machte auch BROOKS (1935). Andererseits berichtete u. a. UOTILA (1940), daß er keine Atrophie der Ovarien nach Durchschneidung des Hypophysenstiels bei polyoestrischen Tieren beobachtete. Es herrscht also noch große Unsicherheit über die funktionelle Beziehung zwischen Hypophyse und Hypothalamus.

Die Annahme liegt nahe, daß zwischen Hypophyse und Hypothalamus nervöse Verbindungen bestehen, welche nach Durchschneidung des Hypophysenstiels abgebrochen werden. Die Ergebnisse der Experimente, die ich gemeinsam mit JACOBSOHN im Jahre 1940 ausführte, sprachen auch dafür, daß das nervöse System eine sehr wichtige Rolle spielt, denn wenn Novocain transorbital so injiziert wurde, daß einige Tropfen im Hypothalamus-Hypophysen-Gebiet deponiert wurden, blieb die Ovulation aus, die beim Kaninchen nach dem Coitus einzutreffen pflegt.

Im Hinblick auf die Unsicherheit, die zur Zeit über die Innervation des Vorderlappens herrscht, sowie über das eigentümliche Gefäßsystem, das unter dem Namen Portasystem bekannt ist, begann man, der Möglichkeit einer neurohormonalen Überleitung von Hypothalamus zur Hypophyse mehr und mehr Aufmerksamkeit zu schenken.

Die Experimente, die HARRIS und JACOBSOHN (1952) ausführten, haben gezeigt, daß das Portasystem wahrscheinlich eine wichtige Rolle bei der Hypophysenfunktion spielt, denn wenn bei hypophysektomierten Tieren Vorderlappengewebe in das Infundibulumgebiet transplantiert wird, stellt sich eine normal gonadotrope Vorderlappenfunktion ein. Wenn Vorderlappengewebe in ein anderes Gebiet transplantiert wird, bleibt diese aus.

Besonders interessant sind die Untersuchungen, die Markee, Everett und Sawyer (1952) ausgeführt haben und die auf der Laurentian Hormone Conference, die im Jahre 1951 stattfand, in Zusammenfassung vorlagen. Die Resultate der Arbeiten dieser Forscher sind in Kürze folgende: Elektrische Reizung des Hypothalamus beim Kaninchen kann zur Ovulation führen, während dasselbe Stimulans auf die Hypophyse appliziert keinen Effekt hat. In den Vorderlappen instilliertes Adrenalin kann gleichfalls Ovulation hervorrufen. Das gleiche gilt von sehr hohen Adrenalindosen, wenn sie unter gewissen Bedingungen intravenös gegeben werden. Daß beim Kaninchen beim Coitus eine adrenergische Substanz frei wird, haben Experimente gezeigt, in denen das Hypothalamussystem unmittelbar nach erfolgtem Coitus durch Dibenamin blockiert wurde. Die adrenalinähnliche Substanz, die zur Abgabe der für die Ovulation nötigen Menge L. H. führt, wird nicht produziert. Gewisse Beobachtungen deuten darauf hin, daß auch eine cholinergische Substanz produziert wird, denn eine Blockade mit Atropin unmittelbar nach dem Coitus verhindert gleichfalls die Ovulation. Studien über den Zeitfaktor bei den Blockierungsexperimenten führten zu dieser Auffassung.

Gleichartige Untersuchungen wurden an Ratten ausgeführt. Diese zeigten, daß eine Blockierung zwischen 14 und 16 Uhr am Tage des Prooestrus die Ovulation verhindert. Das nervös-humoral bedingte Hypophysenstimulans würde somit nach ungefähr 10 bis 12 Std. bei Tieren mit regelmäßigem Sexualcyclus erfolgen analog zu dem, was bei Kaninchen der Fall ist, die eine bedingte Ovulation haben.

Gemeinsam mit Borell und Örström (1947) habe ich auf anderem Wege Einblick in die physiologischen Prozesse im Hypophysen-Zwischenhirnsystem zu erhalten versucht. *Wir wollten diese ohne operativen Eingriff beobachten und ohne den Tieren stimulierende oder blockierende Drogen zuzuführen.* Dies war mit Hilfe der Isotopentechnik möglich. In den Experimenten, über die ich einen zusammenfassenden Bericht geben will, kam P^{32} zur Anwendung.

Radioaktiver Phosphor verhält sich metabolisch wie gewöhnlicher Phosphor, wie das speziell Hevesy (1940) klargelegt hat. Die metabolische Aktivität ist proportional der prozentualen Menge radioaktiven Phosphors. In unseren Versuchen wurde der Gehalt an freiem Phosphor im Prinzip nach der Methode von Briggs (1922) bestimmt und die Radioaktivität mit der Geiger-Müllerschen Rechenkammer nach dem Prinzip von Hevesy (1940). Die Phosphatmenge wurde in Mikrogramm, die Radioaktivität in der Zahl von Impulsen pro Minute angegeben. Berechnet wurde sowohl die spezifische als auch die relative spezifische Aktivität.

Auf die technischen Einzelheiten kann ich in der mir zur Verfügung stehenden Zeit nicht näher eingehen, sondern gehe direkt zur Besprechung der Resultate über.

Die ersten Versuche wurden an Kaninchen vorgenommen. Nicht brünstige und brünstige Weibchen, gedeckte Tiere, in gewissen Intervallen nach dem Coitus, und kastrierte Tiere wurden untersucht. Die Organe, die untersucht wurden, waren Tuber cinereum, Adenohypophyse, die Ovarien, Cerebellum und Blut. Es wurde folgendes beobachtet:

Tuber cinereum: Der Phosphatstoffwechsel, der als Indicator der Aktivität des Organs betrachtet werden kann, war im Tuber cinereum bei brünstigen und bei nichtbrünstigen Tieren von ungefähr der gleichen Größenordnung. Die Werte waren auch bei kastrierten Tieren gleichartig. Nach der Deckung zeigte sich ein markanter Unterschied. Bei Tieren, die 2 min nach dem Coitus getötet worden waren und bei welchen P³² 30 min vorher injiziert worden war, so daß ein Gleichgewicht in der Phosphatverteilung im Körper der Tiere vor dem Coitus zustande gekommen war, wurde eine bedeutende Steigerung der relativen spezifischen Aktivität konstatiert. Während der nächsten Stunden sank die relative spezifische Aktivität.

In der *Adenohypophyse* war der Phosphatstoffwechsel bei nichtbrünstigen wie bei brünstigen Tieren von ungefähr der gleichen Größenordnung. Schon ein paar Minuten nach Deckung war die relative spezifische Aktivität bedeutend gestiegen und erreichte ihr Maximum in der zweiten halben Stunde nach dem Coitus. Der niedrigste Wert wurde während einer Beobachtungszeit von 24 Std. zwischen der 9. und 10. Stunde nach der Deckung gefunden.

Bei *Kastraten* war der Phosphatstoffwechsel in der Adenohypophyse hoch.

In den *Ovarien* war

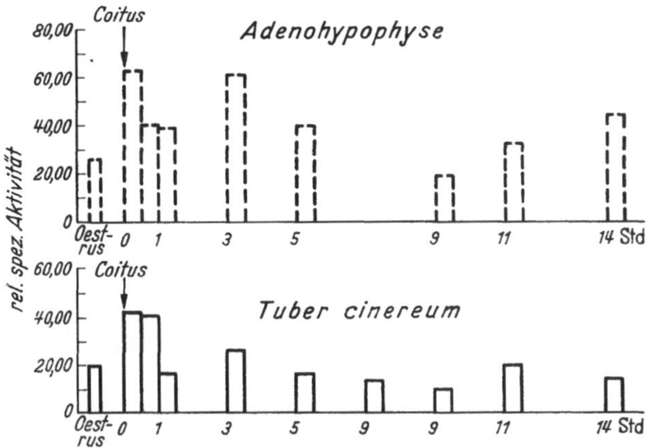

Abb. 1. Diagramm, das die relative spezifische Aktivität im Tuber cinereum und in der Adenohypophyse von Kaninchen vor dem Coitus und in gewissen Intervallen nach demselben zeigt.

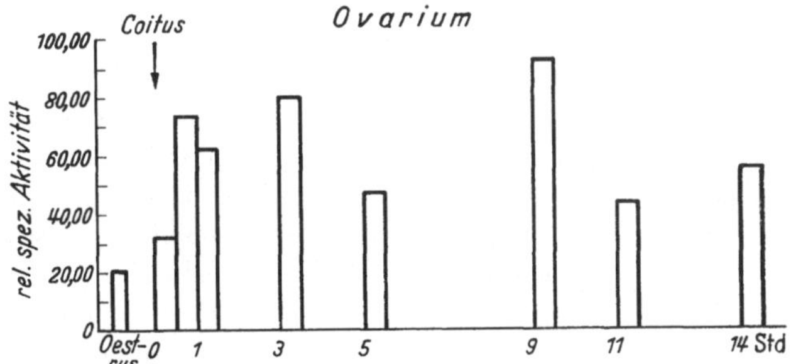

Abb. 2. Diagramm, das die relative spezifische Aktivität in den Ovarien von Kaninchen vor dem Coitus und in gewissen Intervallen nach demselben zeigt.

die relative spezifische Aktivität ungefähr dieselbe bei brünstigen und bei nicht brünstigen Tieren. Nach dem Coitus erfolgte eine Erhöhung, die nach 30—60 min eintrat. Dann lag die relative spezifische Aktivität ziemlich hoch und erreichte ihr Maximum 9—10 Std. nach Deckung. Dies ist aus Abb. 1 und 2 ersichtlich.

Hydrolyseuntersuchungen zeigten, daß die Erhöhung des Phosphatstoffwechsels nach dem Coitus im Tuber cinereum, der Adenohypophyse und den Ovarien vor allem auf einem erhöhten Umsatz der Phosphatfraktionen beruhte, die mit dem Kohlenhydratumsatz zusammenhängt. Gewisse Phosphatester, die hier in Frage kommen, sind sehr energiereich, und man kann annehmen, daß sie in hohem Grade an den Energie erfordernden Prozessen beteiligt sind, die zur Bildung der spezifischen Hormone führen.

Es ist interessant, die Resultate unserer im Jahre 1947 ausgeführten Untersuchungen, in denen die Tiere, wie erwähnt, keiner anderen Behandlung unterzogen wurden als der Zufuhr von radioaktivem Phosphor, mit den Resultaten, die MARKEE et al. (1952) erreicht haben, zu vergleichen. Die Übereinstimmung zwischen den auf verschiedenen Wegen gewonnenen Ergebnissen ist recht auffallend.

MARKEE et al. heben hervor, daß der Ovulationsmechanismus beim Kaninchen einem gewissen Zeitschema folgt. Die Aktivität im Hypothalamus und im Vorderlappen der Hypophyse stellt sich sehr schnell ein, und Mittel, die das Zustandekommen des Prozesses verhindern sollen, müssen dem Tiere innerhalb weniger Minuten zugefügt werden. Wir haben den Phosphatumsatz schon nach 2 min erhöht gefunden, also sobald es technisch möglich war, die Untersuchung durchzuführen.

Eine für die Ovulation hinreichende Menge L. H. wird nach MARKEE et al. (1952) während der ersten Stunden abgesondert, doch variiert diese Zeitperiode offenbar von Fall zu Fall.

In unseren Experimenten sank der Phosphatstoffwechsel im Tuber cinereum nach der 1. Stunde. In der Adenohypophyse dauerte die Erhöhung während der nächsten 24 Std. an.

In dem Zeitschema von MARKEE et al. werden die cholesterinartigen Produkte von den interstitiellen Drüsen im Ovarium nach 3—5 Std. mobilisiert, wie histologische Untersuchungen zeigten. Im Ovarium zeigten unsere Experimente eine beginnende Steigerung des Phosphatstoffwechsels nach 30 min, also zu einem Zeitpunkt, zu dem Gonadotropin seinen Einfluß geltend zu machen beginnt. Die

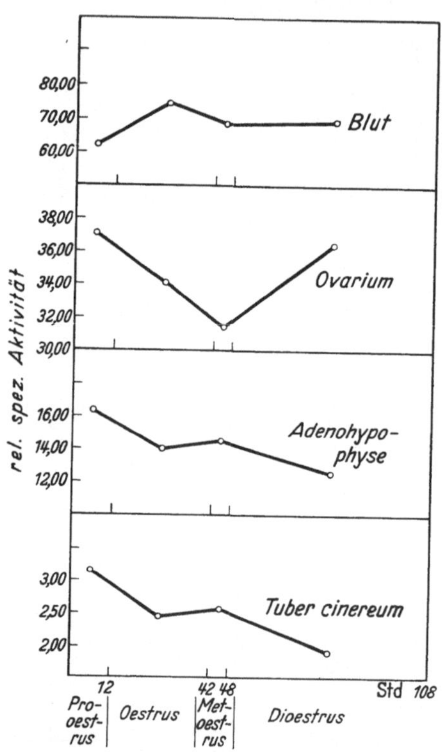

Abb. 3. Diagramm, das die relative spezifische Aktivität im Tuber cinereum, in der Adenohypophyse, in den Ovarien und im Blut von Ratten während verschiedener Phasen des Sexualcyclus zeigt.

Follikel platzen nach 10—14 Std. Wir haben gefunden, daß der Phosphatstoffwechsel im Ovarium am höchsten in der 9. Stunde war, also kurz vor dem Platzen der Follikel.

Die Veränderungen im Phosphatstoffwechsel spiegeln offenbar die Intensität der nervösen bzw. hormonalen Prozesse im Tuber cinereum, in der Adenohypophyse und in den Ovarien beim Kaninchen wider.

Wir haben nach den gleichen Richtlinien unsere Versuche an Ratten fortgesetzt, um die Verhältnisse bei Tieren mit regulärem Ovarialcyclus klarzustellen. Die Bestimmungen des Phosphatstoffwechsels wurden am Tuber cinereum, an der Adenohypophyse, an den Ovarien, am Cerebellum und im Blute während des Prooestrus, Oestrus, Metoestrus und Dioestrus vorgenommen. Die Resultate waren folgende:

Das *Tuber cinereum* hatte, wie Abb. 3 zeigt, einen hohen Umsatz während des Prooestrus; während des Oestrus sank dieser. Eine gewisse Steigerung trat aufs neue während des Metoestrus ein, während der Wert während des Dioestrus wieder sank.

Auf prinzipiell gleiche Weise verhielt sich der Phosphatstoffwechsel in der Adenohypophyse (Abb. 3).

Die Beobachtungen stützen die Auffassung, daß bei Tieren mit bedingter Ovulation die Zeitperiode unmittelbar nach dem Coitus das Gegenstück des Prooestrus bei spontan ovulierenden Tieren ist. Die Übereinstimmung unseres Zeitschemas mit dem Zeitschema von MARKEE et al. (1952) ist offenbar. Wie vorher erwähnt, sind diese Forscher auf einem anderen Wege zur Auffassung gekommen, daß der neuro-humorale Mechanismus im Hypothalamus-Hypophysensystem zwischen 14 und 16 Uhr am Tage des Prooestrus in Gang kommt, während die Ovulation am folgenden Tage während der Morgenstunden eintritt.

Im Ovarium fanden wir (Abb. 3), daß während des Prooestrus der Phosphatstoffwechsel hoch war, also zu einem Zeitpunkt, wo sich die soeben besprochenen Prozesse im Hypophysen-Zwischenhirnsystem abspielen, wenn die Produktion und Absonderung von gonadotropem Hormon stattfindet. Eine weitere Steigerung erfolgte während des Dioestrus, aber deren sachliche Bedeutung ist uns heute noch unbekannt. Studien an pseudograviden und graviden Tieren werden vielleicht Licht in diese Frage bringen.

Die Ergebnisse, zu denen auf getrennten Wegen MARKEE et al. (1952) und wir gelangt sind, sprechen für die Wahrscheinlichkeit der schon früher geäußerten Meinung, daß sich im Zwischenhirn ein sog. „Sexualzentrum" befindet, das sowohl von inneren als auch von äußeren Reizen beeinflußt wird. Die äußeren Reize werden unter anderen Sensationen auch durch Gesichts- und Geruchssensationen hervorgerufen. Die inneren Reize sind wahrscheinlich im wesentlichen Grade durch hormonale Verhältnisse bedingt. Das „Sexualzentrum" dürfte von Geschlechtshormonen beeinflußt werden.

Die Mehrzahl der vorgenommenen Untersuchungen stützen diese Auffassung. Meine eigenen, im Jahre 1941 veröffentlichten Studien an einem ziemlich umfangreichen Material von Amenorrhoe-Patientinnen zeigten, daß man beinahe in der Hälfte der Fälle günstige Resultate mit oestrogener Behandlung erhalten kann. Dies spricht dafür, daß Oestrogen nicht bloß als Substitutions-, sondern auch als Stimulationstherapie wirkt.

Diese Beobachtung weist also darauf hin, daß der Oestrogeneffekt stimulierend auf Hypophyse oder Hypophysen-Zwischenhirnsystem wirkt, mit der Folge einer Aktivierung der eigenen Ovarien des Organismus.

Zusammen mit meinem Mitarbeiter BORELL habe ich im Jahre 1949 die Frage tierexperimentell mit Anwendung der Isotopentechnik anzugreifen versucht. Serien von normalen und hypophysektomierten Ratten wurden mit Oestradiolmonobenzoat in Dosen behandelt, die zwischen 500 und 22 000 i BE variierten und entweder als einmalige Dosis oder in wiederholten Dosen verabreicht wurden. Nach intraperitonealer Injektion von P^{32} wurden Tuber cinereum, Adenohypophyse, Ovarien, Cerebellum und Blut untersucht. Die Ergebnisse waren folgende:

Was das Tuber cinereum betraf, war eine einmalige Dosis von etwa 10 000 i BE erforderlich, um eine Steigerung des Phosphatstoffwechsels herbeizuführen.

Nun entstand die Frage, ob oestrogenes Hormon direkt auf das Zwischenhirn wirkt oder auf dem Wege über die Hypophyse. Die Antwort auf diese prinzipiell wichtige Frage erhielten wir dadurch, daß hypophysektomierte Tiere auf analoge Weise behandelt wurden. Das Oestron hatte *keinen* Einfluß auf den Phosphatstoffwechsel im *Tuber cinereum* nach Hypophysektomie.

In der *Adenohypophyse* löste Oestrogen schon nach einer Dosis von etwa 500 i BE eine Steigerung des Phosphatstoffwechsels aus.

In den *Ovarien* konnten keine Veränderungen festgestellt werden.

Das Wechselspiel zwischen Hypothalamus und Hypophyse kommt durch die oben berichteten Beobachtungen in eine Beleuchtung, die nicht ganz mit den Schlußfolgerungen von Markee et al. (1952) und den Beobachtungen von Harris (1951) übereinstimmt. Nach diesen Forschern hat man, wie früher erwähnt, mit einer neuro-hormonalen Transmission vom Zwischenhirn zur Hypophyse zu rechnen, während eine Passage in entgegengesetzter Richtung kaum anzunehmen ist. Früher hat man indessen, wie bekannt, großes Gewicht auf den Transport kolloidaler Substanzen von unten nach oben gelegt, der histologisch deutlich beobachtet werden kann. Man dachte sich dabei, daß die Hypophyse Stoffe produziert, die einen starken Einfluß auf die nervösen Zentren im Hypothalamus ausüben.

Unsere Untersuchungen sprechen dafür, daß ein derartig aufsteigender hormonaler Reiz ausgeübt wird. In der gleichen Richtung bewegen sich gewissermaßen auch einige Beobachtungen, die ich zusammen mit Jacobsohn im Jahre 1942 veröffentlicht habe. Nach Durchschneidung des Hypophysenstiels beim Kaninchen wurden die Zellen des Vorderlappens protoplasmaarm und die eosinophilen Zellen verloren ihre Granulierung. Wurden die Tiere mit Oestrogen behandelt, so wurde die normale histologische Struktur im Vorderlappen wiederhergestellt.

Schließlich muß die bemerkenswerte Beobachtung berührt werden, daß der Phosphatstoffwechsel in der Kastratenhypophyse verglichen mit dem in der Hypophyse von normalen Tieren wesentlich erhöht ist. Der Ausfall ovariellen Oestrogens hat in diesen Fällen die Reizbarkeit im Sexualzentrum des Diencephalon nicht vermindert, was man anzunehmen geneigt gewesen wäre. Man fragt sich, ob der Vorderlappen unter gewissen Verhältnissen unabhängig von nervösen oder neuro-hormonalen Transmissionen gonadotropes Hormon produzieren kann, ein Problem, über das wir durch weitere Untersuchungen Klarheit zu gewinnen hoffen wie auch über die wichtige Frage, ob die Impulse vom Hypothalamus zur Hypophyse nervöse oder neuro-hormonale sind.

Zusammenfassung.

Frühere tierexperimentelle Untersuchungen des Verf. und seiner Mitarbeiter haben gezeigt, daß die Durchtrennung des Hypophysenstiels eine Störung in der Produktion von gonadotropem Hormon des Hypophysenvorderlappens verurursacht, die zu einer Atrophie der Ovarien führt. In der vorliegenden Arbeit wurde die Funktion des Hypophysen-Zwischenhirnsystems untersucht. Die Versuche, zu welchen P^{32} verwendet wurde, wurden an Kaninchen und Ratten vorgenommen.

Im *Tuber cinereum* und in der *Adenohypophyse* des Kaninchens, dessen Ovulation bedingt ist, war der Phosphatstoffwechsel unmittelbar nach dem Coitus stark erhöht. Im *Ovarium* setzte eine Erhöhung 30—60 min nach dem Coitus ein und erreichte ihr Maximum nach 9—10 Std., d. h. kurz vor dem Platzen der Follikel.

Im *Tuber cinereum* und in der *Adenohypophyse* der Ratte ist der Phosphatstoffwechsel hoch während des Prooestrus. Bei Tieren mit bedingter Ovulation ist die Zeitperiode unmittelbar nach dem Coitus das Gegenstück des Prooestrus bei spontan ovulierenden Tieren. Im *Ovarium* der Ratte erreichte der Phosphatstoffwechsel sein Maximum während des Prooestrus.

Versuche an Ratten haben gezeigt, daß Injektionen von Oestradiolmonobenzoat bei normalen Tieren eine Erhöhung des Phosphatstoffwechsels im *Tuber cinereum* und in der *Adenohypophyse* hervorrufen. Im *Tuber cinereum* hypophysektomierter Tiere wurden keine Veränderungen im Phosphatstoffwechsel nach Hormonbehandlung beobachtet. Diese Beobachtung deutet darauf hin, daß Hypophyse und Zwischenhirn sich gegenseitig beeinflussen.

In der *Kastratenhypophyse* war der Phosphatstoffwechsel höher als in der Hypophyse von normalen Tieren.

Literatur.

BORELL, U., and A. WESTMAN: Acta endocrinol. **3**, 111 (1949).

— — u. Å. ÖRSTRÖM: Gynaecologia (Basel) **123**, 186 (1947).

— — Acta physiol. scand. (Stockh.) **15**, 245 (1948).

BRIGGS, A. P.: J. of Biol. Chem. **53**, 13 (1922).

BROOKS, CH.: Amer. J. Physiol. **113**, 18 (1935).

HARRIS, G. W.: Brit. Med. Bull. **6**, 345 (1950).

— Brit. Med. J. **2**, 559, 627 (1951).

— and D. JACOBSOHN: Proc. Roy. Soc. B **139**, 263 (1952).

HEVESY, H. O.: Annual Rev. Biochem. **9**, 641 (1950).

MARKEE, J. E., J. W. EVERETT and CH. H. SAYER: Recent Progr. in Hormone Res. **7**, 139 (1952). (Hier ausführliche Übersicht der Literatur.)

UOTILA, U. U.: Endocrinology (Springfield, Ill.) **26**, 123 (1940).

WESTMAN, A.: Internat. Congr. voor Verloskunde en Gynaecologie, Handl. 1938, S. 488.

— Mschr. Geburtsh. **114**, 200 (1942).

— Geburtsh. u. Frauenheilk. **5**, 416 (1943).

— and D. JACOBSOHN: Acta obstetr. scand. (Stockh.) **17**, 235 (1937).

— — Acta obstetr. scand. (Stockh.) **22**, 24 (1942).

Diskussion.

DIRSCHERL:

Die Oestrogenmenge, um diese Stoffwechselerhöhungen zu erzielen, ist doch relativ hoch, und mit welchen Mengen an Oestrogen wird man physiologischerweise rechnen können?

WESTMAN:

Darauf kann ich nicht antworten. Für uns war die Hauptsache, zu erforschen, ob eine Stoffwechselerhöhung überhaupt erzielt werden kann. Versuche, um klarzulegen, welche Mengen erforderlich sind, haben wir nicht gemacht.

DIRSCHERL:

Ich stellte diese Frage aus folgendem Grunde: Wir sind an diesen Dosierungsfragen sehr interessiert, weil wir uns schon seit Jahren mit dem Problem beschäftigen, ob nicht die morphologischen Wirkungen der Steroidhormone ganz allgemein, besonders der Sexualhormone, primär Stoffwechselwirkungen vorstellen. Das ist ja sehr naheliegend und man kann auch mit Oestrogenen an Gewebeschnitten verschiedener Organe, besonders natürlich am Uterus, Veränderungen der Atmung und der Glykolyse erzeugen, aber mit Dosen, die uns zu hoch erscheinen, z. B. an Uterusschnitten mit 0,1 γ und 1 γ Oestradiol pro Kubikzentimeter. Nun stört es uns sehr, daß man schon mit $^1/_{10}$ γ eine ganze Maus in den Oestrus versetzen kann. Man sollte eigentlich erwarten, daß man dann in vitro mit Konzentrationen von vielleicht 10^{-3} γ/cm³ oder noch weniger die Stoffwechselwirkung erzielen können müßte. Natürlich setzen wir die Versuche trotzdem fort. Es ist zunächst einmal wichtig, überhaupt diese Effekte zu kriegen, aber es ist doch eine große Schwierigkeit. Wir getrauen uns jedenfalls vorläufig noch nicht zu sagen, die biologische Wirkung käme auf Grund dieser in vitro beobachteten Stoffwechseleffekte zustande.

Westman:

Was uns besonders interessierte, war die Beobachtung, daß bei normalen Tieren nach Injektion von hohen Dosen von Oestrogen diese Stoffwechselerhöhung im Tuber cinereum und in der Hypophyse eintritt, während bei hypophysektomierten Tieren keine Stoffwechselveränderung zu beobachten war, auch nicht, wenn die Injektionen kurz nach der Hypophysektomie gegeben wurden. Das war unsere Fragestellung und da fanden wir den großen Unterschied.

Philipp:

Zu den Experimenten von Herrn Westman will ich nur ergänzend sagen, daß wir bei der Frau ein wichtiges Symptom haben, das uns über die Verhältnisse an der Hypophyse und am Hypothalamus Auskunft gibt: die Amenorrhoe. Wir sind heute in der Lage, die Amenorrhoe zu differenzieren in uterine und ovarielle Amenorrhoen einerseits und in hypophysäre und hypothalamische Amenorrhoen andererseits. Hierbei ergeben sich hochinteressante Beziehungen zu all dem, was wir heute morgen von Herrn Spatz gehört haben. Herr Spatz hat ja die nervösen Beziehungen dieser Zentren zum Genitale sehr in den Vordergrund gestellt. Vom klinischen Standpunkt aus aber weiß ich nicht, ob das in dieser Form richtig ist. Bei Frauen mit schweren Rückenmarksläsionen kann die Genitalfunktion ungestört weitergehen, also kann der Weg, der rein über die nervösen Elemente führt, hier kaum ausschlaggebend sein; die hormonalen Funktionen werden hier vorwiegend auf dem Blutweg zustande kommen. Meines Erachtens deuten auch die vielen schönen Präparate, die wir heute von der Gefäßversorgung gerade in der Hypophyse gesehen haben, in diese Richtung. Wahrscheinlich werden beide Wege nebeneinander beschritten.

Spatz:

In den interessanten Mitteilungen von Herrn Westman sehen wir eine neue Stütze für unsere Annahme eines Sexualzentrums im Tuber cinereum. Für das Vorhandensein eines solchen Zentrums sprechen auch wieder die erst in letzter Zeit bekanntgewordenen umschriebenen Granulationsgeschwülste, die gerade das Tuber cinereum oft isoliert zerstören (Gagel, Brouwer, Quandt). Ein Fall dieser Art (26jährige Frau mit hartnäckiger Amenorrhoe neben anderen vegetativen Ausfallserscheinungen) wurde klinisch von Miehlke und Diepen publiziert [Arch. Ohren- usw. Heilk. **160**, 178 (1951)]. Durch die Sektion wurde kürzlich die Diagnose bestätigt. (Die Rolle einer klinisch diagnostizierten Ozaena ist strittig.) — Wir nehmen einen afferenten Weg an, der von der Adenohypophyse über das Infundibulum zum markarmen Tuber führt und einen efferenten Weg, der von diesem über das markarme Schützsche Bündel und den markarmen Tractus parependymalis (Laruelle, Krücke) zum spinalen Sexualzentrum zieht. Querschnittsläsion des oberen Dorsalmarkes hat, wie neuerdings auch amerikanische Autoren bestätigen, Keimdrüsenatrophie zur Folge. Doch scheint dem spinalen Sexualzentrum u. U. eine gewisse Autonomie eigen zu sein. Nowakowski hat durch elektrische Reizung des Tuber cinereums beim Kaninchen Ovulation ausgelöst; diese Auslösung war nicht mehr möglich, wenn vorher eine Durchschneidung des oberen Dorsalmarkes vorgenommen worden war.

Dirscherl:

Ich bitte um Entschuldigung, wenn ich Herrn Westman nochmals zum gleichen Thema eine Frage stelle: Halten Sie es nicht für möglich, daß die Ovulation, die beim Kaninchen erst beim Deckakt erfolgt, nur auf nervösem Weg zustande kommt und daß in den Versuchen, in denen mit sehr hohen Dosen Oestradiolbenzoat das gleiche erreicht wird, zwar eine weitere Möglichkeit vorliegt, die aber physiologischerweise keine Rolle spielt?

WESTMAN:

Ich bin vollkommen davon überzeugt, daß bei der Deckung die Hormonausscheidung der Effekt eines nervösen Reizes ist, denn wenn man das Tuber cinereum mit Dibenamin blockiert, kommt keine Ovulation zustande.

DIRSCHERL:

Ich bin vorhin vielleicht etwas mißverstanden worden. Man fragt sich unwillkürlich, wo soll physiologischerweise beim Deckakt plötzlich diese große Menge Follikelhormon herkommen? Und deswegen noch einmal meine Frage, ob es nicht denkbar wäre, daß beim Deckakt nur ein nervöser Reiz zum Sexualzentrum hingeht und daß nicht Follikelhormon diesen Reiz physiologischerweise ausübt.

WESTMAN:

Ich muß mich hier unklar ausgedrückt haben. Ich habe niemals geglaubt, daß die Produktion gonadotroper Hormone von großen Mengen von Ovarialhormonen abhängig ist.

Pathologische Anatomie
des Hypophysen-Hypothalamus-Systems *.

Von

H. ORTHNER.

Mit 16 Textabbildungen.

Die Fortpflanzungsfunktionen können durch krankhafte Prozesse sowohl der Hypophyse als auch des Hypothalamus gestört werden. Bei aller Betonung der Zusammengehörigkeit von Hypophyse und Hypothalamus in einem Funktionssystem soll nicht vergessen werden, daß es sich um zwei verschiedene Organe handelt, deren Erkrankungen charakteristische Unterschiede aufweisen. Hinsichtlich Anatomie und Physiologie der Steuerungsorgane der Sexualität siehe ORTHNER (1953).

1. Erkrankungen der intrasellären Hypophyse.

Die intraselläre Hypophyse ist oral, basal und caudal von den knöchernen Sellawänden, seitlich und dorsal von meist derben Durablättern umgeben. Sie hat daher bei

a) Geschwülsten

nur geringe Ausweichmöglichkeiten. Am häufigsten sind die *Adenome des Vorderlappens*, die man in hormonell aktive und inaktive unterteilen kann.

Hormonelle Aktivität ist nur bei den *eosinophilen Adenomen* nachgewiesen; sie erzeugen durch Mehrproduktion von Somatotropin Akromegalie oder Riesenwuchs. Eine Erweiterung der Sella fehlt nach DAVIDOFF nur in 7% der Akromegalen. Nach BAILEY und CUSHING besteht „eine definitive Beziehung zwischen der Zahl der α-Granula in einem Hypophysenadenom und der Intensität der akromegalen Symptome". Akromegalie ist gelegentlich mit Lactation verbunden, ein Zeichen abnormer Ausschüttung von Luteotropin, das ebenfalls in eosinophilen Zellen entsteht. Ob man den meist erhöhten Grundumsatz auf eine vermehrte Bildung von Thyreotropin durch den Tumor beziehen darf, ist fraglich; denn das Thyreotropin entsteht wahrscheinlich in basophilen Epithelien.

Bei den hormonell inaktiven *chromophoben Adenomen* kann man je nach dem Differenzierungsgrad verschiedene Typen unterscheiden (COSTERO). Das sog. *fetale Adenom* ist eine besonders unreife Form. Es pflegt sehr groß zu werden und kann den Keilbeinkörper so zur Druckatrophie bringen, daß es sich in den Epipharynx vorwölbt. Doch ist auch das fetale Adenom biologisch gutartig, da es rein expansiv wächst und keine Metastasen setzt (PSENNER). Echte *Carcinome* der Hypophyse (KÖHLMEIER) sind selten.

Zwischen den eosinophilen und den chromophoben Adenomen gibt es eine intermediäre Gruppe gemischter Adenome (BAILEY und CUSHING), die nur flüchtige akromegale Zeichen hervorrufen. COSTERO beschreibt mehrere Arten solcher *oligochromer Adenome*.

---

* Herrn Professor Dr. Dr. h. c. Gg. B. GRUBER zum 70. Geburtstag in Dankbarkeit zugeeignet.

Basophile Adenome sind klein und spielen deshalb als raumbeengende Prozesse keine Rolle (Tönnis). Cushing 1933 bezog auf ihre hormonelle Aktivität die nach ihm benannte Krankheit. Heute wird die Cushingsche Krankheit als Folge einer Überproduktion von S-Hormon der Nebennierenrinde aufgefaßt; es ist umstritten, ob es primär hypophysär bedingte Fälle von M. Cushing gibt, Fälle, die auf einer vermehrten Ausschüttung von ACTH beruhen müßten. Nach dem derzeitigen Stand der anatomischen Forschung ist es ganz ungewiß, ob das ACTH in basophilen oder eosinophilen Zellen entsteht. — Krankhafte Zustände durch Überproduktion von Gonadotropinen (FSH und ICSH), die wahrscheinlich in basophilen Zellen gebildet

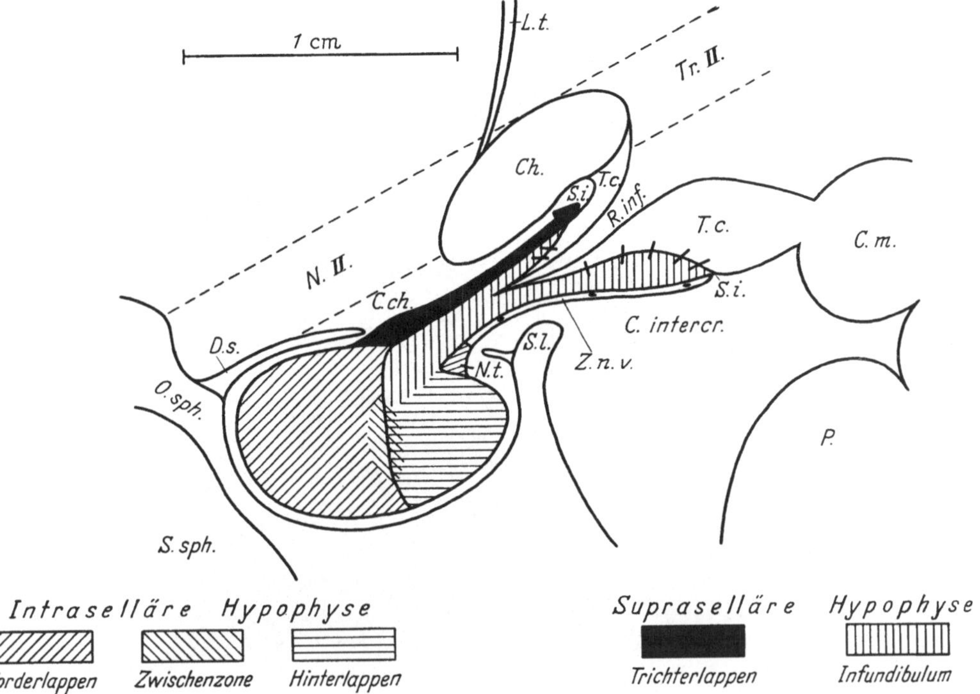

Abb. 1. Schema eines Sagittalschnittes, der im Bereich der Hypophyse median, im Bereich des Hypothalamus ein wenig paramedian liegt. Sehnerv (*N. II*) und Tractus opticus (*Tr. II*) sind mit unterbrochenen Linien eingezeichnet. *C. ch.* Cisterna chiasmatis; *C. intercr.* Cisterna intercruralis; *C. m.* Corpus mamillare; *Ch.* Chiasma opticum; *D. s.* Dorsum sellae; *L. t.* Lamina terminalis; *N. t.* Nackenteil des Vorderlappens; *O. sph.* Os sphenoidalis; *P.* Pons; *R. inf.* Recessus infundibularis; *S. i.* Sulcus infundibularis; *S. l.* Sattellehne; *S. sph.* Sinus spenoidalis; *T. c.* Tuber cinereum; *Z. n. v.* Zona neurovascularis mit Trichterlappeninseln.

werden, sind nicht bekannt. — Auch die in den Hinterlappen einwandernden basophilen Zellen der Zwischenzone können sich geschwulstig vermehren (Kraus 1926a).

Die Hypophysenadenome zerstören das funktionstragende Parenchym gewöhnlich nicht vollständig; daher kommt es nur in Ausnahmefällen zu einem voll ausgeprägten Simmondsschen Syndrom (S. 86). Häufig ist lediglich die gonadotrope Funktion deutlich herabgesetzt.

Die intrasellären *Plattenepithelgeschwülste des Hypophysenganges* (Craniopharyngeome, Erdheim 1904) können die Hypophyse zu praktisch totaler Druckatrophie bringen. Entwickelt sich der Tumor in der Kindheit, dann resultiert das Bild des *hypophysären Infantilismus:* vollständige Degeneration des germinativen und inkretorischen Epithels der Keimdrüsen, Stillstand des Wachstums, weitgehende Atrophie der Nebennierenrinde, geringere der Schilddrüse (Orthner und Schiebler).

Neben diesen beiden Geschwulsttypen haben *sonstige raumbeengende Prozesse* in der Sella geringere Bedeutung. *Teratome* der intrasellären Hypophyse (Beck) sind sehr selten. Die *Cysten der Zwischenzone* können sich geschwulstig vergrößern und dadurch raumverdrängend wirken. Die Existenz primärer Geschwülste des Hypophysenhinterlappens wurde früher bestritten. Nach neueren Befunden scheinen aber *Ependymome* (Antoni), *Gangliocytome* (Casper) und *Spongioblastome* (Rozynek) vorzukommen. Nach Lüthy und Klingler können die sog. *Choristome* des Hinterlappens (Priesel), von Shanklin „Tumoretten", von Feyrter „granulocelluläre Pituicytome" genannt (Abb. 11, *Ch*), zu einer raumverdrängenden Geschwulst auswachsen. Natürlich können die verschiedensten bösartigen Tumoren in der Hypophyse *Metastasen* setzen; die Absiedelungen bevorzugen den

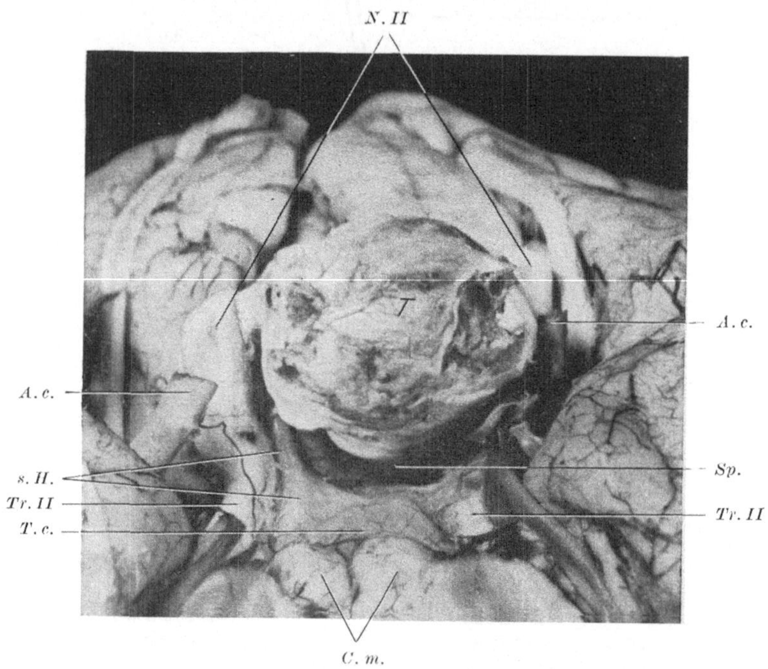

Abb. 2. 60jähriger Mann, hypophysärer Infantilismus. Intraselläres Craniopharyngeom, das die intraselläre Hypophyse vollkommen zerstört hat und *vor* dem Chiasma opticum und dem dritten Ventrikel in das Gehirn eingewachsen ist. *A. c.* Arteriae carotides; *C. m.* Corpora mamillaria; *s. H.* suprasselläre Hypophyse (Hypophysenstiel); *N. II* Nervi optici; *Sp.* durch die Fixierung bedingter artifizieller Spalt zwischen Tumor und Lamina terminalis; *T.* Tumor; *T. c.* Tuber cinereum; *Tr. II* Tractus optici. Aus Orthner und Schiebler.

Hinterlappen. Von der Schädelbasis können *Chondrome* (Klingler) in die Sella einwachsen und die Hypophyse zur Druckatrophie bringen.

Die *Ausbreitung* der intrasellären Tumoren erfolgt, wenn sie die Sella ausgefüllt und meist auch ausgeweitet haben, gewöhnlich nach dorsal oder orodorsal, seltener in der Richtung des Hypophysenstiels nach caudodorsal (Abb. 1). Daraus folgt, daß der Tumor in vielen Fällen, auch wenn er weit in die Schädelhöhle hineinragt, den Hypothalamus nicht berührt. Er wächst zunächst in die ziemlich tiefe Cisterna chiasmatis hinein, zwängt sich in den vorderen Chiasmawinkel und erzeugt die bekannte bitemporale Einschränkung des Gesichtsfeldes. Bei langsamem Wachstum können die Sehnerven nach den Seiten und das Chiasma nach rückwärts gedrängt und gedehnt werden, auch ohne daß es zu Sehstörungen kommt. Der Tumor kann zwischen den Sehnerven tief in den Interhemisphärenspalt oder in einen Stirnlappen einwachsen, ohne cerebrale

Erscheinungen zu verursachen (Abb. 2); die Symptomatik bleibt dann eine rein hypophysäre; die A. communicans anterior liegt in diesen Fällen meist caudal vom Tumor, oft in einer Furche desselben. Von Anfang an breite Tumoren finden aber im vorderen Chiasmawinkel keinen Platz; sie drängen Sehnerven und Chiasma nach oben; die diese überquerenden vorderen Hirnschlagadern sind durch die A. communicans aneinander gebunden und können nicht ausweichen; der Tumor fängt sich gewissermaßen in der arteriellen Schlinge; der Puls der Arterien hämmert die plattgedrückten, auf dem Tumor wie auf einem Amboß liegenden Sehnerven durch. Die Überdehnung dieses Abschnitts des Circulus Willisi kann zu Aneurysmenbildung und plötzlicher Subarachnoidalblutung führen (BUESS).

b) Entzündungen

bei Eiterungen in der Nachbarschaft und bei Septicopyämie, syphilitische (FINK), tuberkulöse, aktinomykotische (ZAJEWLOSCHIN) Nekrosen können das Organ weitgehend zerstören. Diffuse Hypophysitiden (FAHR, BERBLINGER 1928) sind selten. Manche Entzündungen ergreifen mehrere Blutdrüsen gleichzeitig, so daß die Veränderungen in den peripheren Drüsen nicht immer als bloße Auswirkung des Hypophysenausfalls betrachtet werden dürfen (multiple Blutdrüsensklerose, FALTA).

Bezüglich der

c) Kreislaufstörungen

verlangen die neuen Erkenntnisse über die Hypophysengefäße eine Revision alter Anschauungen. SIMMONDS, OMELSKYJ u. a. hielten eine totale Zerstörung des Vorderlappengewebes durch anämische Infarzierung infolge blander *Embolien* für möglich. SIMMONDS war von der irrigen Meinung BENDAs ausgegangen, daß der Hypophysenvorderlappen von einem einzigen Arterienpaar versorgt werde. Aber wenn man bedenkt, daß zwischen den beiden unteren und einer Vielzahl von oberen Hypophysenarterien reiche Anastomosen bestehen, daß ferner die experimentelle Unterbrechung aller oberen Arterien den Vorderlappen nur in derMinderzahl der Fälle nekrotisch werden läßt, *dann muß die blande Embolie als Ursache eines umfangreicheren Gewebstodes ausscheiden.* Leichter können Entzündungen und Geschwülste die Versorgung der intrasellären Hypophyse mit arteriellem Blut gefährden.

Der venöse Abfluß erfolgt größtenteils über die Kapselvenen in den Sinus cavernosus. Eine ausgedehnte Nekrose kann bei einer Thrombose des Sinus cavernosus eintreten, wie KRAUS (1926b) gezeigt hat. Da dies aber sicher ein seltenes Vorkommnis ist, ist es nicht möglich, Venenthrombosen (REYE) im allgemeinen für die Vorderlappennekrose bei der SIMMONDSschen Krankheit verantwortlich zu machen, zumal hierfür jeder anatomische Anhalt fehlt.

Nach C.-G. SCHMIDT ist jede *intrakranielle Drucksteigerung* oder örtliche Druckeinwirkung an der Hirnbasis in der Lage, über eine Kompression des Sinus cavernosus den venösen Abfluß aus der Hypophyse zu erschweren. Eine allgemeine Erweiterung der Kapselvenen, ausgedehnte flächenhafte Kapselblutungen, Stauung der subcapsulären Sammelvenen sind ein regelmäßiger Befund bei solchen Prozessen. Kapselvenenthrombosen können zu subcapsulären hämorrhagischen Infarkten führen, aber wegen der reichen Anastomosen offenbar nicht zu Totalnekrosen. Besteht die Abflußhemmung längere Zeit, dann tritt Phlebofibrose, perivenöse und interstitielle Fibrose mit kollagener Imprägnation des interstitiellen Fasernetzes im Hypophysenvorderlappen ein (Abb. 11 a). Dadurch werden die Drüsenstränge auseinandergedrängt. Die mit der venösen Hyperämie verbundene Stoffwechselverschlechterung führt zu Verkleinerung und Reifungshemmung der Parenchymzellen. In funktioneller Hinsicht scheint chronischer Hirndruck *keine sofortige Leistungsminderung*, sondern nach den Untersuchungen von Kraus (1933a) in vielen Fällen *zunächst sogar eine Leistungssteigerung* des Hypophysenvorderlappens hervorzurufen.

d) Degenerationen.

Unter Simmondsscher Krankheit verstehen wir jenes Syndrom, das entsteht, wenn beim normal entwickelten erwachsenen Menschen das Parenchym der Adenohypophyse vollständig oder fast vollständig zerstört wird. Aus dem oben Gesagten

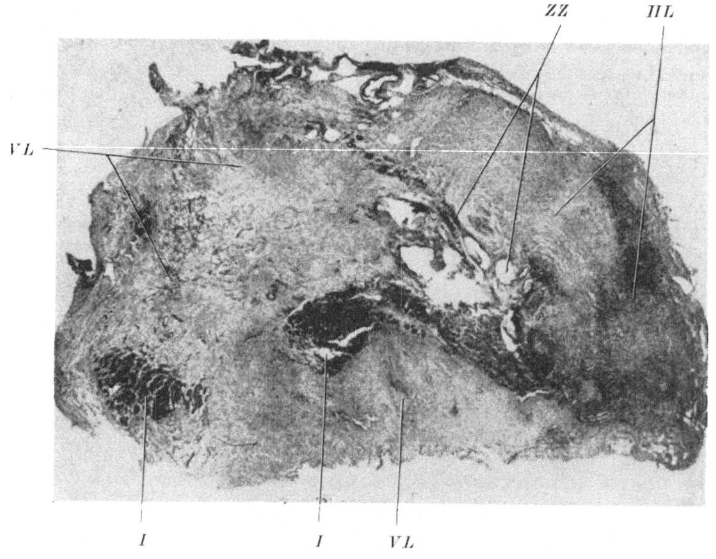

Abb. 3. Sagittalschnitt durch die Hypophyse bei M. Simmonds. *HL* Hinterlappen, atrophiert und gliavermehrt: *I* Inseln erhaltenen Drüsengewebes in dem sonst fibrös entarteten Vorderlappen (*VL*); *ZZ* Zwischenzone. Aus Jakob.

geht hervor, daß die pathologisch-anatomischen Befunde nicht gestatten, Kreislaufstörungen in nennenswertem Umfange für den praktisch totalen Parenchymuntergang verantwortlich zu machen. Nur ein Teil der Fälle läßt sich durch entzündliche Prozesse erklären, ein anderer durch Tumoren. *Daß der weitaus größte Teil der typischen Fälle von Simmondsscher Krankheit all diesen Erklärungen nicht zugänglich ist,* sei hier besonders herausgestellt. Maresch war es, der schon 1914 vermutete, daß eine *gesteigerte funktionelle Beanspruchung* bei den Simmondsschen Nekrosen eine wesentliche Rolle spiele. Die Vulnerabilität steigt mit dem Grad der augenblicklichen Aktivität eines Zellsystems; bei höchster Aktivität können bereits geringe Reize toxischer, bakterieller, hypoxydotischer Natur zerstörend wirken. Damit würde die Häufung der nicht durch Gefäßprozesse, entzündliche Einschmelzungen, Tumoren usw. erklärbaren Fälle, die wir als „idiopathische" Simmondssche Krankheit bezeichnen, in Zeiten besonderer Hypophysenaktivität gut übereinstimmen. Insbesondere in den typischen „Post-partum-Nekrosen" nach schwerer Geburt (SHEEHAN) scheint der Parenchymuntergang im wesentlichen durch funktionelle Erschöpfung hervorgerufen zu werden.

In vielen Fällen eines partiellen Unterganges muß man annehmen, daß *der Vorderlappen in gewissem Maße auch regenerieren kann.* Vom Tierversuch weiß man, daß das Vorderlappenparenchym einer weitgehenden Wiederherstellung fähig ist, wenn nach verschiedenen Eingriffen subtotale Nekrosen erzeugt wurden.

a

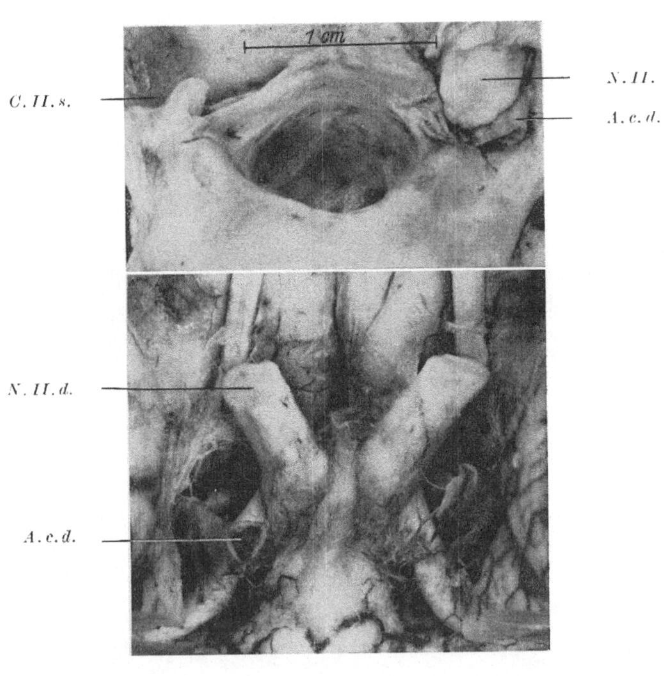

b

Abb. 4. *a* „Leere Sella" bei SIMMONDSscher Krankheit. Bei dehnbarem Diaphragma sellae wird die nekrotische intraselläre Hypophyse unter der Wirkung des Schädelinnendrucks zu einer dünnen Lamelle am Boden der Sella zusammengedrückt. *b* Hirnbasismitte in diesem Fall. Dünner, langer Hypophysenstiel, der in der Tiefe der „leeren Sella" an der Vorderwand der Sattellehne inseriert hatte. *A. c. d.* Arteria carotis interna dextra; *C. II. s.* Canalis opticus sinister; *N. II. d.* rechter Sehnerv. Beobachtung von Herrn Dr. STAMMLER.

Hierher könnten die klinisch ausgeheilten Fälle von M. SIMMONDS gehören, in denen der Zustand der Hypophyseninsuffizienz wieder von normaler Funktion abgelöst wurde (SHEEHAN und MURDOCH). *Die Regenerationsfähigkeit dürfte vor allem von dem Ausmaß der Narbenbildung abhängen.* Das histologische Bild des Endzustandes der idiopathischen SIMMONDSschen Krankheit zeigt eindrucksvoll, daß hier die von der Nekrose verschont gebliebenen Reste des Vorderlappens in den derben kollagenen Bindegewebsmassen gleichsam gefesselt wurden (Abb. 3 und 5). Sie sind durch die fibröse Narbe nicht nur an jeder Neubildung verhindert, sondern auch in der eigenen Funktion schwer beeinträchtigt.

Man kann bei diesem Endzustand *zwei Formen* unterscheiden, die überwiegend *durch die verschiedene Beschaffenheit des Diaphragma sellae* bedingt sein dürften. Ist das Diaphragma fest, dann hält es bei der durch die Nekrose verursachten

Druckminderung in der Sella dem intrakraniellen Druck stand; die Hypophyse wird mehr oder weniger vollständig von Nekrose und Narbengewebe substituiert (Abb. 3). Ist das Diaphragma dünn und dehnbar, dann wird der Vorderlappen durch den Schädelinnendruck zu einer dünnen Platte am Sellaboden zusammengedrängt; es entsteht das Bild der „leeren Sella" (Abb. 4 und 5).

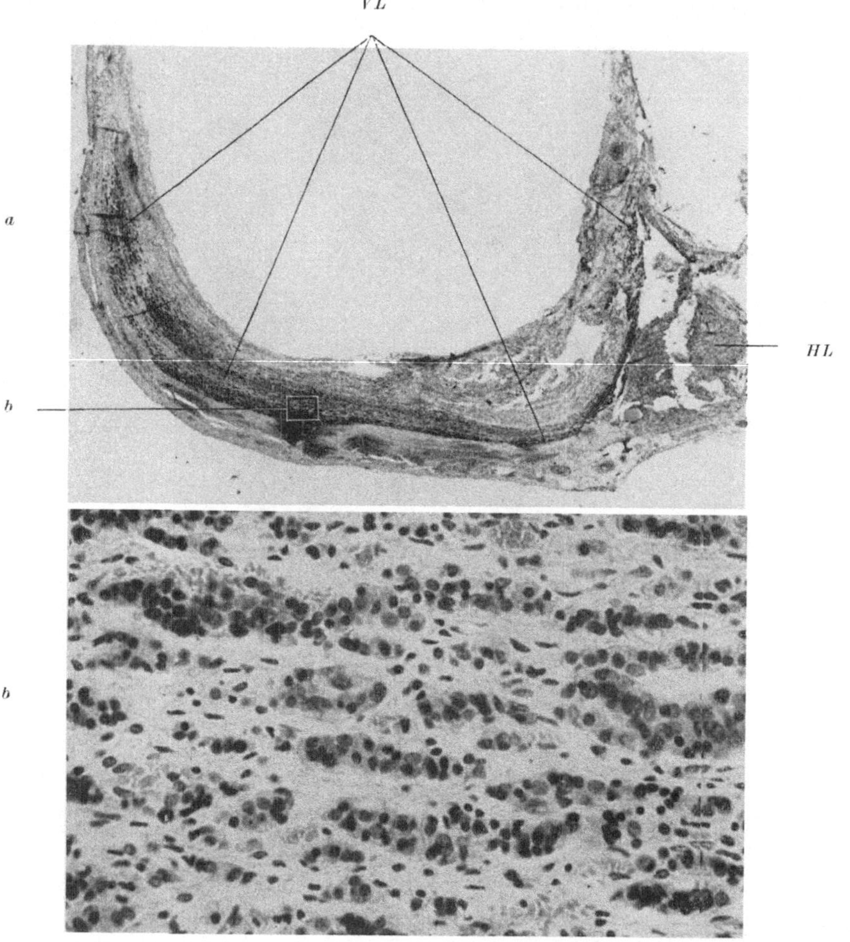

Abb. 5. *a* Medianer Sagittalschnitt durch den Sellainhalt im Falle Abb. 4. *HL* Hinterlappen (artefiziell zerrissen); *VL* Vorderlappenrest, als dünne Platte atrophischen Vorderlappengewebes zwischen den die Sella auskleidenden derben Durablättern liegend; HE, 8,9fach. *b* Ausschnitt aus *a*, 317fach.

Das Sistieren aller Fortpflanzungsfunktionen ist ein konstantes Symptom der Simmonds*schen Krankheit. Die Kachexie hingegen,* die in früheren Beschreibungen so im Vordergrund stand, *fehlt sehr oft,* wie u. a. aus den Untersuchungen von Jakob, Gruber, Berblinger (1934), Cooke und Sheehan hervorgeht. Man kann auch nicht sagen, daß die Kachexie vom Grad der Vorderlappenzerstörung abhängt. Das Darniederliegen des Appetits hängt mit dem Verlust der Gesamtvitalität und mit der hormonell ausgelösten Magen-Anacidität und Verminderung der Magen-Darm-Motilität zusammen. Darüber hinaus scheint es nicht ausgeschlossen, daß *eine starke Auszehrung durch ein relatives Überwiegen der Schilddrüsen- über die Nebennierenrindenfunktion zustandekommt.* Bekanntlich ist die Schilddrüse weniger auf die hypophysäre Steuerung angewiesen als die Nebennierenrinde. (Diese wiederum weniger als die Keimdrüse; es besteht eine „Rangordnung" in der funktionellen Wertigkeit der drei Systeme.) Die Schilddrüse kann bei SIMMONDSscher Krankheit sogar basedowisch entarten (CHWALLA); dies fand sich auch in dem Fall Abb. 4—5. Bei stark gedrosselter Glykoneogenese (Nebennierenrinde) und weniger reduzierter Verbrennung (Schilddrüse) muß es notwendigerweise zu einem raschen Aufbrauch der Depots kommen, insbesondere wenn die Nahrungsresorption ungenügend ist.

2. Erkrankungen der suprasellären Hypophyse.

SPATZ (1952) hat auf die selbständige Bedeutung des aus Infundibulum und Trichterlappen bestehenden proximalen Teils der Hypophyse hingewiesen, der beim Menschen zu einem langen, die Basalzisterne schräg durchziehenden Stiel ausgezogen ist. Die in Abb. 1 dargestellten topographischen Beziehungen sind für die Symptomatik von krankhaften Veränderungen in diesem Bereich wichtig.

a) Geschwülste

haben in der tiefen Zisterne — zum Unterschied von den Tumoren innerhalb der Sella — erhebliche Ausbreitungsmöglichkeiten. Erst von einer bestimmten Größe an verursachen sie klinische Erscheinungen. Am wichtigsten sind die *suprasellären Craniopharyngeome*, die aus den Plattenepithelinseln des Trichterlappens entstehen. Sie sind viel häufiger als die intrasellären Craniopharyngeome.

Im Laufe der Entwicklung wird die Übergangsstelle des Ductus craniopharyngeus in die Hypophysenanlage von ventral nach dorsal (hirnbasiswärts) verschoben (HOCHSTETTER); deshalb finden sich die als Reste des Ductus anzusehenden Plattenepithelnester überwiegend in der proximalen Adenohypophyse, dem Trichterlappen, seltener an der orodorsalen Oberfläche des Vorderlappens.

ZÜLCH bezeichnet das Craniopharyngeom als eine ausgesprochene Geschwulst des Kindes- und Jugendalters. Im Lebenslauf von Patienten, die im höheren Alter an einer solchen Geschwulst zugrundegegangen sind, hört man öfter von Hemmungen der Sexualreifung und vorübergehenden Attacken hypothalamischer Krankheitszeichen (CH. OSTERTAG und HIRSCHMANN). In diesen Fällen ist die Vermutung berechtigt, daß von Jugend an vorhandene Geschwülste durch gelegentliche Vergrößerung der Cysten gestört haben. Da sie überwiegend verdrängend, nicht zerstörend wachsen, setzen schwerere Symptome erst ein, wenn die Cisterna chiasmatica ausgefüllt ist und der Tumor beginnt, Chiasma und Hypothalamus zu alterieren. Eine krebsige Entartung (sehr selten) wurde von CSERMELY beobachtet.

Die Symptomatik ist, da sich die suprasellären Craniopharyngeome im Gegensatz zu den intrasellären Tumoren gegen das Tuber cinereum hin auszubreiten pflegen, *eine hypothalamische.* Gemeinsam mit den intrasellären Prozessen haben sie das Sistieren der Sexualfunktion. Auf das Chiasma wird von unten und rückwärts ein Druck ausgeübt; Sehstörungen sind ein Frühsymptom. Der basale Teil des 3. Ventrikels wird durch den Tumor eingestülpt, nach oben gedrängt und zur Druckatrophie gebracht (Abb. 6 und 7). Diabetes insipidus ist ein regelmäßiges Zeichen. Hypothalamische Fettsucht ist sehr häufig. Sobald die Geschwulst weiter nach caudal vordringt und die Verbindungswege der Corpora mamillaria stört, kann ein KORSAKOWsches Syndrom entstehen. Ausgedehntere Läsionen des Hypothalamus rufen schwerere, mit dem Leben meist nicht vereinbare

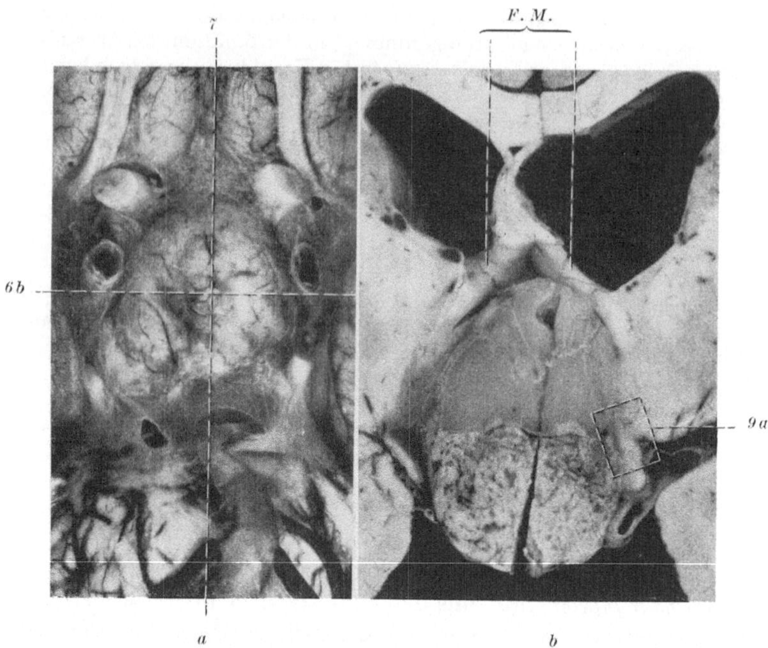

Abb. 6. 50jähriger Mann, supraselläres Craniopharyngeom. 18 Monate vor dem Tode Beginn mit Sehstörungen, bis zu fast völliger Erblindung fortschreitend; 9 Monate vor dem Tode plötzliches Erlöschen der sexuellen Potenz; ausgeprägter Diabetes insipidus; Fettsucht; in den letzten Monaten hochgradige Schlafsucht. *a* Hirnbasismitte. Ein rundlicher Tumor wölbt sich hinter dem Chiasma opticum in die Basalzisterne vor. *6b* und *7* Schnittrichtungen des Frontalschnittes. (Abb. *6b*) und des Sagittalschnittes (Abb. 7). Kreuzungspunkt an dem stark verkürzten Hypophysenstiel, der in der Mitte des Tumors wie an einem Nabel inseriert. *b* Frontalschnitt knapp occipital von den Foramina Monroi (*F. M.*). *9a* Bereich des histologischen Schnittes Abb. 9a.

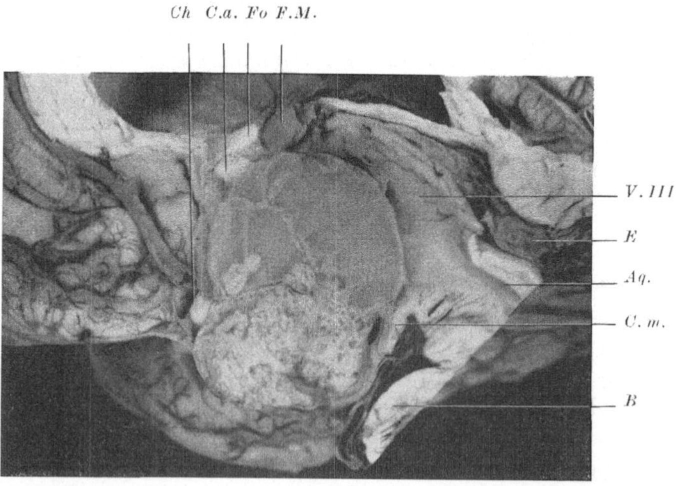

Abb. 7. Paramedianer Sagittalschnitt im Falle Abb. 6. Das typische, basal mehr solide, dorsal mehr cystische Craniopharyngeom ragt zwischen Chiasma (*Ch*) und Corpus mamillare (*C. m.*) weit in den dritten Ventrikel hinein. Die Liquorpassage von den Seitenventrikeln über das Foramen Monroi (*F. M.*) in den Aquädukt (*Aq.*) ist frei. Dennoch Erweiterung der Seitenventrikel: Hydrocephalus hypersecretorius. *B* Brücke; *C. a.* vordere Commissur: *E* Epiphyse; *Fo* Fornix; *V. III* dritter Ventrikel.

Störungen der Kreislaufregulationen, insbesondere hochgradige arterielle Hypotonie hervor.

Luftfüllungen der inneren Liquorräume brauchen keine Veränderungen zu zeigen, solange der Tumor am Boden des 3. Ventrikels verbleibt. Später bringt er den 3. Ventrikel zum Verstreichen und drängt die Seitenventrikel auseinander. Auch wenn der Tumor kein Hindernis

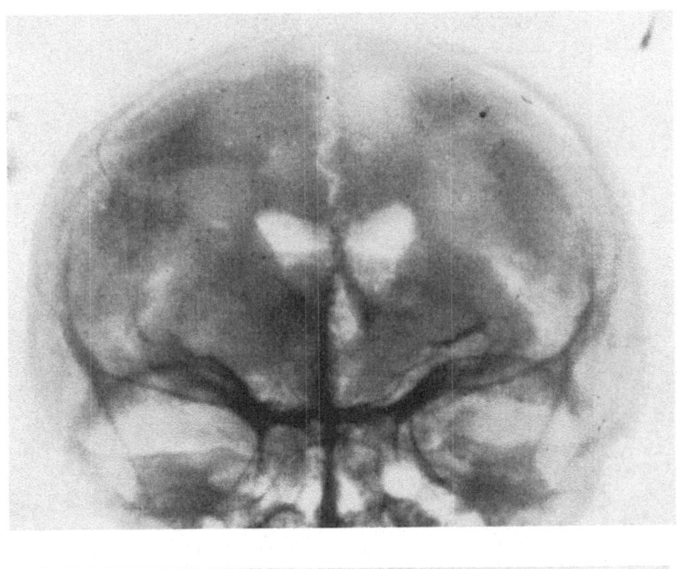

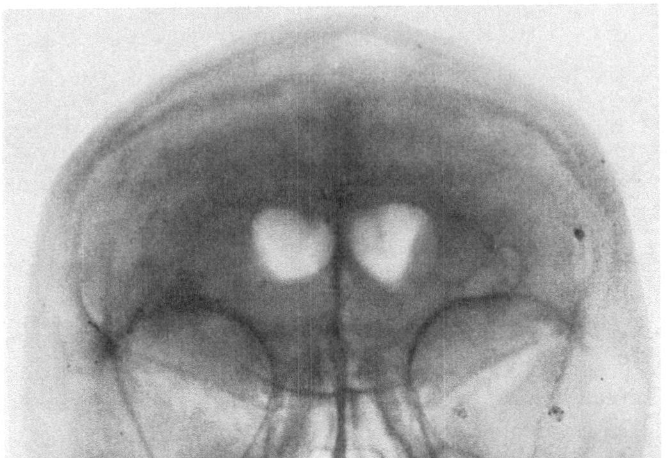

Abb. 8. Encephalogramme im Falle Abb. 6. *a* Normaler Befund (äußere Liquorräume allerdings nicht gefüllt!) 8 Monate vor dem Tode. Damals bestanden schon Sehstörungen, Impotenz, Fettsucht und Diabetes insipidus. *b* 2 Monate vor dem Tode. Der dritte Ventrikel ist verschwunden. Die Seitenventrikel sind erweitert, ihre medialen Konturen nach oben und außen gedrängt.

für die Liquorpassage darstellt, bildet sich nach längerer Krankheitsdauer wie bei den meisten ventrikelnahen Prozessen ein Hydrocephalus hypersecretorius (Abb. 8).

Je nachdem, wie weit der Tumor im 3. Ventrikel nach oben reicht, wird neben dem größten Teil des *Tuber cinereum* auch *thalamisches Höhlengrau (Massa intermedia)* vernichtet. Wahrscheinlich hängt damit die Schlafsucht vieler Patienten zusammen. Besonders umfangreiche Tumoren können *thalamische* Schmerzzustände und durch Schädigung des *Pallidum* ein Parkinsonsches Syndrom hervorrufen (van Bogaert). Die großzelligen Kerne der „*Zwischenhirndrüse*" (Scharrer) liegen oft außerhalb des Bereiches unmittelbarer Schädigung. Sie erleiden die typischen Veränderungen der retrograden Reaktion (Abb. 14b) und Atrophie (Abb. 9), weil die zum Hypophysenhinterlappen ziehenden Neurone im

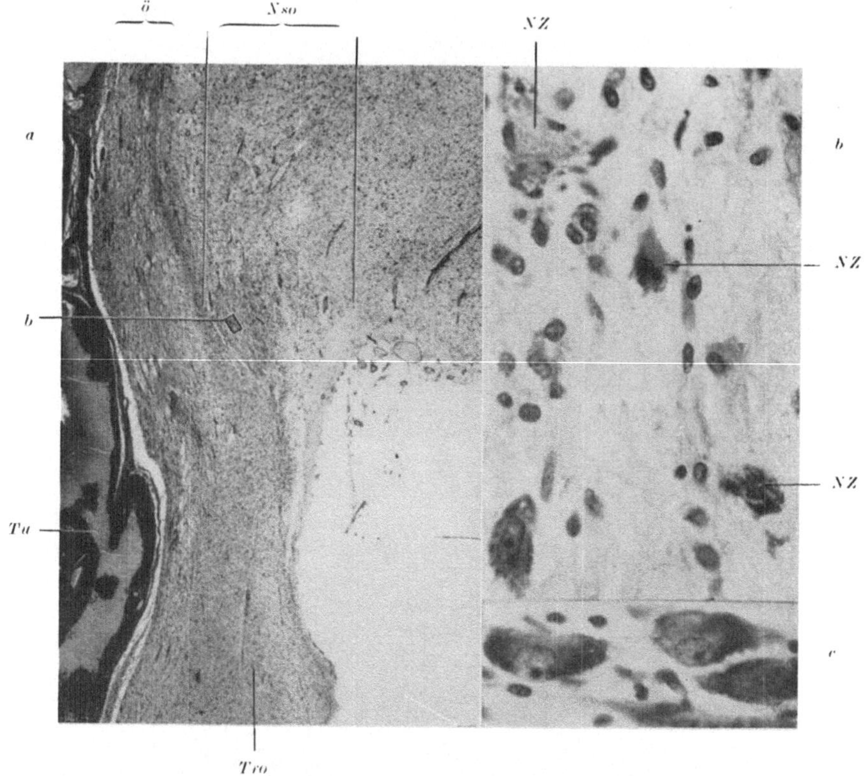

Abb. 9. *a* Frontalschnitt entsprechend Abb. 6b. Nissl-Färbung. Der Tumor liegt dem Tractus opticus (*Tro*) unmittelbar an, hat hier also das ganze Tuber cinereum zerstört. *Nso* Bereich des hochgradig retrogradatrophischen Nucleus supraopticus; *ö* ödematöses, durch den Tumor geschädigtes Hirngewebe; *Tu* Tumor. *b* Ausschnitt aus *a*, 410fach. *NZ* Nervenzellen mit verschiedenen Degenerationszeichen. Progressiv veränderte Glia. *c* Supraopticuszellen aus einem normalen Vergleichsfall bei gleicher Färbung und Vergrößerung.

Bereich des Infundibulum vom Tumor unterbrochen werden; denn die *supraselläre Hypophyse* geht gewöhnlich vollständig im Tumor auf.

Die *intraselläre Hypophyse* hingegen ist durch das Diaphragma sellae mehr oder weniger geschützt. Nur innerhalb der Neurohypophyse pflegen sich Tumorcysten bis in den Hinterlappen oder die Zwischenzone vorzuschieben (Abb. 10). Der Hinterlappen geht unter starker Vermehrung seiner Glia die von den experimentellen Stieldurchtrennungen her bekannte gesetzmäßige Atrophie ein. Der Vorderlappen hingegen wird vielfach als vollkommen normal geschildert. Es besteht jedenfalls keine so hochgradige Atrophie wie im Hinterlappen. Aber im Vergleich zum normalen Bild kann man im Vorderlappen bei suprasellären Tumoren doch einige charakteristische Veränderungen erkennen. Es handelt sich im wesentlichen um die von C.-G. Schmidt beschriebenen (s. S. 85—86) Erscheinungen und Folgen einer chronischen venösen Stauung: Hyperämie, Bindegewebsvermehrung und Verkleinerung der Parenchymzellen. Letztere könnte außerdem durch Störung trophischer hypothalamischer Einflüsse zustandekommen.

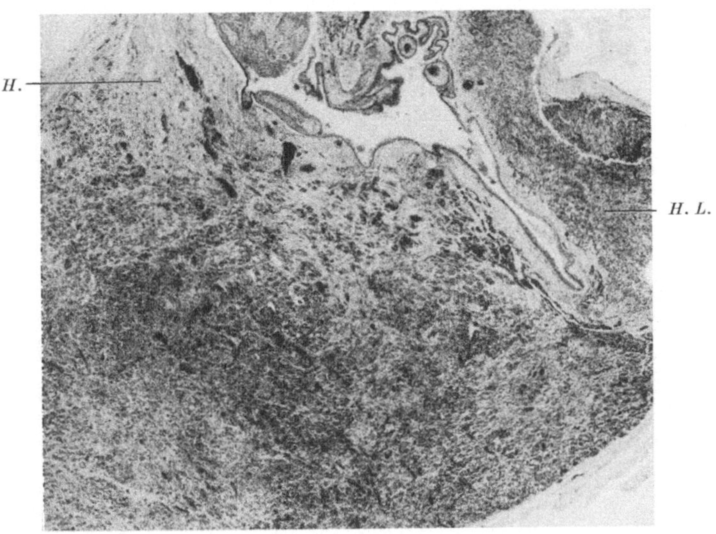

Abb. 10. Medianer Sagittalschnitt durch die intraselläre Hypophyse im Falle Abb. 6. Eine Tumorcyste trennt die beiden Lappen fast völlig. Hochgradige Atrophie und Gliavermehrung des Hinterlappens (*H.L.*). Bindegewebsvermehrung und Parenchymverminderung besonders im Hilus (*H*) und in den dorsocaudalen Gebieten des Vorderlappens. HE, 13,6fach.

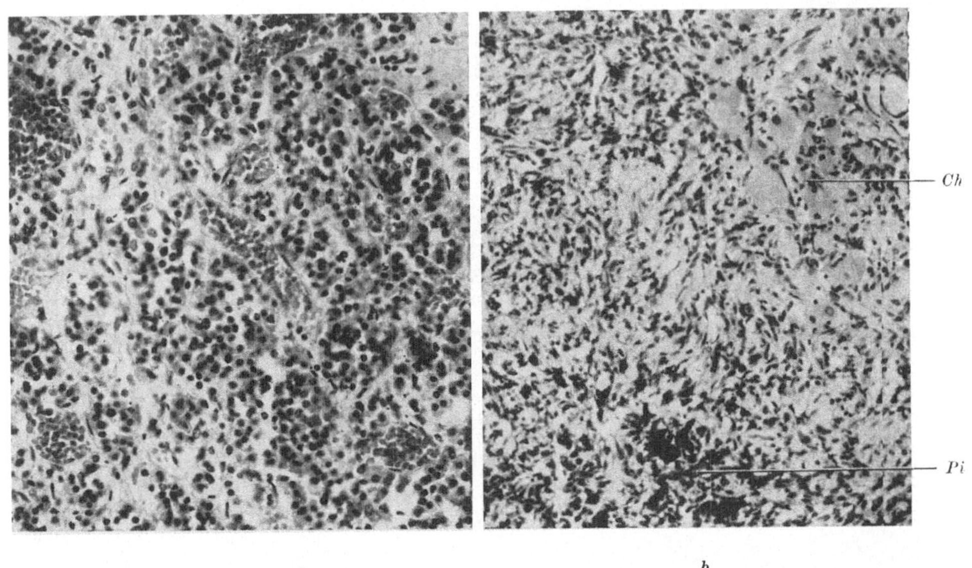

Abb. 11. *a* Ausschnitt aus Abb. 10 200fach. Im Vorderlappen starke Füllung der Sinuscapillaren. Vermehrung des Bindegewebes, Verkleinerung der Parenchymzellen. *b* Aus dem Hinterlappen. Nißl, 140fach. Hochgradige Gliavermehrung; Pigmentanhäufungen (*Pi*); *Ch* sog. Choristom-Zellen (Nebenbefund).

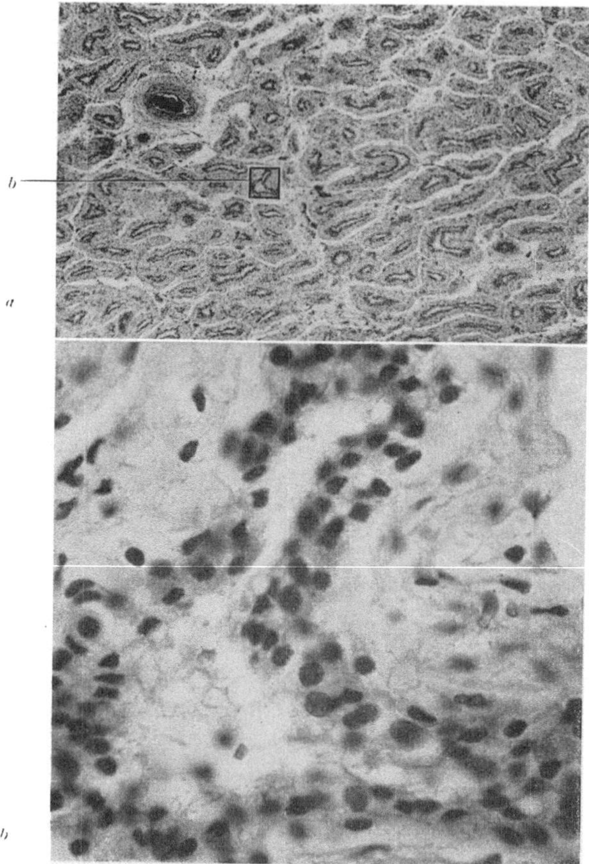

Abb. 12. Hoden im Falle Abb. 6 (HE). *a* 24fach. *b* Ausschnitt aus *a*, 500fach. Die Hodenkanälchen sind nicht wie gewöhnlich rund, sondern längsoval, kollabiert infolge des Verlustes aller reiferen Stadien der Spermiogenese; nur ein ein- bis zweireihiges Epithel von undifferenzierten Hodenzellen und einzelnen Spermatogonien mit vielfach pyknotischen Zellkernen ist übriggeblieben. Stark verdickte Tunica propria, Übergang in Fibrosis testis; Leydigsche Zwischenzellen ebenfalls zurückgebildet.

In den *Keimdrüsen* degeneriert das Keimepithel ähnlich hochgradig wie nach Verlust der intrasellären Hypophyse (Abb. 12). Auch die Zwischenzellen des Hodens bilden sich zurück, wenn auch durchschnittlich weniger stark als bei Zerstörung der intrasellären Hypophyse. Die *Nebennierenrinde* zeigt einen leicht herabgesetzten Funktionszustand im Sinne der regressiven Transformation von Tonutti. Auch das histologische Bild der *Schilddrüse* spricht für verminderte Aktivität.

Von *sonstigen raumbeengenden Prozessen* der suprasellären Hypophyse haben vor allem *Carcinommetastasen* praktische Bedeutung. Wie die intraselläre, so wird auch die supraselläre *Neuro*hypophyse von den Absiedelungen bevorzugt; meist sind es Bronchus-, Mamma- oder Schilddrüsenkrebse. Gestalt und Ausbreitung (Abb. 13 und 14) ist ähnlich wie beim supra-

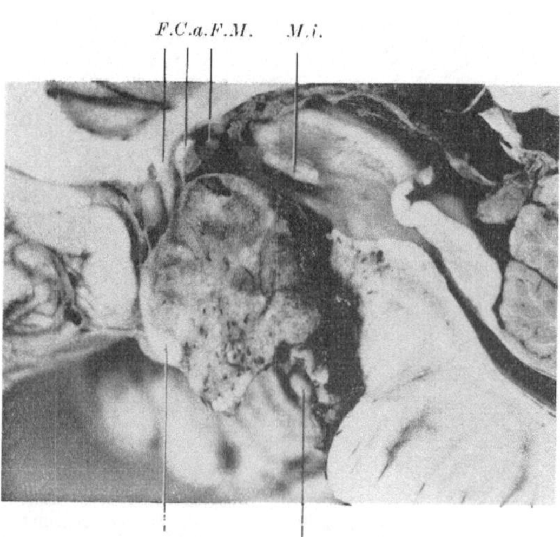

Abb. 13. 37jähriger Mann, Bronchialcarcinom. Sechs Wochen vor dem Tode Polydipsie, Verschlechterung des Sehens; Impotenz; in der letzten Woche schwere Merkfähigkeitsstörungen. Eine Metastase des Infundibulum hat das Tuber cinereum nach oben gedrängt und zerstört. Die Tumormassen haben die Corpora mamillaria (*C. m.*) basocaudalwärts verschoben und deren Faserverbindungen durchtrennt. *C. a.* vordere Commissur; *Ch.* Chiasma opticum; *F* Fornix; *F. M.* Foramen Monroi; *M. i.* Massa intermedia.

sellären Craniopharyngeom. Die Symptomatik entwickelt sich natürlich viel rascher als bei den Hypophysengangsgeschwülsten. Gleichwohl war die Keimdrüsendegeneration im Falle Abb. 13 hochgradig, die Rückbildung der Schilddrüse und Nebennierenrinde hingegen kaum merklich; der Hypophysenvorderlappen zeigte lediglich venöse Hyperämie und eine leichte Verkleinerung der Epithelien.

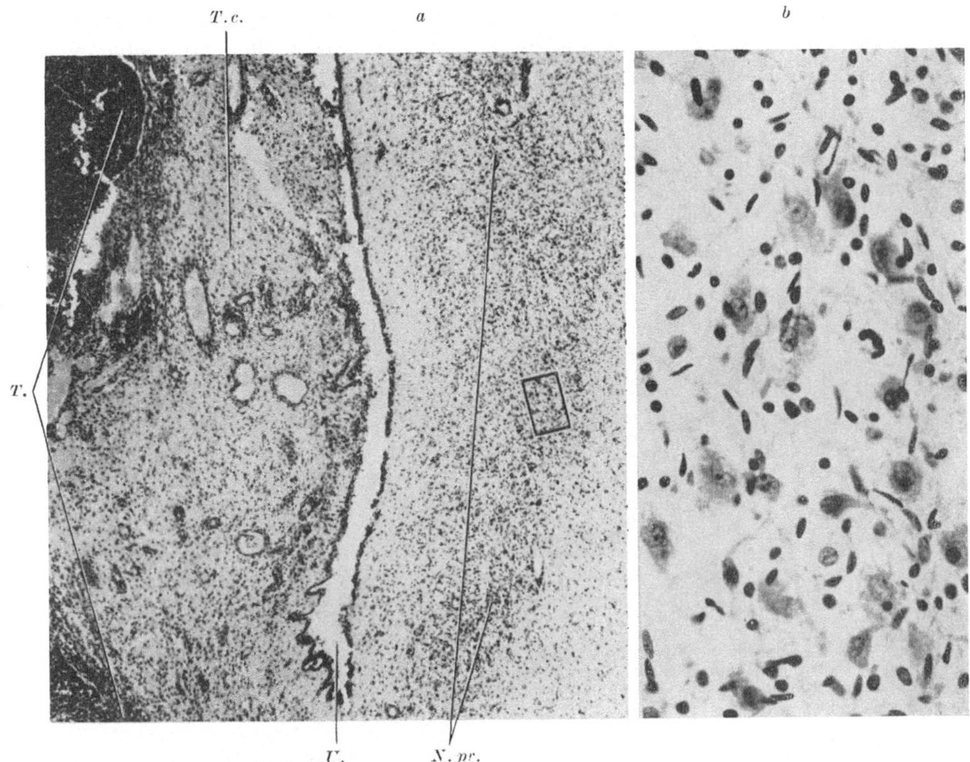

Abb. 14. *a* Frontalschnitt durch den Hypothalamus im Falle Abb. 13. Der Tumor (*T.*) stülpt das Tuber cinereum (*T. c.*) nach oben in den dritten Ventrikel hinein und zerstört es dabei. Dadurch entsteht rings um den Tumor eine charakteristische Umschlagsfalte des Ventrikelependyms (*U.*), die bei wachsendem Tumor dorsalwärts wandert. In diesem Falle ist der Nucleus paraventricularis (*N. pv.*) noch nicht ergriffen. Nißl, 29fach. *b* Ein Ausschnitt aus *a* (290fach) zeigt, daß die Nervenzellen des Nucleus paraventricularis an Zahl etwas vermindert und hochgradig verändert sind. Das Cytoplasma ist von Nissl-Schollen frei, gebläht, abgeblaßt, unscharf begrenzt, von kleinen Vacuolen durchsetzt, in Auflösung begriffen; der Kern ist vergrößert, aktiviert, manchmal an die Peripherie gedrängt und deformiert; das Kernkörperchen ist zuweilen abnorm groß. Makro- und Mikrogliazellen sind vermehrt und aktiviert; sie verdichten sich gelegentlich an untergehenden Nervenzellen. — Die Nervenzellveränderung wird als *primäre Reizung* (retrograde Reaktion) gedeutet, das Frühstadium des in retrograder Atrophie (Abb. 9) endenden, bei der Durchtrennung des Tractus supraopticohypophyseus gesetzmäßig zu beobachtenden Prozesses.

Die *Meningeome des vorderen Chiasmawinkels* (GUTTMANN und SPATZ) alterieren die supraselläre Hypophyse zunächst nicht, da sie, wie die meisten intrasellären Geschwülste, oral vom Chiasma bleiben. Sie können allerdings sehr groß werden, wodurch dann nicht nur Sehnerven und Chiasma, sondern auch intra- und supraselläre Hypophyse und der vegetative Hypothalamus beeinträchtigt werden.

Als weitere raumbeengende Prozesse im Bereich der suprasellären Hypophyse kommen *Teratome* (SCHÜTZE), *parapituitäre Dermoide* (STENDER), *supraselläre Epidermoide* (FINDEISEN und TÖNNIS), *supraselläre Chondrome* (KLINGLER) und *Chordome* (CUSHING 1930) in Betracht. Neuerdings erscheint es möglich, daß ein Teil der bisher als chromophobe Adenome angesehenen Geschwülste in Wirklichkeit *Ependymome des Infundibulums* darstellen (ANTONI). Eine reife, die Gefäßstruktur des Infundibulums nachahmende Geschwulst ist das von GLOBUS beschriebene *Infundibulom*, wahrscheinlich eine örtliche Abart des Spongioblastoms.

b) Entzündungen.

Die Basalzisterne ist eine Prädilektionsstelle leptomeningitischer Prozesse. Das entzündliche Exsudat sammelt sich mit Vorliebe im Umkreis der diesen Raum durchziehenden suprasellären Hypophyse an, und zwar gilt dies sowohl für spezifische (tuberkulöse und luische) Entzündungen als auch für Infektionen durch banale Eitererreger. Der *periinfundibuläre Verdichtungsring* (Link) ist eine Früherscheinung der Leptomeningitis; in dem an dieser Stelle engmaschigen subarachnoidalen Netzwerk sammelt sich der Eiter wie in einem Schlammfang an

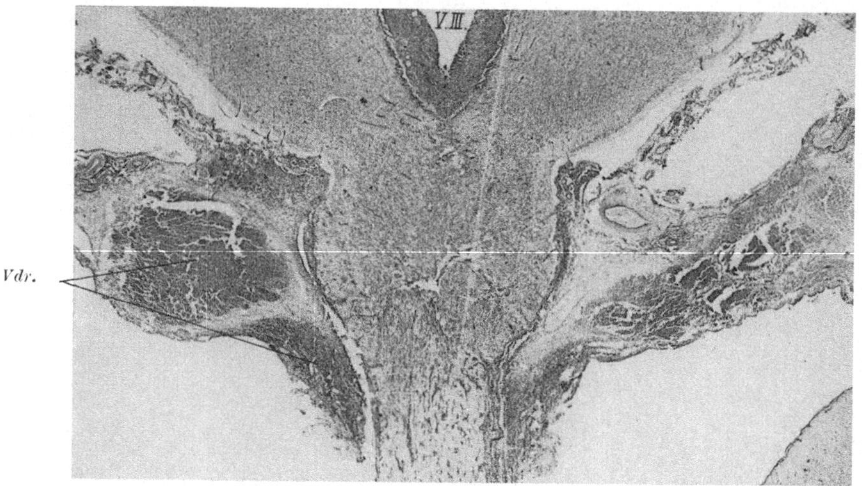

Abb. 15. Eitrige Meningitis. Schräger Frontalschnitt durch die Längsachse des Infundibulums. Der Eiter hat sich im Umkreis des Infundibulums angehäuft: periinfundibulärer Verdichtungsring (*Vdr.*). Auch im dritten Ventrikel (*V. III.*) am Eingang des Recessus infundibularis ein dicker eitriger Wandbelag. Nißl, 10fach. Aus Link.

(Abb. 15). Aber auch die bei protrahiertem Verlauf stets zu beobachtenden Erscheinungen der produktiven Entzündung finden sich hier in gesteigertem Maße. Bei Abheilung bleibt eine bindegewebige Schwarte zurück.

Die Entzündung greift leicht auf den *Trichterlappen* über, dessen Parenchym in großen Abschnitten einschmelzen kann. Eine Infiltration der Spezialgefäße des *Infundibulums* ist seltener. Das Infundibulum reagiert nach Link hauptsächlich mit einer Vermehrung der fixen Gewebszellen, vor allem in den die Spezialgefäße enthaltenden Grevingschen Inseln. Auch vom *inneren Liquorraum* her ist das Infundibulum der Noxe in gesteigertem Maße ausgesetzt, denn im Recessus infundibularis bleibt der Eiter gerne liegen. Dazu kommt, daß weder an der äußeren, noch an der inneren Oberfläche des Infundibulum eine Gliafaserdeckschicht vorhanden ist, wodurch Toxine und Erreger vermutlich leichter eindringen vermögen als an anderen Hirnstellen (Noetzel).

Störungen der Funktion der suprasellären Hypophyse durch Meningitiden sind wiederholt vermutet, aber noch nicht eindeutig nachgewiesen worden. Eine totale Unterbrechung der sekretorisch tätigen Neurone müßte einen Diabetes insipidus auslösen; davon ist aber im Verlauf und im Gefolge von Meningitiden nichts bekannt. Vielleicht kann man manche *Sexualstörungen* auf Schädigungen des Infundibulums durch Meningitiden beziehen. Link fand bei einem 36jährigen Mann mit Dystrophia adiposogenitalis, der in der Jugend eine

Meningitis durchgemacht hatte, um das Infundibulum eine ausgesprochene bindegewebige Schwarte. Er glaubt bei akuter Entzündung einen Zerfall der feinen Endaufsplitterungen des der Sexualfunktion dienenden Tractus tuberoinfundibularis (Spatz) nachgewiesen zu haben, während die parallel angeordneten dickeren Neurone des Tractus supraopticohypophyseus weniger betroffen seien. B. Ostertag führt Fälle von sexueller und allgemeiner Reifungshemmung auf frühkindliche Meningitis, superinfizierte Geburtsblutungen u. dgl. zurück.

Ein besonderer Folgezustand chronischer oder chronisch rezidivierender Hirnhautentzündungen verschiedener Ätiologie ist die *adhäsive Arachnitis mit Cystenbildung.* Verklebungen an den Engen der Liquorpassage führen zu sackartigen Auftreibungen der Basalzisternen; betrifft die Veränderung die Cisterna chiasmatis, dann kann es zu Ausfallserscheinungen wie bei Tumoren im Umkreis der suprasellären Hypophyse kommen. Fraglich ist, ob die Opticusatrophie bei *Arachnitis chiasmatica* bloß eine mechanische Schädigung durch den Druck der Cysten und Adhäsionen darstellt; gleichzeitige entzündliche und degenerative Prozesse im Sehnerven spielen wahrscheinlich eine bedeutende Rolle (Bruetsch).

3. Erkrankungen des vegetativen Hypothalamus.

Unter „vegetativem Hypothalamus" verstehen wir mit Spatz die *markarmen* Gebiete des Hypothalamus; nur sie besitzen direkte anatomische und funktionelle Verbindungen mit der Hypophyse.

a) Geschwülste.

Neben den in der suprasellären Hypophyse entstehenden und in den Hypothalamus einwachsenden Tumoren (s. S. 89—95) kommen als Ursache von Hypothalamuszerstörung vor allem die *Spongioblastome des Chiasma opticum* in Betracht. Sie haben nach Zülch ebenfalls ihren Altersgipfel in der Kindheit. Hierher gehören auch die Gliome bei der Neurofibromatose Recklinghausen (Rettelbach und Schutzbach). *Multiforme Glioblastome* destruieren vielfach den Hypothalamus, ja sie können über das Infundibulum bis in den Hypophysenhinterlappen vordringen (Casper), zeigen aber im allgemeinen keine besondere Bevorzugung für diese Hirnstelle. Viele bösartige Tumoren, vor allem *Medulloblastome, Pineoblastome* (Krayenbühl und Zollinger), *Melanome* (Sandfuchs) haben die Eigenheit, nach Einbruch in den Liquorweg subependymale Metastasen zu setzen oder sich entlang der Ventrikelwandung diffus auszubreiten, um stellenweise wieder zerstörend in die Hirnsubstanz einzuwachsen. Dabei wird oft der 3. Ventrikel besonders stark befallen, was zu hypothalamischer Symptomatik führen kann. *Plexuspapillome* (Lindenberg), *Ependymome, Dermoide* (Tannenhain) und *Epidermoide* (Scholz) des 3. Ventrikels stören den vegetativen Hypothalamus hauptsächlich durch Erhöhung des intraventrikulären Drucks. Die *Gangliocytome* (Courville) haben am Boden des 3. Ventrikels einen Lieblingssitz.

Nach Lange-Cosack (1951) muß man die zur Pubertas praecox führende *hyperplastische Mißbildung des Tuber cinereum* sowohl vom Astrocytom als auch vom Gangliocytom unterscheiden. Hinsichtlich dieser Geschwulst sei auf das folgende Referat von Frau Dr. Lange-Cosack verwiesen.

b) Granulome.

Eigenartige mesenchymale Wucherungen mit teils mehr geschwulstigem sarkomähnlichem Charakter, teils mehr produktiv- und exsudativ-entzündlichem Gepräge haben für die Hypothalamuspathologie besondere Bedeutung.

α) Die Handsche Krankheit

(Letterer) wird zu den Lipoid-Speicherkrankheiten gerechnet, obwohl einige Umstände für das Vorliegen eines primär entzündlichen, granulierenden Prozesses sprechen. Charakteristisch ist die Speicherung von Cholesterinestern in sog. Xanthomzellen (= Schaumzellen). Die klinische Symptomentrias: Landkartenoder Lücken-Schädel, Exophthalmus und Diabetes insipidus wird durch das bevorzugte Befallensein der Schädelknochen, der Orbita und des Hypophysen-Hypothalamus-Systems hervorgerufen. Der Diabetes insipidus kann einerseits durch Übergreifen der Lipoidgranulome vom Sellaknochen auf die Hypophyse zustande kommen (Rowland); andererseits gibt es auch eine cerebrale Auslösung durch primäre Granulome im vegetativen Hypothalamus. Thompson und Mitarbeiter fanden bei einem 11 jährigen Knaben das Tuber cinereum und das Infundibulum von einer dichten Granulomwucherung durchsetzt. Gegen den Hypophysenhinterlappen nahm die Entzündung allmählich ab. Im Falle von Teilum (42 jähriger Mann) wies der Hypothalamus zahlreiche Lymphocyten-infiltrate, Histiocyten- und Gliafaservermehrung auf, während die Hypophyse unverändert war. In den Fällen von Chiari (1931, 26 jähriger Mann), Chiari (1933, 27 jähriger Mann) und Heine (50 jähriger Mann) war umgekehrt der Hypophysenhinterlappen am hochgradigsten befallen. Auch das sonstige Zentralnervensystem kann von ausgedehnten gelben Xanthomherden ergriffen sein (Chiari 1933, Hallervorden 1938, Teilum). Hauptsächlich erkranken Kinder. Eine Wachstumshemmung erwähnen Grosh und Stifel sowie Engelbreth-Holm und Mitarbeiter. Bei Erwachsenen ist die Krankheit seltener; in diesen Fällen können Sexualstörungen zu der sonstigen Symptomatik treten (Chiari 1931, Teilum).

β) Die Boecksche Krankheit

wird entsprechend der ursprünglichen Auffassung von Boeck zumeist als eine besondere, hyperergische Form von Tuberkulose angesehen. Zu den typischen Granulomknoten der Haut, Lymphknoten, Extremitätenknochen, Lunge und vielen anderen Organen treten gelegentlich ähnliche Wucherungen im Zentralnervensystem, insbesondere im Hypothalamus (Lenartowicz und Rothfeld, Gjersoe und Kjerulf-Jensen) und in der gesamten Hypophyse (Tillgren, Longcope), wodurch eine einschlägige Symptomatik zustande kommt. Die Vermutung von Miehlke und Diepen, daß es sich in ihrem 1951 eingehend beschriebenen Fall einer 25 jährigen Frau mit Ozaena und hypophysär-hypothalamischen Störungen um M. Boeck handele, hat sich histologisch (Wilke 1954) bestätigt: sowohl die Nasenschleimhaut als auch Hypophyse und Hypothalamus waren von Boeckschen Granulomen weitgehend durchsetzt: ein in Knoten wucherndes entzündliches Granulationsgewebe mit Epitheloidzellen und Langhansschen Riesenzellen, das zum Unterschied von der gewöhnlichen Tuberkulose nicht zu käsiger Nekrose neigt.

γ) Sonstige Granulome.

Außer den genannten Krankheitseinheiten gibt es im Gehirn granulomatöse Prozesse unbekannter und wahrscheinlich uneinheitlicher Ätiologie, die zuweilen ebenfalls eine eigenartige Neigung zu hypothalamischer Lokalisation zeigen. Bailey beschrieb 1928 eine ziemlich mitosenreiche sarkomähnliche Geschwulst, die das ganze Tuber cinereum ergriffen hatte, bei einer 28 jährigen Frau mit Amenorrhoe, Polyurie, Fettsucht und Schlafsucht. Eine Granulationsgeschwulst im Gebiet des Hypothalamus bei einer 39 jährigen Frau mit ähnlicher, seit fünf Jahren bestehender Symptomatik hat Gagel geschildert. Gaupp fand eine entzündliche Granulationsgeschwulst im Hypothalamus bei einer 41 jährigen Frau, die seit sechs Jahren an ähnlichen Erscheinungen gelitten hatte. Quandt hat einen solchen Prozeß bei einer 47jährigen Frau beschrieben. Der einmal mehr granulomatöse („Granulomencephalitis"), einmal mehr sarkomatöse Charakter („adventitielles Sarkom") stellt diese Tumoren in die Reihe der von WILKE (1950) als *Reticuloendotheliosen* bezeichneten Hirnprozesse. Zum Unterschied von der BOECKschen Krankheit gehören Epitheloidzellen und LANGHANSsche Riesenzellen nicht zu dem typischen Gewebsbild; die Körperorgane geben keinerlei Anhalt für

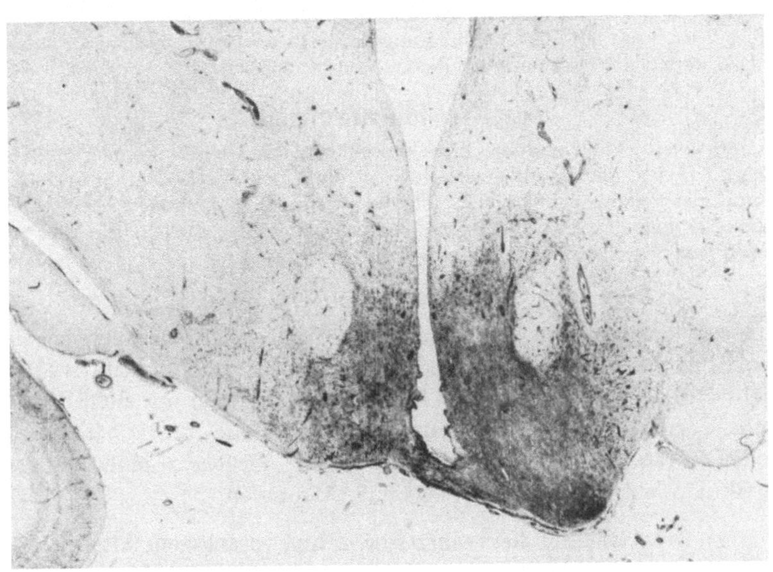

Abb. 16. Granulomencephalitis des Hypothalamus. Elektiver Befall des Tuber cinereum. Nur geringe Volumenvermehrung auf der rechten Seite. Kein Hirndruck. Nißl, 4,3fach. (Die Corpora mamillaria waren ebenso hochgradig ergriffen; sonst nur kleinere Streuherde in der Umgebung und im tieferen Hirnstamm. 54jähriger Mann, 1¹/₂ Jahre vor dem Tode psychisch schwerfällig geworden; 10 Monate vor dem Tode Impotenz, gesteigerter Appetit, Gewichtszunahme, stärkere Ermüdbarkeit, immer größer werdendes Schlafbedürfnis; er war aber noch bis sechs Wochen vor dem Tode als Ingenieur tätig; zuletzt typisches KORSAKOW-Syndrom wechselnd mit Schlafsucht; Tod an Kreislaufversagen bei stark unter die Norm absinkendem Blutdruck. Leichte Verkleinerung der Vorderlappenepithelien; hochgradige Hodendegeneration.)

Tuberkulose, so daß der KOCHsche Bacillus als Erreger auch in den mehr entzündlich akzentuierten Fällen ausscheidet. Die Abb. 16 stammt von einem Fall, den HINTZE beschrieben hat.

δ) Die spezifischen Granulome

— Tuberkulome, Gummen (FINK), Aktinomykome (HALLERVORDEN 1931) — können, wie überall im Gehirn, auch im Hypothalamus entstehen und dadurch die vegetativen Regulationen stören.

c) Entzündungen.

Unter den verschiedenen Encephalitiden ergreift die *epidemische Encephalitis* (lethargica, Economo) außer dem Mittelhirn als Hauptsitz oft auch das Höhlengrau des 3. Ventrikels. Über Sexualstörungen (sowohl ein Sistieren der Geschlechtsfunktion als auch Pubertas praecox), Fettsucht, Diabetes insipidus ist sowohl im akuten als auch im chronischen Krankheitsstadium öfter berichtet worden (STERN). Von Keimdrüsenveränderungen ist nichts bekannt. Bei manchen sexuellen Abnormitäten dieser Kranken muß die psychische Wesensänderung mit bedacht werden. Die Störungen des Trieb- und Instinktlebens weisen auf Schädigungen der „Psychoefferenz" hin, die eher dem Subthalamus und dem Mittelhirn zuzuordnen sind als dem vegetativen Hypothalamus.

7*

Bei den *sonstigen Encephalitiden* ist der vegetative Hypothalamus wohl manchmal mitergriffen, aber nicht bevorzugt. Dies gilt auch für die progressive Paralyse, bei welcher Hodenatrophien verhältnismäßig oft vorkommen. Wie bei anderen diffusen Hirnschädigungen sind bei der Paralyse nicht nur entzündliche, sondern vor allem atrophische Prozesse im Hypothalamus in Betracht zu ziehen (s. S. 101).

Bei der Wernickeschen *Polioencephalitis haemorrhagica superior* der Schnapstrinker (Kant) sind neben dem Mittelhirn und den Mamillarkörpern auch markarme hypothalamische Gebiete betroffen, im wesentlichen caudales und dorsales Höhlengrau, weniger die basalen Gebiete des Tuber cinereum. Die bei Trinkern zu findenden Hodendegenerationen (Weichselbaum) dürften eher periphere, mit den Veränderungen im Leberstoffwechsel zusammenhängende Schädigungen darstellen, als eine Folge dieser Gehirnkrankheit.

d) Kreislaufstörungen.

Bei Arteriosklerose und anderen Kreislaufschäden des Gehirns können anämische Erweichungen im Hypothalamus auftreten, doch ist diese Lokalisation verhältnismäßig selten. Am ehesten findet man sie bei den im Gefolge von chronisch syphilitischer oder tuberkulöser Meningitis vorkommenden Thrombosen und Arteriitiden. Eine funktionelle Inbezugsetzung mit gleichzeitigen Sexualstörungen ist schwierig.

e) Atrophien

Atrophische Prozesse im Hypothalamus spielen wahrscheinlich bei der Auslösung von Sexualstörungen eine bedeutende Rolle. Da quantitative Analysen bisher nicht vorliegen, handelt es sich hierbei allerdings nur um mehr oder weniger begründete Vermutungen. Man könnte unterscheiden 1. die einfache (rechtzeitige oder vorzeitige) Altersinvolution, 2. die Druckatrophie bei erhöhtem intraventrikulärem Druck, 3. transneuronale Atrophien.

α) Die Atrophien bei rechtzeitigem und vorzeitigem Altern.

Wie das sonstige Zentralnervensystem erleidet auch der Hypothalamus im Alter eine Reduktion seines Parenchyms. Die Nervenzellen schrumpfen und rücken zusammen, das gelbe Abnutzungspigment häuft sich in den Zelleibern an, die faserigen Bestandteile des Stützgewebes nehmen zu. Ob und inwieweit die Stoffwechseleigentümlichkeiten des alternden Menschen, insbesondere die Abnahme der Keimdrüsenaktivität mit diesen Veränderungen zusammenhängen, ist schwer zu beurteilen. Mühlmann ging soweit, die senile Degeneration der Nervenzellen in den vegetativen Zentren für den *physiologischen Alterstod* verantwortlich zu machen.

In ähnlicher Weise ist wiederholt versucht worden, eine rasche Auszehrung und ein Versagen des Vegetativums bei *krankhaft vorzeitigem Altern* auf den Hypothalamus zu beziehen. Eine *Systematrophie* (Spatz 1938) des vegetativen Hypothalamus ist allerdings nicht bekannt. Bei den verschiedenen Formen von Systematrophie wie Pickscher Krankheit, Huntingtonscher Krankheit, spastischer Spinalparalyse sind am vegetativen Hypothalamus keine besonderen Befunde erhoben worden. Dennoch ist es möglich, daß Reduktionen des Parenchyms erfolgen, vielleicht im Sinne der transneuronalen Atrophie (s. S. 101). Der eigenartige diffuse Alterungsprozeß der Alzheimer*schen Krankheit* verschont zwar den Hypothalamus nicht (Morel und Wildi), ergreift ihn aber zweifellos durchschnittlich schwächer als die Großhirnrinde.

β) Hydrocephalus-Druckatrophie.

Bei chronischem Hydrocephalus internus erleidet der vegetative Hypothalamus charakteristische Formveränderungen. Der Boden des dritten Ventrikels wölbt sich als eine dünne, durchscheinende Blase in die Basalzisterne vor. Der Recessus infundibularis wird ebenso wie die anderen Buchten der Hirnkammern entfaltet, der Trichter ausgeweitet, der Hypophysenstiel dadurch verkürzt. Die entfaltete Vorderwand des Recessus erscheint als „Pars anterior tuberis" zwischen Chiasma und Hypophysenstiel.

Die Annahme, daß das nervöse Parenchym des zu einem dünnen Häutchen ausgewalzten Tuber cinereum atrophisch sein müsse, trifft offenbar nur für die höchsten Grade dieser Veränderung zu. LANGE-COSACK (1952) hat gezeigt, daß auch bei erheblicher Ausweitung des dritten Ventrikels mit starker Verdünnung des Tuber cinereum die Nervenzellen wohl erhalten sein können und die Verbindung mit der Hypophyse intakt bleiben kann. Die einzelnen Grisea sind durch die Auswalzung deformiert, aber voneinander abgrenzbar und nicht atrophisch. Dieses Erhaltenbleiben der hypothalamischen Strukturen ermöglicht in den meisten Fällen von kindlichem Hydrocephalus eine normale Geschlechtsreifung; ja zuweilen entwickelt sich sogar eine *Pubertas praecox*. Mehrere Gründe können zur Erklärung herangezogen werden: 1. Der Reiz des erhöhten intraventrikulären Drucks aktiviert das hypothalamische Sexualzentrum vorzeitig; 2. die starke Erweiterung des Trichters erleichtert den Übertritt adenohypophysärer Hormone in das Infundibulum und den Liquor und erhöht damit den physiologischen Reiz auf die Neurone des Sexualzentrums; 3. der eigenartige Befund von KRAUS (1933a), daß die Adenohypophyse bei chronischem Hirndruck an Parenchym zunimmt und mehr Gonadotropin ausschüttet als normalerweise.

Auch das neurosekretorische System kann durch gesteigerten intrakraniellen Druck möglicherweise in einen Reizzustand geraten; vielleicht ist dies der Grund der *Hirntumor-Oligurie* (R. SCHMIDT).

Andererseits unterliegt es keinem Zweifel, daß eine hochgradige intraventrikuläre Drucksteigerung nicht nur eine reizende, sondern auch eine lähmende Wirkung auf die Funktion des Hypophysen-Hypothalamus-Systems ausüben kann. Zuweilen wird im Verlauf von raumbeengenden Prozessen des Hirnstamms eine vorzeitige Geschlechtsreifung von Amenorrhoe, Fettsucht, Diabetes insipidus abgelöst, Symptome, die man auf eine *Druckatrophie* der hypothalamischen Strukturen beziehen darf, falls keine unmittelbare Tumorschädigung vorliegt. Allerdings ist der anatomische Beweis einer solchen Druckatrophie anhand von Serienschnitten noch nicht erbracht worden. Lediglich im Hypophysenstiel wurden von KRAUS (1933b) bei chronischem Hirndruck Nekrosen nachgewiesen, die offenbar dadurch zustande kommen, daß der Hypophysenstiel stark nach rückwärts geknickt und gegen die Sattellehne gepreßt wird. Auf diese Weise war es in einem von KRAUS beschriebenen Fall zu einem Diabetes insipidus gekommen.

γ) Transneuronale Atrophien.

Bei *atrophischen Prozessen der Großhirnrinde* gleich welcher Ätiologie erscheint oft auch die Substanz des vegetativen Hypothalamus vermindert, obwohl der Hypothalamus nicht oder nur unwesentlich an dem spezifischen Krankheitsprozeß (etwa der cerebralen Thrombendarteriitis obliterans oder der progressiven Paralyse) teilnimmt. Die Bedeutung und der Umfang transneuronaler Reaktionen im Hirnstamm bei diffusen Erkrankungen der Großhirnrinde ist noch weitgehend ungeklärt. Es ist nicht von der Hand zu weisen, daß Keimdrüsenatrophien und andere vegetative Störungen damit zusammenhängen.

Aus eigenen noch nicht abgeschlossenen Untersuchungen (1951) scheint sich zu ergeben, daß umgekehrt eine Atrophie der für die Sexualfunktion verantwortlichen Strukturen des Hypothalamus auch nach *Kastration* eintreten kann.

4. Schluß.

In einer gedrängten, mit Literaturbeispielen versehenen Übersicht über die wichtigsten pathologisch-anatomischen Prozesse im Bereich des Hypophysen-Hypothalamus-Systems wurde gezeigt, daß eine Gliederung in Erkrankungen der intrasellären Hypophyse, der suprasellären Hypophyse und des vegetativen Hypothalamus möglich ist. Bei aller Zusammengehörigkeit dieser Organe erscheint eine solche Differenzierung auch klinisch wünschenswert. Man sollte nicht vergessen, daß die räumliche Entfernung zwischen intrasellärer Hypophyse und Hypothalamus gerade beim Menschen beträchtlich ist; die Entfernung wird von der zu einem Stiel ausgezogenen suprasellären Hypophyse überbrückt. Den Erkrankungen eines jeden der drei Abschnitte kommt neben vielen Gemeinsamen auch eine besondere Symptomatik zu. Das Besondere liegt nicht nur im Topographischen, sondern auch im Funktionellen. Es ist nicht so, daß jedes Symptom von jeder Stelle des Systems ausgelöst werden kann, wie eine allzu große Betonung der Einheit wissen wollte. Solche Verallgemeinerungen trüben den Blick. *Auf die historisch notwendige Synthese des Systems muß eine Periode der Analyse, der Differenzierung folgen.* Um nur zwei Beispiele zu nennen: Die Akromegalie ist nach dem heutigen Kenntnisstand nur hypophysär bedingt, nicht hypothalamisch; bei der „hypophysären" Fettsucht ist es im wesentlichen umgekehrt.

Freilich, gerade für die Fortpflanzungsfunktionen sind beide Teile des Systems gleich wichtig. *Sexualstörungen gehören zu den konstantesten Symptomen von Erkrankungen sowohl der Hypophyse als auch des vegetativen Hypothalamus.* Aber der Einfluß, den Hypophyse und Hypothalamus auf die Keimdrüse ausüben, ist ein verschiedener. Aus den pathologisch-anatomischen Befunden geht im großen und ganzen hervor, *daß nervöse Störungen in erster Linie die Reifung der Keimzellen hemmen*; das inkretorische Epithel der Hoden ist bei hypothalamischen Prozessen meist etwas weniger gestört als bei intrasellären.

Nach Zerstörungen der Adenohypophyse kann man aus dem anatomischen und klinischen Bild schließen, daß die Keimdrüse ihre Tätigkeit restlos einstellt, während die Nebennierenrinde auf einer stark herabgesetzten, aber mit einem belastungsfreien Leben vereinbarlichen Stufe weiterfunktioniert und die Schilddrüse gewöhnlich eine geringere Leistungsminderung aufweist. *Zu dieser „Rangordnung" in der funktionellen Wertigkeit der hormonellen Steuerungen kommt eine solche des nervös-trophischen Einflusses:* Bei reinen Hypothalamusprozessen sieht man an der Adenohypophyse keine hochgradigen Veränderungen, sondern nur die Zeichen einer leichten Inaktivität; eine ähnlich geringe Rückbildung erfahren Nebennierenrinde und Schilddrüse. Nur die Keimdrüsen stellen schlagartig ihre Tätigkeit ein und atrophieren. Wir sehen in diesen Befunden eine Stütze für die experimentalphysiologisch begründete Ansicht, *daß vom vegetativen Hypothalamus ein wesentlicher Einfluß auf die Keimdrüsen ausgeht, ein Einfluß, der bedeutender ist als der auf Adenohypophyse und übrige endokrine Organe, und daß dieser Einfluß infolgedessen nicht nur über die Steuerung der Hypophyseninkretion ablaufen kann.*

Auf die vom Hypothalamus zu den Keimdrüsen verlaufenden *Nervenwege* und deren Störungsmöglichkeiten durch pathologisch-anatomische Prozesse konnte, da nicht zum Thema gehörend, nicht eingegangen werden. Nur eine kurze Bemerkung über die *Art* der die Beziehungen zwischen Hypothalamus und Keimdrüsen vermittelnden Nerven sei mir abschließend gestattet. Bekanntlich schwankt die Empfindlichkeit der Gewebe gegenüber Wirkstoffen in hohem Maße; es ist wohl eine Hauptaufgabe des vegetativen Nervensystems, diese Empfindlichkeit oder Ansprechbarkeit gegenüber den stofflichen Einflüssen sinnvoll zu regeln. JORES hat die Vermutung ausgesprochen, daß die zentralnervösen Regulationsstätten nach Art einer inneren Uhr den zeitlichen Ablauf des vegetativen Lebens bestimmen. *Vielleicht liegt die Bedeutung des hypothalamischen Sexualzentrums darin, daß es die Gonaden in einer bestimmten Lebensperiode gegen die hypophysären Wirkstoffe sensibilisiert.* Eine solche Anschauung ist mit den tierexperimentellen Ergebnissen und mit der Pathologie der Erkrankungen des vegetativen Hypothalamus gleich gut zu vereinbaren; bei den hypothalamischen Formen der Pubertas praecox wäre die Sensibilisierung krankhaft verfrüht, beim hypothalamischen Infantilismus trotz intakter Adenohypophyse verzögert. Die Keimdrüsen bedürfen zu ihrer Funktion nicht nur einer Stimulierung durch die Gonadotropine, sondern auch dauernder sensibilisierender Impulse durch das Nervensystem; deshalb bringen Hypothalamuserkrankungen, Durchtrennungen des Rückenmarks und Operationen am Bauchsympathicus die Keimdrüsenfunktion des geschlechtsreifen Organismus vorzeitig zum Erlöschen; deshalb die hohe Vulnerabilität der Keimzellen durch nervöse Erregung und Angsterlebnisse (STIEVE).

(Die anatomischen Arbeiten wurden mit Unterstützung der deutschen Forschungsgemeinschaft und des Max-Planck-Institutes für Hirnforschung durchgeführt.)

Literatur.

ANTONI, N.: J. of Neur. **7**, 521 (1950).
BAILEY, P.: Arch. of Neur. **20**, 1398 (1928).
— and CUSHING: Amer. J. Path. **4**, 545 (1928).
BECK, H.: Z. Heilk. **4**, 393 (1883).
BERBLINGER, W.: Zbl. Path. **44**, 161 (1928).
— Endokrinologie **14**, 369 (1934).
BOECK, C.: Arch. f. Dermat. **73**, 71, 301 (1905); **120**, 707 (1916).
VAN BOGAERT, L.: Arch. of Neur. **19**, 376 (1928).
BRUETSCH, W. L.: Arch. of Neur. **59**, 215 (1948).
BUESS, H.: Beitr. path. Anat. **101**, 335 (1938).
CASPER, J.: Zbl. Path. **56**, 404 (1935).
CHIARI, H.: Erg. Path. **24**, 396 (1931).
— Virchows Arch. **288**, 327 (1933).
CHWALLA, R.: Urologische Endokrinologie. Wien: Springer-Verlag 1951.
COOKE, R. T., and SHEEHAN: Brit. med. J. **1**, 928 (1950).
COSTERO, I.: Arch. of Path. **46**, 242 (1948).
COURVILLE, C. B.: Arch. of Neur. **24**, 439 (1930).
CSERMELY, H.: Schweiz. Z. allg. Path. **13**, 257 (1950).
CUSHING, H.: Arch. of Ophthalm. **3**, 505, 704 (1930).
— Arch. Int. Med. **51**, 487 (1933).
DAVIDOFF, L. M.: Endocrinology (Springfield, Ill.) **10**, 461 (1926).
ENGELBRETH-HOLM, J., TEILUM u. CHRISTENSEN: Acta med. scand. (Stockh.) **118**, 292 (1944).
ERDHEIM, J.: Sitzgsber. Akad. Wiss. Wien, math.-naturw. Kl. **113**, 3, 537 (1904).
FALTA, W.: Berl. klin. Wschr. **1912**, 1412.

Fahr, Th.: Zbl. Path. **33**, 481 (1923).

Feyrter, F.: Beitr. path. Anat. **110**, 181 (1949).

Findeisen, L., u. Tönnis: Zbl. Neurochir. **2**, 301 (1937).

Fink, E. B.: Arch. of Path. **15**, 631 (1933).

Gagel, O.: Z. Neur. **172**, 710 (1941).

Gaupp, R., jun.: Z. Neur. **177**, 50 (1944).

Gjersoe, A., and Kjerulf-Jensen: J. Clin. Endocrin. **10**, 1602 (1950).

Globus, J. H.: J. of Neuropath. **1**, 59 (1942).

Grosh, L. C., and Stifel: Arch. Int. Med. **31**, 76 (1923).

Gruber, Gg. B.: Klin. Wschr. **1926**, 2091.

Guttmann, E., u. Spatz: Nervenarzt **2**, 581 (1929).

Hallervorden, J.: Arch. f. Psychiatr. **95**, 526 (1931).
— Z. Neur. **161**, 384 (1938).

Heine, J.: Beitr. path. Anat. **94**, 412 (1935).

Hintze, B.: Diss. Göttingen 1954.

Hochstetter, F.: Beiträge zur Entwicklungsgeschichte des menschlichen Gehirns. II. Teil,
    2. Lief. Wien: F. Deuticke 1924.

Jakob, A.: Virchows Arch. **246**, 151 (1923).

Jores, A.: Dtsch. Arch. klin. Med. **195**, 134 (1949).

Kant, K.: Arch. f. Psychiatr. **98**, 702 (1933).

Klingler, M.: Acta neurovegetativa (Wien) **1**, 336 (1951).

Köhlmeier, W.: Virchows Arch. **312**, 26 (1944).

Kraus, E. J.: (a) Handbuch d. pathol. Anat. 8, 810, 1926.
— (b) Z. Hals- usw. Heilk. **14**, 142 (1926).
— (a) Z. Neur. **146**, 548 (1933).
— (b) Virchows Arch. **290**, 658 (1933).

Krayenbühl, H., u. Zollinger: Schweiz. Arch. Neur. **51**, 77 (1943).

Lange-Cosack, H.: Dtsch. Z. Nervenheilk. **166**, 499 (1951); **168**, 237 (1952).

Lenartowicz, J., u. Rothfeld: Arch. f. Dermat. **161**, 404 (1930).

Letterer, E.: Verh. dtsch. path. Ges. **31**, 12 (1939).

Lindenberg, R.: Zbl. Path. 88, 47 (1951).

Link, K.: Zbl. Path. **86**, 216 (1950).

Longcope, W. T.: J. Amer. Med. Assoc. **117**, 1321 (1941)

Lüthy, F., u. Klingler: Schweiz. Z. allg. Path. **14**, 721 (1951).

Maresch, R.: Verh. dtsch. path. Ges. 17, 212 (1914).

Miehlke, A., u. Diepen: Z. Ohren- usw. Heilk. **160**, 178 (1951).

Morel, F., u. Wildi: Schweiz. Arch. Neur. **54**, 439 (1950).

Mühlmann, M.: Zbl. Path. **36**, 1 (1925).

Noetzel, H.: Arch. f. Psychiatr. u. Z. Neur. 117, 275 (1944).

Omelskyj, E.: Virchows Arch. **271**, 377 (1929).

Orthner, H.: Acta neurovegetativa (Wien) **3**, 50 (1951).
— Die Sexualität des Menschen, herausgeg. v. Giese, S. 69. Stuttgart: Ferdinand Enke 1953.
— u. Schiebler: Arch. f. Psychiatr. u. Z. Neur. **186**, 59 (1951).

Ostertag, B.: Dtsch. med. Wschr. **1951**, 325.

Ostertag, Ch., u. Hirschmann: Arch. f. Psychiatr. u. Z. Neur. **187**, 404 (1952).

Priesel, A.: Virchows Arch. **238**, 423 (1922).

Psenner, L.: Fortschr. Röntgenstr. **72**, 586 (1950).

Quandt, J.: Dtsch. Z. Nervenheilk. **167**, 102 (1951).

Rettelbach, E., u. Schutzbach: Arch. f. Ophthalm. **145**, 179 (1943).

Reye: Münch. med. Wschr. **1926**, 902.

Rowland, R. S.: Arch. Int. Med. **42**, 611 (1928).

Rozynek, M.: Virchows Arch. **308**, 776 (1942).

Sandfuchs, G.: Diss. Göttingen 1953.

Scharrer, E.: Z. Neur. **145**, 462 (1933).

Schmidt, C.-G.: Frankf. Z. Path. **62**, 39 (1951).

Schmidt, R.: Klin. Wschr. **1933**, 105.

Scholz, Fr.: Virchows Arch. 184, 255 (1906).
Schütze, E.: Zbl. Neurochir. 11, 268 (1951).
Shanklin, W. M.: Anat. Rec. 99, 297 (1947).
Sheehan, H. L.: J. of Path. 45, 189 (1937).
— and Murdoch: Lancet 1939, 818.
Simmonds, M.: Virchows Arch. 217, 226 (1914).
Spatz, H.: Arch. f. Psychiatr. u. Z. Neur. 108, 1 (1938).
— Regensburger Jb. ärztl. Fortbildg. 2, 311 (1952).
Stender, A.: Zbl. Neurochir. 2, 114 (1937).
Stern, F.: Die epidemische Encephalitis. Berlin: Julius Springer 1922.
Stieve, H.: Der Einfluß des Nervensystems auf Bau und Tätigkeit der Geschlechtsorgane des
    Menschen. Stuttgart: Georg Thieme 1952.
v. Tannenhain, E.: Wien. klin. Wschr. 1897, 494.
Teilum, G.: Beitr. path. Anat. 106, 460 (1942).
Thompson, Ch. Q., Keegan and Dunn: Arch. Int. Med. 36, 650 (1925).
Tillgren, J.: Brit. J. Dermatol. 47, 223 (1935).
Tönnis, W.: Klin. Mbl. Augenheilk. 114, 1 (1949).
Tonutti, E.: Z. mikrosk.-anat. Forsch. 52, 32 (1942).
Weichselbaum, A.: Verh. dtsch. path. Ges. 14, 234 (1910).
Wilke, G.: Dtsch. Z. Nervenheilk. 164, 332 (1950).
— Verh. dtsch. path. Ges. 37, 259 (1954).
Zajewloschin, M. N.: Frankf. Z. Path. 43, 335 (1932).
Zülch, K. J.: Die Hirngeschwülste. Leipzig: J. Ambr. Barth 1951.

Diskussion.

Spatz:

Früher hat man bei organischen Sexualstörungen zumeist nur an Veränderungen der Keimdrüsen, der Nebennierenrinde und besonders der Adenohypophyse gedacht. Ein in den letzten 15 Jahren erzielter Fortschritt liegt darin, daß jetzt allmählich die große Bedeutung des Regulationszentrums im Hypothalamus (Tuber cinereum) erkannt wird. Die Ergebnisse der Tierexperimente mit Ausschaltung des Tuber, über die ich berichtet habe, und neuere Befunde aus der pathologischen Anatomie beim Menschen stimmen gut überein. Es sei nochmals auf die Konstanz der Sexualstörungen und auf ihre geringe Neigung zur Rückbildung bei Läsionen in diesem Gebiet hingewiesen. Störungen der Temperaturregulation pflegen dagegen reversibel zu sein.

Müller:

Ich möchte auf die Veränderungen im Hypophysengewebe hinweisen, die bei autoptisch gewonnenem Material sehr früh und reichlich auftreten. Nach den Erfahrungen von Romeis sind bereits 2 Std. post mortem fixierte Hypophysen zu feinerem Zellstudium nicht mehr brauchbar. Da sich sehr früh eine Übersäuerung einstellt, verschiebt sich auch die Färbbarkeit der Zellen, so daß es wenig Sinn hat, dann noch Zellzählungen vorzunehmen. Die Veränderungen in der wasserreichen Hypophyse sind so stark, daß Autopsiematerial, das 24 Std. post mortem entnommen wurde, mehr oder weniger Zellfriedhöfen gleichkommt.

Tonutti:

Was die Deutung histologischer Bilder in Beziehung zur Organfunktion betrifft, so ist im Bereich der endokrinen Organe die Situation denkbar günstig. Natürlich können wir aus dem histologischen Bild der Nebennierenrinde, des Hypophysenvorderlappens, des Hodens oder der Schilddrüse nicht die Leistung dieser Organe selbst erschließen. Diese kann nur an den jeweiligen Erfolgssubstraten dieser Organe abgelesen werden. So kann man z. B., wenn es sich um den Hypophysenvorderlappen handelt, nicht aus dem Zellbild aussagen, er macht einen inaktiven Eindruck. Wenn aber im zugehörigen Hoden oder der zugehörigen Nebennierenrinde atrophische Vorgänge gefunden werden, dann sind wir berechtigt zu sagen, daß die gonadotrope bzw. die corticotrope Partialfunktion des Hypophysenvorderlappens eine ungenügende war usw. Wenn man sich darauf begrenzt, das histologische Bild hormonal gesteuerter Organe als Testorgan für die Funktion des steuernden Organs zu benutzen, dann kann man schlüssige Aussagen machen.

Was den zweiten Fall von Herrn Orthner, das Craniopharyngeom mit Diabetes insipidus betrifft, so geht gerade aus der Tatsache des bestehenden Diabetes insipidus hervor, daß mindestens die somatotrope und die thyreotrope Partialfunktion dieses Hypophysenvorderlappens intakt gewesen sein muß, trotz seines „inaktiven Aussehens". Bei wirklich inaktivem Hypophysenvorderlappen gibt es ja keinen persistierenden Diabetes insipidus.

Schließlich noch ein Wort zum Problem des trophischen Einflusses des Hypothalamus auf die Genitalorgane. Das ist ein ungemein schwieriges Thema. Die sog. Ansprechbarkeit der Substrate ist wahrscheinlich im Substrat selbst verankert und nicht an eine nochmalige Regulation gebunden. Es gibt Untersuchungen, bei denen sich beispielsweise zeigt, daß die Ansprechbarkeit vom Lebensalter abhängig ist (Testosteron-Samenblase). Das muß wohl in den Zellen selbst stecken. Es ist doch so, daß die Hormone im Grunde genommen nie etwas grundsätzlich Neues auslösen, sondern nur das realisieren, was an Möglichkeiten in den Substraten verankert ist. Die Frage einer direkten Wirkung des Sexualzentrums auf die Peripherie auf nervalen Wegen wäre an Fällen suprasellärer Tumoren mit Keimdrüseninsuffizienz durchaus klärbar. Man könnte anhand des Hodenbiopsiebildes den Ausfallsschaden feststellen und dann eine entsprechende Gonadotropinbehandlung durchführen. Dabei müßte sich zeigen, und zwar besonders an den Zwischenzellen, ob ein solcher Hoden auf die Hormonzufuhr anspricht oder nicht.

Bierich:

Wir haben an der Kinderklinik in den letzten 2 Jahren reichlich Gelegenheit gehabt, Kryptorchismus und Leistenhoden mit Gonadotropin (verwendet wurde „Pregnyl") zu behandeln. Soweit es sich nicht um allgemeine Dysplasien handelte, führte die Therapie fast immer zum Erfolg, insbesondere, wenn die Kinder das Alter von 11—12 Jahren überschritten hatten. Versager erlebten wir dagegen zum Teil bei einigen wenigen jüngeren Kindern im Alter von 8—9 Jahren, die wir versuchsweise behandelten. — Mehrfach haben wir folgende Situation beobachtet: Wegen anderweitiger Erkrankungen kamen Jungen von 11—12 Jahren zur Aufnahme, bei welchen einige Jahre früher vom praktischen Arzt ohne Erfolg Gonadotropin- oder Testosteronkuren durchgeführt worden waren; jetzt, zur Zeit ihrer normalen Pubertät, trat der Descensus spontan ein. — In diesen Fällen von Therapieresistenz gegen Gonadotropin steht die besprochene mangelnde Ansprechbarkeit des Organs offenbar im Vordergrund.

Tonutti:

Bei der hormonalen Therapie des Kryptorchismus muß man sich darüber im klaren sein, daß vor der Pubertät der hypogonadotrope Zustand etwas Physiologisches ist. Der physiologische Descensus muß sich ohne Einfluß von Androgenen, deren Bildung durch Gonadotropin ausgelöst wird, vollziehen. Wahrscheinlich ist es so, daß durch eine Gonadotropinbehandlung das eintretende Wachstum des Hodens und die gleichzeitige Entfaltung des Scrotums das Herabgleiten des Hodens begünstigt.

Orthner:

Ich möchte in Beantwortung der Anfragen noch einmal auf die pathologisch-anatomischen Anhaltspunkte hinweisen, die für die Auffassung sprechen, *daß das hypothalamische Sexualzentrum nicht bloß eine dem Hypophysenvorderlappen übergeordnete Steuerungsstelle ist*. Als Hauptargument kann gelten, daß nach Hypothalamuszerstörungen die Keimdrüsen viel hochgradiger atrophieren als der Hypophysenvorderlappen und die anderen endokrinen Drüsen. Ich will nicht sagen, daß der Hypothalamus die Trophik dieser Organe gar nicht beeinflußt; er beeinflußt sie aber doch wesentlich geringer.

Die *Trophik* bestimmter Gewebe wird weitgehend vom vegetativen Nervensystem beeinflußt. Die Auffassung, daß das Wesen dieses Einflusses darin liegt, die *Ansprechbarkeit* des Gewebes gegen humorale Einwirkungen zu regulieren, ist zwar nur eine der Erklärungsmöglichkeiten. Aber sie stimmt auf dem Gebiete der Steuerung der Sexualität mit den physiologischen und pathologischen Erscheinungen gleich gut überein.

Es ist erstaunlich, daß das *Gewebe des Tuber cinereum auch bei hochgradigem Hydrocephalus* und starker Verdünnung des Bodens des dritten Ventrikels oft *gut erhalten* bleibt. Das gilt auch für die Nuclei supraoptici und paraventriculares und deren zum Hypophysenhinterlappen ziehenden Neurone. Die Untersuchungen der Ranson- und der Bargmann-Schule haben einwandfrei ergeben, daß der Hypophysenhinterlappen gesetzmäßig atrophiert, wenn dieses System zerstört wird.

Zur Frage
der hypothalamischen Pubertas praecox.

Von

HERTA LANGE-COSACK.

Mit 6 Textabbildungen.

Die verfrühte Geschlechtsreife bei hypothalamischen Krankheitsprozessen stellt ein besonders eigenartiges Experiment der Natur dar, dessen Deutung viel Kopfzerbrechen bereitet hat. Das große Interesse, das vielfach gerade der hypothalamischen Form der Pubertas praecox entgegengebracht wird, beruht darauf, daß an dem Krankheitsbild grundsätzliche hirnpathologische Fragen untersucht und teilweise auch geklärt werden konnten. Man hat weiterhin versucht, von dem Krankheitsbild der verfrühten Pubertät aus Rückschlüsse auf die normale Pubertätsentwicklung zu ziehen. Denn so umfangreich auch das Schrifttum darüber sein mag, so weiß man doch immer noch nicht, wodurch eigentlich das psychosomatische Geschehen, das wir als Pubertät bezeichnen, ausgelöst wird. Schließlich hat man an Kindern mit sexueller Frühreife die Beziehungen zwischen somatischer Reifung und psychischer Entwicklung untersucht. Auf die Ergebnisse will ich am Schluß kurz eingehen.

Man kann innerhalb der hypothalamischen Form der Pubertas praecox zwei große Gruppen unterscheiden: *die erste Gruppe* ist klinisch und anatomisch einheitlich; sie umfaßt Mißbildungstumoren des Tuber cinereum. *Die zweite Gruppe* dagegen ist heterogen. Wir haben darin Krankheitsbilder zusammengefaßt, die zwar verschiedenartig sind, aber ähnliche pathogenetische Voraussetzungen für die Entstehung der Frühreife zu bieten scheinen. Den Krankheitsbildern der zweiten Gruppe ist im anatomischen Bilde gemeinsam, daß sie mit einer Ausweitung des dritten Ventrikels einhergehen und bestimmte Veränderungen am Tuber cinereum aufweisen.

Ausgangspunkt für die Aufstellung der *ersten Gruppe* wurde für uns ein Fall von DRIGGS und SPATZ. Es handelte sich um einen bei seinem Tode $3^1/_2$jährigen Knaben mit dem körperlichen Entwicklungszustand eines 15—16jährigen. Keimdrüsen, Nebennieren, Zirbel und Hypophyse waren intakt. Als Ursache der Pubertas praecox fand sich hier lediglich ein kirschkerngroßes umschriebenes Gebilde, das sich histologisch als hyperplastische Mißbildung des Tuber cinereum (Abb. 1) erwies. Es enthielt zahlreiche Nervenzellen und Nervenfasern, die mit denen des normalen hypophysennahen Zwischenhirngebietes große Ähnlichkeit hatten. Ich habe einen eigenen Fall derselben Gruppe beobachtet[1]:

Fall 1. Fünfjähriger Knabe mit stark beschleunigter allgemeiner und sexueller Entwicklung, die gleich nach der Geburt einsetzte. Penis und Testes vergrößert, Genitalbehaarung,

---

[1] Siehe ausführliche Darstellung bei H. LANGE-COSACK: Verschiedene Gruppen der hypothalamischen Pubertas praecox. Dtsch. Z. Nervenheilk. **166**, 499 (1951).

männliche Körperbehaarung, beginnender Bartwuchs, auffallend kräftige Muskulatur. Das Kind ging mit 5 Jahren an einem Scharlach zugrunde (Abb. 2). Als Ursache der Pubertas praecox fand sich hier eine etwa hühnereigroße Geschwulst, die auf den ersten Blick ganz anders aussah als die kirschkerngroße Mißbildung im Falle von DRIGGS und SPATZ (Abb. 3). Die serienmäßige Untersuchung zeigte aber, daß der Ausgangspunkt ebenfalls das Tuber cinereum war, das hier selbst im Tumor aufgegangen war. Im übrigen war das Wachstum

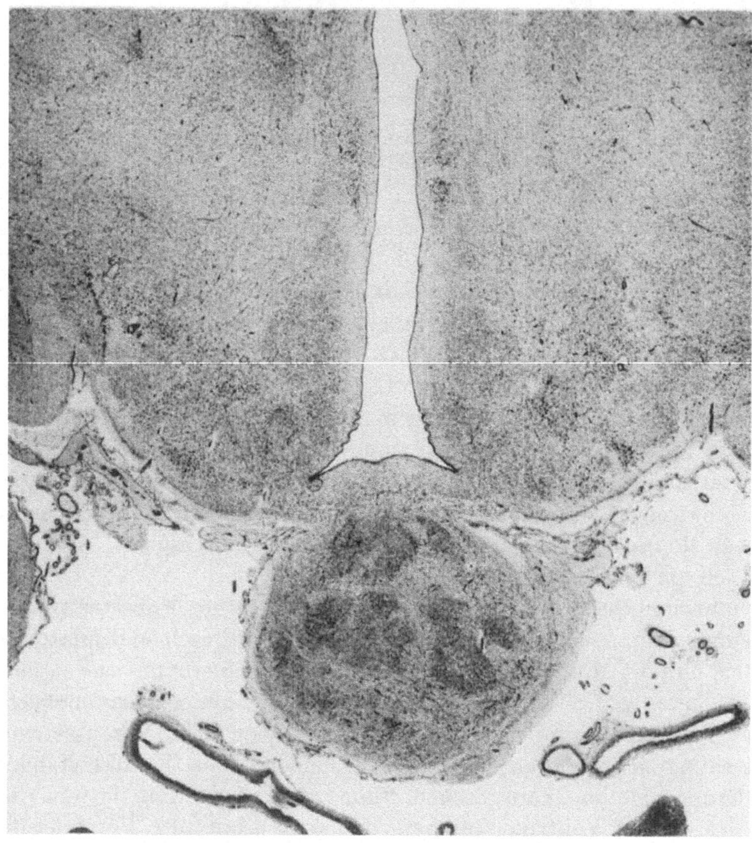

Abb. 1. Hyperplastische Mißbildung des Tuber cinereum, die zu Pubertas praecox geführt hat. Fall von DRIGGS und SPATZ [Virchows Arch. **305**, Abb. 8 (1939)]. Innerhalb der Mißbildung sieht man aus kleinen Nervenzellen bestehende Knoten, zwischen denen einzelne große Nervenzellen zu erkennen sind. Die Strukturen des Hypothalamus sind völlig erhalten.

rein verdrängend. — Histologisch enthielt der Tumor ebenfalls zahlreiche größere und kleinere Nervenzellen sowie markhaltige und marklose Nervenfasern. Er unterschied sich histologisch von dem anderen Falle nur durch die enorme Gliawucherung, durch die sich wohl auch seine Größe erklärt.

Das klinische Bild war in diesem Falle durch drei Hauptsymptome gekennzeichnet: 1. durch die enorm verfrühte Geschlechtsreife, 2. durch Krampfanfälle, 3. durch hochgradigen Schwachsinn. Der Schwachsinn erklärte sich dadurch, daß nicht nur im Tuber cinereum, sondern auch im übrigen Gehirn Mißbildungen zu finden waren (Abb. 4). Sexuelle Regungen seelischer Art waren bei dem schwachsinnigen Kinde nicht festzustellen. Es hatte häufige Erektionen, die als rein körperliche Reizzustände abliefen.

In der Weltliteratur sind jetzt mehr als zwanzig derartige Fälle, die sowohl klinisch als auch anatomisch untersucht worden sind, bekannt. Es gibt unter ihnen große und kleine Tumoren. Gemeinsam ist ihnen aber, daß sie stets vom Tuber cinereum ausgehen und stets den gleichen histologischen Aufbau zeigen. Bei dieser Gruppe setzt die genitale Frühreife, die meist mit einer Wachstumssteigerung einhergeht, oft schon im 1. Lebensjahr, spätestens aber bis zum Abschluß des 4. Lebensjahres ein. Fast alle Kinder dieser Gruppe sind innerhalb der ersten 10 Lebensjahre teils im Anschluß an operative Eingriffe, teils an interkurrenten infektiösen Erkrankungen verstorben. Andersartige hypothalamische Symptome neben der Pubertas praecox sind zwar trotz der Größe mancher

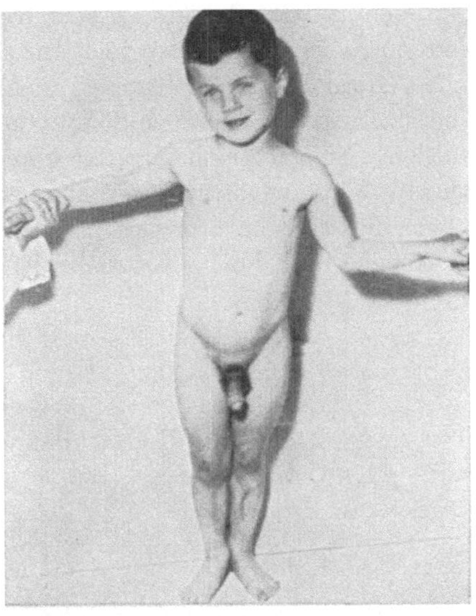

Abb. 2. Fall 1. Pubertas praecox bei 4jährigem Knaben mit hyperplastischer Mißbildung des Tuber cinereum. [Aus H. LANGE-COSACK: Dtsch. Z. Nervenheilk. **166**, 503 (1951).]

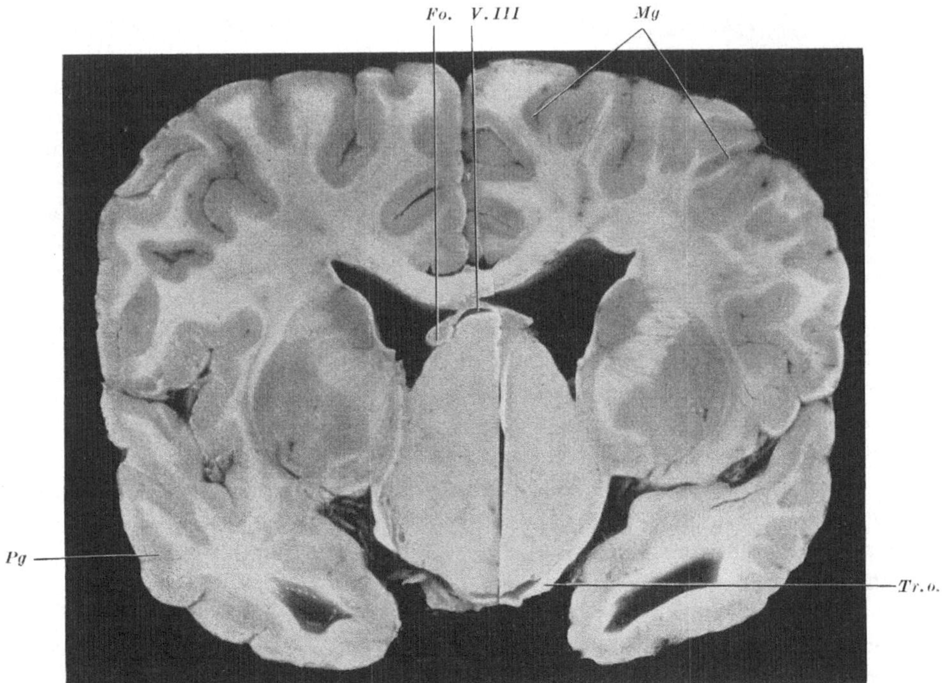

Abb. 3. Fall 1. Mißbildungstumor des Tuber cinereum bei hochgradiger Pubertas praecox. Frontalschnitt durch den Tumor unmittelbar caudalwärts vom Chiasma opticum. Das Tuber cinereum ist im Tumor aufgegangen; im übrigen ist das Wachstum rein verdrängend. × = Tumor. *Fo.* = Fornix. *V. III* = Rest des III. Ventrikels. *Mg* = Mikrogyrie im Frontalgebiet. *Pg* = Pachygyrie im Temporallappen. *Tr. o.* = Tractus opticus.

Tumoren auffallend spärlich. Der frühzeitige Tod und die Häufigkeit infektiöser Todesursachen lassen aber doch an die Möglichkeit denken, daß die hypothalamischen Regulationsvorrichtungen nicht ausreichen und unter Belastung versagen. Vereinzelt sind in diesen Fällen endokrinologische Untersuchungen durchgeführt worden. Eine Vermehrung der gonadotropen Substanzen im Urin ließ sich in keinem Falle nachweisen (WEINBERGER und GRANT, GROSS u. a.). Dagegen haben die Untersuchungen übereinstimmend ergeben, daß die Androgene bzw. Oestrogene und die 17-Ketosteroide bei diesen Kindern vermehrt ausgeschieden werden, und zwar etwa in der Menge wie bei einem normalen Erwachsenen.

Die *pathogenetische Deutung der Pubertas praecox* muß bei der *1. Gruppe* davon ausgehen, daß die hyperplastische Mißbildung eine pathologische Vergrößerung des im Tuber cinereum gelegenen diencephalen Sexualzentrums (SPATZ) darstellt. Wie man sich die Wirkung im einzelnen vorzustellen hat, muß hypothetisch bleiben. Wir hatten zunächst an die Möglichkeit einer Hyperneurosekretion im Tumor gedacht. Jedoch haben sich dafür überzeugende Hinweise nicht finden lassen. Der Beweis wäre nur dann zu erbringen, wenn es gelingen würde, mit dem Extrakt eines solchen Tumors bei infantilen Tieren Geschlechtsreifung hervorzurufen. Dieser Versuch ist bisher nicht unternommen worden. Wenn man annimmt, daß auf zentrifugalem Wege von dem pathologisch veränderten Tuber cinereum eine Stimulierung der Adenohypophyse erfolgt, so müßte man bei dieser Form der Pubertas praecox eine vermehrte Ausschüttung gonadotroper Hormone erwarten. Dies hat sich aber — wie oben gesagt — bei den bisher untersuchten Fällen nicht bestätigt. Am besten geeignet zur Erklärung dieser Form von Pubertas praecox erscheint mir die Hypothese von SPATZ. Die Störung würde dann nicht in der vermehrten Hormonproduktion zu suchen sein, sondern in der erhöhten Ansprechbarkeit des nervösen Apparates, der auf die Gonadotropine eingestellt ist.

Diese Hypothese kann nur zur Erklärung der Pubertas praecox bei der *1. Gruppe* herangezogen werden. Die Krankheitsbilder, die zu unserer *2. Gruppe* gehören, lassen sich dadurch pathogenetisch nicht deuten. Wir rechnen dazu:

1. andersartige hypothalamische Geschwülste,
2. nichtblastomatöse Krankheitsprozesse,
3. Zirbeltumoren.

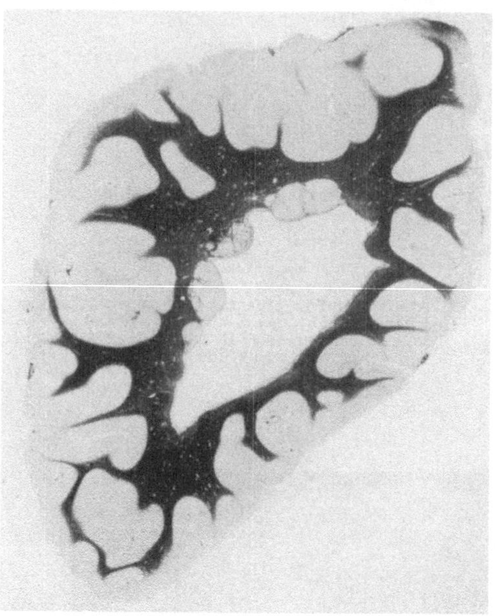

Abb. 4. Fall 1. Heterotope Nervenzellansammlungen unter dem Ependym des Ventrikels, die im Markscheidenbild ausgespart bleiben. Im Zusammenhang damit Entwicklungsstörung der Hirnrinde. Markscheidenfärbung.

Ich führe für jede der drei Untergruppen ein eigenes Beispiel an:

1. Pubertas praecox bei einem Ependymom des Großhirns, das zur Ausweitung des 3. Ventrikels und zu sekundären Veränderungen im Tuber cinereum geführt hat.

Fall 2. Abb. 5 zeigt das Gehirn eines im Alter von 11 Jahren verstorbenen Knaben mit einem ausgedehnten Ependymom der linken Großhirnhemisphäre. Der Tumor grenzt mit breiter Randzone an den markarmen Hypothalamus an, ist aber nicht in diesen eingewachsen. Histologisch zeigt das Tuber cinereum nur sekundäre Veränderungen. Die Seite des Tumors

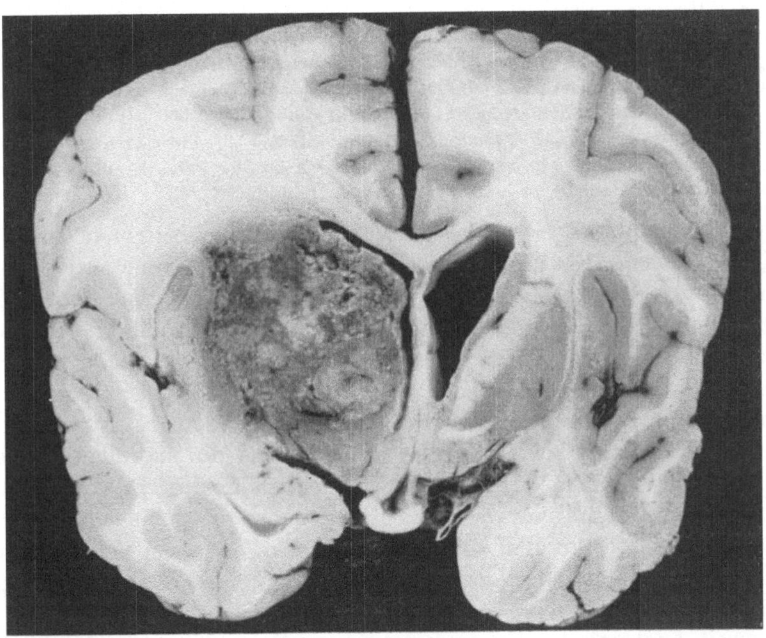

Abb. 5. Fall 2. Gehirn eines 11jährigen Knaben mit Pubertas praecox. Ausgedehntes Ependymom der linken Großhirnhemisphäre. Frontalschnitt in der Ebene des Chiasma opticum. Der Recessus supraopticus ist mäßig ausgeweitet. Der Tumor hat die Stammganglien weitgehend zerstört und grenzt unmittelbar an den Hypothalamus an, ohne in diesen einzuwachsen.

erscheint — wahrscheinlich infolge eines Ödems — im ganzen etwas verbreitert. Die typischen Zellgruppen sind aber sämtlich gut zu identifizieren. Der Boden des 3. Ventrikels ist ausgeweitet und wölbt sich in die Basalzysterne vor.

Klinisch traten entsprechend dem Wachstum der Geschwulst, die von der Großhirnhemisphäre ausging, zuerst andersartige Symptome auf. Die überstürzte allgemeine und sexuelle Entwicklung begann erst zwei Jahre nach Krankheitsbeginn. Mit 11 Jahren wirkte der Knabe bereits wie ein 17jähriger Jüngling. Als die Mutter mit ihm im Schlafwagen reiste, bekam sie Streit mit dem Kontrolleur, weil dieser das Alter des Knaben nicht glauben wollte. Intellektuell war er altersgemäß entwickelt, charakterlich wirkte er reifer, als seinem Alter entsprach. Hypersexualität wurde bei dem schwerkranken Kinde nicht beobachtet. Da alle anderen in Frage kommenden Organe gesund waren, muß die Pubertas praecox mit den wenig charakteristischen Veränderungen im Tuber cinereum in Zusammenhang gebracht werden.

Tumoren dieser Gegend führen in der Regel zu sexueller Unterentwicklung oder zum völligen Ausbleiben der Geschlechtsreife. Immerhin sind einige wenige Fälle mit verfrühter Geschlechtsreife bekannt. Zum Beispiel beschrieben Ford und BAILEY diese bei einem Kraniopharyngeom, FRAZIER bei einem suprasellären Teratom, DE VRIES, BARTA, SECKEL, SCOTT und BENDITT und neuerdings PIOTTI bei zentraler Neurofibromatose; TÖNNIS[1] beobachtete vorzeitige Geschlechtsreifung bei einem Knaben mit rechtsseitigem Opticusgliom. Die wenigen Beobachtungen kranken leider alle daran, daß genauere anatomische Beschreibungen, die eine Deutung erlauben würden, fehlen.

2. Für die Untergruppe der nichtblastomatösen Erkrankungen kann auch ich nur ein klinisches Beispiel anführen:

Fall 3. 10jähriges Mädchen mit Pubertas praecox, das im Alter von 5 Jahren eine Meningoencephalitis durchgemacht hat. Als Restsymptom blieb eine spastische Halbseitenlähmung bestehen. Mit 9 Jahren starkes Längenwachstum und rasche Entwicklung der sekundären Geschlechtsmerkmale, ein halbes Jahr später Menarche. Im Encephalogramm starke Ausweitung des kontralateralen Seitenventrikels sowie des 3. Ventrikels. Eine Geschwulst konnte durch das Encephalogramm und durch das Arteriogramm ausgeschlossen werden. Psychisch bestand ein Schwachsinn mittleren Grades. Das Erlebnis der vorzeitigen Pubertät wurde aber doch in primitiver Weise verarbeitet.

Auch von anderer Seite ist sexuelle Frühreife bei nichtblastomatösen Krankheitsprozessen beschrieben worden, und zwar bei verschiedenen Formen der Encephalitis (z. B. Masernencephalitis [FORD], epidemische Encephalitis [F. STERN u. a.], tuberkulöse Meningitis [HELLNER]). Außerdem wurden erstmalig durch KUSSMAUL, später noch durch andere Autoren Fälle von Pubertas praecox bei Hydrocephalus internus beschrieben. Die einzige genauere anatomische Untersuchung stammt von ANDRÉ-THOMAS und SCHAEFFER, die einen Fall von Pubertas praecox bei Hydrocephalus internus durch arachnitischen Verschluß am Ausgang des 4. Ventrikels nach Encephalomeningitis beobachtet haben. So dürftig unsere Kenntnisse über die Entstehung der sexuellen Frühreife bei nichtblastomatösen cerebralen Prozessen auch sind, so lassen sich auf Grund der eigenen Beobachtung und der Literaturdurchsicht zwei interessante Feststellungen machen:

a) Soweit anatomische Untersuchungen vorliegen, ist das Tuber cinereum isoliert oder im Rahmen ausgedehnterer Veränderungen stets mit betroffen, aber niemals zerstört.

b) Obgleich der akute cerebrale Krankheitsprozeß — ähnlich wie in unserem Falle — oftmals schon im frühen Kindesalter abgelaufen ist, tritt die sexuelle Frühreife meist erst wesentlich später, in der Regel zwischen dem 6. und 10. Lebensjahre in Erscheinung. Man könnte vermuten, daß in diesen Fällen ein gewisser Reifungsgrad des gesamten Organismus, vor allem aber der Keimdrüsen, erreicht sein muß, ehe sie auf die zentrale Stimulierung ansprechen.

3. Es lassen sich in diesem Rahmen nicht alle einzelnen Gründe dafür aufführen, die es wahrscheinlich machen, daß die Pubertas praecox bei Zirbeltumoren entgegen den früheren Ansichten ebenfalls hypothalamischer Genese ist. Ich will aber nicht unerwähnt lassen, daß BERBLINGER auch jetzt noch daran festhält, daß neben der hypothalamischen eine pineale Form der Pubertas praecox existiert. BING, GLOBUS und SIMON dagegen, die das gesamte Material an Zirbeltumoren aus der Weltliteratur zusammengestellt haben, sind ebenfalls der Ansicht, daß die Pubertas praecox bei Zirbelgeschwülsten durch die Veränderungen des

---

[1] Persönliche Mitteilung.

stets in Mitleidenschaft gezogenen Hypothalamus zustande kommt. Leider fehlt es noch an ausreichenden anatomischen Untersuchungen. Es gibt zwar in den Arbeiten histologische Befunde der Zirbelgeschwülste, aber kaum jemals eine histologische Untersuchung des Tuber cinereum. Diese aber wäre wesentlich, um die Frage nach der Ursache der sexuellen Frühreife zu entscheiden.

Wir haben einen Fall von Pubertas praecox bei einem Teratom der Zirbel klinisch und anatomisch durchuntersucht:

Fall 4. Es handelt sich um einen 9 jährigen Knaben mit allgemeiner und sexueller Entwicklungsbeschleunigung. Der Knabe, den wir nur in moribundem Zustande gesehen haben,

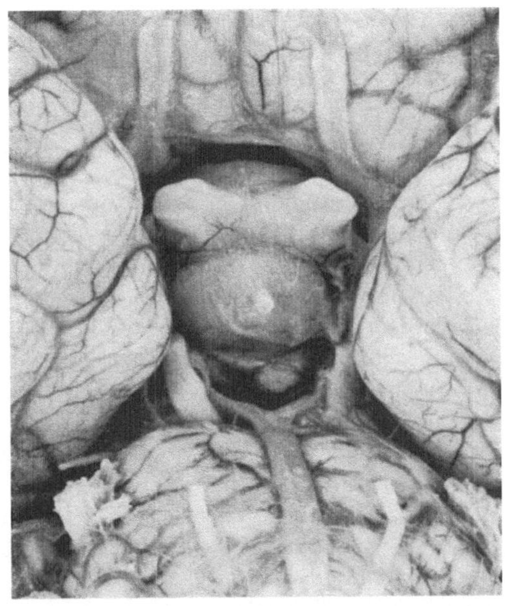

Abb. 6. Fall 4. Hirnbasis in einem Falle von Pubertas praecox bei einem Teratom der Zirbel. Infolge des hochgradigen Hydrocephalus internus ist der Zwischenhirnboden (Tuber cinereum) hochgradig ausgedehnt und verdünnt. Das Tuber cinereum ragt wie eine prall gespannte Blase in die Basalzysterne hinein. Davor sieht man den Abgang des nicht veränderten Hypophysenstieles.

soll eine überdurchschnittliche Intelligenz gehabt haben und soll auch in der charakterlichen Entwicklung seinem Alter vorausgewesen sein. Die Mutter berichtete, daß sie mit ihm während der kriegsbedingten Abwesenheit des Vaters über alles, was in ihrer Bauernwirtschaft vorkam, wie mit einem Erwachsenen sprechen konnte.

Abb. 6 zeigt die Hirnbasis. Dadurch, daß der Tumor, der nirgends in den Zwischenhirnboden eingewachsen ist, den Aquädukt verlegt hat, ist ein Hydrocephalus internus occlusus entstanden. Der Zwischenhirnboden mit dem Tuber cinereum ist stark ausgeweitet und wölbt sich wie eine pralle Blase vor. Trotz der starken Verschmälerung und Auswalzung des Tuber cinereum erwiesen sich bei der histologischen Untersuchung die Kerngruppen als gut erhalten. Sie waren lediglich in die Länge gezogen. Die einzelnen Nervenzellen waren kaum verändert.

Klinisch bilden die Krankheitsbilder der *2. Gruppe* eine bunte Symptomatologie, die den jeweils zugrunde liegenden Krankheitsprozessen entspricht. Hinsichtlich der hypothalamischen Symptome besteht aber eine weitgehende Übereinstimmung. Im Gegensatz zur 1. Gruppe mit Beginn der Frühreife im frühesten Lebensalter liegt der Beginn bei der 2. Gruppe durchschnittlich wesentlich später, etwa zwischen dem 7. und 10. Lebensjahr. Das Bild der Pubertas praecox ist nicht so einheitlich wie bei der 1. Gruppe: Öfter fehlt die gleichzeitige Wachstumssteigerung, mitunter werden auch heterosexuelle Merkmale beobachtet. Etwas häufiger als bei der 1. Gruppe scheinen Störungen des Wasser- und Fettstoffwechsels und andere begleitende Zwischenhirnsymptome vorzukommen. Sofern die geistige Entwicklung nicht durch den cerebralen Krankheitsprozeß gehemmt ist, ist die Intelligenz dieser Kinder normal. Man findet häufiger als in der 1. Gruppe eine Teilacceleration auf einzelnen psychischen Gebieten.

Als *anatomisches Substrat* der Pubertas praecox finden wir bei den Fällen der 2. Gruppe übereinstimmend: 1. einen mehr oder weniger ausgeprägten Hydrocephalus des 3. Ventrikels, 2. uncharakteristische Veränderungen am Tuber cinereum; in keinem einzigen von uns oder von anderer Seite untersuchten Falle waren die Kerngruppen des Tuber cinereum zerstört oder auch nur hochgradig verändert.

Die *Pathogenese der 2. Gruppe* ist schwer zu deuten. Auf jeden Fall muß sie bei den klinischen und anatomischen Unterschieden anders sein als bei der 1. Gruppe mit hyperplastischer Mißbildung des Tuber cinereum. Anhaltspunkte für eine mögliche Deutung haben wir in einer wenig bekannten Arbeit von KRAUS gefunden. Dieser kam nämlich auf Grund eines großen pathologischen Untersuchungsmaterials zu der überraschenden Feststellung, daß bei chronischem Hirndruck, speziell mit Hydrocephalus des 3. Ventrikels, die Hypophyse in vielen Fällen nicht druckatrophisch wird, sondern im Gegenteil eine Zunahme des Parenchyms des Vorderlappens mit deutlicher Gewichtsvermehrung aufweist. Voraussetzung ist, daß der Zwischenhirnboden nicht zerstört ist und daß die Verbindung zur Hypophyse erhalten bleibt. KRAUS nahm an, daß diesem Befunde auch eine erhöhte Tätigkeit der Adenohypophyse entsprechen müßte. Er konnte bei 60% von Kranken mit erhöhtem Hirndruck in der Tat auch eine vermehrte Prolanausschüttung feststellen. Später haben HENDERSON und ROWLANDS (1938) ähnliche Ergebnisse erzielt. Wenn man die Resultate von KRAUS auf unsere Fälle anwendet, so kommt man zu der Hypothese, daß die Ausweitung des Zwischenhirnbodens, die ja in allen Fällen der 2. Gruppe nachweisbar war, eine stimulierende Wirkung auf die Adenohypophyse haben könnte. Diese Form der Pubertas praecox würde dann durch vermehrte Ausschüttung gonadotroper Substanzen zustande kommen.

Die pathogenetischen Deutungen der verschiedenen hypothalamischen Gruppen der Pubertas praecox sind einstweilen noch hypothetisch. Weitere klinische, anatomische und vor allen Dingen endokrinologische Untersuchungen sind notwendig, um eine Klärung herbeizuführen.

Zum Schluß soll noch kurz auf die *psychischen Reifungsverhältnisse* bei Pubertas praecox eingegangen werden. Es gibt darüber erst wenige wirklich ausreichende psychiatrische Untersuchungen. Unter diesen ist an erster Stelle die Untersuchung von Frau BORMANN bei dem Fall von DRIGGS und SPATZ zu nennen. Ferner liegen interessante Untersuchungen von BÜRGER-PRINZ, von STUTTE und eine über 14 Jahre durchgeführte psychiatrische Beobachtung von GESELL und Mitarbeitern vor. Über einige Punkte läßt sich infolgedessen schon etwas sagen. Im allgemeinen kontrastiert das kindliche Verhalten mit der körperlichen Frühreife. Ein Teil der Kinder zeigt eine ausgesprochene sexuelle Triebhaftigkeit.

Diese äußert sich meist in excessiver Onanie, seltener in sexuellen Aggressionen gegenüber Personen des anderen Geschlechts. Je jünger die Kinder sind, um so ratloser stehen sie dem erwachenden Sexualtrieb gegenüber. Eine seelische Verarbeitung, Schwärmerei und seelisch-erotische Neigungen, wie sie in der echten Pubertät häufig sind, findet man bei diesen Kindern fast nie. Die Intelligenzentwicklung verläuft offenbar ganz nach eigenen Gesetzen; in keinem Falle entsprach sie dem biologischen Reifungsalter, sondern immer nur dem Lebensalter. Dagegen wirken diese Kinder in ihrem äußeren Gebaren und in ihrer Einstellung zur Umwelt oft erwachsener, als ihrem Alter entspricht. Sie fallen häufig durch ihren Ernst, durch die bedächtige Motorik, durch das Fehlen des kindlichen Bewegungsdranges sowie durch das Fehlen der kindlichen Fragelust auf. Bei der mehrfach, in letzter Zeit vor allem von STUTTE geschilderten Acceleration in der Interessenzuwendung, z. B. in der Beschäftigung mit weltanschaulichen Fragen und anderen Problemen, die den Erwachsenen interessieren, scheint mir in der Beurteilung Vorsicht geboten zu sein. Man muß sich klarmachen, daß sich diese Kinder in einer ganz besonderen Situation befinden und daß vieles in ihrem psychischen Verhalten reaktiv bedingt sein kann. Sie werden wegen ihres Aussehens von den jüngeren Kindern abgelehnt und werden wegen der mangelnden geistigen Reife von den älteren Kindern nicht akzeptiert. Sie werden nicht selten gehänselt und mit Spitznamen belegt. Oftmals wird von den Erwachsenen in sorgenvollem Tone über ihren Zustand gesprochen. Sie sind durch alle diese Umstände häufig isoliert, von der gewöhnlichen kindlichen Umgebung ausgeschlossen und auf die mehr oder weniger verständnisvollen Erwachsenen angewiesen. Deshalb kann ernstes und altkluges Benehmen eigentlich nicht verwundern. Mitunter beobachtet man auch Verstimmungen und Trotzhaltungen, mit denen das Kind auf seine Andersartigkeit und auf das Verhalten der Umwelt reagiert.

Die interessante Frage, in welcher Hinsicht die psychische Entwicklung eigenen Gesetzen folgt und in welcher Hinsicht sie mit der Keimdrüsenreifung zusammenhängt, bedarf noch weiterer sorgsamer psychiatrischer Untersuchungen, bei denen nicht nur das Kind, sondern auch die Erblage und die Umwelt berücksichtigt werden müssen. Ich muß meine Ausführungen leider mit dem Hinweis beschließen, daß nicht nur die pathogenetischen Probleme der hypothalamischen Pubertas praecox, sondern auch die psychopathologischen Fragen noch ganz im Flusse sind und der endgültigen Klärung bedürfen.

Literatur.

ANDRÉ-THOMAS, et H. SCHAEFFER: Revue neur. 38 II, 595 (1931).
BAILEY, P., D. N. BUCHANAN and P. L. BUCY: Intercranial tumors of infancy and childhood. Chicago: Univ. of Chicago Press 1939.
BERBLINGER, W.: Schweiz. z. Path. 7, 107 (1944).
BING, J. F., J. H. GLOBUS and H. SIMON: J. Sinai Hosp. 4, 935 (1938).
BORMANN, E.: Arch. f. Psychiatr. u. Z. Neur. 111, 667 (1940).
BÜRGER-PRINZ, H.: Nervenarzt 10, 438 (1942).
DRIGGS, M., u. H. SPATZ: Virchows Arch. 305, 657 (1939).
FORD, F. R.: Diseases of the central nervous system in infancy, childhood and adolescence. S. 798. Springfield: Charles C. Thomas 1937.
FRAZIER, C. H.: Amer. J. Surg. 16, 199 (1932).

GESELL, A., H. THOMS, F. B. HARTMANN and H. THOMPSON: Arch. of Neur. **41**, 755 (1939).
HELLNER, H.: Med. Klin. **1936 II**, 1619.
HENDERSON and ROWLANDS: Brit. Med. J. **1**, 1094 (1938).
KRAUS, E. J.: Virchows Arch. **286**, 656 (1932).
— Z. Neur. **146**, 548 (1933).
LANGE-COSACK, H.: Dtsch. Z. Nervenheilk. **166**, 499 (1951); **168**, 237 (1952). Dort ausführliche
    Literaturübersicht.
PIOTTI, A.: Acta endocrinol. (Copenh.) **10**, 66 (1952).
SECKEL, H. P. G.: Med. Clin. North Amer. **30**, 183 (1946).
— Mschr. Kinderheilk. **99**, 168 (1950).
— Jb. Kinderheilk. **176**, 361 (1951).
— W. W. SCOTT and E. P. BENDITT: Amer. J. Dis. Childr. **78**, 484 (1949).
SPATZ, H.: Regensburger Jb. ärztl. Fortbildg. **2**, 311 (1952).
— R. DIEPEN u. V. GAUPP: Dtsch. Z. Nervenheilk. **159**, 220 (1948). Siehe dort ausführliches
    Literaturverzeichnis.
STERN, F.: Med. Klin. **1922 II**, 864.
STUTTE, H.: Dtsch. Z. Nervenheilk. **164**, 157 (1950).
— Z. Kinderpsychiatr. **17**, 136 (1951).
— u. MARIE-LUÏSE STUTTE: Z. Kinderheilk. **67**, 294 (1949).
DE VRIES, H. F.: Nederl. Tijdschr. Geneesk. **1930 I**, 2001.

Aus der Medizinischen Univ.-Poliklinik Freiburg i. Br. (Direktor: Prof. Dr. H. J. SARRE).

Eineiige Zwillinge
mit Laurence-Moon-Biedl-Bardet-Syndrom
bei familiärem Vorkommen von fetaler
Erythroblastose unter besonderer
Berücksichtigung endokriner Besonderheiten*.

Von

ARVID MOENCH.

Mit 4 Textabbildungen.

Folgende 5 Kennzeichen gehören zum Vollbild des LAURENCE-MOON-BIEDL-BARDET-Syndroms (LMBB): 1. Fettsucht, 2. genitale Unterentwicklung, 3. Mißbildungen des Skelets (u. a. Poly- bzw. Syndaktylie), 4. Pigmentdegeneration der Netzhaut sowie 5. eine geistige Unterentwicklung im Sinne eines hypophysären Infantilismus. Bei konkordanten zweieiigen Zwillingen wurde es 1947 von SACREZ (*17*) und Mitarbeitern beschrieben. Bei den beiden nun zu beschreibenden Jungen handelt es sich gemäß der Zwillingsanalyse von Herrn Prof. SCHAEUBLE[1] um eineiige Zwillinge.

A. Befunde.

Die 1939 geborenen Kinder wurden 1945 wegen ihres schlechten Sehvermögens zunächst in die Augenklinik gebracht. Bei herabgesetzter Sehschärfe von 3/50 bis zu 1/50 wurde ein Astigmatismus divergens festgestellt. Der Augenhintergrund zeigte eine rötlich-graue atrophische Papille mit unscharfem Rand, engen Netzhautgefäßen sowie in der Fundusperipherie eine Pigmentierung vom Pfeffer- und Salztyp (Prof. Dr. HALLERMANN). Die seit der Geburt progredient zunehmende Fettsucht war 1946 für die Mutter der Anlaß, auch die Medizinische Poliklinik aufzusuchen. Seit dieser Zeit sind die Jungen hier in ständiger Beobachtung. Die Entwicklung der Körpergröße sowie des Körpergewichts seit der Geburt ist auf Abb. 1 dargestellt, und zwar verglichen mit den Durchschnittsnormalwerten nach v. PFAUNDLER. Abb. 2 zeigt die Zwillinge im Alter von 13 Jahren. Deutlich ist der massive Fettansatz verbunden mit der Genitalhypoplasie zu erkennen. Bemerkenswert für eineiige Zwillinge unter gleichen Umweltsbedingungen ist der heute bestehende Gewichtsunterschied von fast 10 kg. Entsprechend sind die Genua valga bei dem schwereren (I) auch deutlicher ausgebildet. Das deutet darauf hin, daß die bei LMBB-Fällen häufiger beschriebenen Genua valga durch die Überlastung der Kniegelenke infolge der erheblichen Adipositas bedingt sind.

---

* Siehe ausführliche Darstellung aller Befunde in Z. Geburtsh. **141**, 299—334 (1954), und Analecta genetica **1**, 382—395 (1954).

[1] Den betreffenden Herren sei für Überlassung der Befunde herzlichst gedankt.

Hirnnerven sowie der übrige neurologische Befund (Prof. Dr. BECKER) unauffällig.

Zahnstatus: Bei der Röntgenuntersuchung läßt sich bereits eine erhebliche Auflockerung der marginalen Knochenstruktur zwischen den vorderen Schneidezähnen feststellen. Zwischen den unteren Prämolaren ist eine Lückenbildung bis in den Bereich der Zahnwurzeln vorhanden. Alle 4 Weisheitszähne sind auf normaler Entwicklungsstufe angelegt. Bei beiden besteht ein Kantenbiß (Prof. Dr. ESCHLER).

Brustkorb: Klinisch, röntgenologisch und elektrokardiographisch kein krankhafter Befund an den Atmungs- und Kreislauforganen. Blutdruck: 120/95 mm Hg (115/90). *(In Klammern die entsprechenden Werte von Zwilling II.)* Pulsfrequenz: 80/Minute (76).

Bauch: Erheblicher Fettansatz, Striae distensae im Bereich der unteren Bauchflanken.

Genitalien: Hypoplastisch. Die etwa kleinkirschgroßen Hoden sind am Ausgang des Leistenkanals tastbar.

Extremitäten: Erheblicher Spreiz-Senkfuß, Genua valga (bei I stärker als bei II). Bei röntgenologisch zwar etwas

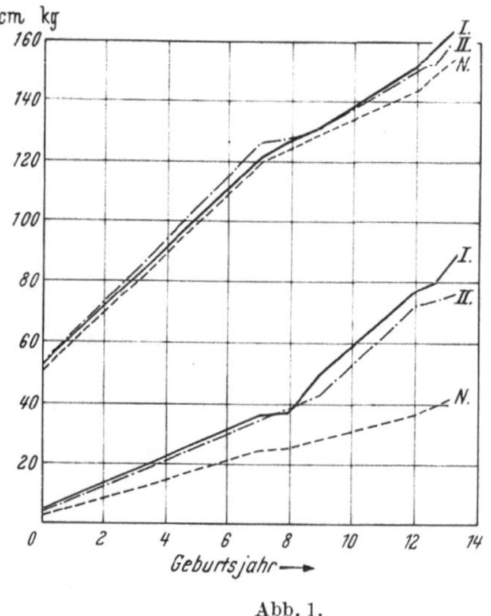

Abb. 1.

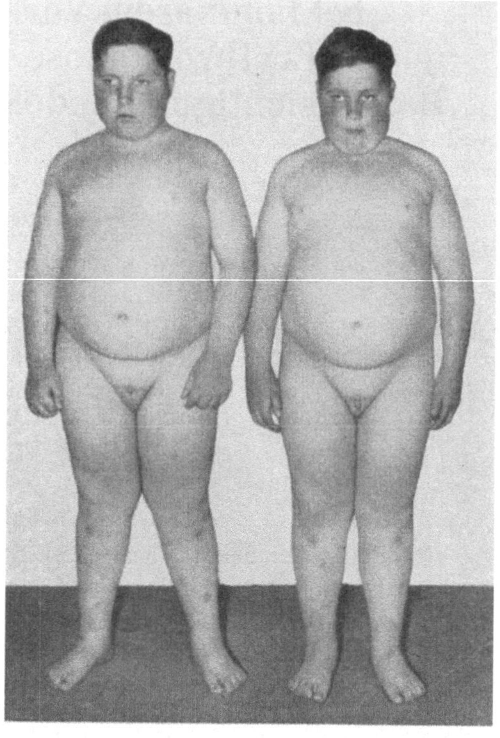

Abb. 2.

plumpem, aber normalem Knochenbefund beider Hände und Füße ist die Anlage einer Doppelstrahligkeit nicht zu erkennen. Dagegen findet sich bei beiden an der ulnaren bzw. fibularen Außenseite der linken Hand und des linken Fußes in Höhe der Grundgelenke eine Narbe als Restzustand einer bei der Geburt erfolgten Entfernung eines 6. häutigen linken Fingers bzw. einer 6. häutigen Zehe.

Schädel: Normale Knochenstruktur des Schädels mit normal angelegter Sellastruktur und Größe.

I.v. Pyelogramm: Bei normal angelegten Nierenschatten unauffällige Nierenbecken und normaler Ureterenverlauf. Als Anomalie: Bei beiden eine kleine rudimentäre erste Lendenrippe sowie ein symmetrischer Übergangswirbel zwischen Lendenwirbelsäule und Kreuzbein vom Caudaltyp.

Harn: Normaler Verdünnungs- und Konzentrationsversuch nach VOLHARD. Funktionsbreite: 1000—1030 (1000—1026). Keine path. Bestandteile.

Rest-N im Serum: 48 mg-% (45)[1]; *Kreatin* (24 Std.-Wert im Harn): 80 mg (75)[1]; *Kreatinin* (24 Std.-Wert im Harn): 1,84 g (1,18)[1].

---

[1] in ( ) Werte von Zwilling II.

Blutbild: (die einzelnen Auszählungswerte seit 1946 s. Tab. 1).

Tabelle 1. *Verhalten des Differentialblutbildes sowie der BSG bei den Zwillingen von 1946—1952.*

	1946	1949	1951	1952	1946	1949	1951	1952
	Helmut I				Siegfried II			
Hämoglobin . . . . %	84	92	97	91	80	96	84	88
Erythrocyten . . . . Millionen	4,8	4,7	4,9	4,7	4,6	4,8	4,5	4,7
Färbe-Index	0,87	0,96	0,98	0,94	0,87	1.0	0,94	0.94
Leukocyten	6200	7300	8100	5600	7300	6900	5800	7400
Jugendliche . . . . . . %	—	—	2	—	1	—	—	1
Stabkernige . . . . . . %	2	3	6	1	2	1	2	2
Segmentkernige . . . . . %	35	31	45	33	35	32	34	28
Eosinophile . . . . %	9	7	4	5	6	8	4	7
Basophile . . . . %	2	1	—	3	2	—	1	1
Lymphocyten . . . . . . %	47	55	42	56	47	53	55	60
Monocyten . . . . %	5	3	1	2	7	6	4	1
THORN-Test Eosinophile			1124				820	
2 Std. nach 25 i E ACTH (Schering)			506				296	
Prozentualer Abfall			55				64	
Blutsenkungsgeschwindigkeit mm n.W.	8/18	5/13	6/14	3/15	6/14	8/24	10/20	7/25

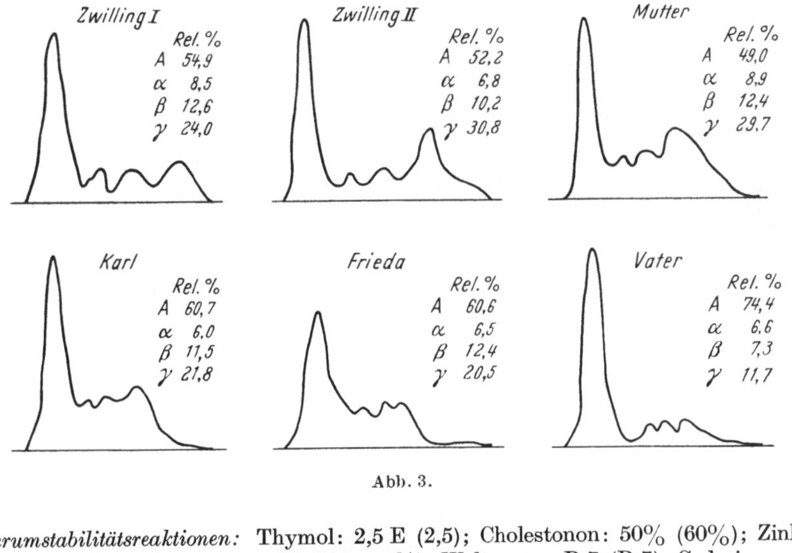

Abb. 3.

Serumstabilitätsreaktionen: Thymol: 2,5 E (2,5); Cholestonon: 50% (60%); Zinksulfat: 30% (40%); Takata-Ara: 90 mg-% (100 mg-%); Weltmann: R 7 (R 7); Cadmium: ∅ (∅); Bilirubin: (direkt) verz. pos. (verz. pos.); (indirekt) 0,48 mg-% (0,44 mg-%); Gesamtserumeiweiß: 8,1% (8,4%). Blutsenkungsgeschwindigkeit nach WESTERGREEN: s. Tab. 1.

Bluteiweißdifferentialbild bei beiden Jungen, der Eltern sowie der noch lebenden Geschwister s. Abb. 3.

Serologische Reaktionen nach WASSERMANN einschl. Nebenreaktionen bei den heute noch lebenden Familienmitgliedern negativ.

Phosphatase: Anorganischer Phosphor: 1,7 (1,7); alkalische Phosphatase: 3,3 (3,1); saure Phosphatase: 0,28 (0,38); Erhöhung der alkalischen Phosphatase auf das Doppelte eines Normalwertes bei leicht erhöhtem anorganischem Phosphorgehalt. Saure Phosphatase normal.

Psyche: Zunächst das Urteil des Schullehrers: „Die geistige Entwicklung der Kinder ist wegen des schwachen Sehvermögens zurückgeblieben. Die schulischen Leistungen stehen weit unter dem Durchschnitt, da die Kinder eben durch den oben angeführten Grund kein großes Vorstellungsvermögen haben. Das Rechnen mit Geld macht ihnen keine Schwierigkeiten, weil vom täglichen Erleben her eine Vorstellung vorhanden ist. Im Schreiben und Lesen sind ihre Kenntnisse minimal. Wird das Sehvermögen noch schlechter, so ist das Erlernen des Lesens praktisch unmöglich. Beide Buben sind musikalisch. Ihre Begabung ist praktischer Art, so daß sie für häusliche Arbeiten schon eine Hilfe sind."

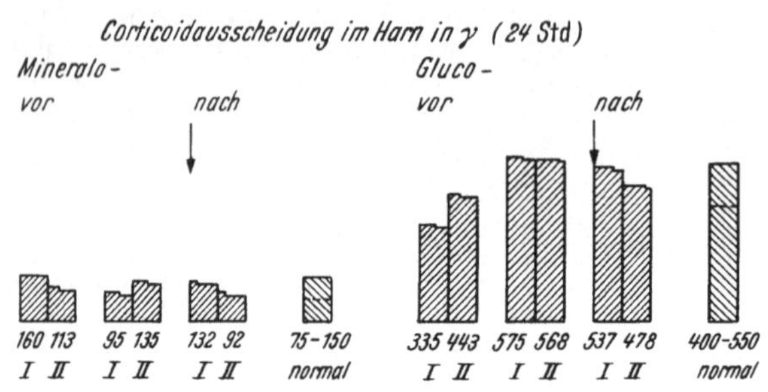

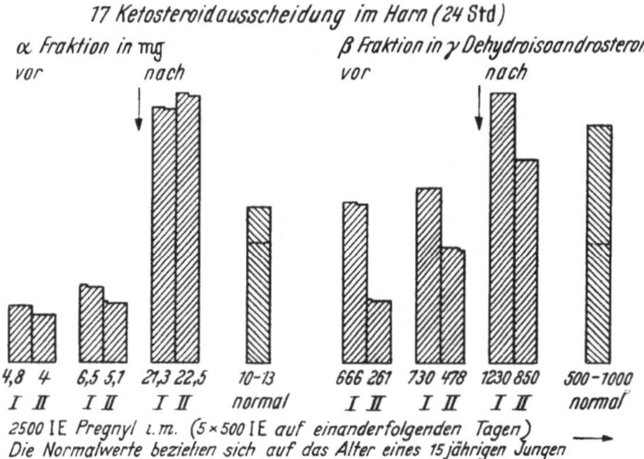

Abb. 4.

Die Kinder entstammen einer Gastwirtsfamilie. So wissen sie heute Angaben über die Herstellung des Bieres, wo der Hopfen wächst, woraus Malz gemacht wird usw. Der Intellekt scheint also besser zu sein, als gemeinhin angenommen wird.

STAUB-TRAUGOTT-Versuch: Bei beiden normale Blutzuckerbelastungskurve.

Grundumsatzbestimmung nach KROGH: 6% (9%); Radiojodtest: nach 24 Std. speichern die Schilddrüsen 30% (33%) der zugeführten Jodisotope.

Auf Grund dieser normalen Teste ist also eine wesentliche Störung der Schilddrüsenfunktion nicht anzunehmen.

Gesamtcholesterin im Blutserum: I. 480 mg-%, II. 330 mg-%.

Gonadotropin-Ausscheidung: Bei mehrmaliger Kontrolle ist mittels einer ätherextrahierten Harnfraktion bei Durchführung der ASCHHEIM-ZONDEK-Reaktion sowie des Krötentestes kein gonadotropes Hormon des HVL nachweisbar gewesen (Prof. Dr. ELERT, Univ.-Frauenklinik)[1].

Entsprechend diesem Befunde zeigte eine mehrmalige Bestimmung der α-Fraktion der 17-Ketosteroide einen signifikant niedrigen Wert (Abb. 4). Man weiß heute, daß etwa ein Drittel dieser Menge beim Manne dem Testosteronstoffwechsel entstammt. Daraus wurde geschlossen, daß beide Jungen über völlig ruhende Testes verfügen. Interessant war nun der signifikante Anstieg der α-Fraktion der 17-Ketosteroide nach einer fünftägigen Behandlung mit Choriogonadotropin (Pregnyl) (Abb. 4). Dieser ist folgendermaßen deutbar: Während der Hormonbehandlung — das die LEYDIGschen Zwischenzellen des Hodens zur

---

[1] Anmerkung bei der Korrektur: Inzwischen erfolgte eine quantitative FSH-Bestimmung mittels der Benzoesäuremethode nach KATZMANN und DOISY. Eine gonadotrope Hormonwirkung war bei beiden nicht nachweisbar.

Testosteronbildung anregt — setzt die vorher ruhende Testosteronproduktion in den Gonaden ein, womit die α-Fraktion der 17-Ketosteroide ansteigt. Der Schluß liegt nahe, daß also beide Jungen über an sich funktionsfähige Gonaden verfügen, die lediglich wegen Ausfalls des stimulierenden HVL-Hormons ruhen (für die Bestimmung der Nebennierensteroide bin ich Herrn Prof. WEISSBECKER dankbar).

Im übrigen weist die *Corticoidausscheidung* zusammen mit dem unauffälligen THORN-Test (Tab. 1) auf *funktionstüchtige Nebennierenrinden.*

Vor und nach der Pregnylbehandlung wurde auch das Verhalten der *Elektrolyte Na, K sowie Ca* im Blutserum sowie 24 Std.-Harn beobachtet (Tab. 2). Hierbei normalisierte sich der vorher deutlich erhöhte Ca-Gehalt während der fünftägigen Behandlung mit choriogonadotropem Hormon. Auch fällt der Rückgang der Polyurie auf, wobei das Durstgefühl der Kinder subjektiv herabgesetzt war (Tab. 2).

Tabelle 2. *Verhalten der Elektrolyte Na, K und Ca im Blutserum (mg/100 ml) und Harn (g/24 Std.) vor und nach Pregnyl-Behandlung (an 5 aufeinanderfolgenden Tagen je 500 iE i.m.) (flammenphotometrisch).*

Blutserum	Na		K		Ca		
Normalwerte . . . . Mittelwert	300—330 316		12,1—24,4 17,2		8,2—11,6 10,0		
	I	II	I	II	I	II	
	338 326	348 340	24,8 21,1	21,2 23,1	12,1 12,6	11,9 11,8	
Pregnyl	318	311	13,6	14,5	10,8	10,5	
Harn							24 Std.- Menge (Liter)
Normalwerte . . . . %-Anteil der Gesamt- ausscheidung	4—6 (95%)		2,5—3,5 (79%)		0,01—0,3 (12%)		0,8—1,4
	I	II	I	II	I	II	I	II
	6,256 5,930	5,356 5,567	3,600 3,100	2,573 3,125	0,178 0,235	0,131 0,196	1,80 2,05	1,45 1,90
Pregnyl	4,200	4,363	1,008	0,942	0,084	0,15	1,35	1,15

Die Normalwerte sind den wissenschaftlichen Tabellen J. R. Geigy A.G., Basel 1952 entnommen. Siehe dort Literaturnachweise.

Da für die Pathogenese dieses Krankheitsbildes heute allgemein recessiv erbliche Faktoren angenommen werden, wurde der Stammbaum der beiden Jungen sowie die gesamte Sippe bis zur fünften zurückliegenden Generation verfolgt. Hierbei ließ sich bisher kein Teilsyndrom feststellen, ebenso konnten Verwandtenehen während dieser Zeit zwischen väterlicher wie mütterlicher Sippe ausgeschlossen werden. Beide Sippen sind in verschiedenen Gegenden des Schwarzwaldes wohlhabende, angesehene Bauern- und Gastwirtsfamilien. Bei Erhebung der Familienanamnese fiel auf, daß Geschwister der Zwillinge als nicht lebensfähige wassersüchtige Kinder geboren wurden, ebenso kamen gehäuft Totgeburten sowie Fehlgeburten vor (Tab. 3)[1].

[1] Serologische Reaktionen nach WASSERMANN incl. Nebenreaktionen bei den Eltern, den lebenden Geschwistern sowie den Buben bei wiederholter Bestimmung negativ.

Tabelle 3. *Familiäres Vorkommen von A-bedingter Neugeborenen-Erythroblastose zusammen mit LAURENCE-MOON-BIEDL-BARDET-Syndrom.*

Vater: geb. 1905 $A_1$0 Rh_0
Mutter: geb. 1906 0 Rh_0

Schwanger-schaft	Geburts-jahr	Geschlecht	Alter	Phänotypus	Blutgruppe
				A. Lebende Kinder.	
1.	1932	♀ Frieda		gesund	$A_1$0 Rh_0
5.	1936	♂ Karl		gesund	0 Rh_0
		♂ Helmut I		LMBB	0 Rh_0
8.	1939	♂ Siegfried II		LMBB	0 Rh_0
				B. Verstorbene Kinder.	
3.	1934	♀ Hilda	28 W.	Adipositas, Polydaktylie	
4.	1935	♀ Luise	13 W.	Angeborene Aortenstenose. Fehlende Anlage des re. Urogenitaltraktes	
11.	1945	♂ Ludwig	6 W.	Mikrocephalie, Syndaktylie	
				C. Totgeburten.	
7.	1938	♂	M X	Allgemeiner Hydrops, Wolfsrachen, Polydaktylie	
10.	1942	♂	M VI	Allgemeiner Hydrops, Gelbsucht	
12.	1948	♂	M VII	Allgemeiner Hydrops, Gelbsucht	
				D. Aborte.	
2.	1933		M III		
6.	1937		M IV		
9.	1940		M II		

Damit wurde der Gedanke auf eine Rh-bedingte Erythroblastose gelenkt. Entsprechend wurden bei den heute noch lebenden Familienangehörigen Blutgruppenbestimmungen vorgenommen (Dr. HUMMEL). Die festgestellten Blutgruppen sind ebenfalls auf Tab. 3 vermerkt. Aus ihrem Ergebnis ist ablesbar, daß aus der Kombination Mutter 0, Vater A_1 0 zunächst ein gesundes Kind mit der Blutgruppe A_1 0 geboren wurde, das inzwischen selbst schon ein normales Kind wiederum zur Welt gebracht hat. Da das positive Rh-Merkmal bei beiden Eltern eine diesbezügliche Inkompatibilität ausschloß, wurde nach einer Anti-A-Sensibilisierung der Mutter gefahndet. Die entsprechenden serologischen Befunde sind folgende:

a) Anti-A_1-Titer in NaCl-Lösung, Zimmertemperatur . . . . 1 : 4000
  37° . . . . 1 : 40000
  4° . . . . 1 : 500
  Anti-B-Titer in NaCl-Lösung, Zimmertemperatur . . . . 1 : 128
b) Anti-A_1-Titer nach vollständiger Absorption der kompletten Agglutinine durch menschlichen A-Speichel im Albumintest . . . . 1 : 128
  Anti-B-Titer entsprechend . . . . kein Titer
c) Anti-A_1-Titer im T-Test(ähnlich empfindlich wie indirekter COOMBS-Test) . . . . 1 : 500000
  Anti-B-Titer im T-Test. . . . . 1 : 8000

Mit diesen serologischen Befunden ist eine Anti-A-Immunisierung der Mutter weitgehend gesichert. Demnach tritt das *LMBB-Syndrom* hier zusammen mit einer *A-bedingten Erythroblastose* gehäuft in einer Geschwisterreihe auf, eine Beobachtung, die meines Wissens bisher noch nicht beschrieben wurde.

B. Deutungsversuch der hier vorgelegten Testbefunde für die Entstehung des Syndroms bei den Zwillingen.

Überblickt man die heutige Forschungsrichtung der Genetik und Entwicklungsphysiologie, so wird immer häufiger die Frage aufgeworfen, wie sich als Folge nur *einer* Genmutation *zahlreiche Phäne* des Organismus verändern. So gelingt es nicht selten, das gesamte Wirkungsmuster des mutierten Locus auf eine primäre Ursache zurückzuführen. Erinnert sei an die von SNELL entdeckte Hypophysenzwergmaus. Hierbei gelang SMITH und MACDOWELL der Nachweis, daß die primäre Genwirkung auf den Hypophysenvorderlappen lokalisiert ist, in dem vornehmlich die eosinophilen Zellen blockiert werden. Injiziert man solchen Mäusen Vorderlappensubstanz aus genetisch normalen Mäusen, so wachsen sie zu normaler Größe heran. Alle übrigen Phäne der Zwergmaus (u. a. Infantilität der Sexualentwicklung) sind nur sekundär verursacht, weil die von den eosinophilen Zellen normalerweise gelieferten Hormone bei der Mutante ausfallen [Literatur bei HADORN (*5*)].

Es soll nun versucht werden, auf Grund der vorgelegten Ergebnisse und Testes die Polyphänie im Erscheinungsbild des LMBB-Syndroms auf eine einheitliche Primärwirkung im frühen Entwicklungsstadium aufzusuchen. So wurde dargelegt, daß es bei den Zwillingen an der Ausschüttung bzw. Bereitstellung von gonadotropem Hormon fehlt. Andererseits beweist der positive Ausfall des Pregnylversuches, daß an sich die Gonaden über ein funktionstüchtiges Gewebe verfügen. In pathogenetischer Hinsicht rückt somit die Betrachtung auf das Zwischenhirn-Hypophysensystem, ein Organisationsfeld, auf das schon PANSE hingewiesen hat.

Bei den Zwillingen werden keine geschlechtsspezifischen Hormone abgesondert. Wenn auch der direkte Beweis für die folgende Hypothese zunächst fehlt, so ist schon in Analogie zum eunuchoiden Hoch- bzw. Fettwuchs daran zu denken, daß durch Wegfall der Testosteronwirkung andere trope Hormone — z. B. das Wachstumshormon bzw. generell somatotrope Hormone — ein Übergewicht erlangen. So weisen die Zwillinge gewisse Stigmata auf, die auch in den Bereich der Akromegalie gestellt werden können. Derartige Symptome wurden bei LMBB-Fällen häufiger mitgeteilt [KIELHOLZ (*8, 14, 19, 21*)]. Sucht man bei den Zwillingen nach ihnen, so sind es folgende: die Lückenbildung zwischen den Prämolaren des Unterkiefers, die sich bis in die Wurzeln verfolgen läßt zusammen mit einer angedeuteten Prognathie. Ferner fällt eine gewisse Plumpheit der Hände und Füße auf, die auch röntgenologisch nachweisbar ist. Die bei beiden bestehende geringe Neigung zu Polydipsie und Polyurie läßt daran erinnern, daß dieses Symptom bei Akromegalie häufig gefunden wird. Teilsymptom der Akromegalie ist auch die seit 1946 bei ihnen konstant nachgewiesene geringe Eosinophilie und Lymphocytose, die leichte Erhöhung des anorganischen Phosphorgehaltes bei Steigerung der alkalischen Phosphatase auf das Doppelte des Normalwertes, ebenso der erhöhte Calciumspiegel im Blutserum.

Kürzlich wurde von HEDINGER und HÜRZELER über eine eigenartige endokrine Störung bei Dystopie des Hypophysenhinterlappens (Störung der normalen Lagebeziehung zum Vorderlappen) berichtet. Klinisch manifestierte ein Hypopituitarismus zusammen mit Mißbildungen an Herz und Nieren. Die Autoren

fordern, daß man eine Dystopie des Hypophysenhinterlappens in Kombinations-
fällen von angeborenem Hypopituitarismus mit Mißbildungen verschiedener
Organe vermuten sollte. Es liegen nur wenige Sektionsprotokolle von LMBB-
Fällen vor. ANDERSON (2) und GRIFFITHS wollen Verschiebungen in der Korrelation der einzelnen Vorderlappenzellen beobachtet haben. Jedenfalls liegt der
Vergleich zum LMBB-Syndrom nahe. Auch hier besteht ein angeborener Hypopituitarismus zusammen mit Mißbildungen.

Der Hinweis auf die geistige Unterentwicklung (7, *12, 13, 15, 20*) vieler
LMBB-Kranker läßt an die oft vermuteten Zusammenhänge zwischen Keimdrüsenhormon und intellektueller Leistung denken (*6, 9, 10, 16*). Wenn auch die
Bedeutung der Hypophysenvorderlappenhormone in der Embryonalentwicklung
heute noch völlig ungeklärt ist, so liegt der Gedanke nahe, daß den gonadotropen
Hormonen in erster Linie bei der Steuerung der Differenzierung der WOLFschen
und MÜLLERschen Gänge eine Bedeutung zukommt. Vielleicht ist mit Wegfall
dieser Hormone die bei dem LMBB-Syndrom mehrfach zu beobachtende Fehl-
bildung im Urogenitalbereich (einseitige Nierenaplasie, Kryptorchismus, Uterus
bicornis, doppelter Ureter u. a.) verständlich. So vermerkt das Sektionsprotokoll
des Freiburger Pathologischen Instituts über eine im Alter von 13 Wochen ver-
storbene Schwester der Zwillinge die fehlende Anlage des rechtsseitigen Uro-
genitaltraktes bei gleichzeitiger Anomalie des linksseitigen (Tab. 3, Nr. 4).
Offen muß bleiben, ob sich bei elektivem Ausfall der gonadotropen Hormone während
der Embryonalentwicklung die somatotropen Stoffe stärker auswirken und
Polydaktylie bewirken oder mit bedingen können, wobei Polydaktylie nur während des teratogenetischen Zeitpunktes entstehen könnte, während später dann
die akromegale Bildung einsetzt. Schwerer erklärbar ist die eigenartige Pigmentdegeneration der Netzhaut, die angeboren ist und im Verlauf der postnatalen
Entwicklung zunimmt. Ohne eine Deutung geben zu wollen, sei hier an die
bekannten Zusammenhänge zwischen Sehreizen, Pigmenthormonmenge und
Sexualvorgängen im Tierreich erinnert.

Man kann also daran denken, daß im gegebenen Falle die Adipositas, die
akromegalen Stigmata sowie die geistige Minderleistung durch das Fehlen der
stimulierenden Wirkung von Hypophysenvorderlappenhormonen bedingt sind,
wobei durch Fortfall des gonadotropen Hormons vielleicht auch die Mißbildungen
und mit aller Vorsicht auch die Retinitis pigmentosa zu erklären wären. *Damit
würde sich die Möglichkeit eröffnen, auf der Strecke zur polyphänen Fehlentwicklung
des LMBB-Syndroms eine recht frühe und physiologisch einheitliche Ursache
herauszugreifen,* eben das elektive Fehlen von gonadotropem Hypophysenvorder-
lappenhormon und das damit zusammenhängende Übergewicht anderer Hormon-
systeme. Der Versuch, das vielgestaltige Syndrom auf eine einheitliche Primärwirkung zurückzuführen, steht im Einklang mit der Auffassung der entwick-
lungsphysiologisch orientierten Genphysiologie, wie sie u. a. von GRÜNEBERG und
HADORN (*5*) vertreten wird.

Kurz gestreift sei die weitere Frage, ob es sich hier um eine erbanlage-
mäßige Störung der Hormonproduktion oder der entsprechenden Bildungsstätten
handelt oder ob im speziellen Falle auch eine andere Deutung in Frage kommen
könnte.

Die mitgeteilten serologischen Befunde der Eltern sowie der noch lebenden Kinder (Dr. HUMMEL) sichern eine Anti-A-Immunisierung der Mutter weitgehend. Da bei dem Vater der Kinder die Blutgruppe A vorhanden ist, kann der in der Geschwisterreihe vorkommende Hydrops congenitus (7, 10, 12 in Tab. 3) mit großer Wahrscheinlichkeit als A-bedingte Erythroblastose ausgelegt werden. Besonders auffallend ist, daß eine solche Störung in ein und derselben Geschwisterreihe mit dem LMBB-Syndrom vorkommt. Im einschlägigen Schrifttum wird vorwiegend der Gedanke an rezessiv-erbliche Gene als Ursache des LMBB vertreten. PANSE deutet das Syndrom in ursächlicher Hinsicht durch die Annahme eines (endokrinen?) *Organisationszentrums* im Zwischenhirn als *einheitliches Erbgeschehen* und nicht nur als *Faktorenkoppelung* mit polyphäner Auswirkung. Im vorliegenden Falle wurden die Sippen der Eltern in Ascendens bis zur 5. Generation und z. T. die betreffenden Seitenlinien erforscht. Hierbei ergab sich, daß die Zwillingseltern nicht verwandt sind. Auch kam kein Teilsyndrom in den Sippen vor. Die lebenden und verstorbenen Geschwister der Zwillinge sind in Tab. 3 zusammengestellt. Hierbei liegen von Nr. 4 und 11 Krankengeschichten der Univ.-Kinderklinik vor, von 4 auch das Sektionsprotokoll des Pathologischen Instituts Freiburg. In Tab. 4 sind auch die Blutgruppen und Rh-Eigenschaften der lebenden Mitglieder der Familie angeführt. Die entsprechenden Eigenschaften der toten Kinder fehlen.

Mit Rücksicht auf die geringe Beschleunigung der Blutsenkung (Tab. 1) wurde eine elektrophoretische Eiweißdifferenzierung vorgenommen (Abb. 3). (Die Durchführung dieser Untersuchung verdanke ich Herrn Dr. SARTORIUS, Med. Univ.-Poliklinik Freiburg.) Danach haben gerade die Mutter und die Zwillinge die höchsten γ-Werte. Der entsprechende Wert der übrigen Geschwister ist niedriger und an der oberen Grenze der Norm, der Vater ist dagegen völlig unauffällig.

Da nun bei der Mutter im Jahre 1952, 4 Jahre nach der letzten Geburt, mit 1:4000 ein ungewöhnlich hoher Anti-A-Titer anzutreffen ist, kann auch die Möglichkeit in Betracht gezogen werden, daß das LMBB-Syndrom der Zwillinge durch eine serologische Unverträglichkeit mit der Mutter entweder beeinflußt oder ausgelöst wurde. Es besteht jedoch die Schwierigkeit, daß bei der Blutgruppe 0 der Zwillinge das Antigen für Anti-A-Körper fehlt. Man kann aber daran denken, daß die Antikörper bei einer durch mehrere erythroblastische Schwangerschaften als hoch immunisiert anzusehenden Frau in den fetalen Kreislauf auch eines 0-Kindes gelangen. Hierbei muß offenbleiben, ob ein so geschaffener neuer „Umweltfaktor" — eben des hohen Anti-A-Titers im embryonalen Blut — unter heute noch nicht übersehbaren Voraussetzungen in bestimmten Fällen während der Embryogenese sich auf diese auswirkt.

Es müßte dann die hier vorliegende serologische Blutgruppenunverträglichkeit zu einer Genmutation geführt haben, zu einer Mutation jenes Gens, das die Bildung bzw. Bereitstellung des gonadotropen Hypophysenvorderlappenhormons beeinflußt bzw. induziert. Neben dem hohen Anti-A-Titer bei fehlendem Antigen der 0-Kinder kamen auslösend auch irreguläre Blutgruppenantikörper in Frage. Diese sind zwar heute nicht mehr nachweisbar. Aber selbst, wenn sie vorhanden gewesen wären, könnte mit ihrem Nachweis heute — 13 Jahre nach der Zwillingsschwangerschaft — nicht mehr gerechnet werden.

Zusammenfassung.

Es werden meines Wissens erstmals eineiige konkordante männliche Zwillinge beschrieben, die das Vollsyndrom des LMBB aufweisen. Dieses Syndrom trat in der Geschwisterreihe gehäuft zusammen mit einer wahrscheinlich A-bedingten fetalen Erythroblastose auf. Bei der Mutter konnte eine hohe Anti-A-Immunisierung nachgewiesen werden. Die Blutgruppe der Zwillinge ist 0. Irreguläre Blutgruppenantikörper waren heute nicht mehr feststellbar. Ein Hinweis für vorhandene Erbfaktoren war bei den angestellten Nachforschungen in den Sippen beider Eltern bisher nicht zu finden.

Es wird vermutet, daß es sich im vorliegenden Falle bei dem Vollsyndrom des LMBB um eine echte Embryopathie bei Zwillingen handelt. Dabei wird versucht, das vielgestaltige Syndrom auf eine einheitliche Primärwirkung zurückzuführen, und zwar auf ein anlagemäßiges Fehlen des gonadotropen Hypophysenvorderlappenhormons. Die Ursache hierfür wird in einer serologischen Unverträglichkeit mit der Mutter vermutet, bei der eine hochgradige Anti-A-Immunisierung besteht. Hierbei wird die Frage aufgeworfen, ob eine serologische Unverträglichkeit einen lokalisierten Gen-Mutationseffekt auszulösen vermag, eben jenes Gens, das die Bildung bzw. Absonderung des Gonadotropins induziert.

Literatur.

Zusammenfassende Darstellungen:

PANSE, F.: Z. Neur. 160, 1—72 (1938).

KIELHOLZ, P.: Mschr. Psychiatr. 112, 272—300 (1946).

1. ANGER, H.: Über die Wirkung von Keimdrüsenhormon auf die intellektuelle Leistungsfähigkeit minderbegabter Kinder. Diss. Marburg a. d. Lahn 1952 (Prof. Dr. DÜCKER).
2. ANDERSON, N. L.: J. Clin. Endocrin. 1, 905 (1941).
3. BRATTGARD, S. O.: Acta path. scand. (Stockh.) 26, 525 (1949).
4. GRIFFITHS, G. M.: J. of Neur. 12, 35 (1931).
5. HADORN, E.: Verh. Ges. dtsch. Naturforsch. 97, 37 (1953).
6. HAFFTER, C.: Praxis (Bern) 1952, 917.
6a. HEDINGER, CHR., u. D. HÜRZELER: Schweiz. med. Wschr. 1953, 850.
7. KLOESS, G.: Gräfes Arch. 144, 159 (1941).
8. KLENERMANN, P.: J. of Neur. 15, 329 (1935).
9. LACHER, O., u. H. WERNER: Wien. klin. Wschr. 1952, 423.
10. LANDAU, R. L., K. KNOWLTON, K. LUIGIBIHL, M. BRANDT and A. T. KENYON: J. Clin. Invest. 29, 619 (1950).
11. MAGLIGAN, J. T., and v. MOORE: J. Amer. Med. Assoc. 669 (1918).
12. MICKA: Čas. lék. česk. 46 (1941); zit. nach KIELHOLZ.
13. MALDONADO-ALLMENDE, I.: Semana méd. 1936 II, 841.
14. REILLY, W. A., and H. LISSER: Endocrinology (Springfield, Ill.) 16, 337 (1932).
15. ROGER, H., et G. FARNARIER: Rev. d'Otol. etc. 15, 584 (1937); zit. nach KIELHOLZ.
16. SACKLER, M. D., R. R. SACKLER, A. M. SACKLER u. J. H. W. VAN OPHNIJSEN: Acta psychiatr. (Copenh.) 26, 415 (1951).
17. SACREZ, I., J. A. ROHMER, A. BRONNER et F. HEITZMANN: Soc. Péd. d'Lest Avril 1947; Presse méd. 1947, 616.
18. SELYE, H.: Canad. Med. Assoc. 1951, I; zit. nach L. WEISSBECKER: Dtsch. med. Wschr. 1953, 238.
19. DE SCHWEINITZ: Trans. Ophthalm. Soc. U. Kingd. 43, 12 (1923). zit. n. PANSE
20. WILLI, R.: Jb. Kinderheilk. 133, 12 (1931).
21. WHITE, J. J.: Nederl. Tijdschr. Geneesk. 1932, 1102.

Diskussion.

BAUTZMANN:

Mich haben die Mitteilungen von Herrn MOENCH außerordentlich interessiert, weil es mir auf den ersten Blick so scheint, als ob es sich bei diesem Syndrom um eine Embryopathie auf Zwillingsbasis handele. Was nun die ätiologischen Erklärungen von Herrn MOENCH angeht, so glaube ich, daß das Kausalverhältnis bezüglich der Wirkung auf SPEMANNsche Organisatoren gerade umgekehrt sein möchte. Nicht die Hypophyse kann in einer so frühembryonalen Periode auf SPEMANNsche Organisatoren wirken, sondern umgekehrt können Störungen im Organisationsfeld zu sehr früher Zeit vielleicht Störungen in der Hypophysenentwicklung hervorrufen. Auch die Störungen auf verschiedenen anderen Gebieten, vielleicht sogar die Störungen auf dem Gebiet des Blutbestandes, von denen Sie gesprochen haben, könnten auf Induktionsstörungen zurückzuführen sein; jedoch wissen wir darüber noch nichts Genaues. Ich möchte also anregen, daß Sie die kausale Genese dieses Falles noch einmal durchdenken und dabei berücksichtigen, daß vielleicht das Kausalverhältnis ein umgekehrtes ist. Die akromegalen Erscheinungen — also die Erscheinungen am zu großen Unterkiefer, dem Auseinanderstehen der Zähne usw. — sind auch vielleicht zurückzuführen auf eine durch Embryopathie bedingte Störung bei den Induktionsphänomenen. Wir wissen heute, daß das ganze Kiemenbogengerüst des Menschen, also der Kehlkopf usw., einschl. des Unterkiefers abhängt von der Entwicklung der Ganglienleiste. Diese Ganglienleiste, die ja sehr vielfältige Dinge entstehen läßt, z. B. auch alle Pigmentzellen des Organismus mit Ausnahme von den ortsständig entwickelten Pigmenten im Tapetuum nigrum und eine ganze Reihe von anderen Dingen noch, ist u. a. eben verantwortlich für die Entwicklung derjenigen Knorpelteile des Organismus, die zum Branchialskelet gehören. Das ist durch Untersuchungen von HÖRSTADIUS bis in alle Einzelheiten ganz sicher bewiesen, so daß man also, wenn man eine ganz bestimmte Stelle der Neuralleiste wegnimmt, einen ganz bestimmten Ausfall im Branchialskelet bekommt. Es ist ja theoretisch auch denkbar, daß man das Umgekehrte bekommen kann, daß man eine Überentwicklung von Ganglienleistenbezirken und damit eine Überentwicklung des Branchialskelets bekommen kann. Eine ganze Anzahl von Erkrankungen wie z. B. die „Dysostosis mandibulo facialis" von FRANCESCETTI ist z. B. auf eine solche Induktionsstörung zurückzuführen, denn nicht nur das ganze Nervensystem entsteht nicht „von sich aus", entsteht nicht als „Selbst"-Differenzierung aus einer eigenen Anlage, sondern auch seine Ganglienleiste! So glaube ich also, daß von da aus ein gewisser Einblick in diese hochinteressante Erkrankung, die ich für eine Embryopathie bei Zwillingen halte, zu gewinnen wäre.

Die Gonadotropine.

Von

Erich Vincke.

Mit 1 Textabbildung.

Bei einer Erörterung der Gonadotropine muß man sich zuerst darüber klar sein, daß man unter dieser Bezeichnung eine Gruppe von Proteohormonen zusammenfaßt, die zwar ähnliche Zusammensetzung, aber durchaus verschiedene Bildungsstätten haben. Nach dem Ort ihrer Entstehung und nach ihren Eigenschaften unterscheidet man heute

I. die Gonadotropine des Hypophysenvorderlappens,

II. das sog. Choriongonadotropin und

III. das Gonadotropin aus dem Serum trächtiger Stuten.

In dieser Reihenfolge wollen wir die in Frage stehenden Wirkstoffe behandeln[1]. Wir beginnen also mit

I. den Gonadotropinen des Hypophysenvorderlappens.

1. Allgemeines und Isolierung.

Man hat schon seit langem aus klinischen Befunden auf einen Zusammenhang zwischen Hypophyse und Sexualdrüsen geschlossen. Wie Cushing (*10*), Aschner (*2*) (1910—1912) an Hunden, und später Smith (*45*) an Ratten fanden, führt die Exstirpation der Hypophyse bei jungen weiblichen Tieren zu einer Hemmung der Entwicklung der Ovarien und der sekundären Geschlechtsmerkmale. Die gleichen Resultate erhielt man, wenn der Vorderlappen allein entfernt wurde.

Daraus ergab sich also, daß offenbar im Hypophysenvorderlappen ein Hormon gebildet wird, welches die Entwicklung des Ovars fördert. Diese Konzeption stimmte jedoch nicht ganz mit 1921 von Evans und Long (*20*) veröffentlichten Untersuchungen überein. Diese Autoren beobachteten nach langdauernder Applikation von fein zerriebener Hypophysenvorderlappensubstanz (*21*) oder von mit physiologischen Salzlösungen hergestellten -extrakten (*15, 20*) bei jungen Ratten (sowie Dackeln) Riesenwachstum. Bei solchen Tieren waren zwar die Ovarien stark vergrößert, jedoch traten Störungen der Ovulation und des Oestrus auf: die Follikelreifung war unvollständig; es kam nicht zum Follikelsprung, aber die Follikel bildeten sich zu Gelbkörpern um. Infolgedessen nahm Evans außer

---

[1] Da Evans, Simpson und Turpeinen (*23*) fanden, daß Prolactin die Funktion des Corpus luteum bei normalen, adrenalektomierten und hypophysektomierten Tieren verstärken kann, wird dieses Hormon neuerdings von manchen Autoren als *luteotropes Hormon* bezeichnet und als weiteres hypophysäres Gonadotropin betrachtet. Es soll jedoch hier wegen seiner überwiegend andersgearteten physiologischen Wirkung und der abweichenden chemischen Zusammensetzung nicht mit besprochen werden.

dem Wachstumshormon, auf das er die zuerst beschriebenen Phänomene zurückführte, noch ein ovulationshemmendes Hormon im Hypophysenvorderlappen an.

Angesichts dieser Tatsachen darf man wohl mit einiger Berechtigung feststellen, daß die ersten experimentellen Untersuchungen mit völliger Beweiskraft diejenigen von B. Zondek und Aschheim (ab 1925) waren.

Diese beiden Forscher (*1, 54, 55*) implantierten 3—4 Wochen alten infantilen weiblichen Mäusen Stückchen von Rinderhypophysenvorderlappen in die Oberschenkelmuskulatur mit dem Ergebnis, daß die Tiere nach 4 Tagen ebenso in Oestrus gerieten, als ob man ihnen Follikelhormon injiziert hätte. Darüber hinaus wiesen aber auch die Ovarien selbst hochgradige Veränderungen auf: sie waren stark vergrößert, hyperämisch, enthielten sog. Blutpunkte (= Blutungen in das Innere von vergrößerten Follikeln) und zeigten Corpora lutea-Bildung.

Diese bei Mäusen beobachteten Symptome vorzeitiger Geschlechtsreife nach Implantation von Hypophysenvorderlappengewebe wurden 1926 durch Smith (*43*) an Ratten bestätigt.

Bei der Implantation von Hypophysengewebe erwies es sich für die Erzeugung der beschriebenen Effekte als gleichgültig, ob das Gewebe von Mensch oder Tier stammte oder ob es sich um einen männlichen oder weiblichen Spender handelte. Eine analoge Hypophysenvorderlappenwirkung wurde bei kastrierten Mäusen nicht beobachtet, sondern diese erfolgt nur über das Ovar. Zondek (*54*) nannte deshalb den in Frage stehenden Wirkstoff des Hypophysenvorderlappens *gonadotropes Hormon*, also ein Hormon, das auf die Gonaden wirkt, wobei seine Wirkung geschlechtsunspezifisch ist. Derartige Hormone bezeichnen wir heute allgemein als *Gonadotropine*.

Seit dem Bekanntwerden der eben erörterten Befunde haben sich zahlreiche Forscher bemüht, das Gonadotropin des Hypophysenvorderlappens rein darzustellen. Da es sich bei diesem Körper um ein Proteohormon handelt, standen seiner Reindarstellung die bekannten Schwierigkeiten der Isolierung reiner, homogener Eiweißkörper entgegen. Man hat die verschiedensten Extraktionsmethoden (alkalisch, sauer, wäßrig, Salzlösungen, Alkohol und Aceton) benutzt, um das Ziel zu erreichen.

Sehr bald stand bei diesen Arbeiten eine weitere Frage zur Diskussion, nämlich die, ob das hypophysäre Gonadotropin ein einheitlicher Stoff sei oder nicht. Als erste haben wohl Wiesner und Marshall (*52*) (1931) die Ansicht ausgesprochen, daß das hypophysäre Gonadotropin aus zwei getrennten Hormonen bestehe. Hierfür sprachen verschiedene Beobachtungen, z. B. die von Smith (*44*), daß Hypophysenimplantate hauptsächlich Follikelreifung, dagegen wenig Luteinisierung bewirkten. Evans und Simpson (*22*) berichteten, daß bei alkalischer Extraktion die gewonnenen Präparate stärker luteinisierend wirkten als bei der Einwirkung von Säuren. Schließlich teilten Fevold, Hisaw und Leonard (*25*) mit, daß ihnen die Fraktionierung gonadotroper Hypophysenextrakte in zwei Wirkstoffe,

das *Follikelstimulierungshormon* (FSH, Thylakentrin[1]) und

das *Luteinisierungshormon* (LH, später das die interstitiellen Zellen stimulierende Hormon, ICSH, Metakentrin[1] genannt),

gelungen sei.

---

[1] Thylakentrin und Metakentrin nach Coffin und van Dyke (*6*).

Offensichtlich handelte es sich aber bei den Präparaten der genannten Autoren nur um stark angereicherte Gemische beider Wirkstoffe. Zwar schlossen sich die Arbeitskreise um van Dyke (*14*) und Evans (*16*) der von Fevold und Mitarbeitern vertretenen Ansicht der Dualität des hypophysären Gonadotropins an, aber es dauerte doch noch bis zum Jahre 1940, bis van Dyke und Mitarbeiter (*29*) die Darstellung von Follikelstimulierungshormon in „nahezu reiner" Form beschrieben. Auch die Forschergruppe um Evans konnte damals dieses Hormon nicht vollständig reinigen: injizierte man die 10—40fache Menge der Minimaldosis, so zeigte sich — besonders bei intraperitonealer Applikation —, daß das Präparat biologisch aktive Beimengungen, besonders Luteinisierungshormon, enthielt. 1949 teilten Li, Simpson und Evans (*39*) mit, daß ihnen die Isolierung eines Proteins aus Schafshypophysen gelungen sei, das Follikelreifung nur in den Ovarien von hypophysektomierten Ratten verursachte und das sich elektrophoretisch sowie in der Ultrazentrifuge als einheitliche Substanz erwiesen habe.

In neuester Zeit berichtete Li (*37*) schließlich noch über die Darstellung von Pepsinhydrolysaten von Follikelstimulierungshormon, die selbst auch wieder follikelstimulierende Aktivität besitzen.

Das verwendete Hormonprotein (aus Schafshypophysen), das sich bei der Elektrophorese und in Diffusionsstudien als homogenes Protein erwies, wurde durch die Einwirkung von kristallisiertem Pepsin hydrolysiert. Die Hydrolysate wurden in Cellophansäckchen gegen destilliertes Wasser dialysiert. Die Untersuchung ergab für die Dialysate dieselbe Wirksamkeit wie für das verwendete Hormonprotein. In dem nicht dialysierbaren Material war keine Aktivität nachweisbar. Die Nichteiweißfraktion der Hydrolysate (Peptide) enthielt also die Aktivität.

Die Entwicklung ist also hier in ähnlicher Weise gegangen wie beim Adrenocorticotropin (ACTH): auch bei diesem Proteohormon wurde über die Darstellung von wirksamen Peptiden durch Säurebehandlung (*27, 28*) (Molekulargewicht etwa 1000) bzw. Pepsineinwirkung (*36*) (Molekulargewichte etwa 2500—10000) berichtet.

Die Hypophysen von Mensch und Pferd enthalten viel FSH, aber wenig ICSH (*24*). Rinderhypophysen haben einen sehr geringen Gonadotropingehalt. Zu den eben besprochenen Isolierungsversuchen wurden meist Schafs- oder Schweinehypophysen benutzt. Evans und Mitarbeiter (*16, 17*) benutzten die gegenüber Luteinisierungshormon größere Löslichkeit von Follikelstimulierungshormon in Ammonsulfatlösungen zur Trennung beider Fraktionen. Die von diesem Kreis 1949 berichtete Darstellung des Hormons in reiner Form beruhte auf einer Kombination von Fraktionierungen durch Ammonsulfat und Alkohol in der Kälte. Wallen-Lawrence (*50*) trennte Luteinisierungshormon von Follikelstimulierungshormon durch Fällung mit Alkohol bei —6°. Der z. B. bei einem Gehalt von 40% Alkohol erhaltene Niederschlag war vorwiegend LH und der Niederschlag bei 55% Alkohol vorwiegend FSH. Van Dyke und Mitarbeiter (*29*) schließlich benutzten zur Trennung die Eigenschaft des LH aus Schweinedrüsen, bei p_H 4,4 in Acetatpuffer + 20,5% Natriumsulfat außerordentlich schwer löslich zu sein, während FSH unter diesen Bedingungen sehr leicht löslich war. Dieser Arbeitskreis beschrieb später (*13*) eine Methode zur Darstellung von weitgehend gereinigtem FSH aus Schweinehypophysen, die im wesentlichen auf der viele Male wiederholten Umfällung des Hormons aus Rohextrakten mit Ammoniumsulfatlösung beruht und die schließlich ein Präparat mit einem Reinheitsgrad von 80—85% ergab.

1940 wurde von VAN DYKE u. Mitarb. (*29*) sowie EVANS u. Mitarb. (*38*) unabhängig voneinander über die Isolierung des reinen ICSH (LH) aus Hypophysen zweier verschiedener Tierarten berichtet. Diese Präparate erwiesen sich nach den genannten Forschern als homogen in bezug auf Elektrophorese, Ultrazentrifuge und Löslichkeitskriterien.

Das Verfahren von VAN DYKE zur Extraktion von ICSH aus Schweinedrüsen benutzt die unterschiedliche Löslichkeit in Ammonsulfat- und Natriumsulfatlösungen bei Änderung des p_H-Wertes in verschiedenen Stufen. EVANS u. Mitarb. andererseits verwendeten Schafshypophysen; ihre Methode besteht in der Extraktion und Fällung mit Alkohol, Aceton, Ammonsulfat bei p_H 4,5 und endgültiger Reinigung durch Fällung mit Trichloressigsäure.

2. Physiologie und Nachweisverfahren.

a) Wirkung beim Weibchen.

Die wichtigste biologische Wirkung des FSH beim weiblichen Organismus ist die Anregung der Entwicklung von Follikeln. Dabei haben VAN DYKE und Mitarbeiter (*30*) mitgeteilt, daß sie mit FSH allein keine maximale Follikelentwicklung oder eine Follikelhormonsezernierung erreichen konnten, während zusätzliche Applikation von ICSH sofort eine Oestrogenproduktion bewirkte.

Verabfolgt man der normalen Ratte ICSH, treten vermehrt luteinisiertes Gewebe und funktionierende Corpora lutea auf. Bei der weiblichen Ratte regeneriert dieses Hormon das nach Hypophysektomie atrophierte interstitielle Gewebe im Ovar. Uterus und Vagina bleiben unbeeinflußt. Kombination von FSH und ICSH im geeigneten Verhältnis (etwa 10:1) hat bei diesen Tieren Ovulation zur Folge. Dieser Synergismus zeigt sich bei gemeinsamer subcutaner Injektion oder bei gleichartiger Applikation beider Stoffe an verschiedenen Stellen. Eine unspezifische Verstärkung der FSH-Effekte kann man durch gleichzeitige gemeinsame Injektion biologisch indifferenter Stoffe, wie Kupfersulfat, Tannin, Chlorophyll u. a., an derselben Stelle erzielen. Dieser Effekt beruht auf einer Resorptionsverzögerung durch Bildung schwerlöslicher Komplexe.

b) Wirkung beim Männchen.

Mit reinem FSH hat man das Auftreten von Spermatozoen in den Testes von hypophysektomierten Ratten in Dosen erreichen können, bei denen die accessorischen Geschlechtsdrüsen noch atrophisch blieben. Nach VAN DYKE u. Mitarb. bewirkt ICSH eine Stimulation der interstitiellen Zellen der Testikel (LEYDIGsche Zellen) bei der hypophysektomierten männlichen Ratte, eine Gewichtszunahme des Prostatavorderlappens und eine Zunahme des Testikelgewichtes. EVANS und Mitarbeiter (*18*) fassen seine Effekte folgendermaßen zusammen: Bei der hypophysektomierten männlichen Ratte restituiert es das interstitielle Gewebe und befähigt es zur Sekretion des Androgens, so daß die accessorischen Geschlechtsdrüsen (Prostata, Samenblasen) an Größe zunehmen. Es ermöglicht auch eine Spermatogenese in normalem Maße bei männlichen Ratten, die vor der Geschlechtsreife hypophysektomiert wurden.

c) Nachweisverfahren.

Auf Grund der besprochenen physiologischen Wirkungen sieht man folgende Auswertungsverfahren für ICSH als Methoden der Wahl an:

1. Regeneration des interstitiellen Gewebes des Ovars bei der infantilen weiblichen hypophysektomierten Ratte — die zur Regeneration der LEYDIG-Zellen beim Männchen benötigte Menge ist hiermit fast identisch — und

2. Gewichtszunahme des Prostatavorderlappens bei der infantilen männlichen hypophysektomierten Ratte.

Die unter den gewählten Bedingungen benötigten Dosen der reinen, von EVANS u. Mitarb. aus Schafsdrüsen hergestellten Substanz gibt Tab. 1 wieder. Ferner sind dort die Dosen aufgeführt, die bei der Verwendung junger männlicher Tauben und bei Hähnchen erforderlich sind, um eine Verdoppelung des Testikelgewichtes zu erzielen.

Tabelle 1[1]. *Auswertungsverfahren von hypophysärem ICSH* (aus Schafshypophysen).

Test	Einheit Gesamtdosis in mg
Infantile, 26 Tage alte hypophysektomierte weibliche Ratten. Regeneration der interstitiellen Zellen (3 Tage, intraperitoneal)	0,005
Infantile, 23 Tage alte, männliche, hypophysektomierte Ratten (subcutane Injektion, 4 Tage lang). Verdoppelung des Gewichtes des Prostatavorderlappens . . . . . . Verdoppelung des Testikelgewichtes	0,050—0,100 0,50
Junge, 33 Tage alte Taube (4 Tage intramuskulär injiziert) Verdoppelung des Testikelgewichtes	0,030
1 Tag altes Hähnchen (5 Tage subcutan appliziert) Verdoppelung des Testikelgewichtes	5,0

Wie wir später sehen werden, sind das ICSH aus Schafs- und Schweine-hypophysen offenbar zwei verschiedene chemische Individuen. Infolgedessen sind auch in der biologischen Wirksamkeit Unterschiede vorhanden. VAN DYKE u. Mitarb. fanden, daß der Wirkstoff aus Schafshypophyse in bezug auf das Ovarialgewebe bei hypophysektomierten Ratten und die Ovulation beim Kaninchen sehr viel wirksamer ist als das Hormon aus Schweinehypophysen (Tab. 2).

Tabelle 2[2]. *Biologische Wirksamkeit von Schweine- und Schafs-ICSH.*

Test	Schaf mg	Schwein mg
Gesamtdosis zur Vermehrung des Prostatavorderlappen-gewichtes von 6,39 auf 9,45 mg bei hypophysektomierten Ratten	0,0134	0,0134
Gesamtdosis zur Regeneration der interstitiellen Zellen des Ovars bei hypophysektomierten Ratten	0,005—0,01	>0,10
Gesamtdosis/kg Körpergewicht zur Erzeugung von Ovulation bei allen Versuchstieren (8 Kaninchen)	0,007	>0,040

[1] Nach EVANS und SIMPSON (*18*).
[2] Nach VAN DYKE u. Mitarb. (*30*).

Zur Auswertung von FSH empfiehlt die Forschergruppe um EVANS insbesondere

1. die Bestimmung der minimalen Dosis, die im Ovar hypophysektomierter Ratten das Follikelwachstum wiederherstellt — mikroskopisch nachgewiesen — und

2. die Zunahme des Ovargewichtes von normalen infantilen weiblichen Ratten bei kombinierter Applikation des Hormons mit menschlichem Choriongonadotropin (Tab. 3[1]):

Tabelle 3. *Auswertungsmethoden für hypophysäres FSH.*
(Nach EVANS und Mitarbeitern.)

Test	Gesamtdosis in mg
Infantile weibliche 26 Tage alte, hypophysektomierte Ratten. Restitution des Follikelwachstums (histologisch nachgewiesen). 3 Tage lang subcutan injiziert	0,003
Normale infantile weibliche Ratten (24—25 Tage alt). Verdoppelung des Ovargewichtes bei Kombination mit einer Standarddosis Choriongonadotropin (3 Tage lang subcutan injiziert)	0,003

Um eine Verdoppelung des Ovargewichtes zu erreichen, benötigt man ungefähr dieselbe Hormonmenge wie zur Anregung des Follikelwachstums im erstgenannten Verfahren. Die beiden Einheiten sind also annähernd gleich groß.

Wie vorhin erwähnt, unterscheiden sich die als rein angesehenen ICSH-Präparate aus Schafs- und Schweinedrüsen in ihrer physiologischen Wirksamkeit. Dies ließ bereits die Vermutung zu, daß auch etwaige Differenzen in der chemischen Zusammensetzung und den physico-chemischen Daten vorhanden sein könnten.

3. Chemie.

In der Tat wurde aus Messungen des osmotischen Druckes für ICSH aus Schafsdrüsen ein Molekulargewicht von 40000 erhalten, während sich aus Messungen in der Ultrazentrifuge für den Wirkstoff aus Schweinehypophysen ein Molekulargewicht von 100000 ergab (Tab. 4).

Tabelle 4. *Physico-chemische Daten von Schafs- und Schweine-ICSH.*
[Nach PINCUS und V. THIMANN (*42*).]

Test	Schaf	Schwein
C . . . . %	—	49,37
H . . . . %	—	6,83
N . . . . %	14,20	14,93
Molekulargewicht	40000	100000
Isoelektrischer Punkt, p_H	4,6	7,45
Sedimentationskonstante, $S \times 10^{13}$	3,6	5,4
Tyrosin. . . . . %	4,5	—
Tryptophan . . . . %	1,0	3,8
Mannose . . . . %	4,5	2,8
Hexosamin . . . . %	5,8	2,2

[1] Die Zunahme des Gewichts der Ovarien infantiler Ratten wird auch zur Testung von Gesamtextrakten des HVL mit gesamter gonadotroper Wirkung benutzt (*11*).

Die Werte für die Sedimentationskonstante weichen ebenso voneinander ab wie diejenigen für die Wanderungsgeschwindigkeit im elektrischen Feld und den isoelektrischen Punkt. Der Gehalt an Tryptophan ist bei beiden Präparaten verschieden.

Besonders bemerkenswert ist bei allen Gonadotropinen ihr Kohlenhydratgehalt. Das ICSH-Hormon aus Schafsdrüsen enthält, wie Sie sehen, 4,5% Mannose und 5,8% Hexosamin, dagegen das Präparat aus Schweinedrüsen nur 2,8% Mannose und 2,2% Hexosamin.

Auf Grund dieser Daten darf man bereits schließen, daß die ICSH-Wirkstoffe aus Schweine- und Schafsdrüsen chemisch verschiedene Körper sind. Hierzu passen sehr gut immunologische Befunde, die von CHOU u. Mitarb. (5) erhalten wurden: injizierte man Kaninchen reines Schweine-ICSH, konnte man durch Präcipitin- und Komplementbindungsreaktionen die Bildung spezifischer Antikörper nachweisen. Das erhaltene Antiserum reagierte nicht mit reinem Hormon aus Schafsdrüsen oder mit aus diesen Drüsen hergestellten Extrakten.

Einige analytische Daten anderer Hypophysenhormone im Vergleich zu ICSH gibt Tab. 5 wieder:

Tabelle 5. *Zusammensetzung von ICSH, ACTH, Prolactin und Wachstumshormon.*
[Nach EVANS und Mitarbeiter (*42*, S. 687).]

Gehalt in % an	ICSH		ACTH		Prolactin		Wachstums-hormon Rind
	Schaf	Schwein	Schaf	Schwein	Schaf	Rind	
C	—	49,37	46,35	50,64	50,72	51,50	46,35
H.	—	6,83	5,89	6,23	6,63	6,92	7,07
N	14,20	14,93	15,65	15,47	15,86	16,50	15,65
S	—	—	2,30	2,33	1,79	2,00	1,30
Amino-N	—	—	—	—	0,74	—	0,76
Amido-N	—	—	—	—	1,40	—	1,20
Cystein	0,0	—	0,0	0,0	0,0	0,0	0,0
Cystin	—	—	7,19	—	3,11	3,4	2,25
Methionin	—	—	1,93	—	4,31	—	3,06
Tyrosin	4,5	—	—	—	4,53	5,7	4,30
Tryptophan	1,0	3,8	—	—	1,30	1,3	0,92
Glutaminsäure	—	—	—	—	12,30	—	13,40
Arginin	—	—	—	—	8,31	—	—
Mannose	4,5	2,8	0,0	—	0,0	—	0,0
Hexosamin	5,8	2,2	0,0	—	0,0	—	0,0

Nach ihrer chemischen Zusammensetzung darf man die hypophysären Gonadotropine zu den Glucoproteiden rechnen. Dies gilt auch für das zweite der zu besprechenden Gonadotropine,

II. das sog. Choriongonadotropin.

ASCHHEIM und ZONDEK fanden, daß im Harn schwangerer Frauen Gonadotropin in großer Menge ausgeschieden wird. Sie nannten diesen Körper „*Prolan*". Sein Nachweis wurde durch die Eigenschaft geführt, innerhalb von 100 Std. bei infantilen Mäusen oder Ratten vorzeitige Geschlechtsreife herbeizuführen. Dies hat bekanntlich zu der heute ja bereits als klassisch zu bezeichnenden ASCHHEIM-ZONDEK-Reaktion zum Nachweis der Schwangerschaft geführt[1]. Dieses Gonado-

---

[1] Die ASCHHEIM-ZONDEK-Reaktion beruht auf dem Zusammenwirken von hypophysärem FSH und Choriongonadotropin.

tropin stammt jedoch nicht aus dem Hypophysenvorderlappen, sondern wird in der Placenta gebildet.

PHILIPP (*41*) konnte in Implantationsversuchen an der infantilen Maus eine starke Wirkung von Placentastückchen auf das Ovar feststellen; dagegen konnte er mit gleicher Technik im Hypophysenvorderlappen von Graviden kein Hormon nachweisen [vgl. auch COLLIP (*9*)]. KIDO (*35*) implantierte Placentagewebe in die vordere Augenkammer von Kaninchen; die Implantate wuchsen, und der Beweis ihrer Sekretion wurde durch die charakteristische Wirkung auf die Ovarien erbracht. STEWART u. Mitarb. (*47*) beobachteten die Sezernierung von Choriongonadotropin aus menschlicher Placenta in Gewebskulturen in vitro in Mengen, die analog den vorhandenen LANGHANS-Zellen waren.

Diese Befunde erhärten im Verein mit den klinischen Ergebnissen (z. B. sehr stark erhöhte Hormongehalte in Blut und Urin bei bestehender Blasenmole oder

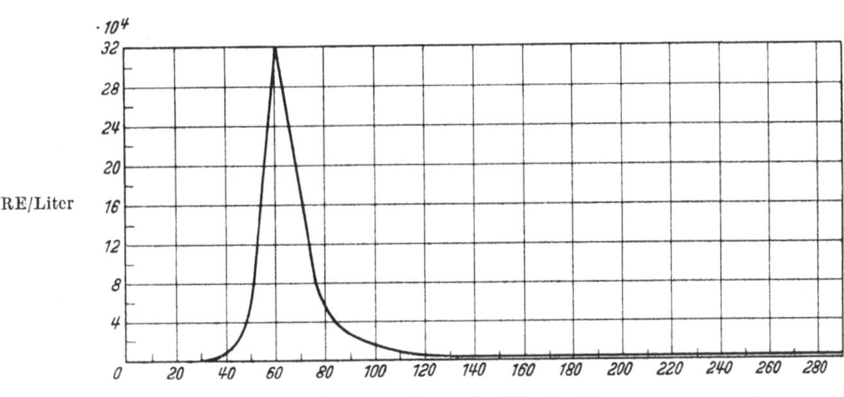

Abb. 1. Ausscheidung von Choriongonadotropin bei normaler Schwangerschaft.

bei vorkommendem Chorionepitheliom) die These vom Chorionursprung des hier in Frage stehenden Gonadotropins. Schließlich seien hierzu noch die Befunde von PEARSE (*40*) erwähnt, der durch cytochemische Untersuchungen unter Benutzung einer Färbungstechnik für Mucopolysaccharide und Glucoproteide die Bildung der gonadotropen Hormone aus den basophilen Zellen der Hypophyse wie auch aus den LANGHANSschen Zellen des Chorionepithels zeigen konnte.

ASCHHEIM und ZONDEK unterschieden bei diesem Hormon ebenfalls ein *Follikelreifungshormon* (Prolan A) und ein *Luteinisierungshormon* (Prolan B), eine Ansicht, die von vielen Autoren geteilt wurde. Heute scheint man im allgemeinen die Dualität des Prolans nicht mehr ernstlich behaupten zu wollen, sondern spricht allgemein vom Choriongonadotropin.

Zu seiner Ausscheidung im Gravidenharn möchte ich nur einige Bemerkungen machen:

Abb. 1 (*19*) zeigt Ihnen schematisch die Ausscheidungsverhältnisse bei normalen Schwangeren. Die größte Ausscheidung findet, wie schon seit den ersten Arbeiten ZONDEKs und ASCHHEIMs bekannt war, etwa im 2.—3. Schwangerschaftsmonat statt.

Auf dieser Kurve finden Sie die ausgeschiedenen Mengen in RE/Liter wiedergegeben (1 RE Choriongonadotropin = etwa 0,2 ME). Es sind weiter zahlreiche

Arbeiten veröffentlicht worden, welche die Zeit des Auftretens des Choriongonadotropins in Urin und Blut von Frauen nach der Konzeption behandeln. Dieser Zeitpunkt schwankt bei den einzelnen Autoren von „einige Tage nach der Eiimplantation" bis „2 Wochen nach Ausbleiben der Menstruation". Ferner herrscht eine erhebliche Ungenauigkeit bezüglich der ausgeschiedenen Hormonmengen. Serienuntersuchungen wurden, soweit sie vorliegen, erst vom 40. bis 50. Tage nach dem ersten Tage der letzten normalen Menstruation begonnen.

Infolgedessen haben in jüngster Zeit RANDALL u. Mitarb. (46) in Reihenuntersuchungen bei 17 Frauen nach der Konzeption und während der ersten Zeit der Gravidität quantitative Bestimmungen durchgeführt, wobei die Werte im Gegensatz zu den oft willkürlich benutzten früheren Einheiten in internationalen Einheiten ausgedrückt wurden[1].

Die Autoren bestimmten bei 11 Frauen das Auftreten von Choriongonadotropin in Blut und Urin nach der Konzeption. (Dabei wurde stets der erste Tag der letzten normalen Menstruation als Tag 0 angenommen.) Es ergab sich, daß das Hormon ganz überwiegend am 23. Tage, d. h. also, am häufigsten 5 Tage vor dem erwarteten Beginn der nächsten Menstruation, auftrat. Bei 6 Frauen mit völlig normaler Schwangerschaft zeigte sich nach konstanten Werten von 1000—5000 iE/24 Std.-Urin und 10—50 iE/cm³ Serum etwa zwischen dem 24. bis 40. Tage eine sehr schnell zunehmende Ausscheidung, die bis zum 90. Tage anhielt und dann wieder auf 2000—15000 iE (Urin) bzw. 10—100 iE (Serum) absank. Diese Werte blieben bis zum 120. Tage (Versuchsende) erhalten. Nach einer früheren Arbeit der Verfasser (53) gehen von dem im Serum vorhandenen Choriongonadotropin nur etwa 6% in den Harn über; der Rest wird danach zerstört oder anderweitig ausgeschieden.

Im Urin von Kindern ist vor einem Alter von 12 Jahren Gonadotropin nicht nachweisbar. Der Wirkstoff im Urin von kastrierten oder klimakterischen Frauen ist nach allgemeiner Ansicht hypophysären Ursprungs. Die im Urin normaler Männer ausgeschiedenen geringen Mengen haben augenscheinlich dieselbe Herkunft.

Zu weitgehend gereinigten Präparaten des Choriongonadotropins kamen bereits ZONDEK u. Mitarb. 1933. Außerordentlich reine Präparate (6000 bis 8000 iE/mg) erhielten GURIN u. Mitarb. (32, 33). Diese Präparate dürfen wohl als praktisch homogene Glucoproteide angesehen werden, da sie sich bei der Elektrophorese und in der Ultrazentrifuge wie einheitliche Proteine verhielten. WESTMAN u. Mitarb. (4) berichteten 1948 über die Bereitung eines kristallinen, elektrophoretisch homogenen Präparates mit 6000—8000 iE/mg, also mit derselben Wirksamkeit, wie sie von GURIN u. Mitarb. gefunden wurde.

III. Pferde-Gonadotropin,
Gonadotropin aus dem Serum trächtiger Stuten.

Wie von COLE und HART (7) 1930 nachgewiesen wurde, treten im Blut trächtiger Stuten beträchtliche Mengen eines Gonadotropins auf.

---

[1] Eine iE = 0,1 mg Standardpräparat (1938). Testmethode freigestellt, Kombination von Uterusgewichts- und Vaginalabstrichmethode empfohlen,

Cole und Saunders (8) verfolgten den Gehalt des Blutserums an Gonadotropin während der Trächtigkeit. Das Hormon trat erstmalig zwischen dem 45. und 50. Trächtigkeitstage auf; seine Menge stieg sehr schnell an und erreichte um den 70. Tag ihr Maximum (50000 RE/Liter). Sie hielt sich etwa 4 Wochen auf der gleichen Höhe, um dann schnell wieder abzufallen.

Aus zahlreichen Befunden geht hervor, daß es sich hier ebenfalls um ein Choriongonadotropin handelt [Catchpole und Lyons (1934)]. Es ist ebenfalls von verschiedenen Seiten hochgereinigt dargestellt worden und wird als einheitlich angesehen.

Zusammenfassend läßt sich über die physiologischen Wirkungen der drei besprochenen Gonadotropine etwa folgendes sagen:

Das Hypophysenhormon und das Hormon aus dem Blut der trächtigen Stute verhalten sich bei der infantilen weiblichen Ratte gleichartig; während sie Entwicklung von Follikeln und Bildung der Corpora lutea bewirken, verursacht das Choriongonadotropin insbesondere das Wachstum sehr großer Gelbkörper. Dieses Hormon wirkt also hauptsächlich luteinisierend. — Bei männlichen Ratten regt das hypophysäre Gonadotropin besonders das Wachstum der Samenkanälchen an, während das Hormon aus Stutenserum diese Eigenschaft nur im begrenzten Maße besitzt. Es ist dagegen ebenso wie das Choriongonadotropin stark wirksam in bezug auf die interstitiellen Zellen des Testikels (Leydigsche Zellen), die zur Sezernierung von Androgen angeregt werden. Eine etwa beobachtete Wirkung des Choriongonadotropins auf die Samenkanälchen ist sekundärer Natur und kommt durch das gebildete Testosteron zustande. — Das Chorionhormon ist weiter, im Gegensatz zu den beiden anderen Wirkstoffen, auf die Gonaden von Vögeln ohne Einfluß. — Bedeutsame Unterschiede ergeben sich auch besonders beim hypophysektomierten Tier; das Hormon aus Hypophysenvorderlappen und dasjenige der Stute sind fähig, die Ausfallserscheinungen zu beheben und Follikelwachstum sowie Luteinisierung hervorzurufen. Das tritt nach Applikation von Choriongonadotropin nicht ein; das Choriongonadotropin allein stimuliert keine Follikelentwicklung, sondern bewirkt als einzigen Effekt die Regeneration der interstitiellen Zellen.

Auch hinsichtlich der Ausscheidung durch die Nieren zeigen sich Differenzen. Das hypophysäre Gonadotropin wird ebenso wie Choriongonadotropin leicht im Harn ausgeschieden, während vom Hormon des Stutenserums nur Spuren auftreten.

Zum Schluß noch einige Bemerkungen über die *chemische Zusammensetzung der drei Gonadotropine*. Der wichtigste Befund, der vor mehreren Jahren erhoben wurde, war der Nachweis von Kohlenhydraten in ihnen [Hartmann und Benz (*34*) (Präparate aus Hypophysenvorderlappen und Schwangerenharn); Fleischer, Schwenk und Meyer (*26*) (Präparate aus Stutenserum); Gurin, Bachmann und Wilson (*33*)].

Die umstehende Tabelle nach Gurin (*31*) zeigt die Differenzen in bezug auf Menge und Art der Hexose in den verschiedenen Gonadotropinen.

Aus allen diesen Befunden ergibt sich, daß die sämtlichen bisher bekannten Gonadotropine zu den Glucoproteiden zu rechnen sind.

Wenn wir auch, wie Sie gesehen haben, schon relativ gut über die Zusammensetzung der einzelnen Wirkstoffe unterrichtet sind, so möchte ich doch noch auf etwas besonders hinweisen: Es ist durchaus nicht gesichert, daß die Hypophyse tatsächlich zwei getrennte Gonadotropine sezerniert, also Substanzen, die den beiden Wirkstoffen ähneln oder mit ihnen identisch sind, die vom Biochemiker aus hypophysärem Gewebe isoliert wurden. Ferner ist auch nicht gesichert, daß sie beide bei beiden Geschlechtern zur normalen Funktion des Reproduktionssystems notwendig sind.

Am wahrscheinlichsten ist nach unserer Meinung, daß der Hypophysenvorderlappen nur ein Proteohormon produziert, das sowohl follikelstimulierende wie luteinisierende Wirkung hat. Die beiden von Evans, van Dyke u. Mitarb.

Tabelle 6. *Kohlenhydratgehalt der Gonadotropine.*

Hormon	Hexose		Hexosamin %	Hexose
		Gehalt in %		Hexosamin
Hypophysäres LH	Mannose	2,8	2,2	1,27
Hypophysäres FSH	Mannose	4,5	4,4	1,02
Choriongonadotropin	Galaktose	10—12	5—6	2,0
Gonadotropin aus Serum trächtiger Stuten[1]	Galaktose	15,6	8,3	1,88
Gonadotropin aus Serum trächtiger Stuten[2]	Galaktose	17,6	8,4	2,10

[1] 1 mg = 3300 RE.
[2] 1 mg = 4000 RE.

isolierten Wirkstoffe würden danach Spaltprodukte dieses einen Proteohormons sein, die während der Aufarbeitung gebildet werden (*49, 51*). Hierfür sprechen mehrere Befunde: zuerst ist zu bedenken, daß die Extraktion der Hypophysen fast immer im alkalischen Milieu vorgenommen wird. Die Rohextrakte, aus denen z. B. Evans u. Mitarb. 1949 das „reine" Follikelstimulierungshormon darstellten, wurden aus Schafshypophysen durch Behandlung mit Calciumhydroxyd, also in sehr stark alkalischem Milieu, gewonnen. Diese Rohextrakte wurden dann der fraktionierten Fällung mit Ammonsulfat unterworfen. Nach allem, was wir heute von Proteinen wissen, darf aber als sicher angenommen werden, daß bei einer derartigen Behandlung eine Aufspaltung des ursprünglich im Hypophysenvorderlappen vorhandenen einheitlichen Gonadotropins stattfindet.

Die Verhältnisse liegen hier sehr wahrscheinlich ähnlich wie bei dem Hypophysenhinterlappenhormon. Auch bei diesem Proteohormon wurde über die „Reindarstellung" von zwei Komponenten (Vasopressin und Oxytocin) berichtet. Die Darstellung von weitgehend gereinigten Präparaten dieser beiden Wirkstoffe gelingt jedoch nur bei drastischer Behandlung, nämlich bei Extraktion des Trockenrückstandes der Drüsen mit Eisessig und anschließender fraktionierter Fällung mit Äther-Petroläther[1].

In diesem Zusammenhang erscheint eine Arbeit von Bischoff (*3*) besonders wichtig. Dieser Autor erforschte den Einfluß der Harnstoffdenaturierung auf

---

[1] H. B. van Dyke u. Mitarb. (*12*) isolierten dagegen aus Rinderhypophysenhinterlappen ein einheitliches Protein, das nebeneinander eine konstante oxytocische, vasopressorische und antidiuretische Aktivität aufweist [vgl. auch Vincke (*48*)].

unfraktioniertes hypophysäres Gonadotropin aus Schafshypophysen, wobei Versuche über die gonadotrope und die Antihormonwirkung angestellt wurden. BISCHOFF schließt ebenfalls aus seinen Versuchen, daß die spezifischen, in der Literatur beschriebenen physiologischen Eigenschaften der Gonadotropine einer einzigen Substanz angehören, wobei die spezifischen Wirkungen von der Anordnung bestimmter Wirkgruppen innerhalb der Eiweißmolekel abhängig sind.

Literatur.

1. ASCHHEIM, S.: Med. Klin. **1926**, 2023.
2. ASCHNER, B.: Arch. Gynäk. **97**, 200 (1912); Arch. f. Physiol. **146**, 1 (1912).
3. BISCHOFF, F.: Amer. J. Physiol. **153**, 21 (1948).
4. CLAESSON, L., B. HÖGBERG, T. ROSENBERG and A. WESTMAN: Acta endocrinol. (Copenh.) **1**, 1 (1948).
5. CHOU, C., C. CHANG, G. CHEN and H. B. VAN DYKE: Endocrinology (Springfield, Ill.) **22**, 322 (1938).
6. COFFIN, H. C., and H. B. VAN DYKE: Science **93**, 61 (1941).
7. COLE, H., and G. H. HART: Amer. J. Physiol. **93**, 57 (1930); **94**, 597 (1930).
8. COLE, H., and F. J. SAUNDERS: Endocrinology (Springfield, Ill.) **19**, 199 (1935).
9. COLLIP, J. B.: Canad. Med. Assoc. J. **22**, 215 (1930).
10. CUSHING, H.: Bull. Hopkins Hosp. **21**, 227 (1910).
11. DEANESLEY, R.: Quart. J. Pharm. **8**, 651 (1935).
12. VAN DYKE, H. B. et al.: J. of Pharmacol. **74**, 190 (1942).
13. VAN DYKE, H. B., S. Y. P'AN and T. SHEDLOVSKY: Endocrinology (Springfield, Ill.) **46**, 563 (1950).
14. VAN DYKE, H. B., and Z. WALLEN-LAWRENCE: J. of Pharmacol. **27**, 163 (1932).
15. EVANS, H. M.: Harvey Lect. **19**, 212 (1924).
16. EVANS, H. M. et al.: Univ. California Publ. Anat. **1**, 237 (1936).
17. EVANS, H. M. et al.: Endocrinology (Springfield, Ill.) **25**, 529 (1939).
18. EVANS, H. M., and M. E. SIMPSON, in PINCUS, G., and K. V. THIMANN, Bd. II, S. 351. New York: Academic Press 1950.
19. EVANS, H. M., C. L. KOHLS and D. H. WONDER: J. Amer. Med. Assoc. **108**, 287 (1937).
20. EVANS, H. M., and J. A. LONG: Anat. Rec. **21**, 62 (1921).
21. EVANS, H. M., and J. A. LONG: Proc. Nat. Acad. Sci. **8**, 38 (1922).
22. EVANS, H. M., and M. E. SIMPSON: J. Amer. Med. Assoc. **91**, 1337 (1928).
23. EVANS, H. M., M. E. SIMPSON and K. TURPEINEN: Endocrinology (Springfield, Ill.) **28**, 933 (1941).
24. FEVOLD, H. L.: N.Y. Acad. Sci. **43**, 321 (1943).
25. FEVOLD, H. L., F. L. HISAW and S. L. LEONARD: Amer. J. Physiol. **97**, 291 (1931).
26. FLEISCHER, G., E. SCHWENK and K. MEYER: Nature (London) **142**, 835 (1938).
27. GESCHWIND, I. I., G. P. HESS, P. G. CONDLIFFE, H. M. EVANS and M. E. SIMPSON: Science (Lancaster, Pa.) **112**, 436 (1950).
28. GESCHWIND, I. I., G. P. HESS, P. G. CONDLIFFE and B. S. WILLIAMS: Science (Lancaster, Pa.) **111**, 625 (1950).
29. GREEP, R. O., H. B. VAN DYKE and B. F. CHOW: J. of Biol. Chem. **133**, 289 (1940).
30. GREEP, R. O., H. B. VAN DYKE and B. F. CHOW: Endocrinology (Springfield, Ill.) **30**, 635 (1942).
31. GURIN, S.: Proc. Soc. Exper. Biol. a. Med. **49**, 48 (1942).
32. GURIN, S.: Publ. Amer. Assoc. Adv. Sci. **19**, 144 (1945).
33. GURIN, S., C. BACHMANN and G. W. WILSON: J. of Biol. Chem. **128**, 525 (1939); **133**, 467, 477 (1940); **142**, 367, (1942).
34. HARTMANN, M., and F. BENZ: Nature (London) **142**, 115 (1938).
35. KIDO, I.: Zbl. Gynäk. **61**, 1551 (1937).
36. LESH, J. B., J. D. FISHER, I. M. BUNDING, J. J. KOCSIS, L. J. WALASZEK, W. F. WHITE and E. E. HAYS: Science (Lancaster, Pa.) **112**, 43 (1950).
37. LI, CH. H.: J. Amer. Chem. Soc. **72**, 2815 (1950).

38. Li, Ch. H., M. E. Simpson and H. M. Evans: Endocrinology (Springfield, Ill.) 27, 803 (1940).
39. Li, Ch. H., M. E. Simpson and H. M. Evans: Science (Lancaster, Pa.) 109, 445 (1949).
40. Pearse, A. G. E.: Nature (London) 162, 651 (1948); Brit. J. Exper. Path. 31, 540 (1950).
41. Philipp, E.: Zbl. Gynäk. 53, 2386 (1929); 54, 450, 1858, 2754, 3076 (1930).
42. Pincus, G., and K. V. Thimann: The Hormones, Bd. I, S. 639. New York: Academic Press 1948.
43. Smith, P. E.: Proc. Exper. Biol. a. Med. 24, 2 (1926).
44. Smith, P. E.: J. Amer. Med. Assoc. 88, 158 (1927).
45. Smith, P. E.: Amer. J. Anat. 45, 273 (1930).
46. Smith, R. A., A. Albert and L. M. Randall: Amer. J. Obstetr. 61, 514 (1951).
47. Stewart, H. L., M. E. Sano and T. L. Montgomery: J. Clin. Endocrin. 8, 175 (1948).
48. Vincke, E.: Darstellung von Hormonpräparaten. S. 137. Leipzig: S. Hirzel 1945.
49. Vincke, E.: Wirkungsmechanismus von Hormonen. S. 70 ff. Leipzig: S. Hirzel 1950.
50. Wallen-Lawrence, Z.: J. of Pharmacol. 51, 263 (1934).
51. Westphal, U.: Erg. Physiol. 43, 459 (1940); hier ältere Literatur zu dieser Frage.
52. Wiesner, B. P., and P. G. Marshall: Quart. J. Exper. Physiol. 21, 147 (1931).
53. Wilson, R. B., A. Albert and L. M. Randall: Amer. J. Obstetr. 58, 960 (1949).
54. Zondek, B.: Hormone des Ovariums und des Hypophysenvorderlappens. 2. Aufl. S. 171. Wien: Julius Springer 1935.
55. Zondek, B., u. S. Aschheim: Dtsch. med. Wschr. 1926, 343; Klin. Wschr. 1927, 248.

Eine Methode zur chemisch-quantitativen Analyse des Choriongonadotropingehaltes der Placenta.

Von

J. DRESCHER.

Nach Aufklärung der Herkunft der menschlichen Gonadotropine und somit Festlegung des Dualismus dieser Proteohormone:

a) hypophysär,

b) placentar

durch die grundlegenden Implantationsversuche von PHILIPP, daß nämlich die Schwangerenhypophyse des Menschen im Implantationsversuch negativ ist, während die junge Placenta stark positive Ergebnisse aufzeigt, sind die Choriongonadotropinausscheidungen im Harn häufig mittels biologischer Teste untersucht worden.

Der Tierversuch wird aber stets subjektiv bleiben, d. h. er ist weitgehend von der Tierart, Methode und Jahreszeit abhängig. Außerdem wird stets eine biologisch hochwirksame Substanz gespritzt, in welcher die einzelnen Komponenten doch betreffs ihrer biologischen Wirkung innerhalb dieser bestimmten Zusammensetzung bei der betreffenden Tierart unbekannt sind. Bei der quantitativen Hormonbestimmung der Placenta kommt ferner hinzu, daß eine Gewebsimplantation keinen Rückschluß auf den Gesamtgonadotropingehalt zuläßt, da das Untersuchungsmaterial lediglich Auskunft über einen bestimmten Gewebsabschnitt, nicht über das gesamte Organ Auskunft gibt.

Vom Vortragenden wird nun eine chemisch-quantitative Bestimmungsmethode zur Erfassung des Glucoproteidgehaltes der Placenta angegeben, die auf der Adsorption an das Tannin, nachgefällt mit Benzoesäure, beruht. Die quantitative Colorimetrie erfolgt mittels Orcin nach einer variierten Methode von SÖRENSEN und HAUGAARD. Der Untersuchungsgang erscheint ausführlich im Archiv für Gynäkologie.

Verfasser schlägt vor, zur besseren Reproduzierbarkeit und Vergleichsmöglichkeit die Eichung mit einer Dextroselösung vorzunehmen. Die Colorimetrie wurde am Elko II (Zeiss Opton) vorgenommen; das Gerät zeichnet sich durch besondere Meßsicherheit aus.

Nähere Angaben betr. Methode siehe Originalarbeit.

Diskussion.

HASENBEIN:

Zu dem Referat von Herrn VINCKE möchte ich einen kurzen Beitrag geben aus unseren eigenen Untersuchungen.

Bei dem Versuch, mit dem Regenwurmtest den hypophysären Menstruationscyclus zu erfassen, erhielten wir, verglichen mit der Basaltemperatur unter 21 Cyclen folgende Kurven:

Abb. 1: Die gestrichelte Linie stellt die Basaltemperatur dar, die durchgezogene zeigt die Ergebnisse der Regenwurmteste. Im 1. Cyclus ist der Regenwurmtest am 2. Tag der Menstruation negativ geworden, während die Basaltemperatur ein langsames Absinken zeigt und ab 20. Tag wieder anzusteigen beginnt. Die Regenwurmteste sind während der 1. Cyclushälfte gleichbleibend negativ und werden etwa zur gleichen Zeit mit dem Temperaturanstieg, am 21. Tag, positiv. Sie sinken am 22. Tag noch einmal auf schwachpositiv ab und zeigen am 27. Tag wieder einen positiven Ausfall, um am 29. Tag, einen Tag vor Beginn der Menstruation, negativ zu werden. Man erkennt an dieser Kurve deutlich den von McArthur beschriebenen zweigipfeligen Verlauf der Gonadotropinausscheidung im Prämenstrum. Der 2. Cyclus verläuft etwa wie der erste.

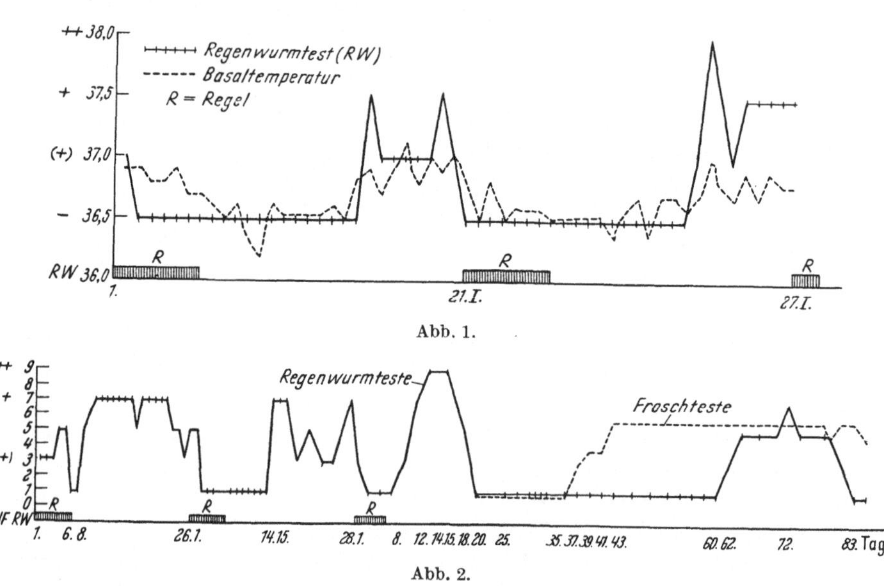

Abb. 1.

Abb. 2.

Abb. 2: Hier führten wir die Regenwurmteste ohne Basaltemperatur durch. Der 1. Cyclus ist ein 26-Tage-Cyclus und weist schon am 8. Tag ein Positivwerden der Regenwürmer auf. Am 28. Tag, dem 2. Tag des nächsten Cyclus, sind die Testergebnisse wieder negativ. Im 2. Cyclus währt die negative Phase länger. Wir sehen am 14. Tag den ersten positiven Test, und am 15. Tag wurde Mittelschmerz angegeben. Beim 3. Cyclus sehen wir wieder am 8. Tag ein Positivwerden der Regenwürmer. Die Teste werden dann so stark positiv, wie wir sie selten gesehen haben. Schon nach 5 Tagen sinken sie wieder auf negativ ab. Der darauf angestellte Froschtest mit 7,5 ml Urin war positiv. Wir verfolgten dann die Choriongonadotropinausscheidung weiter durch den abgestuften Froschtest von Hartleb und sahen am 37. Tag einen Anstieg derselben. Am 43. Tag waren die Stufen 1—6 des Froschtestes positiv. In derselben Zeit waren die Regenwurmteste negativ, wurden aber vom 62.—81. Tag positiv, mit einem deutlichen Gipfel am 72. Tag.

Bierich:

Bei der Besprechung der Physiologie der Gonadotropine wurde lediglich ihre entwicklungsfördernde Wirkung auf die Keimdrüsen diskutiert. Es kommt aber in der Pubertät ja nicht nur zu einer Reifung der Gonaden, sondern auch zu einer Entwicklung der Nebennierenrinde bzw. einer Teilfunktion der Rinde. Bei gleichbleibenden 11-Oxy-steroiden steigt der Ketosteroidspiegel mit der Pubertät bei Jungen und Mädchen scharf an, und viele Erscheinungen der Pubertät sind nur dadurch zu erklären, z.B. die Skeletreifung, der Wachstumsschub, die Entwicklung der Muskulatur mit den Veränderungen im Kreatinstoffwechsel, die Entwicklung von Pubes u. v. a. m. Diese eingreifende Hormonwirkung haben wir besonders eindrucksvoll bei einem Mädchen mit konstitutioneller Pubertas praecox beobachtet, wo die Ketosteroide in Mengen wie bei Erwachsenen schon früh nachweisbar waren. — Ich möchte fragen, wieweit bekannt ist, welches Hormon verantwortlich ist für diese Entwicklung der Nebennierenrindenaktivität. Es werden diskutiert das luteinisierende Hormon (LH) und das luteotrope Hormon (LTH, Prolactin).

SCHNEIDER:

Ich möchte zu dem den Untersuchungen von Herrn HASENBEIN zugrunde liegenden Regenwurmtest einige Worte sagen:

Auf der Suche nach einer raschen und möglichst billigen Methode zur Bestimmung des menschlichen Gonadotropins aus dem Urin sind wir auf die im Zentralblatt für Gynäkologie und im Archiv für Gynäkologie im Jahre 1951 erschienenen Arbeiten von Herrn HASENBEIN gestoßen. Als Versuchsobjekt gibt Herr HASENBEIN dort die sich in den Samenblasen des Regenwurmes abspielende Spermiogenese an. Den Würmern ist vor und 2 Std. nach der Injektion je eine Samenblase zu entnehmen und deren Trockenausstriche sind miteinander zu vergleichen. Verwendbar sind nur Würmer, die im Vorausstrich keinerlei Spermiogeneseformen aufweisen. Als positiv gilt der Test, dessen Ausstrich nach der Injektion reichlich Spermiogeneseformen aufweist. — Wir haben mit etwa 400 Tieren Versuche angestellt und uns dabei exakt an die Vorschriften der oben angegebenen Arbeiten gehalten. Zunächst fiel uns auf, daß von den ersten 60 Würmern lediglich 15 im Vorausstrich keine oder nur niedrige Spermiogeneseformen aufwiesen, so daß also nur diese 25% nach der Vorschrift für eine Testung verwendbar waren. Es war deshalb sehr schwierig, für die Hormontestungen eine hinreichende Anzahl an Tieren zusammenzubekommen, die die Testvoraussetzungen mitbrachten, also keine Spermiogeneseformen aufwiesen. Entsprechend der Empfehlung in den Originalarbeiten haben wir die Würmer dann im Kühlschrank belassen und haben dadurch wenigstens etwa die Hälfte der Tiere zu den Testen verwenden können. Getestet haben wir reine Hormonpräparate industrieller Herkunft. Zunächst wurden je 60 iE Pregnyl (Schering) 71 Würmern verabfolgt; davon erhielten wir 38 positive Präparate, also etwas über die Hälfte. Von 17 Tieren, die Anteron (Schering) in der gleichen Dosierung erhalten hatten, sprachen 7, also knapp ein Drittel an. Equoman (Mack) ergab in der gleichen Dosierung ein Viertel positive Resultate, Testoviron (Schering) knapp ein Drittel. — Darüber hinaus fanden wir in einer Wärmetestreihe, bei der die Würmer ohne jegliche Injektion nach zehntägigem Aufenthalt im Kühlschrank und anschließendem Aufenthalt in der Wärme entsprechend der normalen Versuchsdauer ebenfalls zu einem Drittel positive Resultate. Wir haben daraufhin den Regenwurmtest aufgegeben und haben angenommen, daß der Regenwurm einmal zu unspezifisch reagiert und zum anderen auch zu unempfindlich ist.

SCHULTZE:

Gemeinsam mit meiner Mitarbeiterin Frau Dr. rer. nat. ZIPPELIUS mußten wir feststellen, daß auch ganz kleine Regenwürmer während des ganzen Jahres nach der Versuchsanordnung von HASENBEIN stets lebende Spermatozoen enthielten. Wirklich negative Tiere, die also für den Test brauchbar gewesen wären, haben wir bei unseren etwa 300 Versuchen weder in Bremerhaven noch in Bonn gefunden. So möchten wir glauben, daß das Tier für Gonadotropinuntersuchungen nicht geeignet ist. Wir haben anschließend in systematischen Untersuchungen die Tierreihe absteigend verfolgt, um so bis zum Regenwurm herunterzustoßen. Dabei mußten wir feststellen, daß wir bei keinem von zahlreichen untersuchten Nichtwirbeltieren irgendeine Reaktion mit menschlichem Gonadotropin erzielen konnten.

ELERT:

Ich möchte Herrn VINCKE fragen:

1. Wie stellt er sich zu der Auffassung von GAARENSTROOM, DE JONGH und Mitarbeitern, daß die Gonadotropine das Geschehen am Follikelapparat (Follikelreifung, Follikelsprung, Gelbkörperbildung) und am Tubulusepithel (Spermiogenese) nicht direkt beeinflussen, sondern unter Zwischenschaltung der peripherischen Keimdrüsenhormone?

2. Wie stellt er sich zu der Auffassung von ASTWOOD, daß das Prolactin als dritter gonadotroper Faktor, nämlich als Luteotropin, mit in das gonadotrope System eingereiht wird?

PHILIPP:

Herr VINCKE hat die biologischen Unterschiede des hypophysären und des placentaren Gonadotropins sehr klar herausgestellt. Den größten Unterschied zwischen beiden hat er aber nicht erwähnt. Das hypophysäre Gonadotropin läßt den Follikel reifen und bringt die Luteinisierung zustande. Bei dem placentaren Gonadotropin ist von Follikelreifung keine

Rede; in der Schwangerschaft ruht die Ovarialtätigkeit. Insofern ist die biologische Wirkung der beiden Wirkstoffe beim Menschen bestimmt eine verschiedene.

Tonutti:

. Die Frage der LH-Wirkung auf die Nebennierenrinde kann heute als geklärt angesehen werden. Weder eine morphokinetische, noch eine Wirkung auf die histochemischen Konstituenten der Nebennierenrinde ist festzustellen. Die Erhöhung der 17-Ketosteroidausscheidung, die nach LH eintritt, ist auf die Aktivierung des Hodens zurückzuführen. Daß die 17-Ketosteroide in diesem Fall nicht aus der Nebennierenrinde stammen und, was vor allen Dingen wichtig ist, daß LH aus der Nebennierenrinde keine sich biologisch auswirkenden Androgene hervorzubringen vermag, zeigt folgendes: Behandelt man hypophysektomierte und kastrierte Tiere mit LH, dann bleiben Samenblasen und Prostata unbeeinflußt, denn die Keimdrüse ist entfernt und die Nebennierenrinde ist stillgelegt durch die Hypophysektomie. Wenn LH Androgenbildung in der Nebennierenrinde auslösen würde, so müßte sich an Samenblasen oder Prostata das Vorhandensein von Androgenen bemerkbar machen. — Schließlich noch etwas zur Frage, ob Choriongonadotropin FSH- + LH-Aktivität besitzt. Tatsache ist, daß beim hypophysektomierten Tier Choriongonadotropin die Follikelreifung nicht restituiert, sondern nur die atrophisch gewordenen Thecazellen und die interstitiellen Zellen beeinflußt. Diese Zellen weisen nach Hypophysektomie die bekannte Radkernstruktur auf. Sie entfalten sich nach Choriongonadotropin wieder und ihr Protoplasmaleib wird größer. Auch beim Hoden des hypophysektomierten Tieres bewirkt Choriongonadotropin lediglich eine Entfaltung der Leydigschen Zellen, aber keine Spermiogenese. Im übrigen möchte ich noch darauf hinweisen, daß für die Entscheidung solcher Fragen die feinere Strukturanalyse noch aussteht. Man sollte vermeiden, lediglich von Stimulierungen und Aktivierungen oder Atrophie und Inaktivierung zu sprechen, sondern vielmehr versuchen, die Veränderungen mit quantitativen Methoden zu fassen.

Weissbecker:

Wir haben verschiedentlich mit Choriongonadotropin (Pregnyl) Belastungen durchgeführt und das Steroidspektrum im Harn bestimmt. Bei allen unseren Fällen, bei denen wir ja auch Pregnyl gaben, sah man, daß die α-Fraktion zunahm, die β-Fraktion, die mit Digitonin fällbare Fraktion also und Dehydroisoandrosteron, das ja sicher nur aus der NNR stammt, sich nicht sicher änderten. Außerdem blieb die Corticoidausscheidung unbeeinflußt. Auch daraus ist zu schließen, daß Choriogonadotropin nur auf die Gonaden und nicht auf die Nebennierenrinde wirkt.

Schroeder:

Zur Frage der Reinigung der Choriongonadotropine möchte ich noch auf die Arbeit von Michl und Mitarbeiter hinweisen, denen es gelang, mit Hilfe der Papierelektrophorese bei hohen Spannungen ein Choriongonadotropin-Präparat in zwei Fraktionen zu unterteilen.

Tonutti:

Nur ein ganz kurzer Vorschlag: Es empfiehlt sich, bei wissenschaftlichen Diskussionen und in Publikationen nicht von Prolan, nicht von Pregnyl usw. zu sprechen, sondern ausschließlich die wissenschaftlich anerkannten Bezeichnungen Choriongonadotropin usw. zu gebrauchen.

Vincke:

Einen Beweis dafür, wie kompliziert die hier angesprochenen Probleme sind, bieten die während der Diskussion zutage getretenen gegensätzlichen Meinungen. Im einzelnen muß noch folgendes gesagt werden:

Die Gonadotropine sind nicht verantwortlich für die von Herrn Bierich erwähnte Entwicklung der Nebennierenrinde bei Kindern. Dasselbe gilt für das „luteotrope Hormon" (Prolactin). In den Fällen, in denen ein Einfluß von Prolactin-Präparaten auf die Nebennierenrinde beobachtet wurde, ist dieser der starken Verunreinigung dieser Präparate mit Adrenocorticotropin (ACTH) zuzuschreiben. (Oft werden solche aus Hypophysen dargestellte Prolactin-Fraktionen direkt als ACTH-Präparate verwendet.) Vom reinen kristallinen Prolactin ist keine Nebennierenrindenwirkung bekannt geworden. — Es existieren Darstellungsverfahren für Choriongonadotropin, die auf der Fällung mit Phosphormolybdänsäure oder Phosphorwolframsäure beruhen. Es ist als sicher anzunehmen, daß auch eine Fällung des hypophysären Gonadotropins mit Phosphorwolframsäure möglich ist und daß dabei die biologische Wirkung erhalten bleibt.

Eine Entscheidung über die Richtigkeit der an sich sehr anregenden These von GAAREN-STROM, DE JONGH, PAESI und Mitarbeitern über die Rolle des Testosterons beim Aufbau des GRAAFschen Follikels und bei der Ovulation ist sehr schwer zu treffen, solange so wenig über den Wirkungsmechanismus der gesamten hier eine Rolle spielenden Hormone bekannt ist. — Es wurde bewußt darauf verzichtet, das Prolactin als sog. „Luteotropin" (luteotropes Hormon) zu besprechen, als welches es manchmal angesehen wird. Das Referat wurde überwiegend nach biochemischen Gesichtspunkten gehalten; dieser Wirkstoff ist aber chemisch ganz anders zusammengesetzt als die Gonadotropine: er ist kein Glucoproteid, und seine physiologischen Wirkungen erstrecken sich auch überwiegend auf ganz andere Organe. Auch hier muß wieder auf die Gefahr der Verwendung ungereinigter Präparate hingewiesen werden. Es ist bekannt, daß selbst die nach den besten Darstellungsmethoden für Prolactin gewonnenen Präparate reichlich ACTH, aber daneben (in geringerem Maße) auch Gonadotropin enthalten. Diesbezügliche Versuche, die mit solchen Präparaten angestellt werden, können also Effekte ergeben, die in Wahrheit ihrer gonadotropen Aktivität zugeschrieben werden müssen. — Es sei in diesem Zusammenhang eindringlich darauf hingewiesen, daß vielfach Versuche mit unreinen Präparaten der hier in Frage stehenden Proteohormone oder auch am nicht hypophysektomierten Tier vorgenommen werden, so daß viele Resultate vorliegen, die in Wirklichkeit nicht als richtig angesehen werden dürfen.

HASENBEIN:

Zu den Untersuchungen, die gemacht worden sind, möchte ich folgendes vorausschicken: Bei dem Regenwurmtest ist man in der Lage, die Testergebnisse aufzubewahren. Ich arbeite an diesem Test bisher $3^1/_2$ Jahre, und in diesen $3^1/_2$ Jahren habe ich 3000 Untersuchungen gemacht. Auf Grund der 3000 Untersuchungen, die ich protokollarisch und mit Präparaten belegen kann, bin ich zu meinen Ergebnissen gekommen. Außerdem habe ich 21 Cyclus-kurven vorliegen, von denen ich Ihnen nur diese beiden, die leicht zu überblicken sind, gezeigt habe. Diese Kurven zeigen eindeutig eine verhältnismäßig lange negative Phase. Wenn ich also, wie einige Vorredner angeführt haben, mit unspezifischen Reaktionen zu rechnen hätte, müßten gerade in der negativen Phase gehäuft falsch positive Ergebnisse auftreten. Das war aber nicht der Fall. Im Gegenteil, auch in der positiven Phase treten hin und wieder negative Teste auf. — Bei der Methodik des Regenwurmtestes muß besonders darauf geachtet werden, daß der Vorausstrich eindeutig negativ ist. Werden im Vorausstrich auch nur einige Anfangsstadien der Spermiogeneseformen beobachtet, so kann eine Weiterentwicklung im Nachausstrich nicht als positiv gewertet werden. Insofern ist die genaue Durchsicht des Vorausstriches genau so wichtig wie die des Nachausstriches.

Aus dem Anatomischen Institut der Akademie für Medizinische Forschung und Fortbildung, Gießen.

Über die Strukturelemente des Hodens und ihr Verhalten unter experimentellen Bedingungen.
(Hypophysektomie und Substitution mit Choriongonadotropin.)

Von

E. Tonutti.

Mit 9 Textabbildungen.

Die zwei Funktionen der männlichen Keimdrüse, nämlich die Bildung befruchtungsfähiger Samenzellen und die Inkretion, sind biologisch nur dann sinnvoll, wenn sie synchron ablaufen. Intaktheit der Inkretion ist Voraussetzung für die Verwertung der Keimzellen. Synchronisator beider funktionellen Leistungen des Hodens ist der Hypophysenvorderlappen, der sowohl die Leydigschen Zwischenzellen als wesentlichen Ort der Inkretion und das Samenepithel beeinflußt.

Diese wichtige Rolle des Hypophysenvorderlappens für die Hodenfunktion ist seit den grundlegenden Experimenten von Smith (22) in zahlreichen Arbeiten gesichert worden. Durch die Untersuchungen von Smith, Engle und Tyndale (23), Greep, Fevold und Hisaw (5), Simpson, Li und Evans (20) u. a. zeigte sich, daß die Androgenbildung in den Leydigschen Zellen durch ICSH (LH) und die Spermatogenese in den Tubuli durch FSH stimuliert wird. Weitere Untersuchungen (3, 6, 10, 13, 14, 26, 27) ergaben aber, daß die Vorgänge der Samenreifung in irgendeiner Weise auch von der Androgenbildung im Hoden abhängen, da die Zufuhr von Androgenen beim hypophysektomierten Tier eine Zeitlang die Spermatogenese aufrecht zu halten vermag.

Wie diese drei Faktoren ICSH, Androgene und FSH unter physiologischen Verhältnissen Einfluß auf die Hodenfunktion nehmen, ist heute erst in großen Zügen überschaubar, da den meisten histologischen Untersuchungen keine quantitativen Befunderhebungen zugrunde liegen.

Für das Studium der Abhängigkeit der Strukturelemente des Hodens von hormonalen Einflüssen empfiehlt es sich, heute drei wesentliche Baueinheiten der männlichen Gonade zu unterscheiden. Es sind dies:

1. die Leydigschen Zellen des intertubulären Gewebes,
2. das Keimepithel der Tubuli contorti,
3. das „Lager" des Keimepithels, Tubuluswand und Sertoli-Zellen umfassend.

Hypophysektomie schaltet sowohl die gonadotrope wie die androgene Beeinflussung dieser Bauelemente des Hodens aus und bringt beide Funktionen der

Gonade zum Erlöschen. Bei der nachfolgenden Betrachtung des histologischen Hodenbildes wollen wir daher vom Zustand nach Hypophysektomie ausgehen, wobei wir uns auf die bei der Ratte zu erhebenden Befunde beschränken.

Die Rückbildung des Hodens nach Hypophysektomie erfolgt bei der Ratte im Laufe von 3—4 Wochen. Das Tempo der Rückbildung wechselt von Tier zu Tier, so daß mit Sicherheit erst nach 4 Wochen ein Zustand des Hodenbildes erreicht ist, das auch im Verlaufe weiterer Monate keine wesentliche Änderung mehr erfährt. Um eine sichere Beurteilungsgrundlage zu haben, ist es daher notwendig, nur Tiere in Versuch zu nehmen, die mindestens 4 Wochen lang hypophysektomiert sind. Nachfolgend werden die drei obengenannten Bauelemente in ihrem Zustand nach Hypophysektomie und nach Hypophysektomie mit zusätzlicher Behandlung mit Choriongonadotropin besprochen. Choriongonadotropin dient dabei als Quelle der ICSH-Aktivität.

1. Die LEYDIGschen Zellen des intertubulären Gewebes.

Die nach Hypophysektomie bei der Ratte eintretende Atrophie der LEYDIGschen Zellen wurde bereits von SMITH (*22*) sowie CROOKE und GILMOUR (*2*) beobachtet. Detaillierte Angaben liegen jedoch trotz der großen Zahl von Untersuchungsberichten im angelsächsischen Schrifttum nicht vor, wie HOOKER 1948 in seinem Referat über die Biologie der LEYDIGschen Zellen (*7*) betont. So schreibt SMITH 1939: "No pronounced change in the LEYDIG-Cells such as has been described in the interstitial cells of the ovary has been reported after hypophysectomy. They certainly do not hypertrophy and probably undergo some atrophy" (*14*).

Eigene (*25*) qualitative Studien der LEYDIGschen Zellen der Ratte 10 Wochen nach Hypophysektomie haben 1942 folgendes Bild ergeben:

Mit den gewöhnlichen Fettfärbemethoden lassen sich keine Lipoide in nennenswerter Menge in den LEYDIGschen Zellen nachweisen. Jedoch ist dabei zu betonen, daß auch bei der normalen Ratte Lipoide sich nur äußerst spärlich in den Zwischenzellen vorfinden.

Wichtiger ist daher die nach Hypophysektomie zu beobachtende deutliche Änderung der histochemisch faßbaren Ascorbinsäure. Während bei der normalen, geschlechtsreifen Ratte fast alle gut ausgebildeten Zwischenzellen reichlich Vitamin C erkennen lassen (*4, 8*), finden sich im Zwischengewebe der hypophysektomierten Ratte nur ganz wenige Zellen mit Ascorbinsäure beladen. Diese liegen gewöhnlich am Rande der intertubulären Zellkomplexe und stellen wahrscheinlich Histiocyten dar.

Auffallend ist ferner das Vorkommen zahlreicher Zellen im Zwischengewebe, die histochemisch faßbares Eisen enthalten. Der Befund ist aber nicht für das Bild des Hodens nach Hypophysektomie charakteristisch, da er sich auch bei tubulären Rückbildungsprozessen gänzlich anderer Genese, wie z. B. nach Röntgenbestrahlung und bei E-Avitaminose, bei der Ratte findet.

Das Zellbild der LEYDIGschen Elemente weist nach Hypophysektomie zwei typische Veränderungen auf.

Der normale, große, epitheloide Plasmaleib mit feiner staubartiger Granulierung verschwindet so weitgehend, daß es schwerfällt, einen feinen Plasmasaum um die Zellkerne noch auszumachen. Dadurch kommen die LEYDIG-Zellkerne dicht gepackt im intertubulären Gewebe zu liegen und sind *scheinbar* vermehrt.

Die zweite typische Veränderung betrifft die Strukturierung der Zellkerne. Während diese normalerweise rundlich, bläschenförmig gestaltet sind und fein verteiltes Chromatin neben 1—2 gröberen Nucleolen zeigen, sind sie nach Hypophysektomie plump oval geformt und stark verkleinert. Im Hämatoxylinbild weisen sie eine sehr charakteristische, dichte fleckförmige Lagerung des Chromatins auf, die an ein „Schachbrettmuster" erinnert (s. Abb. 1). Die Anordnung der färbbaren Kernsubstanz und die Form des Kernes lassen die rückgebildeten Leydigschen Zellen stets mühelos von Fibrocyten und anderen Elementen des Bindegewebes unterscheiden, auch wenn Monate seit der Hypophysektomie verflossen sind. Eine völlige Entdifferenzierung zu von Bindegewebszellen nicht mehr unterscheidbaren Elementen erfahren die Leydigschen Zellen der Ratte nach Hypophysektomie nicht. Auch zahlenmäßig tritt sicher keine Reduktion ein, denn es finden sich keine Zeichen des Zellunterganges.

Schließlich bedarf die Änderung, die der *Verband* der Leydigschen Zellen nach Hypophysektomie erfährt, noch der Erwähnung. Beim Normaltier liegen die großen, gut abgegrenzten Plasmaleiber in „epitheloidem" Zellverband aneinander, ohne Zwischenschaltung von Bindegewebe. Beim hypophysektomierten

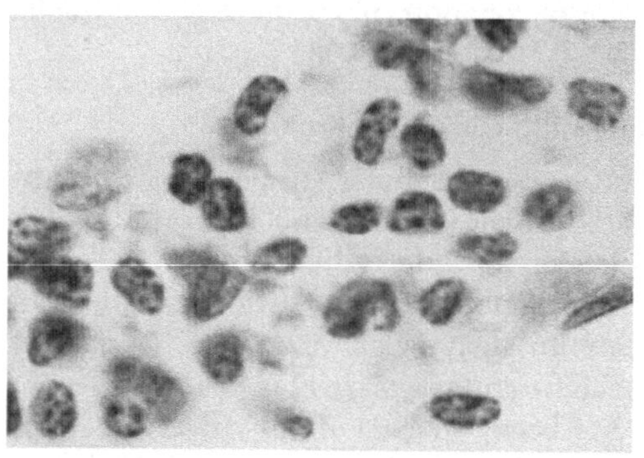

Abb. 1. Leydigsche Zellen des Rattenhodens 10 Wochen nach Hypophysektomie. „Schachbrettmuster" der Kerne. Vergr. 1200mal. [Tonutti (*25*).]

Tier dagegen sind die nur mehr von einem schmalen Plasmasaum umgebenen, umgeformten Zwischenzellkerne durch grobe Bindegewebszüge, die sich mit allen üblichen Färbemethoden nachweisen lassen, voneinander getrennt. Dadurch ergibt sich ein Maschenwerk von Bindegewebsfasern, in dem die rückgebildeten Zwischenzellen liegen (Abb. 2). Auch die Wand der kleinen Gefäße im Zwischengewebe, um die sich die Leydigschen Zellen in der Regel gruppieren, zeigt eine wesentliche Verdickung. Da auch außerhalb der Zwischenzellareale eine Vermehrung von Bindegewebsfasern festzustellen ist, läßt sich sagen, daß das gesamte intertubuläre Gewebe eine gewisse fibröse Entartung erfährt. Dabei werden die Leydigschen Zellen zu „bindegewebsähnlichen" Zellen umgeformt, aber wie bereits betont, behalten sie ihre Individualität und bleiben von Fibrocyten stets unterscheidbar.

Die fibröse Entartung des Zwischengewebes, die sich nach Hypophysektomie gleichzeitig mit der später zu erörternden Schrumpfung der Tubuli contorti einstellt, läßt besonders gut die *Gesamtanordnung* des Zwischengewebes in Beziehung zu den Tubuli erkennen. Das Zwischengewebe, bestehend aus gewöhnlichem Bindegewebe, den Gefäßen und den Leydigschen Zellen, bildet ein Fachwerk, das an Bienenwaben erinnert. In den einzelnen Fächern sind die Tubuli gelagert, und je eine Wand des Fachwerks separiert den Raum für zwei benachbarte Tubuli. Die Wand der Fächer ist durchbrochen und enthält an einzelnen Stellen Komplexe von Leydigschen Zellen. Diese stehen somit jeweils mit den Wänden von zwei benachbarten Tubuli in enger Beziehung und bilden auf ihnen einen „Belag“. Auf diese räumliche Beziehung zwischen Kanälchenwand und LEYDIGsche Zellen ist später noch zurückzukommen.

Diese qualitativen Befunde wurden nun durch quantitative Untersuchungen zusammen mit meinem Mitarbeiter MUSCHKE ergänzt. Zunächst wurde bei normalen Ratten einer bestimmten Altersklasse und aus einem Inzuchtstamm das Volumen der Kerne der LEYDIGschen Zellen gemessen. Die kurvenmäßige Darstellung der Häufigkeitsverteilung der gemessenen Kernvolumina ergibt, wie aus Abb. 3 (mittlere Kurve) ersichtlich ist, eine eingipflige Kurve mit einem

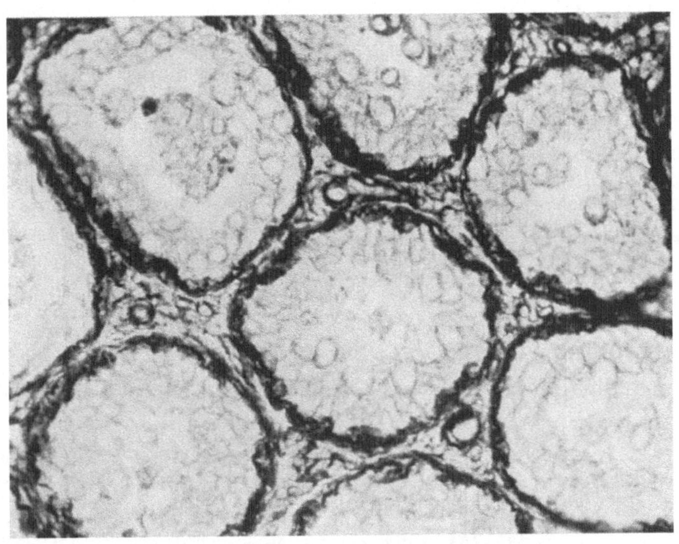

Abb. 2. Bindegewebsvermehrung im Rattenhoden 10 Wochen nach Hypophysektomie. Tannin-Eisen. Vergr. 360mal. Fibröse Verdickung der Tubuluswand. Im intertubulären Raum: Maschenwerk von Bindegewebe, das die atrophischen LEYDIGschen Zellen einschließt. Zellen färberisch nicht dargestellt. [TONUTTI (25).]

Häufigkeitsmaximum bei 100—110 μ^3. Die Schwankungen, die sich aus den Einzelmessungen bei 10 Tieren ergaben, sind in dem Diagramm der Abb. 4 zu sehen.

Vier Wochen nach Hypophysektomie nehmen, wie die linke Kurve in Abb. 3 erkennen läßt, die Kernvolumina der LEYDIGschen Zellen in sehr starkem Maße ab. Das Häufigkeitsmaximum liegt jetzt bei 50—55 μ^3, d. h. das Kernvolumen hat gegenüber der Norm auf die *Hälfte* abgenommen. Zugleich ist der Kurvengipfel ausgeprägter und die Kurvenbasis schmäler geworden. Die Kurve hat im ganzen Verlauf eine „Linksverschiebung“ erfahren. Die Schwankung der Meßergebnisse von Tier zu Tier ist bei den hypophysektomierten Tieren durchweg geringer als bei den Normaltieren (s. dazu Abb. 4).

Behandelt man 4 Wochen zuvor hypophysektomierte Tiere mit Choriongonadotropin, also einem Präparat, das vorwiegend ICSH-Aktivität aufweist, so nehmen die Volumina der LEYDIG-Zellkerne wieder zu und stellen sich auf die obere Grenze der Norm ein. Die Kurve erfährt im gesamten Verlauf eine drastische „Rechtsverschiebung“ gegenüber der Kurve der hypophysektomierten Tiere.

Die Kernvolumina werden dabei gegenüber dem Ausgangswert nach Hypophysektomie mehr als *verdoppelt*. Das ist für die einzelnen Tiere aus Abb. 3 deutlich zu ersehen.

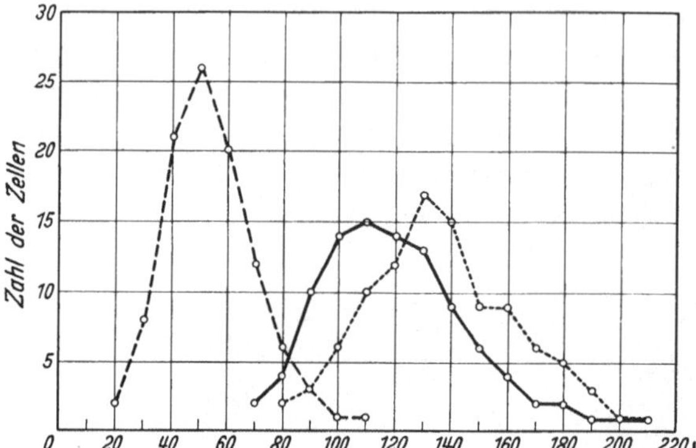

Abb. 3. Häufigkeitsverteilung der Kernvolumina der Leydigschen Zellen bei der Ratte. — — — — 4 Wochen nach Hypophysektomie (Mittelwertskurve aus 3000 Kernmessungen bei 10 Tieren). ———— Normale Ratten (Mittelwertskurve aus 2000 Kernmessungen bei 10 Tieren). ... 5 Wochen nach Hypophysektomie und zwölftägiger Choriongonadotropinbehandlung (16 E pro Tag) (Mittelwertskurve aus 1200 Kernmessungen bei 6 Tieren).

Beachtung verdient noch die Schiefheit (nach rechts) der Kurvenbilder der Abb. 3. Diese ist gering bei den hypophysektomierten Tieren als Ausdruck mangelnder Wachstums- und Differenzierungstendenz der Leydigschen Zellen. Sie ist dagegen sehr ausgesprochen bei den Normaltieren und den mit Choriongonadotropin behandelten hypophysenlosen Tieren. Hier kann die Rechtsschiefheit der Kurvenbilder als Zeichen der Wachstumsneigung der Leydigschen Zellen gedeutet werden.

Aus diesen Befunden ergibt sich somit: Die Leydigschen Zellen nehmen in ihrem Kernvolumen nach Hypophysektomie auf die Hälfte ab. Diese Volumenabnahme wird etwa 4 Wochen nach Hypophysektomie stationär.

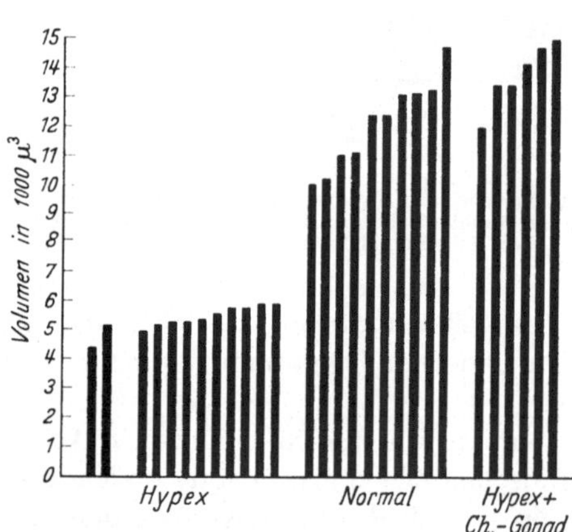

Abb. 4. Gesamtvolumen von je 100 Leydig-Zellkernen pro Ratte von 140—150 g. Hypex = 4 Wochen nach Hypophysektomie, die 2 Säulen ganz links 4 Monate nach Hypophysektomie. Normal = unbehandelte Normaltiere. Hypex + Ch.-Gonad. = 5 Wochen nach Hypophysektomie und 12 Tage nach täglich 16 E Choriongonadotropin.

Wie aus Abb. 4 ersichtlich, tritt eine nennenswerte weitere Abnahme auch Monate nach Hypophysektomie nicht mehr auf. Wir bezeichnen diesen Leydig-Zelltypus mit dem für den Zustand nach Hypophysektomie typischen Kernvolumen als K_1.

Beim Normaltier sind die Leydig-Zellkerne rund doppelt so groß wie beim Typ K_1, wir bezeichnen daher diesen Leydig-Zelltyp als K_2. Die ICSH-Aktivität des Choriongonadotropins führt den Zelltypus K_1 nach Hypophysektomie durch einen *morphokinetischen* Vorgang in den Zelltypus K_2 mit doppeltem Kernvolumen über. Diese Beziehungen sind besonders gut in Abb. 4 zu erkennen, in welcher das sog. „Gesamtvolumen" von je 100 Leydig-Zellkernen pro Tier und bei verschiedenen Versuchsanordnungen dargestellt ist.

Die Bedeutung der Morphokinese der Leydigschen Zellen unter dem Einfluß der ICSH-Aktivität wird verständlich, wenn man den Stand der Androgenbildung bei den experimentell erzeugten Leydig-Zelltypen K_1 und K_2 mit in Betracht zieht.

Nach Hypophysektomie, bei ausschließlichem Vorliegen des LEYDIG-Zelltypus K_1, befinden sich Samenblasen, Prostata usw., also die Erfolgsorgane der androgenen Aktivität der LEYDIGschen Zellen, im Zustande völliger Rückbildung, wie nach Kastration. Daraus ist zu schließen, daß K_1 den praktisch inaktiven LEYDIG-Zelltypus darstellt.

Nach Hypophysektomie und Behandlung mit Choriongonadotropin findet sich wie beim Normaltier der LEYDIG-Zelltypus K_2. Samenblasen, Prostata, kurz die Erfolgsorgane der androgenen Funktion der LEYDIGschen Zellen, die nach der Hypophysektomie atrophisch wurden, sind nunmehr entfaltet.

Wir können daraus den Schluß ziehen, daß gleichzeitig mit dem Beginn der Morphokinese der LEYDIGschen Zellen vom Typus K_1 zum Typus K_2 die androgene Aktivität der LEYDIGschen Zellen unter diesen Versuchsbedingungen einsetzt. Der Typus K_2 stellt LEYDIGsche Zellen mit optimaler androgener Leistungskapazität dar. Ob dabei *immer* und *reichlich* Androgene von diesem Zelltypus gebildet und abgegeben werden, kann aus dem histologischen Bilde der LEYDIGschen Zellen nicht ersehen werden, sondern nur an den Erfolgssubstraten der LEYDIGschen Zellen beurteilt werden. Deshalb bezeichnen wir den LEYDIG-Zelltypus K_2 *nicht* einfach als „androgen aktiven" Typ, obwohl dies praktisch in den meisten Fällen zutreffen wird, sondern fassen ihn als Zelltyp auf, der hinsichtlich seiner morphologischen Differenzierung auf optimale Leistungsbereitschaft eingestellt ist.

Mit dem Kernvolumen als Maß des Differenzierungsgrades der LEYDIGschen Zellen messen wir also nicht die androgene Leistung der LEYDIGschen Zellen an sich, sondern die ICSH-Aktivität des zugehörigen Hypophysenvorderlappens oder eines zugeführten Gonadotropinpräparates[1].

Je nach Abnahme oder Ansteigen der ICSH-Aktivität im Organismus pendelt der Differenzierungsgrad der LEYDIGschen Zellen zwischen K_1 und K_2 hin und her. Man darf daher annehmen, daß vom inaktiven Zustand K_1 ausgehend, mit fortschreitender Differenzierung zu K_2, in steigendem Maße auch die androgene Sekretionskapazität zunimmt und umgekehrt bei Ablauf des Geschehens von K_2 nach K_1 abnimmt. Die Ausschläge dieser reversiblen Morphokinese-Vorgänge werden natürlich von der Größe der Schwankungen der ICSH-Aktivität des Hypophysenvorderlappens abhängen und nur unter extremen Bedingungen zur Halbierung bzw. Verdoppelung des Kernvolumens führen.

---

[1] In gleiche Weise läßt sich auch der Stand der Plasmaentfaltung der LEYDIG-Zellen als Gradmesser ihrer Stimulierung durch ICSH verwenden. Durch Messung der Plasmaentfaltung mit dem Integrationsokular konnte mein Mitarbeiter H. HERCHEN (Endokrinologie **31**, 1954) zeigen, daß ausgehend von dem Zustand nach Hypophysektomie mit steigenden Choriongonadotropindosen eine quantitativ gut charakterisierbare Zunahme des Plasmas der LEYDIG-Zellen eintritt. In einem Dosisbereich von 0,5—2 E Choriongonadotropin über 3 oder 6 Tage ergibt sich dabei ein fast linearer Verlauf der Plasmaentfaltung. Höhere Dosen führen dann rasch zur „maximal möglichen Plasmaentfaltung", die auch durch sehr hohe Choriongonadotropindosen nicht mehr überstiegen werden kann. Zur Charakterisierung der Größenordnung der quantitativ ermittelbaren Unterschiede der Plasmaentfaltung, die in linearen Meßstrecken erfolgt, seien folgende Zahlen genannt: Die Plasmameßstrecke der LEYDIG-Zellen der Ratte beim Passieren von 100 LEYDIG-Zellkernen im Meßgerät beträgt bei Normaltieren von 200 g 1068 μ, bei 4 Wochen lang hypophysektomierten Ratten 101 μ, bei hypophysektomierten und mit 1,5 E Choriongonadotropin 6 Tage lang behandelten Tieren 1063 μ.

Wesentlich ist, daß nach diesen Befunden *Morphokinese* und *Androgensekretion* der Leydigschen Zellen wahrscheinlich von der ICSH-Aktivität *allein* gesteuert werden kann. Choriongonadotropin ist zwar kein absolut reines ICSH-Präparat, wie aber im folgenden Abschnitt zu sehen sein wird, trat unter den vorliegenden Versuchsbedingungen keine Beeinflussung der Spermatogenese ein, so daß doch mit einem weitgehend reinen ICSH-Effekt zu rechnen ist. Für die Hypothese von Hooker (7), daß FSH den Metamorphosefaktor und LH bzw. ICSH den sekretionsauslösenden Faktor für die Leydigschen Zellen darstellt, können aus den Versuchen keine Anhaltspunkte gewonnen werden. Vielmehr zeigt sich, daß gerade die Morphokinese der Leydigschen Zellen das zeitlich zuerst durch ICSH-Aktivität eingeleitete Ereignis im Hoden ist.

Wichtig ist schließlich noch zu betonen, daß die Bindegewebsvermehrung und die Wandverdickung der kleinen Gefäße im intertubulären Gewebe nach Hypophysektomie gleichzeitig mit der Entfaltung der Leydigschen Zellen durch Choriongonadotropin wieder zurückgeht. Die Ansprechbarkeit der Leydigschen Zellen auf Choriongonadotropin läßt sich auch viele Monate nach Hypophysektomie, in gleicher Weise, wie hier berichtet, nachweisen.

2. Das Keimepithel.

Von allen Autoren, die sich mit der Histologie des Hodens nach Hypophysektomie befaßten, wurde betont, daß die Spermatogenese durchweg zum Erlöschen kommt und die Tubuli contorti schließlich nur noch von einer zwei- bis dreischichtigen Zellreihe ausgekleidet werden (2, 11, 14, 18, 22). Außer Sertoli-Zellen finden sich dabei Spermatogonien und Spermatocyten I (25). Die Teilungsfähigkeit der Spermatogonien ist erhalten, denn es finden sich zahlreiche Spermatogonienkerne im Teilungsstadium. Spermatocyten sind seltener als normal. Die weiteren Stadien der Spermiogenese fehlen vollkommen. Nicht selten finden sich große, abgelöste Zellen im Lumen des Kanälchens, die Mehrkernigkeit, und oft auch Zeichen des Zelluntergangs aufweisen. Wahrscheinlich handelt es sich dabei um Spermatocyten I, deren Ansatz zur Reifeteilung zu diesen pathologischen Zellformen führt. Somit scheint nach dem qualitativen histologischen Bilde nach Hypophysektomie im Keimepithel lediglich die Möglichkeit zur Durchführung der Reifeteilungen blockiert zu sein, womit zwangsläufig auch alle Stadien der Spermiohistogenese zum Ausfall kommen (25).

Wir haben nun geprüft, ob an den nach Hypophysektomie verbleibenden teilungsfähigen Spermatogonien Atrophievorgänge nachzuweisen sind. Wiederum wurden dazu, wie bei den Leydigschen Zellen, Volumbestimmungen der Zellkerne herangezogen. Das Verfahren bietet hier aber insofern Schwierigkeiten, als es bekanntlich verschiedene Generationen von Spermatogonien gibt und diese bei den Messungen im Einzelfall nicht mit genügender Sicherheit auseinandergehalten werden können. In die Messungen wurden daher alle Spermatogonienkerne einbezogen, deren Kerne sich im Ruhestadium befanden, gleichgültig, welcher Generation sie angehörten. Nicht gemessen wurden die Kerne der „unentwickelten Hodenzellen" nach Stieve (24), die auch als Spermatogonien Typ A bezeichnet werden.

Abb. 5 zeigt in Gegenüberstellung das „Gesamtvolumen" von je 100 Spermatogonienkernen bei Normaltieren und hypophysektomierten Tieren. Es ergibt sich, daß zwischen den beiden Tiergruppen kein Unterschied besteht. Auch aus der kurvenmäßigen Darstellung der Häufigkeitsverteilung der Zellkernvolumina der Spermatogonienpopulationen geht hervor, daß das Häufigkeitsmaximum bei beiden Tiergruppen annähernd gleich liegt (Abb. 6).

Die Rechtsschiefheit der Kurve der Normaltiere ist jedoch deutlich stärker bei den Normaltieren als bei den hypophysenlosen Ratten ausgeprägt. Dies ist

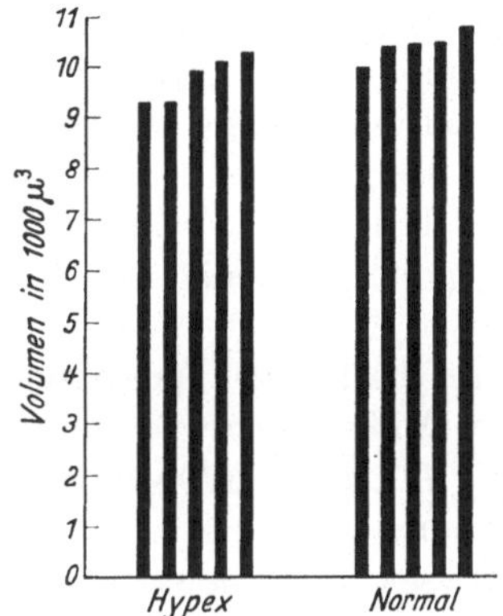

Abb. 5. Gesamtvolumen von je 100 Spermatogonienkernen (Ratten von 140—150g). Hypex = 4 Wochen nach Hypophysektomie. Normal = unbehandelte Normaltiere. [MUSCHKE (12).]

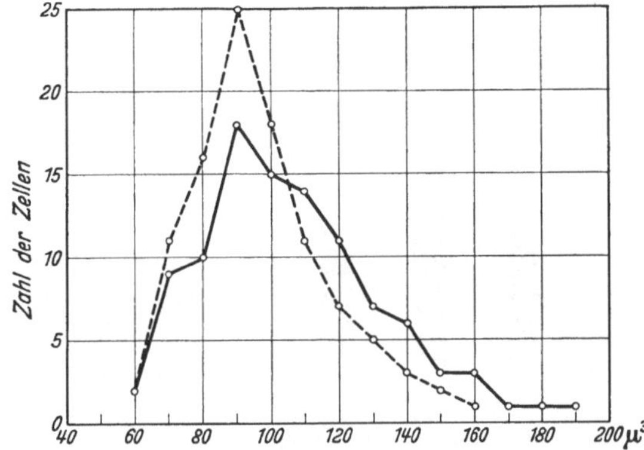

Abb. 6. Häufigkeitsverteilung der Kernvolumina der Spermatogonienpopulation im Rattenhoden. Gestrichelte Kurve: 4 Wochen nach Hypophysektomie (Mittelwertskurve aus 2000 Kernmessungen bei 10 Tieren). Ausgezogene Kurve: Normaltiere (Mittelwertskurve aus 2000 Kernmessungen bei 10 Tieren). [MUSCHKE (12).]

wahrscheinlich so zu erklären, daß nach Hypophysektomie nach der letzten Spermatogonienteilung das Heranwachsen der jungen Zellen zu reifen primären Spermatocyten I seltener erfolgt als beim Normaltier.

Die jungen Zellen nach der letzten Spermatogonienteilung werden von manchen Autoren als junge Spermatocyten I bezeichnet, sind praktisch aber von Spermatogonien nicht zu unterscheiden. Sie sind von uns als Spermatogonien gerechnet. Diese Zellen verharren bekanntlich längere Zeit in Ruhe, um dann sehr rasch zu den viel größeren reifen Spermatocyten I heranzuwachsen. Mit Beginn dieser Wachstumsphase bezeichnen wir sie daher nach dem Vorschlag von ROOSEN-RUNGE als Spermatocyten I (16). Diese *Wachstumsphase* scheint nach Hypophysektomie nicht von allen jungen Spermatocyten durchlaufen werden zu können, weshalb sich reife Spermatocyten I seltener als in der Norm vorfinden.

Deutlicher werden diese Beziehungen, wenn man in roher Weise die zahlenmäßige Relation von Spermatogonien (Ruhekerne) zu reifen, großen Spermatocyten I bestimmt. Wie aus Abb. 7 hervorgeht, finden sich normalerweise unter 1000 in Tubulusquerschnitten ausgezählten Zellen der genannten Art annähernd gleichviel Spermatogonien (auch die Zellen nach der letzten Spermatogonienteilung sind als Spermatogonien gerechnet!), wie große, reife Spermatocyten. Nach Hypophysektomie verschiebt sich die Relation zugunsten der Spermatogonien. Es gibt viel weniger reife Spermatocyten I, da die Wachstumsphase vermutlich nur träge und selten eingeschlagen werden kann. Die Abb. 7 zeigt zugleich, daß die Zufuhr von Choriongonadotropin dieses Verhältnis etwas verbessert, aber *keine* Normalisierung herbeizuführen vermag. Insbesondere ist es nicht möglich, mit Choriongonadotropin, also vorwiegender ICSH-Aktivität, die Reifeteilungen in Gang zu bringen. Wie nach Hypophysektomie allein, hört das spermatogenetische Geschehen mit dem gelegentlichen Erreichen der Stufe der reifen Spermatocyten I auf.

Wie im 1. Abschnitt ausgeführt wurde, wird durch Choriongonadotropin die Morphokinese und die Androgenbildung der Leydigschen Zellen nach Hypophysektomie normalisiert. Am Keimepithel treten unter den gleichen Versuchsbedingungen keine deutlich faßbaren Veränderungen gegenüber dem Zustand nach Hypophysektomie auf. Daraus ist zu entnehmen, daß die physiologische Androgenbildung der Leydigschen Zellen, ausgelöst durch ICSH, praktisch keinen direkten Einfluß auf die nach Hypophysektomie erloschene Spermatogenese hat.

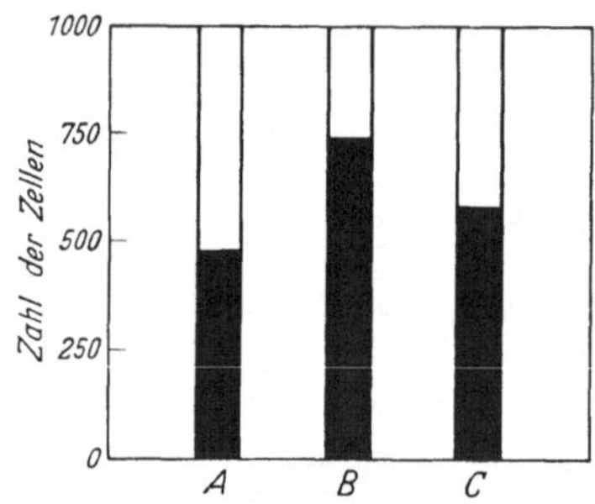

Abb. 7. Relation Spermatogonien (Ruhekerne) zu reifen Spermatocyten I (Ratten von 140—150 g). *A* Normaltiere. *B* 4 Wochen nach Hypophysektomie. *C* 5 Wochen nach Hypophysektomie und 12 Tage nach täglich 16 E Choriongonadotropin. Schwarz = Spermatogonien, Weiß = Spermatocyten I. [Muschke (*12*).

Die im Schrifttum berichtete spermatogenetische Wirkung von Androgenen und anderen Steroiden (*3, 6, 10, 13, 14, 26, 27*) ist wohl mehr eine „Erhaltungswirkung" auf die z. B. nach kurzfristiger Hypophysektomie noch vorhandene Spermatogenese. Die Bezeichnung „spermatogenetische Wirkung" sollte nur dann angewandt werden, wenn eine bereits erloschene Spermatogenese wieder in Gang gebracht werden kann. Dieser Nachweis, der nur an langfristig hypophysektomierten Tieren zu erbringen ist, fehlt bisher für die Androgene.

Die durch Choriongonadotropin beim hypophysektomierten Tier in Fluß gebrachte Androgenbildung normal entfalteter Leydigscher Zellen geht am Keimepithel lediglich mit einer geringfügigen Verbesserung der Durchführung der Wachstumsphase der Spermatocyten I parallel. Wahrscheinlich handelt es sich dabei um eine indirekte Wirkung, indem durch die androgene Aktivität der Leydigschen Zellen die Permeabilität der Tubuluswand beeinflußt wird und nicht um eine unmittelbar auf das Keimepithel gerichtete, stimulierende Hormonwirkung (s. 3. Abschnitt).

Somit ergibt sich:

Nach Ausfall beider Gonadotropine nach Hypophysektomie bleiben die Spermatogonien in teilungsfähigem Zustande erhalten. Eine Atrophie ihrer Zellkerne ist nicht nachweisbar. Die Bildung reifer, großer Spermatocyten I ist im Prinzip auch nach Hypophysektomie möglich. Die zu ihrer Entstehung erforderliche, plötzlich einsetzende Wachstumsphase ist anscheinend erschwert, da sie weit seltener als normal durchgeführt wird. Der weitere Ablauf der Spermatogenese ist ohne Hypophyse nicht möglich.

Wird die Morphologie und Funktion der Leydigschen Zellen bei der hypophysektomierten Ratte bis zur Norm restauriert, so wird im Keimepithel lediglich die Entstehung der reifen Spermatocyten I etwas verbessert, ohne jedoch normalisiert zu werden.

Der kritische Punkt in der Spermatogenese scheint bei den Spermatocyten I zu liegen, bis zu deren Bildung die spermatogenetischen Vorgänge im Prinzip autonom ablaufen. Diese „Hürde" in der Spermatogenese bei den Spermatocyten I kann weder durch ICSH allein, noch durch die durch ICSH ausgelöste Androgenbildung der Leydigschen Zellen überwunden werden.

3. Das „Lager" des Keimepithels: Sertoli-Zellen und Tubuluswand.

Die Sertoli-Zellen erfahren nach Hypophysektomie nur geringe morphologische Veränderungen. Ihre Kerne sind wegen der unregelmäßigen Formen genauen Messungen nicht zugänglich, so daß keine quantitativen Angaben gemacht werden können. Größere Abweichungen gegenüber der Norm liegen aber sicher nicht vor. Die apicalen Plasmaanteile der Sertoli-Zellen erscheinen nach Hypophysektomie eingezogen. Dies ist verständlich, da die Schichtdicke des Keimepithels stark reduziert ist. Der Umfang der im Tubulus ablaufenden Spermatogenese scheint nach den Beobachtungen von Rolshoven (15) im wesentlichen die Gestalt des Sertoli-Syncytiums zu bedingen.

Um so ausgesprochener sind die Veränderungen, die die Wandung der Tubuli contorti nach Hypophysektomie erfährt (Abb. 2). Die Tunica propria wird beträchtlich *verdickt*. Mehrere Lagen kollagener Fibrillen lassen sich deutlich unterscheiden, auch die Zahl der Bindegewebskerne in der Kanälchenwand ist vermehrt. Charakteristisch ist das leistenartige Vorspringen von Bindegewebe gegen das Kanälchenlumen zu, was auf Querschnitten der Tubuli leicht zu sehen ist (25).

Besonders bemerkenswert ist die Abnahme der Kanälchendurchmesser, die, außer bei der Ratte, von vielen Untersuchern auch bei anderen Tierarten beobachtet wurde. Wie aus Abb. 8 erkennbar ist, verkleinern sich bei der Ratte die Tubuli nach Hypophysektomie auf etwa die Hälfte gegenüber der Norm.

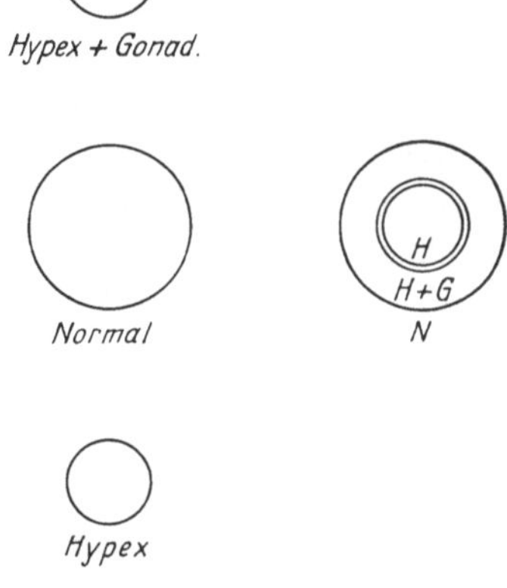

Abb. 8. Größe der Tubuli contorti im Rattenhoden (mittlere Werte nach Messungen von je 50 Tubulusdurchmessern bei je 5 Tieren). Normal = Normaltiere. Hypex = 4 Wochen nach Hypophysektomie. Hypex + Ch.-Gonad. = 5 Wochen nach Hypophysektomie und 12 Tage nach je 16 E Choriongonadotropin. [Muschke (12).]

Das Lager des Keimepithels ist nach Hypophysektomie demnach gekennzeichnet durch: geringfügige, gestaltliche Veränderungen der Sertoli-Zellen, Abnahme des Tubulusdurchmessers auf die Hälfte der Norm bei gleichzeitiger, beträchtlicher fibröser Verdickung der Tubuluswandung. Dieses Bild bietet sich, wenn die spermatogenetische *und* die androgene Funktion des Hodens nach Ausfall beider Gonadotropine erloschen ist.

Vergleicht man damit den Zustand des Keimepithellagers nach Depopulation der Samenkanälchen, wie z. B. nach Röntgenbestrahlung (17), so zeigt sich bei andersartiger hormonaler Situation folgendes Verhalten: Keimzellen einschließlich der Spermatogonien und Spermatocyten fehlen, Sertoli-Zellen augenscheinlich normal. Die Tubuli sind wie nach Hypophysektomie auf die Hälfte der Norm verkleinert, die Tubuluswand aber verdickt sich nicht, sondern bleibt dünn.

Beide Gonadotropine ICSH und FSH (sogar vermehrt) und die vom ICSH abhängigen Androgene sind unter diesen Versuchsbedingungen vorhanden.

Bemerkenswert ist dabei zunächst die Tatsache, daß trotz Vorhandenseins aller physiologischerweise vorkommenden Hormonwirkungen (FSH, ICSH + Androgene) die Tubulusweite bei dem durch Röntgenbestrahlung ausgelösten primären Hodenschaden ebenso stark abnimmt wie nach Hypophysektomie. Dies spricht dafür, daß die Kanälchenweite im wesentlichen passiv durch den Inhalt des Samenkanälchens bestimmt wird, also von der Schichtdicke des Samenepithels abhängt.

Wesentlich ist die Tatsache, daß trotz der beträchtlichen Schrumpfung der Kanälchen nach Röntgenbestrahlung die Tunica propria der Tubuli *nicht* fibrös verdickt wird. Daraus ergibt sich, daß die Verdickung der Kanälchenwand bei gleichstarker Kanälchenschrumpfung nach Hypophysektomie nicht ausschließlich durch die Verkleinerung des Tubulusumfanges zustande kommt, sondern teilweise eine echte fibröse Entartung der Tunica propria darstellt.

Für die Strukturierung der Tubuluswand scheinen danach unmittelbar hormonale Einflüsse von Bedeutung zu sein. Bestätigt wird dies durch den Substitutionsversuch mit Choriongonadotropin bei der langfristig hypophysektomierten Ratte. Es zeigt sich dabei, daß die Tubuluswand wieder dünn und normal strukturiert wird. Dies ist um so auffallender, als der Kanälchenquerschnitt sich praktisch kaum verändert, wie aus Abb. 8 hervorgeht. An der Spermatogenese ändert sich, wie im 2. Abschnitt beschrieben, gegenüber unbehandelten hypophysenlosen Tieren nichts. Die Zwischenzellen dagegen sind (vgl. 1. Abschnitt) zum Typus K_2 entfaltet und androgen aktiv.

Wiederholt wurde von verschiedenen Autoren (*1*) die Meinung vertreten, daß das Samenkanälchen Erfolgsorgan der Androgene ist, vergleichbar den Samenblasen oder der Prostata. Auch wir möchten annehmen, daß der soeben beschriebene Einfluß des Choriongonadotropins auf die Tubuluswand des hypophysektomierten Tieres kein direkter ist, sondern indirekt über die Androgenbildung der Leydigschen Zellen erfolgt. Diese besondere Funktion der Leydigschen Zellen macht deren topographische Anordnung als „Belag" der Tubuluswand verständlich. Wir möchten daher die örtliche Wirkung der Leydigschen Zellen als „*androgene Kontaktwirkung*" bezeichnen und sie ihrer androgenen Fernwirkung gegenüberstellen.

Eine vollkommene Parallele der androgenen Beeinflussung der Samenkanälchen mit der androgenen Wirkung auf Samenblasen oder Prostata besteht aber nicht. Bei diesen Organen hängt Struktur *und* sekretorische Leistung von der vorhandenen androgenen Aktivität ab. Beim Samenkanälchen erstreckt sich die androgene Beeinflussung nur auf die Wandstruktur, womit freilich in maßgeblichem Umfange die Passierfähigkeit von Substanzen aus der Blutbahn zu den Zellen der spermatogenetischen Reihe bestimmt wird. In dieser Permeabilitätsregulation der Wand des Samenkanälchens möchten wir die biologische Bedeutung der Androgenwirkung auf das Samenkanälchen sehen.

Zusammenfassung.

Zusammenfassend ergeben sich z. Z. folgende Vorstellungen über die hormonale Beeinflussung der Strukturelemente des Hodens der Ratte (Abb. 9):

Die ICSH-Aktivität des Hypophysenvorderlappens bewirkt die Morphokinese *und* die Androgensekretion der LEYDIGschen Zellen. LEYDIGsche Zellen des Kerntypus K_1 sind praktisch androgen inaktiv. Im Zuge der Morphokinese vom Typus K_1 zum Typus K_2 mit doppeltem Kernvolumen setzt die Androgensekretion ein. K_2 ist der LEYDIG-Zelltypus mit normaler *Leistungsbereitschaft* zur Androgenbildung.

Mit Nachdruck ist zu betonen, daß das Kernvolumen der LEYDIGschen Zellen nicht Maßstab ihrer tatsächlichen androgenen Aktivität sein kann, obwohl in der Regel Volumenzunahme und Androgenbildung parallel gehen werden. Die androgene Aktivität der LEYDIGschen Zellen kann nur an den Erfolgsorganen der Androgenwirkung beurteilt werden. Der Differenzierungsgrad der LEYDIGschen Zellen, gemessen am Kernvolumen, ist dagegen in gewissem Umfange ein brauchbares Maß für die ICSH-Aktivität des zugehörigen Hypophysenvorderlappens bzw. eines zugeführten Gonadotropinpräparates.

Außer ihrer androgenen Fernwirkung auf Samenblasen usw. entfalten die LEYDIGschen Zellen eine androgene Kontaktwirkung auf die Strukturierung der Tubuluswandung und nehmen damit Einfluß auf die Permeabilität derselben. Fehlt diese durch ICSH ausgelöste androgene Kontaktwirkung, so erfährt die Tunica propria eine beträchtliche fibröse Verdickung. Ein

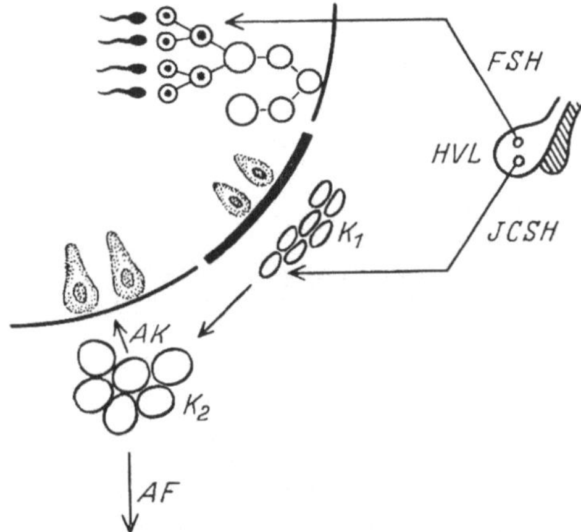

Abb. 9. Schematische Darstellung der ICSH- und FSH-Wirkung. *HVL* Hypophysenvorderlappen. *AF* Androgene Fernwirkung. *AK* Androgene Kontaktwirkung der LEYDIGschen Zellen. K_1 LEYDIG-Zelltypus nach Hypophysektomie. K_2 LEYDIG-Zelltypus mit doppelt so großem Kernvolumen als K_1.

geringer Einfluß der LEYDIG-Zellaktivität scheint sich auch auf die Morphologie der SERTOLI-Zellen zu erstrecken. Wie weit die histochemischen Konstituenten der SERTOLI-Zellen davon abhängen, bedarf noch der Untersuchung.

Die basalen Anteile der Spermatogenese, nämlich Spermatogonienteilungen und Spermatocytenbildung, sind im Prinzip autonom und erfolgen auch ohne Gonadotropin noch nach lange zurückliegender Hypophysektomie.

ICSH-Aktivität ist ohne Einfluß auf die Spermatogenese. Auch die durch ICSH bis zur oberen Grenze der Norm entfalteten LEYDIGschen Zellen vermögen durch ihre androgene Kontaktwirkung auf das Samenkanälchen, den spermatogenetischen Prozeß über die „Hürde", die offensichtlich beim Stadium der Spermatocyten I liegt, *nicht* hinwegzubringen.

Indirekt läßt sich daher erschließen, daß für die Überwindung dieser Hürde, d. h. für die Durchführung der Reifeteilungen und der anschließenden Spermiohistogenese die FSH-Aktivität erforderlich ist. Wo der Angriffspunkt der FSH-Wirkung liegt, ist hieraus nicht ersichtlich.

Möglicherweise beruht die FSH-Wirkung darin, daß die an sich autonom ablaufenden basalen Vorgänge der Spermatogenese bei der Wachstumsphase der Spermatocyten I eine Beschleunigung erfahren und daß sich unter diesem

Beschleunigungseffekt die Reifeteilungen sofort anschließen. Der zeitliche Ablauf Spermatogenese stünde mit dieser Vorstellung in guter Übereinstimmung. Leblond und Clermond (9) haben bei der Ratte als Zeitdauer der einzelnen Phasen der Spermatogenese ermittelt:

$$\text{Spermatogonienteilungen} \longrightarrow \text{Spermatocyten} = 4^{1}/_{2} \text{ Tage}$$
$$\text{Spermatocyten I} \longrightarrow \text{Spermatiden} = 11 \text{ Tage}$$

Davon fallen auf die Reifeteilungen nur 8 Std.!

Alle diese Vorgänge befriedigend zu klären, wird aber erst dann möglich sein, wenn Untersuchungen mit reinem FSH an langfristig hypophysektomierten Tieren durchgeführt werden können. Dabei wird sich dann zeigen, wie weit die vorausgehende androgene Kontaktwirkung der Leydigschen Zellen auf die Tubuluswand Erfordernis für die Auslösung und Unterhaltung der Spermatogenese durch FSH ist.

Literatur.

1. De la Balze, F. A., F. C. Arrillaga, J. Irazu and R. E. Manzini: J. Clin. Endocrin. **12**, 1426 (1952).
2. Crooke, A. C., and J. R. Gilmour: J. of Path. **47**, 525 (1938).
3. Cutuly, E., E. C. Cutuly and O. R. McCullagh: Proc. Soc. Exper. Biol. a. Med. **38**, 818 (1938).
4. Faller, A.: Z. mikrosk.-anat. Forsch. **49**, 333 (1941).
5. Greep, R. O., H. L. Fevold and F. L. Hisaw: Anat. Rec. **65**, 261 (1936).
6. Hohlweg, W., u. H. Zahler: Dtsch. Gesundheitswesen **1947**, 1.
7. Hooker, Ch. W.: Rec. Progr. in Hormone Res. **3**, 127 (1948).
8. Leblond, C. P.: Thèse de Paris 1934.
9. Leblond, C. P., and Y. Clermont: Amer. J. Anat. **90**, 167 (1952).
10. Ludwig, D. Jensen: Endocrinology (Springfield, Ill.) **46**, 453 (1950).
11. Moricard, R., et S. Gothiè: C. r. Soc. Biol. (Paris) **131**, 199 (1939).
12. Muschke, E.: Endokrinologie **30**, 281 (1953)
13. Nelson, W. O.: Cold Spring Harbor Symp. Quant. Biol. **5**, 123 (1937).
14. Nelson, W. O., and C. E. Merckel: Proc. Soc. Exper. Biol. a. Med. **38**, 737 (1938).
15. Rolshoven, E.: Z. Zellforsch. u. mikrosk. Anat. **31**, 156 (1940).
16. Roosen-Runge, E. C.: Ann. N.Y. Acad. Sci. **55**, 574 (1952).
17. Schinz, H. R., u. B. Slotopolsky: Dtsch. Z. Chir. **188**, 76 (1924).
18. Schittenhelm, A., u. J. Bauer: Z. exper. Med. **111**, 145 (1942).
19. Selye, H., and S. M. Friedmann: Amer. J. Med. Sci. **201**, 886 (1941).
20. Simpson, M. E., C. H. Li and H. M. Evans: Endocrinology (Springfield, Ill.) **35**, 96 (1944).
21. Smith, P. E.: Sex and Internal Secretions. Kap. 16. Baltimore 1939.
22. Smith, P. E.: Amer. J. Anat. **45**, 205 (1930).
23. Smith, P. E., E. T. Engle and H. H. Tyndale: Proc. Soc. Exper. Biol. a. Med. **31**, 745 (1934).
24. Stieve, H.: Handbuch der mikroskopischen Anatomie des Menschen. Bd. VII, Teil 2. Berlin: Julius Springer 1930.
25. Tonutti, E.: Z. Zellforsch. Abt. A **32**, 495 (1943).
26. Walsh, E. L., W. K. Cuylar and O. R. McCullagh: Amer. J. Physiol. **107**, 508 (1934).
27. Zahler, H.: Virchows Arch. **312**, 138 (1944).

Aus dem Anatomischen Institut der Akademie für Medizinische Forschung und Fortbildung, Gießen (Direktor: Prof. Dr. F. WAGENSEIL).

Zur quantitativen Beurteilung menschlicher Hodenbiopsien.

Von

EDUARD SCHUCHARDT.

Mit 8 Textabbildungen.

Um die subjektive Beurteilung des Hodenbiopsiebildes durch eine quantitative Aussage zu stützen, haben wir uns die Frage vorgelegt, inwiefern sich die Größenänderungen der gröberen Strukturelemente des Hodens meßbar erfassen lassen und inwiefern die klinischen Krankheitsbilder zahlenmäßig zu charakterisieren sind.

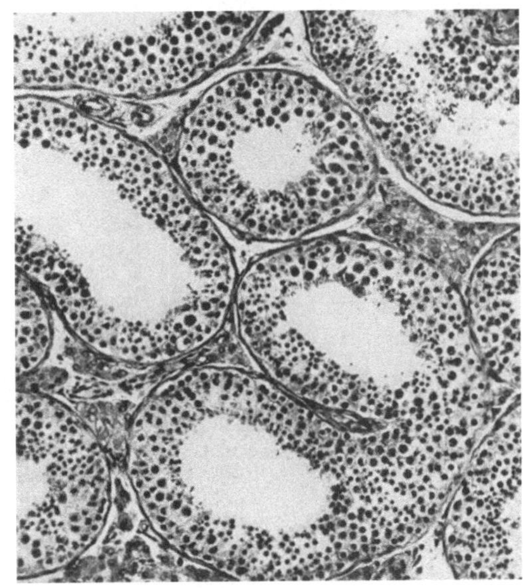

Abb. 1 gibt das normale Hodenbild wieder. Eine gute Entfaltung des Tubulusapparates mit allen Stadien der Spermiogenese ist sichtbar; im Zwischengewebe sind die LEYDIG-Zellen deutlich zu erkennen.

Von Interesse sind folgende Abmessungen:

1. der mittlere Durchmesser der Samenkanälchen und die mittlere Dicke der Kanälchenwand;

2. das zahlenmäßige Verhalten der Relationen von intertubulärem Gewebe und Gesamtheit der Tubuli, wobei diese gleichzeitig nach Wandanteil und Ausmaß des umschlossenen Kanälchenraumes (innere Kanälchengröße) differen-

Abb. 1. Bild eines normalen Hodens. H.-E. Vergr. 128mal. Alle Stadien der Spermiogenese; zarte Wand der Tubuli; gut entfaltete Zwischenzellen.

ziert werden. — Im ersten Fall handelt es sich um die Bestimmung von Absolutwerten, im zweiten um die Ermittlung von Relativmaßen, die wir in Prozenten ausdrücken. Die Messungen wurden nach einem besonderen Verfahren durchgeführt, das an anderer Stelle veröffentlicht wird.

Bei der Untersuchung normaler Hodenpräparate konnten wir folgende Zahlenwerte ermitteln (Abb. 2). — (Das Material stammt von Biopsien normaler Männer jüngerer Altersklassen und solchen, die aus voller Gesundheit heraus plötzlich ums Leben gekommen sind.)

Im oberen Diagramm sind die Absolutwerte abzulesen. Wir finden für die Größe der Samenkanälchen einen mittleren äußeren Durchmesser von 193 μ ($= K$) und einen mittleren inneren Durchmesser $W = 173\ \mu$, auf die doppelte Wanddicke entfallen damit 20 μ.

In der unteren Darstellung sind die Gewebsrelationen aufgeführt. Als Mittelwert bestimmen wir für das intertubuläre Gewebe JT 14,6%. Die Beteiligung des

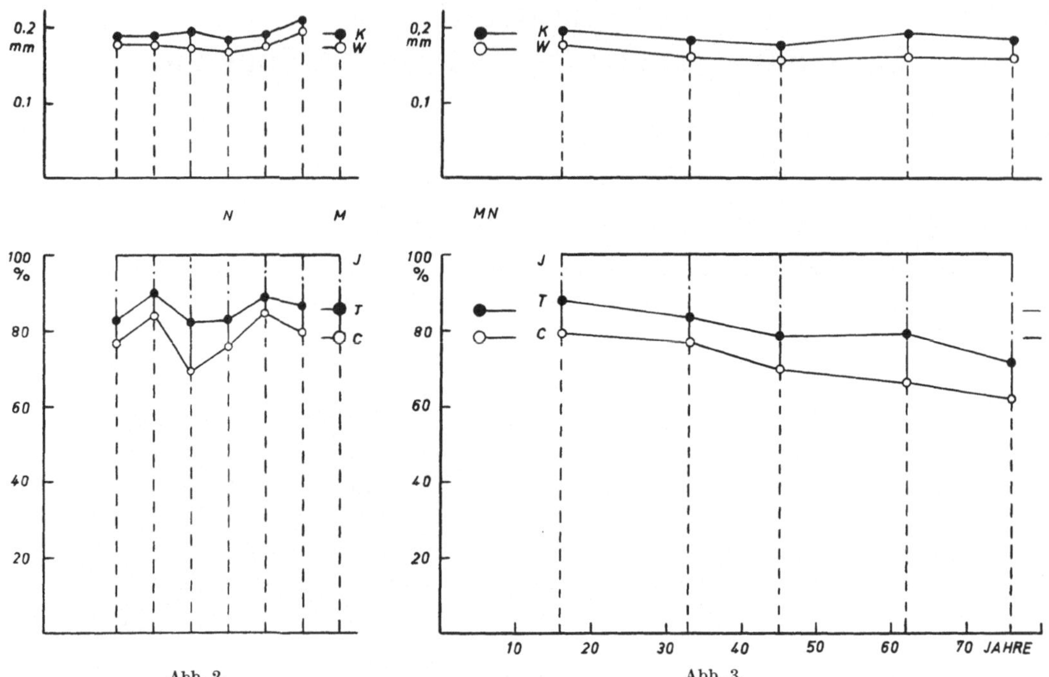

Abb. 2.   Abb. 3.

Abb. 2. Meßergebnisse normaler Hoden von Männern jüngerer Altersklasse (3. Dezennium). *M* Mittelwerte der Einzelbeobachtungen. Absolutwerte der Tubuli: *K* (äußerer Tubulusdurchmesser) = 193 μ. *W* (innerer Tubulusdurchmesser) = 173 μ. *KW* (doppelte Wanddicke) = 20 μ. Prozentualwerte des Hodengewebes: *IT* (Zwischengewebe) = 14,6%; *TC* (Wandanteil) = 7,2%; *C* (Kanälcheninnenraum) = 78,2%.

Abb. 3. Meßergebnisse normaler Hoden von Männern verschiedener Altersklassen (zwischen 2. und 8. Dezennium). *MN* Mittelwerte der Abb. 2. (Bedeutung der Abkürzungen s. Abb. 2.)

Tubulusapparates T macht 85,4% aus, davon entsprechen 7,2% $= TC$ dem Wandanteil und $C = 78,2\%$ dem Kanälcheninnenraum.

Dehnt man die Untersuchung auf Männer verschiedener Altersklassen (zwischen Jünglings- und Greisenalter) aus, so erhebt man einen interessanten Befund (Abb. 3).

Der mittlere Durchmesser der Samenkanälchen (oberes Diagramm) bleibt in allen Dezennien nahezu konstant und liegt mit $K = 185\ \mu$ bzw. $W = 163\ \mu$ im Mittel nur wenig niedriger als unsere Normalwerte. Im unteren Diagramm kommt jedoch zum Ausdruck, daß mit fortschreitendem Alter eine ständige Zunahme des Zwischengewebes (relativ und absolut) zu verzeichnen ist; wir bringen diese Zunahme mit einer Vermehrung des Bindegewebes in den Intertubularräumen in Zusammenhang. Die Konstanz der Kanälchenweite läßt auf eine bis ins hohe Alter vorhandene Spermiogenese schließen. — Zum Vergleich sind unter *MN* die der Abb. 2 entnommenen Normalwerte des reifen Mannes-alters eingetragen.

Wenden wir uns jetzt den Krankheitsbildern zu, so sollen im folgenden zwei Mikroaufnahmen das Bild des sekundären und des primären Hodenschadens vergegenwärtigen.

Abb. 4 zeigt das Hodenbild eines Patienten mit der Diagnose: hypogonado-troper Hypogonadismus mittleren Grades.

Im Biopsiebild finden wir eine Verdickung der Kanälchenwand und bei allen Stadien der Spermatogenese eine reduzierte Zellzahl (vgl. Normalbild, Abb. 1); die Zwischenzellen sind spärlich und nicht entfaltet (FSH vermindert).

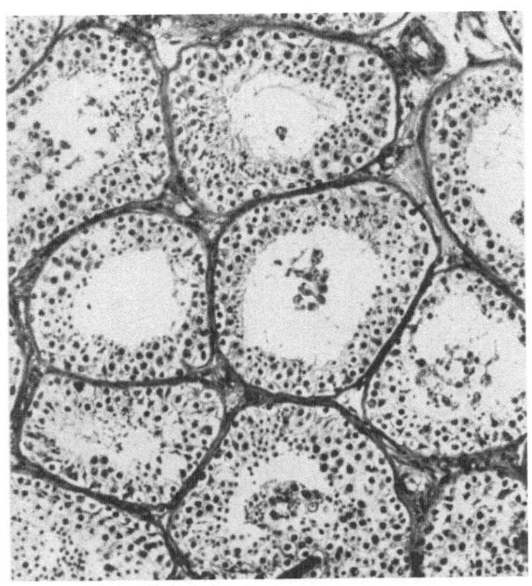

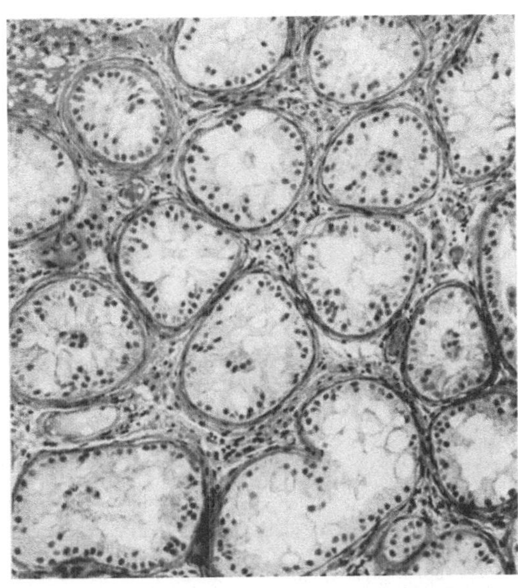

Abb. 4. Hodenbiopsie. Ho 2785. HOPA. Vergr. 128mal. Sekun-därer Hodenschaden mittleren Grades. Bei allen Stadien der Spermatogenese reduzierte Zellzahl; Verdickung der Kanäl-chenwand; spärliche, nicht entfaltete Zwischenzellen.

Abb. 5. Hodenbiopsie. Ho 2572. HOPA. Vergr. 128mal. Primärer Hodenschaden. Depopulation der Tubuli bis auf SERTOLI-Zellbelag; Verdickung der Kanälchenwand; Zwi-schengewebe vermehrt mit mäßig entfalteten Zwischenzellen.

Beim primären Hodenschaden (hypergonadotroper Hypogonadismus, Abb. 5) imponiert die Verdickung der Kanälchenwand, das Kanälcheninnere ist bis auf den SERTOLI-Zellbelag entvölkert. Das Zwischengewebe ist vermehrt und enthält reichlich mäßig entfaltete LEYDIG-Zellen (FSH erhöht).

Wie ist nun der primäre und sekundäre Hodenschaden zahlenmäßig zu charakterisieren? (Abb. 6.)

Beim hypogonadotropen Hypogonadismus (Diagramm *S* der Abb. 6) finden wir den Kanälchendurchmesser verkleinert. *K* (mittlerer Außendurchmesser) beläuft sich auf 161 μ und der mittlere Innendurchmesser *W* beträgt 140 μ, auf die doppelte Wanddicke entfallen 21 μ. Im relativen Maß ist das Verhältnis von tubulärem zu intertubulärem Gewebe das gleiche wie beim normalen Hoden. Dies überrascht nicht, da bei Unterfunktion der Hypophyse neben Beeinträchti-gung der Samenkanälchen auch ein Schwund des Zwischengewebes zu verzeichnen ist; jedoch finden wir eine Zunahme des Wandanteils TC von 7,2% (Normalwert) auf 12,7%. Hier kommt die bereits erwähnte absolute Verdickung der Kanälchenwand zur Geltung.

Bei primärer Schädigung des Hodens (Diagramm P der Abb. 6) werden die niedrigsten Absolutwerte für den Kanälchendurchmesser gefunden. K mißt im Mittel 120 μ und W nur 92 μ. Die doppelte Wandstärke beträgt 28 μ. Diese erhebliche Verengung der Tubuli bedingt schon ein relatives Ansteigen des

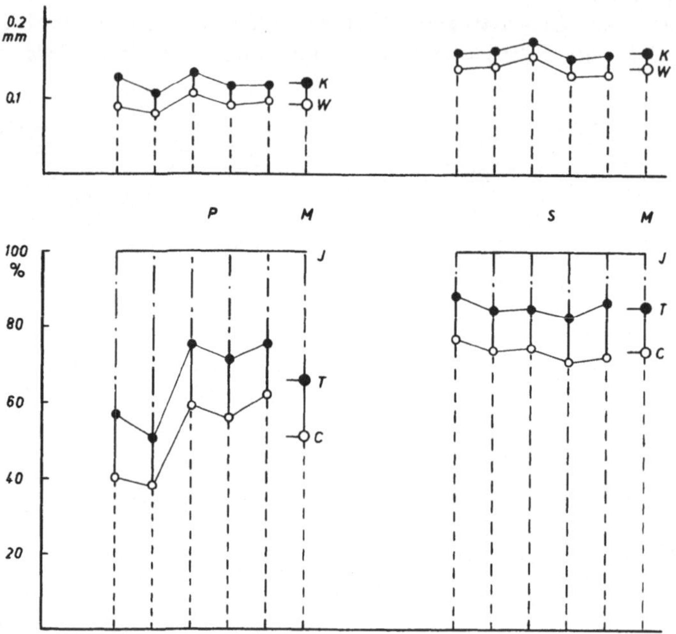

Abb. 6. Meßergebnisse von Biopsien bei primärem (P) und sekundärem (S) Hodenschaden. M = Mittelwerte der Einzelbeobachtungen. Primärer Hodenschaden: $K = 120\ \mu$; $W = 92\ \mu$; $KW = 28\ \mu$. $JT = 34,2\%$; $TC = 14,9\%$; $C = 50,9\%$. Sekundärer Hodenschaden: $K = 161\ \mu$; $W = 140\ \mu$; $KW = 21\ \mu$. $JT = 14,9\%$; $TC = 12,7\%$; $C = 72,4\%$. (Bedeutung der Abkürzungen s. Abb. 2.)

Zwischengewebes, damit verbunden ist noch eine absolute Zunahme durch die Entfaltung der Zwischenzellen unter dem Einfluß der Hypophyse. Im Einzelfall mögen je nach Schwere des Krankheitsbildes die Relationen mehr oder weniger schwanken, wie auch im Diagramm zum Ausdruck kommt. Im Mittel werden wir den primären Hodenschaden durch eine Relation kennzeichnen können, nach der etwa 35% auf das Zwischengewebe und 65% auf den Tubulusapparat entfallen, und bei weiterer Unterteilung der Tubulusanteile beläuft sich das Ausmaß der Wandung auf 15%, während 50% dem Kanälcheninnenraum zukommen.

In einem letzten Diagramm (Abb. 7) sind die gefundenen Mittelwerte für den normalen Hoden und den primär und sekundär veränderten Hoden gegenübergestellt. Im absoluten Maß wird neben der Verkleinerung des Samenkanälchendurchmessers die Zunahme der doppelten Wanddicke von 20 μ (beim gesunden Hoden), über 21 μ (beim sekundär geschädigten Hoden), bis 28 μ (als Kennzeichen für den primär veränderten Hoden) besonders deutlich. Das prozentuale Verhältnis der Gewebsanteile der erwähnten Zustandsbilder ist im

unteren Diagramm veranschaulicht und sicherlich ohne weitere Worte verständlich.
In die Abb. 7 sind des weiteren einige Meßergebnisse eingetragen, die von
zwei Patienten (Sch; St) stammen und deswegen von Interesse sind, da vor (I) und
nach (II) einer durchgeführten Behandlung Biopsien gewonnen wurden, so daß
hier die zahlenmäßigen Veränderungen am selben Organ zu demonstrieren sind.

Im Fall Sch handelt es sich um einen hypogonadotropen Hypogonadismus.
Zu Beginn der Behandlung mit Choriongonadotropin wurde eine erste Biopsie (I)

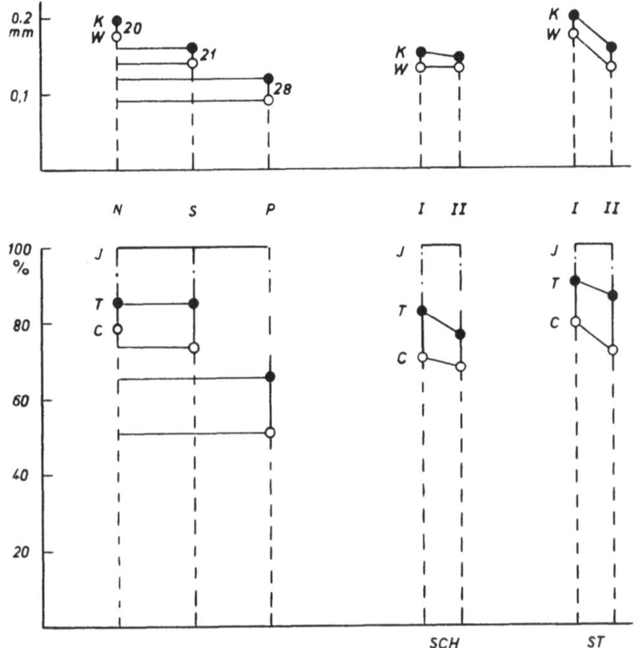

Abb. 7. Gegenüberstellung der Mittelwerte aus den Meßergebnissen des normalen Hodens (*N*, Abb. 2) und des sekundär (*S*) sowie des primär (*P*) geschädigten Hodens (entnommen der Abb. 6). (Bedeutung d. Abkürzungen s. Abb. 2.)

Diagramm Sch: Hypogonadotroper Hypogonadismus, Ho 2591/2864. Biopsie I zu Beginn einer Choriongonadotropinbehandlung: $K = 153\,\mu$; $W = 131\,\mu$; $KW = 22\,\mu$. $JT = 17,6\%$; $TC = 12,0\%$; $C = 70,4\%$.
Biopsie II 8 Monate nach Behandlung (wöchentlich 3×1000 E Choriongonadotropin): $K = 145\,\mu$; $W = 130\,\mu$;
$KW = 15\,\mu$. $JT = 23,7\%$; $TC = 8,3\%$; $C = 68,0\%$.

Diagramm St: Oligospermie. Ho 2608/2871: Biopsie I vor Testosteronbehandlung: $K = 198\,\mu$; $W = 174\,\mu$;
$KW = 24\,\mu$. $JT = 9,2\%$; $TC = 14,4\%$; $C = 71,9\%$. Biopsie II nach Gabe von 1000 mg Testosteron im Verlauf
einiger Wochen: $K = 157\,\mu$; $W = 131\,\mu$; $KW = 26\,\mu$. $JT = 13,7\%$; $TC = 14,4\%$; $C = 71,9\%$.

durchgeführt und die Behandlung über 8 Monate fortgesetzt (wöchentlich
3×1000 E Choriongonadotropin) und im Anschluß daran folgte eine zweite
Biopsie (II).

Während das erste Biopsiebild (Abb. 8, *A*) vorwiegend nur die Anfangsstadien der Spermatogenese (Spermatogonien und Spermatocyten) mit spärlichem
Vorhandensein von Zwischenzellen erkennen läßt, sind nach der Behandlung
(Abb. 8, *B*) neben guter Entwicklung der interstitiellen Zellen alle Stadien bis
zum fertigen Spermium vorhanden, wenn auch in zahlenmäßig geringerem
Umfang, und es kommt, wie das Diagramm (Abb. 7, Sch, *W* I, II) ausweist,
zu keiner Veränderung im Kanälcheninnendurchmesser (W I = 131 μ; W II
= 130 μ); jedoch muß auf die deutlich sichtbare Verschmälerung der Kanälchenwand hingewiesen werden, die den beginnenden Erfolg der Behandlung aufzeigt.

11*

Gleichzeitig dokumentiert sich der Fortschritt durch die prozentuale Zunahme des Zwischengewebes (JT II $= 23,7\% > JT$ I $= 17,6\%$), die wir auf die Entfaltung der LEYDIG-Zellen unter LH-Einfluß zurückführen. Es kann sich nicht nur um eine relative Verschiebung handeln, da bei gleichem Innendurchmesser W (W I $= W$ II) in beiden Biopsien im Fall II der prozentuale Anteil von C (C II $= 68\%$) kleiner ist als C (C I $= 70,4\%$) bei der ersten Biopsie.

Bei dem Patienten St handelt es sich um eine geringgradige Spermiogenesehemmung. 40 Millionen Spermien pro Kubikzentimeter zeigen die Oligospermie an.

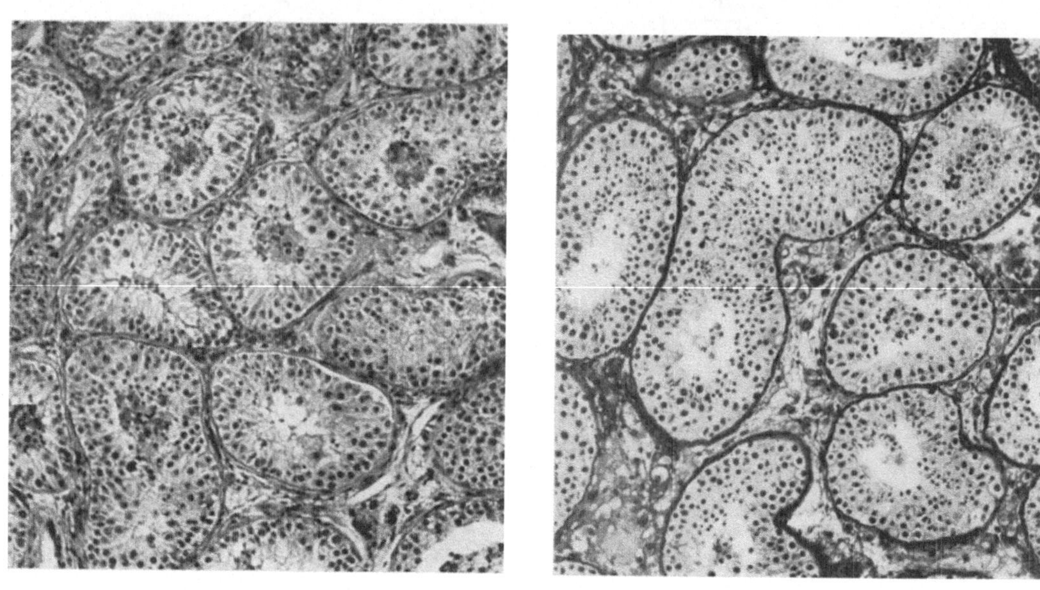

A   B

Abb. 8. Hodenbiopsie. Pat. Sch. Ho 2591/2864. H.-E./Azan. Vergr. 128mal. Hypogonadotroper Hypogonadismus. *A* bei Beginn einer Choriongonadotropinbehandlung. Anfangsstadien der Spermatogenese (Spermatogonien, Spermatocyten); mäßig verdickte Kanälchenwand; spärliche, nicht entfaltete Zwischenzellen. *B* 8 Monate nach Behandlung (3 × 1000 E Choriongonadotropin wöchentlich). Alle Stadien der Spermiogenese, jedoch geringe Zelldichte; zarte Kanälchenwand; zahlreiche und gut entfaltete Zwischenzellen.

Die Ausmessung des Biopsiebildes (Abb. 7, St I) nach einem ersten Eingriff läßt zahlenmäßig vielleicht nur eine schwache Zwischengewebsentwicklung vermuten, im übrigen würden wir den Gesamtbefund als im Bereich der Norm deuten.

Eine Medikation von insgesamt 1000 mg Testosteron (REBOUND-Test) innerhalb weniger Wochen reduzierte die Spermienzahl im Ejaculat auf Null. Bei der zu diesem Zeitpunkt durchgeführten Biopsie ergab sich eine starke Zellverminderung im Bild der Spermatogenese, die jüngsten Stadien waren sehr stark zugunsten von Spermatocyten und Spermatogonien reduziert; weiterhin wurde eine Verdickung der Kanälchenwand auffällig. Die vorher relativ gut entfalteten Zwischenzellen waren atrophisch und zeigten kleine chromatindichte Kerne. — Zahlenmäßig (Abb. 7, St II) finden wir eine Verkleinerung des mittleren Kanälchendurchmessers ($K = 157\ \mu$; $W = 131\ \mu$) und damit verbunden eine Zunahme der doppelten Wandstärke auf 26 μ (KW I $= 24\ \mu$). Im relativen Maß ist die Kanälchenverengung nicht ohne Einfluß auf den prozentualen Anteil des

Zwischengewebes, der, wie das Diagramm zeigt (JT II $= 13{,}7\%$), gegenüber Säule I (JT I $= 9{,}2\%$) zugenommen hat, obwohl die Zwischenzellen durch die Testosteronzufuhr zur Atrophie gezwungen wurden. Im ganzen gesehen bietet das Diagramm in Säule II ein Bild, wie wir es als typisch für einen sekundären Hodenschaden ansehen und wie wir es gemäß der theoretischen Ableitung erwarten durften.

Die wenigen Beispiele, als erster Versuch, mögen gezeigt haben, daß es angängig erscheint, dem normalen und pathologischen Geschehen im Hoden quantitativ auf dem eingeschlagenen Wege nachzugehen und damit auf weitere Ergebnisse zu hoffen. Die Untersuchungen werden fortgesetzt.

Diskussion.

BAUER:

Herr TONUTTI hat uns soeben gezeigt, daß es sehr wichtig sei, in welchem zeitlichen Abstand man, von der Hypophysektomie aus gesehen, seine Beobachtungen durchführt. Ich möchte dazu bemerken, daß man bei derartigen Untersuchungen das Alter des Versuchstieres ebenfalls berücksichtigen soll. Somit wären Zeit und Alter bei hypophysektomierten Tieren mitbestimmend für therapeutische Beobachtungen.

Zu den schönen Untersuchungen von Herrn TONUTTI möchte ich einige eigene Beobachtungen, die ich vor 15 Jahren gemeinsam mit SCHITTENHELM gemacht habe, mitteilen. Unsere Ergebnisse an hypophysektomierten Hunden waren damals so eigenartig, daß sie mir auch heute noch nicht genug geklärt erscheinen. Bevor ich auf die Untersuchungen eingehe, will ich auf eine Veröffentlichung hinweisen, die im Journal of Clinical Endocrinology erschienen ist. In der Arbeit wurde ein Fall veröffentlicht, der alle Zeichen eines klinischen Hypogenitalismus aufwies. Der Patient wurde Jahre hindurch mit hohen Dosen von Testosteronpropionat behandelt. Die histologische Hodenuntersuchung zeigte, daß auf Grund dieser Behandlung Spermien erzeugt werden können. Für die Klinik erscheint mir diese Beobachtung sehr wichtig, zumal bei der Therapie keinerlei gonadotropes Hormon zur Anwendung kam. Als wir vor 15 Jahren an der SCHITTENHELMschen Klinik unsere Hypophysektomien an 25 Hunden durchführten, stand uns bei der Substitutionstherapie ebenfalls keinerlei gonadotropes Hormon zur Verfügung. Wir versuchten daher, ähnlich wie bei dem oben zitierten Fall, die durch die Hypophysektomie degenerierten Keimdrüsen durch hohe Dosen von Testosteronpropionat zur Regeneration zu zwingen. Bevor wir aber diese Substitutionstherapie einsetzten, haben wir bei einigen Tieren die degenerierten Drüsen in verschiedenen Zeitabständen histologisch untersucht. Unsere Beobachtungen entsprachen ganz den Bildern, die Herr TONUTTI soeben gezeigt hat. Bei einigen Tieren aber zeigten sich im spezifischen Hodengewebe seltene Zellarten, die ich bei dieser Gelegenheit nochmals zeigen möchte mit der Bitte um Meinungsäußerung.

Abb. 1, die 3 Wochen nach Hypophysektomie gewonnen und einen der Degeneration verfallenen Hoden darstellt, zeigt auffallend große, an die Kanälchenwand sich anschmiegende Zellen. Die Kerne liegen meist zentral, sind aufgelockert und geben den Anschein einer langsamen Auflösung.

In Abb. 2 sehen Sie ein Hodenkanälchen, gewonnen nach Hypophysektomie und Zufuhr von hohen Dosen Testosteronpropionat. Die scheinbare Regeneration, hervorgerufen durch künstliche Wirkstoffe, zeigt keinerlei geordneten Aufbau. Die Zellen sind ungeordnet, machen den Eindruck einer Überaktivität und mitunter enthält die einzelne Zelle 3—4 Kerne. Trotz Serienschnitten konnten wir damals niemals Spermien feststellen. Die eigenartige Wirkung des Keimdrüsenhormons auf die degenerierten Zellen des Hodengewebes erscheint uns nicht recht erklärlich. Gewöhnlich nimmt man an, daß das Hormon einer Drüse nie ein stimulierendes Agens für die gleichnamige Drüse sein kann. Wie die Abbildung zeigt, kann man den künstlich erzwungenen Zellaufbau keineswegs mit einem normalen spezifischen Hodengewebe vergleichen. Wir haben bei der Durchführung dieser Experimente angenommen, daß uns bei der Therapie eine gewisse Oberleitung fehlt, ein Wirkstoff also, der den aktiven Faktor des Sexualhormons so zu beeinflussen vermag, daß normale Samenzellen gebildet werden können.

Inzwischen habe ich in der Klinik immer wieder versucht, mit hohen Dosen von Testosteron eine Spermiogenese bei hypogenitalen Männern zu erzwingen. In den letzten Jahren verwende ich auch Gonadotropin und es scheint, daß bei dieser Kombination, Testosteron plus Gonadotropin, bessere Ergebnisse erzielt werden können.

Ich hätte nun Herrn TONUTTI gern gefragt, was das für Zellen sind, die ich vor 15 Jahren gemeinsam mit SCHITTENHELM beobachten konnte. Ist der von uns vermutete Faktor

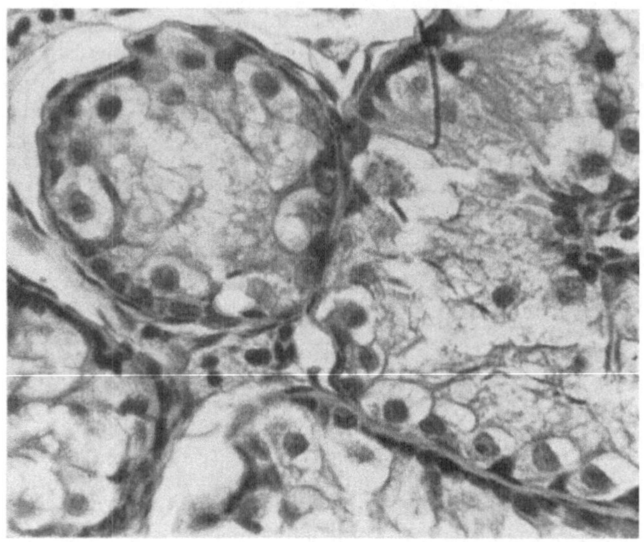

Abb. 1.

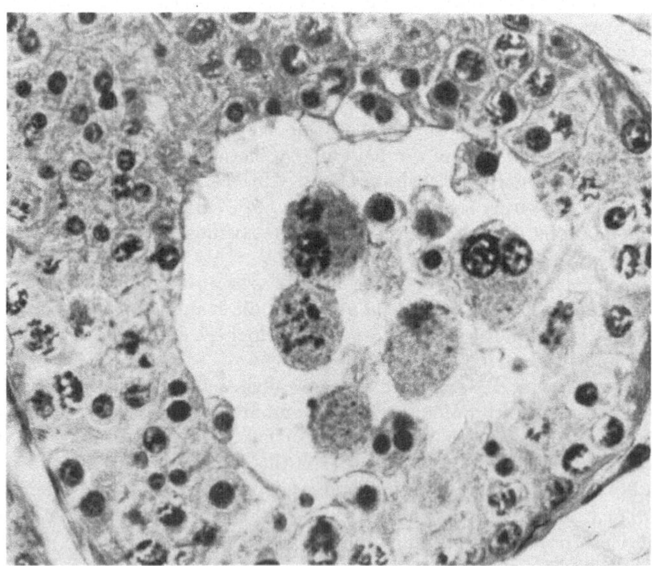

Abb. 2.

Die Abbildungen stammen aus der Arbeit von A. SCHITTENHELM und JAKOB BAUER: Über die degenerative Wirkung der Hypophysektomie auf den Sexualapparat von Hunden und über dessen Regeneration durch Zufuhr von Hormonen. Z. exper. Med. **111**, 145 (1942).

vielleicht jener X-Körper, den man gern als FSH-Faktor bezeichnet? Wenn ja, so könnte man diesen Faktor als übergeordnetes, regulierendes Agens betrachten. Testosteronpropionat unter Zusatz des X-Faktors, gegeben bei Hodeninsuffizienz, müßte daher zum Erfolg führen.

Tonutti:

Die Arbeit im Journal of Clinical Endocrinology: „Eintritt kompletter Spermiogenese nach 7 jähriger Anwendung von Testosteron" hat mich auch sehr interessiert. Man muß aber daran denken, daß die eigene Hypophyse in solchen Fällen mitunter wieder zu sezernieren anfängt.

Ihre Beobachtungen beim hypophysektomierten Hund sind ungemein interessant. — Die großen hellen Zellen enthalten, soweit ich aus dem Diapositiv sehen konnte, große Vacuolen. Vielleicht handelt es sich um Anreicherung von Glykogen, was mitunter zu pflanzenzellähnlichem Aussehen führt. Durch die frühzeitigen Testosterongaben haben Sie den basalen Anteil der spermatogenetischen Vorgänge, nämlich Spermatogonienvermehrung und Spermatocytenentstehung, intakt erhalten. Vielleicht besteht die androgene Kontaktwirkung der Leydigschen Zellen, von der ich in meinem Referat sprach, darin, daß dadurch gewissermaßen das Milieu für die ja an sich autonom ablaufenden basalen Vorgänge der Spermatogenese bereitet wird. Die Zellen, die in Ihrem Diapositiv in Abstoßung begriffen sind, würde ich für degenerierende Spermatocyten halten. Über diese Hürde der Spermatocyten I geht die Spermatogenese ohne einen zweiten Faktor nicht hinweg.

Sehr oft sprechen wir von der erstaunlichen Zellproduktion, die sich im normalen Tubulus abspielt. Der ganze Stoffwechsel, der dazu notwendig ist, erfolgt durch eine Wand, die um ein Vielfaches dicker ist als eine Capillarwand. Ich möchte vermuten, daß die biologische Bedeutung der androgenen Kontaktwirkung der Leydigschen Zellen in der Regulation der Permeabilität der Kanälchenwand liegt.

Ferner:

Herr Tonutti hat auch die postnatale Entwicklung des Hodens gestreift und vorgewiesen, daß die Zwischenzellen unmittelbar nach der Geburt quantitativ sehr wenig eindrucksvoll in Erscheinung treten.

Untersucht man aber histologisch Hoden von Embryonen, z. B. aus der zweiten Hälfte der Schwangerschaft, dann fällt ein außerordentlich reichlich entwickeltes interstitielles System auf, dessen Zellelemente intensiv färbbar sind und eher der K_2-Klasse von Tonutti entsprechen. Auch wenn man in Rechnung stellt, daß das samenbildende Kanälchensystem in der Entwicklung noch wenig fortgeschritten ist und die interstitiellen Zellen daher relativ überwiegen, so ist doch auch ihre absolute Menge bemerkenswert. Welche funktionelle Rolle spielen die Zwischenzellen in der Embryonalzeit? Man muß wohl auch an einen hormonellen Einfluß von seiten der Mutter denken.

Tonutti:

Die sog. erste Zwischenzellgeneration, die postnatal wieder verschwindet, kann natürlich durch die Hormone des mütterlichen Organismus bedingt sein. Es ist aber durchaus möglich, daß auch die fetale Hypophyse bereits mitspielt. Hinweis auf die Untersuchungen von Jost an hypophysenlosen Kaninchenembryonen. Wichtig ist folgendes: Die Zwischenzellen sind beim Fetus vorhanden, aber wir wissen nicht, ob sie sezernieren. Jedenfalls ist keine Androgenauswirkung konstatierbar. Bekannt ist, daß der Hoden neugeborener Kälber mehr Androgen enthält als derjenige des Stieres.

Voss:

Es gibt ein sehr hübsches, aber wenig bekanntes Kriterium für die Aktivität der Zwischenzellen, das ist das Auftreten der typischen Sekretionsprodukte, der sog. Sichelkörper. Ursprünglich sind sie von Fleischer und Heidenhain, soviel ich mich erinnere, in den Tränendrüsen nachgewiesen worden und späterhin von K. Wagner [Biol. generalis (Wien) 1, 22—51 (1925)] in den Zwischenzellen von verschiedenen Tierarten (Kaninchen, Meerschweinchen, Mäusen, Ratten u. a.). Jedenfalls ist das ein sehr typisches Merkmal, das für die Aktivität der Zwischenzellen charakteristisch ist. Man könnte bei der Anwendung dieser histologischen Methode, für welche bei entsprechender Fixierung der Hoden die gewöhnliche Eisenhämatoxylinmethode von Heidenhain genügt, feststellen, ob die Zwischenzellen innersekretorisch aktiv sind oder nicht.

TONUTTI:

Ich möchte noch ein paar Worte zu dem Problem des Wirksamwerdens der mütterlichen Hormone sagen. Folgende Situation ist gegeben: Es zirkulieren riesige Mengen von Choriongonadotropin. Wenn man dieselben Mengen einem normalen weiblichen Tier injiziert, dann zeigen die Ovarien alle möglichen Degenerationsphänomene, cystische Erweiterung der Follikel usw. Es muß in der Schwangerschaft wohl ein Mechanismus vorhanden sein, der solche abnormen Reaktionen verhütet. Es gibt ein sehr interessantes Beispiel von HISAW, das vielleicht das Verständnis etwas erleichtert. Wenn man eine Dosis Oestradiol, die bei der kastrierten Ratte eine 50%ige Erhöhung des Uterusgewichtes bewirkt, kombiniert mit einer Dosis Oestron, die für sich allein gegeben ebenfalls eine 50%ige Gewichtszunahme des Uterus auslöst, verabreicht, so entsteht nicht, wie zu erwarten, eine Gewichtszunahme von 100% des Uterus, sondern nur eine solche von 50%. Daraus ist zu vermuten, daß manche Oestrogene, obwohl sie allein gegeben ebenfalls proliferativ wirken, eine gewisse Bremswirkung an der durch Oestradiol hervorgerufenen Proliferation herbeiführen. Allgemein kann man daraus entnehmen, daß der biologische Effekt eines Hormons von bestimmten Relationen mit anderen Hormonen abhängt.

Beim fetalen Organismus mag natürlich auch die mangelnde Ansprechbarkeit der Erfolgsorgane dafür verantwortlich sein, daß durch die mütterlichen Hormone offenbar nur leichte Ansätze von Stimulierungen an manchen geeigneten Substraten zu beobachten sind.

Die Wirkung von Prolan A oder, wie wir heute sagen, der FSH-Aktivität, kann man am normalen Tier nicht klären. Grundsätzliche Bedingung, um die Wirkung der einzelnen Gonadotropine zu analysieren, ist, daß zunächst alle gonadotropen Faktoren durch Hypophysektomie ausgeschaltet und dann einzeln substituiert werden. So haben sich auch die Verhältnisse beim Ovarium klären lassen. Gibt man beim Normaltier nur eine gonadotrope Aktivität, z. B. FSH, dann steuert die eigene Hypophyse die fehlende LH-Aktivität bei und umgekehrt. Dadurch kommt es, daß man beim Normaltier bei Verabreichung nur eines gonadotropen Faktors stets die komplette gonadotrope Wirkung erhält und deshalb keine bindenden Aussagen über die Wirkung des Einzelfaktors machen kann.

Die großen hellen Zellen des embryonalen Hodens verschwinden nach der Geburt nicht dadurch, daß sie alle absterben, sondern weil sie eine andere Form annehmen. STIEVE hat großen Nachdruck darauf gelegt, daß diese mächtigen, großen Zellelemente zunächst zahlreich, später aber nicht mehr zu sehen sind. Offenbar formen sie sich zu den kleinen Spermatogonien vom Typus der indifferenten Hodenzellen um. STIEVE hat darüber eine besondere Auffassung, indem er aus den unentwickelten Hodenzellen sowohl SERTOLI-Zellen als auch Spermatogonien hervorgehen läßt. Diese Ansicht bekam eine wesentliche Stütze durch Untersuchungen von JOËL und WATTENWYL am röntgenbestrahlten Hoden. Tatsächlich scheint es dabei zunächst so, als ob nur noch SERTOLI-Zellen vorhanden wären, von denen dann auf dem Wege über Umwandlung zu unentwickelten Hodenzellen nach Ausheilung des Röntgenschadens wieder Spermatogonien entstehen. Ich glaube nicht, daß die Dinge sich so abspielen, denn bei ähnlichen Untersuchungen mit modifizierter Technik habe ich stets neben den SERTOLI-Zellen große, helle Zellen gefunden, von denen wohl die Neuformung von Spermatogonien wieder ausgeht.

Nun noch zur Nahwirkung der LEYDIGschen Zellen. Die ursprüngliche Auffassung sah in den LEYDIGschen Zellen buchstäblich Nährzellen für das Samenkanälchen, d. h. Elemente, die unmittelbar Nährmaterialien für das Samenepithel speicherten und lieferten. Ich sehe die Nahwirkung der LEYDIGschen Zellen auf die Tubuluswand als eine hormonale Wirkung an, die in gewissem Umfange der Androgenwirkung auf die geweblichen Komponenten des Nebenhodens, der Samenblase, der Prostata usw. in Parallele zu setzen ist. In den SERTOLI-Zellen treten Glykogen und Lipoide nach Hypophysektomie vermehrt auf, also gerade dann, wenn sie nicht gebraucht werden. Die hormonale Wirkung der LEYDIGschen Zellen auf die Zellelemente des Samenkanälchens kommt vermutlich nur indirekt zustande. Direkt beeinflußt wird wohl lediglich, wie ausgeführt, die Struktur der Kanälchenwand und damit indirekt Permeabilität und Stoffwechsel des Kanälchens reguliert.

PHILIPP:

Ich wollte noch einige Worte zur Frage der Neugeborenen sagen. Es ist auffällig, daß wir am Hoden des Neugeborenen Veränderungen der geschilderten Form nicht finden. Zwar wären die Gonadotropine des Hypophysenvorderlappens des Neugeborenen einer solchen

Wirkung noch nicht fähig, doch könnte man sie von den Placentar-Gonadotropinen erwarten. Es ist im Gegenteil festgestellt, daß in den letzten Wochen der Schwangerschaft das Gewicht der Hoden absinkt, und man hat dies mit Recht auf die konträre Wirkung der Oestrone zurückgeführt, die von der Placenta auf den Hoden wirken. Die Verhältnisse sind also recht unübersichtlich. Wahrscheinlich fehlen im Neugeborenenhoden Zellen, die auf die Gonadotropine zu reagieren vermögen. Die Notwendigkeit des Vorhandenseins derartiger Zellen zeigt auch der Uterus eines neugeborenen Mädchens. Wir finden hier ein verhältnismäßig kleines Corpus und eine im Verhältnis dazu sehr große Cervix. Das kleine Corpus enthält eine unentwickelte Schleimhaut, während wir als Wirkung der Oestrone eine Hyperplasie erwarten sollten. Die Cervixdrüsen dagegen sind mächtig entwickelt und mit kräftiger Sekretion ausgestattet. Gerade diese Eigenarten zeigen, daß man bei der Betrachtung hormonaler Phänomene auch die Fähigkeit der Zellen, darauf reagieren zu können, berücksichtigen muß. Dies trifft auch für den Hoden des Neugeborenen zu. Ich glaube, daß es ein lohnendes Objekt wäre, diese Dinge am Neugeborenengenitale zu verfolgen.

ELERT:

Die Untersuchungen des Arbeitskreises um ALBRIGHT haben ergeben, daß der gametokinetische Effekt des FSH auf das germinative Hodenepithel kein direkter ist, sondern wahrscheinlich unter Zwischen- oder Mitwirkung eines in den SERTOLI-Zellen gebildeten „X-Hormons" vor sich geht, bei dem es sich möglicherweise um das aus Schweinehoden isolierte Δ_5-Pregnen-3(β)-ol-20-on (RUZICKA und PRELOG) handelt, dessen spermatogenetische Wirkung sichergestellt ist. Vielleicht handelt es sich bei dem in den SERTOLI-Zellen gebildeten Wirkstoff auch um eine oestrogene Substanz, wie man aus der feminisierenden Wirkung von SERTOLI-Zelltumoren (HUGGINS und MOULDER; TÖRNBLOM; TEILUM; HOOKER; DICZFALUSY, HOLMGREN und WESTMAN) schließen könnte.

Bei dieser Annahme ergeben sich Parallelen zwischen der gonadotropen Steuerung der Hoden und der Ovarien. Danach stimuliert FSH die Thecazellen des Ovariums bzw. die SERTOLI-Zellen des Hodens zur Produktion von Oestrogenen, die ihrerseits durch direkte Kontaktwirkung auf die Granulosazellen des Follikels (BULLOUGH) bzw. auf das spermatogenetische Tubulusepithel des Hodens einen gametokinetischen Effekt ausüben. — Die Veränderungen der SERTOLI-Zellen nach Hypophysektomie sind möglicherweise denen der Thecazellen nach Hypophysektomie (Thecamangelzellen nach COLLIP) zu vergleichen.

WEISSBECKER:

Zur Frage des Übergangs von glandotropen Hormonen auf den Feten möchte ich auf das Beispiel der schwangeren Addisonkranken verweisen, die ja in ihrem Blut eine 20—30 mal größere ACTH-Menge hat als der Nebennierengesunde, und außerdem auf die beachtlichen Mengen ACTH, die bei der Addisonkranken in der Placenta gefunden werden. Die Untersuchung des Neugeborenen unter dem Gesichtspunkt der Nebennierenrinden-Veränderung ergibt keinen Anhalt für einen Hypercorticismus oder ein Einspringen der fetalen Hormone für das mütterliche Hormondefizit. Demnach scheint keine direkte Korrelation zwischen dem mütterlichen glandotropen Hormon und dem Effekt beim Neugeborenen zu bestehen, allerdings nur unter der sehr zweifelhaften Voraussetzung, daß die Nebennierenrinde des Feten auf ACTH reagiert.

TONUTTI:

Die Theorie, daß die SERTOLI-Zellen normalerweise Oestrogene produzieren, ging hauptsächlich von HUGGINS aus, der Oestrogenbildung in SERTOLI-Tumoren beim Hund nachwies. Es ist jedoch schwierig, aus pathologischen Phänomenen auf die normale physiologische Funktion eines Organs zu schließen. Denken Sie nur an das Problem der Androgenproduktion in der Nebennierenrinde, das wir gestern bereits tangiert haben. Welche physiologische Bedeutung die aus der Nebennierenrinde stammenden Androgene haben, wissen wir nicht, trotz der vielen virilisierenden Nebennierenrindentumoren. In einer neueren Arbeit von HELLER und MADDOCK wird übrigens gerade gezeigt, daß die SERTOLI-Zellen für die Oestrogenbildung nicht in Frage kommen. Nach Ansicht dieser Autoren entstehen auch die Oestrogene des Hodens in den Zwischenzellen.

Was den Vergleich SERTOLI-Zellen und Thecazellen betrifft, so glaube ich nicht, daß er angängig ist. Die sog. Thecamangelzellen nach Hypophysektomie zeigen infolge besonderer Chromatinverteilung die sog. Radkernstruktur. Die Thecazellen verlieren alle ihre histochemischen Konstituenten nach Hypophysektomie; die Sertoli-Zellen zeigen keine groben Kernveränderungen und speichern in vermehrtem Umfang ihre histochemischen Konstituenten nach Hypophysektomie. Die trophische Funktion im eigentlichen Sinne des Wortes, die man früher den Zwischenzellen zugeschoben hat, scheint die eigentliche Aufgabe der Sertoli-Zellen zu sein.

Nowakowski:

Ich habe an Herrn Tonutti eine Frage: Sie zeigten das histologische Bild eines kryptorchen Hodens mit einer ganz excessiven Zwischenzellproliferation. Wie deuten Sie diesen Befund?

Tonutti:

Die Frage, die Sie gestellt haben, ist sehr schwierig zu beantworten. Zweifellos rücken mit der Schrumpfung der Kanälchen die Zwischenzellen zusammen. Man hat daher den Eindruck, daß die Vermehrung der Zwischenzellen eine relative ist. Die im Diapositiv gezeigte Präparatstelle habe ich ausgesucht, weil so ungeheuer viele Zwischenzellen vorhanden sind, daß man die Anhäufung mit dieser Theorie kaum mehr erklären kann. Ich möchte daher annehmen. daß wohl auch aktive Vermehrungsprozesse vorhanden sind.

Es ist notwendig, einen Weg und eine Methode zu finden, um das quantitativ nachzuweisen. Aber auch die qualitativen Verhältnisse, Zahl der Mitosen, Grad der Differenzierung der einzelnen Zellen sind von großer Bedeutung. Gerade bei dem kryptorchen Hoden, den ich zeigte, ist das qualitative Bild der Zwischenzellen sehr wechselnd. An manchen Stellen sind zwar sehr viele Zwischenzellen vorhanden, aber sie sind relativ klein und eingehüllt von Bindegewebe. Im ganzen gesagt, möchte ich also vermuten. daß nicht nur eine relative, sondern eine tatsächliche Vermehrung vorliegt.

Dirscherl:

Ich habe noch eine kurze Frage, Herr Tonutti. Sie sagten vorhin in der Diskussion, daß bei einer gleichzeitigen Gabe von Oestron und Oestradiol, die jeweils für sich nur eine 50%ige Gewichtszunahme des Uterus verursachen, keine 100%ige Gewichtszunahme zu erzielen ist. Bekommen Sie denn, wenn Sie die doppelte Dosis von einem dieser Stoffe nehmen, eine 100%ige Zunahme? Das müßte ja dann zu erwarten sein. Im allgemeinen sind aber doch diese Dosiswirkungskurven gekrümmt und, ich weiß es nicht genau, ich möchte aber doch beinahe erwarten, daß Sie vielleicht das Vierfache der 50%igen Dosis oder so ähnlich von einem Stoff brauchen würden, um eine 100%ige Gewichtsvermehrung zu erhalten.

Tonutti:

Der Dosisbereich der beiden Hormone, der zu einem 50%igen Anstieg des Uterusgewichtes führt, liegt im ansteigenden Schenkel der Kurve.

Aus der Univ.-Hautklinik Hamburg (Direktor: Prof. Dr. Dr. J. KIMMIG).

Die Biochemie des menschlichen Spermas.

Von

J. KIMMIG.

Die Spermiogenese umfaßt die Gesamtheit aller Umwandlungen, die eine Samenzelle vom Stadium der Spermiogonie bis zu ihrer endgültigen Reife durchläuft. In den Tubuli seminiferi (contorti) des Hodens wandeln sich im Verlauf der Vermehrungsperiode, Wachstumsperiode und Reifungsperiode die Ursamenzellen (Spermatogonien) über die Spermatocyten I. Ordnung, die Spermatocyten II. Ordnung und Spermatiden in die reife Samenzelle bzw. Spermatozoen um. Der Vorgang ist morphologisch sehr genau bekannt und braucht im einzelnen hier nicht wiederholt zu werden. Die Funktion der LEYDIGschen Zellen bzw. der SERTOLI-Zellen im Ablauf dieser Entwicklung soll im Zusammenhang mit den endogenen und gonadotropen Hormonen noch näher besprochen werden. Die Morphologie der reifen Samenfäden, wie sie von der Histologie erschlossen wurde, konnte elektronenoptisch im wesentlichen bestätigt werden. Erweitert wurden unsere Kenntnisse vor allem durch die Methoden der Biochemie.

Die ausgezeichneten Untersuchungen von FELIX über die Chemie der Zellkerne und insbesondere der Kerne der Fischspermatozoen klärten die Funktion und die Struktur der Nucleoproteine der Spermatozoenkerne.

Durch einen einfachen Kunstgriff ist es möglich, die Kerne der Fischspermatozoen vom Plasmaleib abzulösen, es ist dazu nur notwendig, die Spermatozoen in destilliertem Wasser zu suspendieren. Hierbei quillt der Zelleib auf und löst sich quantitativ vom Kern ab. Das Verhältnis von Stickstoff: Phosphor; Phosphor und Arginin ist sehr konstant; N:P = 3,55—3,46 und P:Arg 1:0,94 bzw. 1:0,947. Daß das Verhältnis von P zu Arginin nicht 1:1 ist, hängt nach FELIX damit zusammen, daß nicht jeder Phosphorsäurerest der Nucleinsäure durch Arginin neutralisiert ist. Einzelne Phosphorsäurereste können durch die Aminosäuren an den Aminoenden der Peptidketten (Prolin) neutralisiert sein.

Die Kerne lösen sich in einer 10%igen NaCl-Lösung zu einer hochviscösen Masse ohne Rückstand auf. Durch Umlösen in destilliertem Wasser ist eine weitere Reinigung möglich. Im Waschwasser konnte kein N mehr nachgewiesen werden und die Analyse der Fasermasse zeigte kaum Veränderungen.

Tabelle 1. *Analyse der Fasermasse.*

	N	P	N : P	Arg	P : Arg
Regenbogenforelle	19,52	5,65	3,43	30,60	1:0,96
Saibling	19,67	5,73	3,43	30,15	1:0,94
Bachforelle	19,67	5,71	3,44	30,20	1:0,94

Eine exakte Analyse der Fasermasse ergab, daß sie ausschließlich aus Protamin und Desoxyribonucleinsäure aufgebaut ist; im Kern ist also nur Nucleoprotamin enthalten. Lipoide können im Kern höchstens in Spuren enthalten sein. Wasserlösliche Eiweißkörper können bei der Reinigung nicht herausgelöst worden sein, da die Waschwasser immer frei von N waren. Eine Überschlagsrechnung aus der Kernzahl und dem P-Gehalt ergibt, daß ein Kern immer $5,5 \times 10^{-6}$ γ Nucleinsäure enthält. Spermatozoen von Tieren, die nur den halben Chromosomensatz besitzen, haben pro Kern nur $3,3 \times 10^{-6}$ γ Nucleinsäure. Die Ergebnisse stehen nach Felix im schärfsten Widerspruch zu den Untersuchungen der Stedmans, nach denen Kerne nicht nur Protamin und Nucleinsäure, sondern noch Chromosomin enthalten. Beim Chromosomin handelt es sich um ein Protein, das etwa 10% der Kernmasse beträgt. Felix konnte zeigen, daß das Chromosomin wahrscheinlich aus Verunreinigungen durch Cytoplasma besteht. Die Kerne sind damit nicht analysenrein. Analysen der Kerne vom Hering, Salm und Stör ergaben ähnliche Verhältnisse von N:P wie bei den Forellen.

Tabelle 2. *Analysen der Kernfasermassen von Hering, Salm und Stör.*

	N	P	N : P	Arg	P : Arg
Clupeus harengus, Hering	19,57	5,68	3,44	30,77	1:0,96
Salmo salar, Salm	20,25	5,39	3,57	29,01	1:0,96
Acipenser sturio, Stör.	19,72	5,47	3,60	23,51	1:0,76

Nach Mirsky und Reis besteht der Kern aus Protamin bzw. Histon, Nucleinsäure und einem tryptophanhaltigen Protein. Das tryptophanhaltige Protein bezeichnet Reis als Residualchromosom. Auch hierbei nimmt Felix an, daß es sich bei diesen dritten Bestandteilen um Eiweiß aus dem Cytoplasma handelt. Cystin, Tyrosin und Tryptophan konnten in den reinen Kernen nie aufgefunden werden. Die bei den Zellkernen von Spermatozoen aufgefundenen Verhältnisse können nicht übertragen werden auf die Zellkerne der Gewebe. Die riesige Mannigfaltigkeit der Aufgabe von Gewebszellkernen bedingt eine komplizierte Struktur der Zellkerne! Im Kern von Geweben sind nicht nur Nucleinsäure, sondern auch Eiweiß, Fermente, Lipoide und Vitamine vorhanden. Die Protamine enthalten Glykokoll, Serin, Alanin, Threonin, Valin, Prolin, Isoleucin, Glutaminsäure, Arginin, Lysin und Histidin.

Überträger der Erbanlagen.

Im Nucleoprotamin liegt damit der Überträger der Erbanlage vor. Die noch vorhandenen Variationsmöglichkeiten zur Erklärung der Unterschiede in den Fischarten sind trotzdem noch sehr groß: einmal kann das Verhältnis von Desoxyribonucleinsäure zu Protamin sich stetig verändern, weiter kann der Aufbau der Nucleinsäure verschieden sein. Der Gehalt an Purin- und Pyrimidinbasen kann sich stetig ändern.

Genese der Protamine.

Aus den unreifen Testikeln ist es nicht möglich, ein Protamin zu isolieren, die Nucleinsäure ist also hier mit einem unbekannten Protein fest verknüpft. Beim Reifungsvorgang der Spermatozoen wird das Eiweiß umgeformt, die für

den Stoffwechsel wichtigen Aminosäuren wie Tryptophan, Methionin, Phenyl-
alanin, Tyrosin, Asparaginsäure und Glutaminsäure werden eliminiert, übrig-
bleiben einzig und allein die sog. trägen Aminosäuren. Das Material für den
Aufbau der komplizierten Fermentproteine wird aus dem Cytoplasma der Eizelle
entnommen, hier finden sich die Aminosäuren, die die Gene zum Ferment ergänzen. Da es FELIX gelungen ist, Saiblingseier mit gereinigten Spermatozoen-
kernen zu befruchten und sich die Eier zu vollkommen normalen Fischlein entwickelt haben, ist anzunehmen, daß das Material aus dem Cytoplasma der
Samenzelle keine Verwendung findet.

Fructolyse menschlicher Spermatozoen als energielieferndes Substrat.

Von der Anwesenheit reduzierender Zucker im menschlichen Samen hatte man
seit langem Kenntnis. Bis zu den schönen Untersuchungen von MANN aus dem
Jahre 1946 war man der Ansicht, daß es sich bei dem Zucker im Samenplasma um
Glucose handle. MANN konnte zeigen, daß der Zucker des menschlichen Samens
ausschließlich aus Fructose besteht. Er bestimmte die optische Aktivität, den
Reduktionswert und identifizierte die Fructose in Form des Methyl-phenyl-
Fructoseosazons. In den Samenblasen wird die Fructose, der Energiespender für
die Spermazellen, synthetisiert. Die Bildung der Fructose ist streng abhängig
von der Anwesenheit des männlichen Keimdrüsenhormons (Testosterons).
Sie wird erst bei beginnender Pubertät nachweisbar und verschwindet bei der
Kastration. Verabreichung von Testosteron beim Kastrierten führt erneut zur
Bildung von Fructose in der Samenblase. Der anaerobe Abbau der Fructose
durchläuft nach MANN folgende Zwischenstufen:

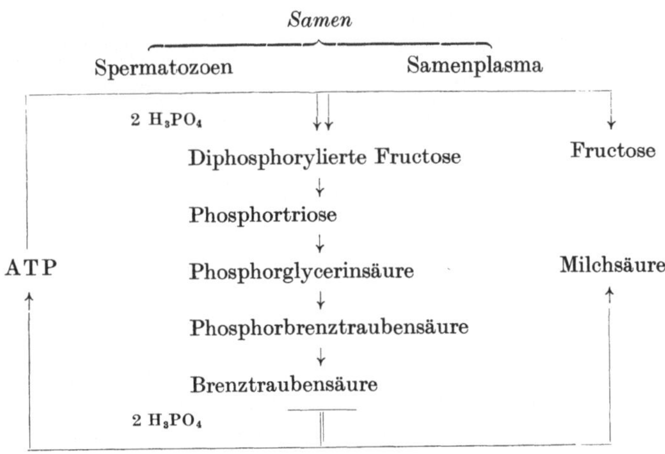

Das vorliegende Fructolyse-Schema erfordert Co-Dehydrase I (DPN = Di-
phosphorpyridinnucleotid) und das von WALLENFELS zur Kristallisation gebrachte
ATP (Adenosintriphosphorsäure); beide sind in normalen Spermatozoen nachgewiesen worden.

Der Gehalt der Samenflüssigkeit an Fructose liegt zwischen 100 und 1000 mg-%.
In den Samenblasen läßt sich etwa 1% Glykogen nachweisen, außerdem weiß man.

daß die Glucose-1-Phosphat (Cori-Ester) in Glucose-6-phosphat umwandeln können. T. Mann und C. Lutwak-Mann nehmen an, daß die Umwandlung von Glykogen-Glucose in Fructose auf dem folgenden Weg erfolgt:

$$\text{Blutzucker} \longrightarrow \text{Glykogen} \rightleftharpoons \text{Glucose-1-phosphat}$$
$$\text{Glucose-6-phosphat} \longrightarrow (\text{Glykogen})$$
$$\text{Fructose-6-phosphat} \longrightarrow \text{Fructose.}$$

Über die Anwesenheit von Fructosehexokinase bzw. Glucohexokinase ist bisher nichts Genaues bekannt geworden. Interessant ist die Tatsache, daß die Samenblasenepithelien nur Glucose anaerob verwerten können, dagegen nicht Fructose. Vermutlich liegt hierin der biologische Sinn, warum gerade Fructose als Energiespender für Spermatozoen vorliegt, das Substrat bleibt dadurch den Spermatozoen erhalten. Man hat die Geschwindigkeit der Fructolyse als Maß für die Spermaqualität bei der künstlichen Besamung vorgeschlagen.

Da wir klinisch eine hormonelle Hodeninsuffizienz nur aus der Prostataatrophie und der verminderten 17-Ketosteroid-Ausscheidung diagnostizieren können, wäre es vielleicht wertvoll, in Zukunft die Fructolyse der Samenflüssigkeit als Test mit zu verwerten.

Inaktivierung von Spermatozoen durch Sauerstoff.

Nach Wallenfels kommt in Gegenwart von Sauerstoff die Beweglichkeit und Atmungsintensität von Spermatozoen sehr rasch zum Stillstand, nach etwa 1—2 Std. ist sie vollkommen erloschen. In Gegenwart von Samenplasma(-flüssigkeit) wird dieser Vorgang nicht etwa gehemmt, sondern er kommt noch ausgeprägter zum Vorschein. Walton konnte zeigen, daß in Gegenwart von L-Tyrosin, L-Phenylalanin und L-Tryptophan und von Sauerstoff die Spermatozoen Wasserstoffsuperoxyd bilden. Nun besitzen aber Spermatozoen keine Katalase, H_2O_2 kann also nicht zerlegt werden, und da H_2O_2 ein ausgesprochenes Zellgift ist, kommt es auf diese Weise zu einer Inaktivierung der Spermatozoen. Es konnte nachgewiesen werden, daß $6 \times 10^{-1}\ \mu$mol H_2O_2 in 4 cm³ 800 Millionen Spermatozoen vollständig hemmen. Bei der oxydativen Desaminierung von Aminosäuren durch Aminooxydasen kommt es in Gegenwart von Sauerstoff nach der vorliegenden Gleichung zur Bildung von H_2O_2:

$$R \cdot CH_2 \cdot \underset{\underset{NH_2}{|}}{CH} \cdot COOH + O_2 + H_2O \qquad R \cdot CH_2\ \underset{\underset{O}{\|}}{C} \cdot C\!\!\begin{smallmatrix} \diagup O \\ \diagdown OH \end{smallmatrix}$$
$$H_2O_2\ +\ NH_3$$

Es ist beachtenswert, daß die L-Aminosäureoxydase (Walton) der Rinderspermatozoen ausschließlich L-Tyrosin, L-Phenylalanin und L-Tryptophan abzubauen vermag. Diese Aminosäureoxydase scheint also bedeutend spezifischer zu sein als jene, die man im tierischen Gewebe auffindet. Über den Abbau von Spermin bzw. Spermidin ist nichts Sicheres bekannt.

Hyaluronidase.

Das größte Aufsehen erregte die von McClean und Rowlands isolierte und gereinigte Hyaluronidase. Es ist richtig, daß die Hyaluronidase nach Wallenfels nicht zu den sog. Fertilisinen bzw. Gamonen gehört. Wallenfels hält die

Hyaluronidase für eine relativ junge Errungenschaft im Evolutionsprozeß, die erst auftritt mit dem Übergang vom Leben im Wasser zum Leben am Land. PERLOFF und NODINE haben in einer größer angelegten Arbeit sich im Jahre 1950 nochmals um die Isolierung von Hyaluronidase aus menschlichen Testikeln und Samen bemüht. Die Testikel wurden nach einem etwas modifizierten HAHNschen Verfahren aufgearbeitet. In 50 Testikelproben konnten nur bei 21 eine deutliche meßbare Hyaluronidase-Aktivität nachgewiesen werden. Die wichtigste Beobachtung, die im Rahmen dieser Untersuchungen gemacht wurde, ist wohl der Befund, daß Hyaluronidase nur in Testikeln gefunden wurde, die ausgereifte Spermatozoen enthielten. Im Ejaculat war der Hyaluronidase-Gehalt der Anzahl der Spermatozoen direkt proportional.

Mit diesen Befunden konnten die nur orientierenden Versuche von JOËL und EICHENBERGER bestätigt werden. Eine Tabelle von WALLENFELS gibt uns einen qualitativen Überblick über den Hyaluronidase-Gehalt von Spermas verschiedener Tiere.

Über die Funktion der Hyaluronidase bei der Befruchtung scheint ihre Notwendigkeit für die Auflösung des Cumulus oophorus gesichert zu sein. Die Steigerung der befruchtenden Wirkung von verdünnten Spermasuspensionen durch hyaluronidasehaltige Hodenextrakte bzw. Samenflüssigkeit hält WALLENFELS nicht für gesichert, da man durch Serumprotein, Eiklar und Eidotter eine ähnliche Wirkung erreichen kann. WALLENFELS meint, daß man einer Hypothese von WALTON, nach der die Hyaluronidase die Passage des befruchteten Eies durch die Tuba Fallopiae erleichtert, mehr Bedeutung beimessen sollte. Die Hyaluronidaseproduktion im Hoden ist jedenfalls streng abhängig von der Funktion des Keimepithels.

Inwieweit es möglich ist, durch Antihyaluronidase-Serum die Hyaluronidase in vivo zu inaktivieren, ist noch umstritten. Nach LEONHARD und KURZROCK ist eine solche Inaktivierung der Hyaluronidase mit Antihyaluronidase-Serum in vitro möglich. Weiter soll es möglich sein, die Hyaluronidase mit Hesperidinphosphat zu inaktivieren, angeblich soll es durch parenterale Verabreichung von Rutin über die Inaktivierung der Hyaluronidase zu einer Verhinderung der Konzeption kommen. SIEVE in New York berichtet über Untersuchungen an über 300 Menschenpaaren, die über ein Jahr beobachtet wurden. Mann und Frau erhielten 0,5 g Hesperidinphosphat in Tabletten zu 100 mg. Diese Dosierung soll sich als vollständig konzeptionsverhindernd auswirken. Nebenwirkungen wurden keine beobachtet. Nach Absetzen der Hesperidinphosphat-Verabreichung kommt es innerhalb eines Cyclus wieder zur normalen Fruchtbarkeit. Di- und Triphenylmethan mit OH- und COOH-Gruppen sollen ebenfalls sehr stark die Aktivität der Hyaluronidase hemmen.

Phosphatasen des menschlichen Samens.

Die von KUTSCHER und WOLBERGS entdeckte hohe Phosphatase-Aktivität des menschlichen Samens ist bedingt durch die Prostataphosphatase, deren Optimum bei p_H 5—6 liegt. Sie spaltet α- und β-Glycerinphosphorsäure, hat aber nur eine ganz geringfügige Wirkung auf diphosphorylierte Hexosen und Pyrophosphat. Durch Mg-Salze wird das Ferment stark aktiviert. Von der Adenosinphosphorsäure wird die gesamte Phosphorsäure durch Prostataphosphatase abgespaltet.

Ihre Aktivität übertrifft diejenige der alkalischen Phosphatase des Serums um 3—4 Zehnerpotenzen. LUNDQUIST konnte den Nachweis erbringen, daß frischer menschlicher Samen Cholinphosphorsäure enthält, die aber sofort durch die Prostataphosphatase aufgespalten wird. Die Cholinphosphorsäure befindet sich normalerweise in den Samenblasen und kommt mit der Prostataphosphatase erst bei der Ejaculation in Berührung. LUNDQUIST hält diese Aufspaltung der Cholinphosphorsäure für die wichtigste Funktion der Prostataphosphatase. Menschlicher Samen enthält kurz nach der Ejaculation etwa 10 mg-% anorganisches Phosphat, innerhalb 20 min steigt die Konzentration bereits auf 64 mg-% an! Der Gehalt an organischem Phosphor sinkt hierbei entsprechend ab. Die Quelle für die Cholinphosphorsäure wird vermutlich das Lecithin sein. Die Prostataphosphatase scheint ein magnesiumhaltiges Proteid zu sein. Normalerweise tritt sie nicht in das Serum über. Beim Prostatacarcinom und dessen Metastasen in die Hoden kommt es dagegen zur vermehrten Bildung des Fermentes und zum Übertritt in das Blutserum. (Nach GOMORI gibt es auch eine um die Gefäße angeordnete alkalische Phosphatase in der Prostata.) Die Prostataphosphatase ist jedoch nicht die einzige Phosphatase, die im menschlichen Samen vorkommt. Nach REIS enthält die Samenblase ein Ferment, das Phosphorsäure aus Inosinsäure, Adenylsäure und Hefe-Adeninnucleotiden abzuspalten vermag. Diese sog. 5-Nucleotidase ist vollkommen inaktiv gegen Adenosintriphosphorsäure. Im Samen von Bullen konnte das Verhältnis der beiden Phosphatasen, gemessen an der Menge abgespalteten Phosphors, als 300:1 bestimmt werden.

$$\frac{\text{Von Adenylsäure abgespaltete Phosphorsäure in Mol}}{\text{Von } \beta\text{-Phosphorglycerin abgespaltetes P in Mol}} = \frac{300}{1}$$

Die Spermatozoen enthalten auch nach öfterem Auswaschen noch eine beträchtliche Menge an Adenosintriphosphorsäure-Phosphatase (Adenylpyrrophosphatase). Interessant ist die Tatsache, daß in der Prostata der Phosphatasegehalt mit der Pubertät etwa verhundertfacht wird. Unter der Verabreichung von Androgenen (Testosteron) steigt der Phosphatasegehalt in der Prostata beträchtlich an. Es scheinen gewisse quantitative Beziehungen zu bestehen zwischen dem Phosphatasespiegel im Samen und androgener Aktivität. Beim Erlöschen der innersekretorischen Hodenfunktion (Mangel an Testosteron) kommt es tatsächlich nicht nur zur Atrophie der Prostata, sondern sie verliert auch ihre Fähigkeit zur Phosphatasebildung.

Einfluß von Testosteron auf die Spermiogenese.

Durch die Untersuchungen von POLLOCK dürfte wohl nun einwandfrei bewiesen sein, daß das Testosteron in den LEYDIGschen Zellen gebildet wird. Frische Hodenschnitte geben mit Phenylhydrazin nur an den Stellen eine Reaktion, an denen sich die LEYDIGschen Zellen befinden. Extrahiert man die Schnitte vorher mit Aceton, so bleibt die Reaktion aus. Durch Aceton wird das Testosteron bzw. die Steroidfraktion entfernt.

Die Zwischenzellen bzw. LEYDIGschen Zellen stammen aus dem Mesenchym. Sie liegen in der Nähe der Gefäße, ihr Cytoplasma hat eine schaumige Struktur. Nach BENNINGHOFF finden sich im Cytoplasma regelmäßig Cephalin und Cholesterinester sowie Kristalloide. Die Zwischenzellen scheinen für die Ernährung der

Hodenkanälchen von größter Wichtigkeit zu sein. Nach dem Ausfall der gonadotropen Hormone des Hypophysenvorderlappens erlischt die Spermiogenese und die Zwischenzellen degenerieren. Durch entsprechend hohe Dosen von Testosteron läßt sich die Funktion des Keimepithels aufrechterhalten. Die Degeneration der LEYDIGschen Zellen ist dagegen irreversibel.

Der direkte experimentelle Nachweis für die Synthese von Testosteron in Testisgewebe wurde von O. BRADY an der Pennsylvania-Universität in Philadelphia erbracht. Er konnte zeigen, daß markiertes Acetat $\left(CH_3 \cdot C \underset{ONa}{\overset{^{14}O}{<}} - 0{,}008\ m \right)$ in radioaktives Testosteron in Gegenwart von O_2 (95%) und CO_2 (5%) von Testisgewebsschnitten des Menschen umgewandelt wird. Choriongonadotropin bewirkt eine starke Stimulierung der Umwandlung von radioaktivem Acetat in radioaktives Testosteron. Vitamin C hat keinen Einfluß. Die Synthese von Cholesterin wird nicht stimuliert.

Über den Nachweis von SH-Gruppen im Samen.

MacLEOD hat im Jahre 1944 in Arbeiten über Hemmung des Stoffwechsels und der Beweglichkeit von menschlichen Spermatozoen durch As und As-Verbindungen berichtet. Im Zusammenhang mit diesen Arbeiten konnte er zeigen, daß Verbindungen mit aktiven SH-Gruppen die Beweglichkeit von inaktivierten Spermatozoen beleben. In den Spermien konnten Cystin und Cystein sowie Methionin und Ergothionein nachgewiesen werden. Das Verhältnis zwischen Cystin und Methionin, zwischen Spermienkopf und -schwanz beträgt 1,00/4,87. Es ist sehr wahrscheinlich, daß die schwefelhaltigen Aminosäuren in der Plasmahaut der Spermienköpfe lokalisiert sind. Es ist nicht ausgeschlossen, daß der Membran der Spermienköpfe eine keratinähnliche Struktur zukommt, zumal diese Schutzhaut sich leicht in Thioglykolsäure auflöst.

Ein eigenartiges Derivat des Histidins, das Trimethylbetain des Thiohistidins (Ergothionein), konnte von MANN und E. LEONE in der Samenflüssigkeit vom Eber nachgewiesen werden.

$$H-C=\!\!=C-CH_2 \cdot CH \cdot COO-$$

Man nimmt an, daß der Verbindung eine Schutzwirkung gegen die Inaktivatoren der Sulfhydrilgruppen zukommt. Die inaktivierende Wirkung von $Cu^{..}$-Ionen und H_2O_2 gegen Spermatozoen konnte mit Ergothionein ebenfalls aufgehoben werden! Freies Thiolhistidin konnte nicht gefunden werden.

Coagulation und Verflüssigung des Samens.

Nach dem Austritt des Samens aus der Urethra kommt es im Anschluß an die Ejaculation bei vielen Säugern zu einer Gerinnung (Coagulation). Der menschliche Samen gerinnt sofort, aber nur für kurze Zeit, im Anschluß daran verflüssigt er sich wieder, wodurch die Spermatozoen erst ihre volle Beweglichkeit erhalten. HUGGINS und NEAL konnten zwei Fermente im Samen nachweisen, Fibrinogenase und Fibrinolysin. Fibrinogenase bildet Fibrinogen und verhindert im Blut die

Gerinnung, Fibrinolysin verflüssigt Fibrin. Beide Fermente scheinen die Verflüssigung des Samens zu regulieren. Diese Fermente werden von der Prostata gebildet. Im einzelnen ist über die Wirkungsweise beider Fermente noch sehr wenig bekannt. Der Einfluß von Citronensäure bzw. Calcium bei dem Gerinnungsvorgang ist noch nicht experimentell untersucht, man hat lediglich einen Zusammenhang vermutet.

Citronensäure im Samen.

Im Jahre 1929 entdeckte Schersten die Anwesenheit von Citronensäure im Samen; der Befund ist inzwischen oft bestätigt worden. Aber erst im Jahre 1945 konnte von Barron und Huggins der Beweis erbracht werden, daß beim Menschen die Citronensäure hauptsächlich in der Prostata gebildet wird. Beim Bullen, Schafbock, Eber und anderen Säugetieren findet sich die Citronensäure in der Samenblase. Humphrey und Mann wiesen darauf hin, daß enge Beziehungen zwischen der Citronensäurekonzentration in der Prostata und dem Testicalhormon Testoviron bestehen. Das Testosteron scheint die Produktion der Citronensäure zu stimulieren, allerdings ist die Abhängigkeit nicht so streng wie zwischen Testosteron und Fructose, sie reicht aber aus, um die Citronensäurebestimmung als Test für den Funktionszustand der Leydigschen Zellen zu benutzen. Interessant ist das Verhalten der sog. weiblichen Prostata. Dieses Organ wird gelegentlich bei der weiblichen Ratte aufgefunden und entspricht morphologisch der Prostata des Mannes, es enthält Citronensäure, deren Konzentration ganz wesentlich gesteigert werden kann durch Verabreichung von Testosteron bei der männlichen Ratte. Die Citronensäure hat keinen Einfluß auf die Fructolyse, auch kann sie nicht die Atmung von Spermatozoen aufrechterhalten. Die Citronensäure läßt sich aus Spermatozoen leicht auswaschen. Lardy und Phillips konnten zeigen, daß Spermatozoen die Fermentsysteme des Tricarbonsäurecyclus enthalten, daß also in ihrem Stoffwechsel Citronensäure intermedial auftritt. Man hat die Citronensäure mit der Motilität der Spermatozoen, mit der Gerinnung und Verflüssigung des Samens, mit der Steigerung der Aktivität der Hyaluronidase und endlich mit der Bindung von Calcium-Ionen in der Samenflüssigkeit in Zusammenhang gebracht.

Über den Nachweis von Cytochrom in den menschlichen Spermatozoen.

Mit Hilfe von spektroskopischen Methoden, wie sie von Keilin und Hartree entwickelt wurden, konnte Cytochrom a, b und c nachgewiesen werden. Nach den Untersuchungen von T. Mann ist das Cytochrom in frischem menschlichem Samen nur in der oxydierten Form vorhanden. In Fructose-Ringertestlösung wird das Cytochrom allmählich reduziert.

Das Coenzym A muß vorhanden sein, der experimentelle Nachweis ist noch nicht erbracht.

Literatur.

Barron, E. S. G., and C. Huggins: J. of Urol. **55**, 385 (1946).
— — Proc. Soc. Exper. Biol. a. Med. **62**, 195 (1946).
Benninghoff, A.: Lehrb. der Anatomie, Bd. II, S. 243ff. Berlin: Urban & Schwarzenberg 1948.
Brady, R. O.: J. of Biol. Chem. **193**, 145 (1951).

EICHENBERGER, E., u. O. GOOSSENS: Schweiz. med. Wschr. **1950**, 1073.

FELIX, K.: Experientia (Basel) **8**, 312 (1952).

GOMORI, G.: Arch. of Path. **32**, 189 (1941).

HUGGINS, C., and W. NEAL: J. Exper. Med. **76**, 527 (1942).

HUHNE, H. B.: Fertility and Sterility **2**, 319 (1951).

HUMPHREY, G. F., and T. MANN: Nature (Lond.) **161**, 352 (1948).

— — Biochemic. J. **44**, 97 (1949).

JOËL, C. A., u. E. EICHENBERGER: Schweiz. med. Wschr. **1945**, 601.

KEILIN, D., and E. F. HARTREE: Biochemic. J. **42**, 230 (1948).

KURZROCK, R.: Ann. N.Y. Acad. Sci. **52**, 1180 (1950).

— and E. G. MÜLLER: Amer. J. Obstetr. **15**, 56 (1928).

KUTSCHER, W., u. H. WOLBERGS: Z. physiol. Chem. **236**, 237 (1935).

KÜHNAU, J.: Z. Sexualforsch. **1**, 205 (1950).

LARDY, H. A., and P. H. PHILLIPS: Nature (Lond.) **153**, 168 (1944).

— — Arch. of Biochem. **6**, 53 (1945).

LEONARD, S. L., and R. KURZROCK: Endocrinology (Springfield, Ill.) **39**, 85 (1946).

— — Endocrinology (Springfield, Ill.) **39**, 261 (1946).

LEONE, E., and R. MANN: Nature (Lond.) **168**, 205 (1951).

LUNDQUIST, F.: Nature (Lond.) **158**, 710 (1946).

— Acta physiol. scand. (Stockh.) **13**, 322 (1947).

McCLEAN, D., and J. W. ROWLANDS: Nature (Lond.) **150**, 627 (1942).

MacLEOD, J.: Ann. Rev. Physiol. **5**, 399 (1943).

— Metabolism and Motility of Human Spermatozoa, in the Problem of Fertility. Princeton:
E. T. Engle Ed.

— Fertility and Sterility **2**, 115 (1951).

MANN, T.: Biochemic. J. **38**, 339 (1944).

— Biochemic. J. **38**, 335 (1944).

— Nature (Lond.) **151**, 613 (1944).

— Biochemic. J. **39**, 451, 458 (1945).

— Nature (Lond.) **156**, 80 (1945).

— Biochemic. J. **40**, 29 (1946); **40**, 481 (1946).

— Nature (Lond.) **157**, 79 (1946).

— Secretory Function of Seminal Vesicles, in Conference on Infertility, Family Planning
Association, p. 38. London 1947.

— Lancet **1948**, 446.

— Adv. Enzymol. **9**, 329 (1949).

— Biochemic. J. **48**, 386 (1951).

— Nature (Lond.) **168**, 1043 (1951).

— and C. LUTWAK-MANN: Biochemic. J. **43**, 266 (1948).

— and E. LEONE: Biochemic. J. **53**, 140 (1953).

MIRSKY, A. E., and A. W. POLLISTER: J. Gen. Physiol. **30**, 117 (1946).

PERLOFF, W. H., and J. H. NODINE: Fertility and Sterility **1**, 373 (1950).

POLLOCK, J. H.: Zit. nach R. ABDERHALDEN, Die Hormone. S. 37/38. Berlin, Göttingen,
Heidelberg: Springer-Verlag 1952.

REIS, J.: Enzymologia (Den Haag) **2**, 183 (1937).

— Enzymologia (Den Haag) **5**, 251 (1938).

— Bull. Soc. Chim. biol. (Paris) **22**, 36 (1940).

SCHERSTEN, B.: Scand. Arch. Physiol. (Berl. u. Lpz.) **58**, 90 (1929); **74**, Suppl. 7, (1936).

SCHNALL-MEYER, D.: Fertility and Sterility **3**, 62 (1952).

SIEVE, B. F.: Science (Lancaster, Pa.) **116**, 373 (1952).

STEDMAN, E., and E. STEDMAN: Nature (Lond.) **152**, 267 (1943).

— — In Symposia of the Society for Experimental Biology, Vol. I, p. 232. Cambridge 1947.

WALLENFELS, K.: Angew. Chem. **63**, 218 (1951).

WALTON, A.: Proc. Roy. Soc. (Lond.) B **101**, 303 (1927).

Biology of the Testes. Annals of the New York Akademy of Sciences, Vol. 55, Art. 4,
Pages 548—584.

Über das Vorkommen
von Androgenen im menschlichen Sperma.

Von

W. Dirscherl.

Mit 4 Textabbildungen.

1943 haben wir (2) eine Farbreaktion angegeben, die ziemlich spezifisch für Dehydroandrosteron ist: Versetzt man die Lösung dieses Hormons in konzentrierter Schwefelsäure mit etwa der gleichen Menge Wasser, so erhält man eine blau-violette Farbe, die im Stufenphotometer ein Absorptionsmaximum bei 570 mμ (S 57), im Spektrophotometer bei 600 mμ zeigt, recht beständig ist und bei weiterem Zusatz von Wasser wieder verschwindet. Wir haben dann diese Farbreaktion zu einer Bestimmungsmethode ausgebaut (3), und auch von anderen Untersuchern sind ähnliche Arbeiten erschienen, in denen unsere Methode („Schwefelsäure-Wasser-Methode") teilweise abgeändert worden ist. So haben z. B. W. M. Allen, S. J. Hayward und A. Pinto (1) 1950 eine Schwefelsäure-Alkohol-Methode angegeben, bei der die Substanz in einem Gemisch von konzentrierter Schwefelsäure und Alkohol aufgenommen und dann mit Alkohol verdünnt wird. Wir haben beide Methoden miteinander verglichen und auf reine Steroidhormone wie auf Harnextrakte angewandt (4). Dabei hat es sich gezeigt, daß die Schwefelsäure-Wasser-Methode spezifischer ist, indem außer Dehydroandrosteron, 3-Cl-Δ5,6-Androstenon-(17) und i-Androstanol-(6)-on-(17) andere Steroidhormone, wie Androsteron, Testosteron, Desoxycorticosteron usw., nicht das spezifische Absorptionsmaximum aufweisen, während dies Desoxycorticosteron und Testosteron bei der Schwefelsäure-Alkohol-Methode tun. Bei Harnbestimmungen halten wir die Schwefelsäure-Alkohol-Methode für geeigneter, wenn man den von uns vorgeschlagenen Leerwert berücksichtigt. Man wird je nach Erfordernis die eine oder andere Variation anwenden, wie das im folgenden deutlich wird.

Dehydro-androsteron   3-Cl-$\Delta^{5,6}$ androsten-on-(17)   i-Androstanol-(6)-on-(17)

Zusammen mit W. Knüchel (5) wurde vor einigen Jahren tierisches und menschliches Sperma untersucht (Benzolextrakt nach salzsaurer Hydrolyse; Messung der ungefähren Absorption im Stufenphotometer bei S 57 und S 50). Wir fanden im menschlichen Sperma im allgemeinen 4—5 mg-% 570 mμ-Chromogene, die im wesentlichen in den Zellen enthalten waren und dementsprechend bei Azoospermie fehlten. Danach war die Anwesenheit von Stoffen der Dehydro-androsterongruppe (s. Formeln) wahrscheinlich. Das eigentliche Ziel der Arbeit, die aus äußeren Gründen unterbrochen werden mußte, nämlich die Isolierung der Chromogene, ließ sich bisher wegen der Schwierigkeit der Materialbeschaffung nicht erreichen. Wir haben indessen noch öfter Spermaproben von Mensch und Tier untersucht und mit verbesserter Methodik und bei Aufnahme der ganzen Absorptionskurven keine maximale Absorption bei 570 mμ mehr gefunden.

Nachdem uns in letzter Zeit 95 cm³ einer Sammelprobe von Sperma normaler Männer zur Verfügung gestellt worden war, habe ich die Frage des Vorkommens von Androgenen im Sperma zusammen mit Herrn Dr. HEINZ BREUER erneut aufgegriffen. Dabei haben wir, um die Bildung störender Chromogene zu vermeiden, zunächst auf eine Hydrolyse verzichtet. Das Sperma wurde zur Gewinnung der freien Steroide zuerst mehrmals mit Benzol, dann zur Abtrennung der konjugierten Steroide mit Butanol extrahiert. Ein Teil der Butanolfraktion wurde mit Salzsäure

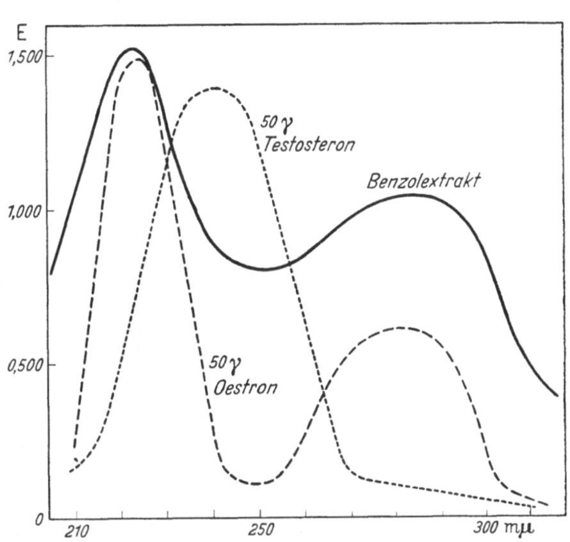

Abb. 1. UV-Absorptionskurven in absolut-alkoholischer Lösung.

hydrolysiert und dann mit Benzol extrahiert. Mit den Trockenrückständen dieser Extrakte wurden die Absorptionskurven im Ultraviolett und bei verschiedenen Farbreaktionen im Unicam-Spektrophotometer aufgenommen. Die Aufnahme der gesamten Absorptionskurven erlaubt auch die Erfassung von Stoffen, die bei der betreffenden Farbreaktion nicht an der typischen Stelle absorbieren. Das geht im einzelnen aus den folgenden Abbildungen hervor.

Benzolextrakt. Der Trockenrückstand zeigte in alkoholischer Lösung je ein Maximum bei 222 und 278 mμ im UV (Abb. 1). Oestron und β-Oestradiol zeigen Maxima an den gleichen Stellen, aber ein etwas anderes Extinktionsverhältnis. Wäre die UV-Absorption des Extraktes durch Oestron bedingt, so müßte das Sperma davon etwa 4,5 mg-% enthalten. Mit der KOBERschen Reaktion [Ausführung vgl. (6)] wurde aber ebensowenig wie mit der Schwefelsäure-Wasser- und Schwefelsäure-Alkohol-Methode ein Hinweis für Oestron (oder Oestradiol) gefunden. Das steht nicht im Widerspruch mit dem Ergebnis der Dissertation von P. SCHLOEMANN aus der Bonner Frauenklinik, wonach in 2 cm³ menschlichem Sperma etwa 1 ME Oestrogen, bei Vorliegen von Oestron also 0,1 γ bzw. etwa 5 γ-% enthalten wären. Diese geringe Konzentration ist mit der Farbreaktion nicht mehr nachweisbar. — In Abb. 1 sind vergleichsweise die UV-Absorptionskurven von Testosteron und Oestron eingezeichnet.

In Abb. 2 ist das Ergebnis der Schwefelsäure-Wasser-Reaktion dargestellt. Danach ist die Anwesenheit von Dehydroandrosteron und i-Androstanol-(6)-on-(17)

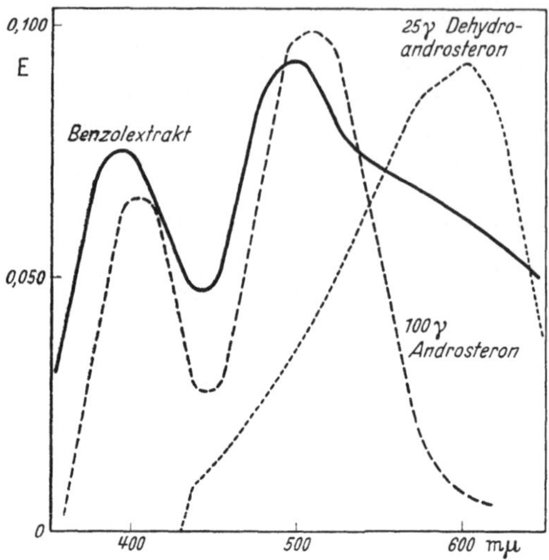

Abb. 2. Absorptionskurven der Schwefelsäure-Wasser-Reaktion.

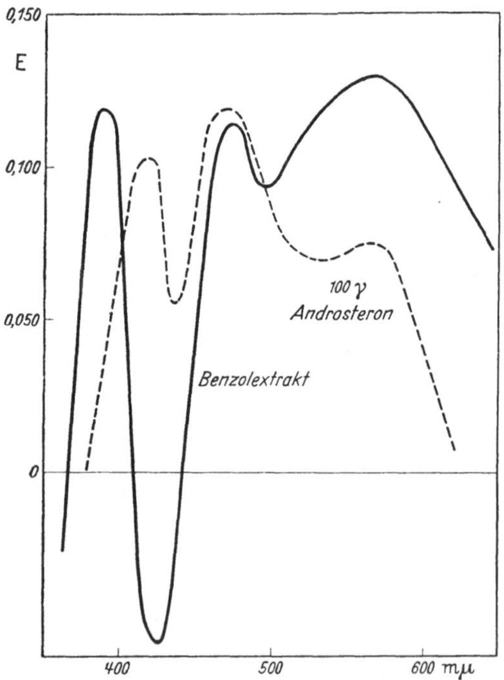

Abb. 3. Absorptionskurven der Schwefelsäure-Alkohol-Reaktion.

ausgeschlossen, dagegen die von Androsteron, iso-Androsteron (untersucht, aber nicht eingezeichnet) und wohl auch der Isomeren der Ätiocholanreihe möglich. Zwar zeigt auch Testosteron 2 Maxima an etwa den gleichen Stellen wie der Extrakt, aber ein anderes Extinktionsverhältnis. Außerdem müßte bei Vorliegen von Testosteron bei der Schwefelsäure-Alkohol-Methode das Maximum bei 480 mμ etwa 10 mal höher als bei der Schwefelsäure-Wasser-Methode liegen, was aber nicht der Fall ist. Vielmehr sind die Maxima des Extraktes bei 480 mμ bei beiden Methoden etwa gleich hoch, wie dies auch für Androsteron und iso-Androsteron gilt. Auch bei der Alkohol-Methode (Abb. 3) kommt die Absorptionskurve des Androsterons und seiner Isomeren der des Spermaextraktes am nächsten. Das gilt mindestens für die Maxima bei 470 und 550 mμ, während ein drittes Maximum im kürzerwelligen Gebiet etwas verschoben ist. Androstendion verhält sich wie Testosteron (s. o.). Androstendiol z. B. zeigt eine wesentlich andere Kurve als der Extrakt.

Schließlich wurde die benzollösliche Fraktion auch mittels der Zimmermannschen Methode auf 17-Ketosteroide geprüft, wobei wir die Messung der Absorption im Ätherauszug der Farblösung (8) vornahmen (Abb. 4). Das Absorptionsmaximum des Extraktes lag bei 540 mμ, während das des Androsterons [in Übereinstimmung mit (8)] und iso-Androsterons bei 510 mμ gefunden wurde. Für Harnextrakte hat Zimmermann das Maximum bei 510—530 mμ angegeben. Es dürfte sich wahrscheinlich auch im Sperma um 17-Ketosteroide handeln, vermutlich um Androsteron oder eines seiner Isomeren.

In der Tabelle ist der nach verschiedenen Methoden sich ergebende Gehalt des Spermas an freiem „Androsteron" oder „iso-Androsteron" angegeben. Bei den Schwefelsäurereaktionen haben wir die Absorptionskurven sofort, nach 24 Std. und im Anschluß daran nach Zerstörung der Reaktionsfarbe durch Wasserstoffperoxyd gemessen. Die Messung nach 24 Std. verfolgte den Zweck, eventuelle, für manche Steroide charakteristische Veränderungen der Extinktion aufzudecken (4). Die nach Behandlung der 24 Std.-Versuche mit H_2O_2 auftretenden Extinktionsdifferenzen der Maxima dienten ebenso wie die Sofortwerte zur Berechnung. Wir halten die aus der Zerstörung der Reaktionsfarbe errechneten Werte für die maßgeblichen; sie bewegen sich zwischen 2 und 3 mg-% und liegen damit mehr oder weniger unter dem Wert von 3,4 mg-% für 17-Ketosteroide.

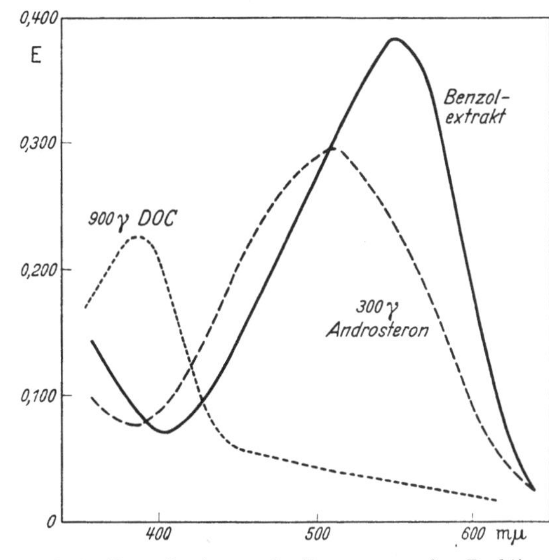

Abb. 4. Absorptionskurven der ZIMMERMANNschen Reaktion.

Nimmt man einen Gehalt des Spermas von 2 mg-% Androsteron an, so müßte der benzollösliche Anteil von 0,1 cm³ Sperma 1 percutane Kapauneneinheit, entsprechend 2 γ Androsteron, enthalten [vgl. (7)]. 2 γ Androsteron als Tagesdosis

Tabelle 1. *Gehalt von menschlichem Sperma an freien „Androgenen"* (in mg-%).

	berechnet als			
	Androsteron		iso-Androsteron	
Reaktion mit	sofort	24 Std., H_2O_2	sofort	24 Std., H_2O_2
Schwefelsäure-Wasser	2,0	2,1	2,1	2,7
Schwefelsäure-Alkohol	4,9	3,1	4,0	2,2
m-Dinitrobenzol	3,4		3,4	

zeigten, 5 Tage auf den Kamm aufgeträufelt, am 5. Tag 18%, am 8. Tag 19% und am 12. Tag 9% Kammwachstum (Mittelwert von 4 Tieren). Die angegebene Extraktmenge bewirkte 6%, 7% und am 11. Tag 14% Wachstum. Soweit aus diesen Orientierungsversuchen, die wir der Liebenswürdigkeit von Herrn Dr. H. E. Voss, Mannheim-Waldhof, verdanken, Schlüsse gezogen werden dürfen, könnte die androgene Wirkung des Spermaextraktes durch die Anwesenheit von iso-Androsteron oder Androsteron im Gemisch mit Isomeren bedingt sein. Iso-Androsteron zeigt etwa ein Zehntel der Wirksamkeit des Androsterons, die isomeren Ätiocholanolone (Koproreihe) sind praktisch wirkungslos [vgl. (7)].

Butanolextrakt. Im Anschluß an die Extraktion des Spermas mit Benzol wurde mit Butanol ausgeschüttelt, und zwar ein Teil bei $p_H = 7$ in der Hitze, ein anderer Teil bei $p_H = 3$ und Zimmertemperatur. Vom letzteren Extrakt wurde ein Teil nach Abdampfen des Butanols mit Salzsäure hydrolysiert und anschließend mit Benzol extrahiert.

Auch hier fand sich in allen Fällen eine UV-Absorption mit dem gleichen Maximum wie bei der Benzolfraktion, aber wesentlich höherer Extinktion. Nach der Zimmermannschen Methode ergaben sich bei allen Extrakten rund 20 mg-% „17-Ketosteroide" mit einem atypischen Maximum bei 570 mμ. Auch bei den übrigen Farbreaktionen traten gewisse Abweichungen gegenüber Androsteron und seinen Isomeren auf. Über die Natur der butanollöslichen Stoffe können wir vorläufig keine genauere Aussage machen.

Die erwähnten Ergebnisse werden als eine Orientierung betrachtet, welche Richtlinien für die präparative Bearbeitung liefert.

Literatur.

1. Allen, W. M., S. J. Hayward und A. Pinto.: J. Clin. Endocrin. **10**, 54 (1950).
2. Dirscherl, W., u. F. Zilliken: Naturwiss. **31**, 349 (1943).
3. Dirscherl, W., u. F. Zilliken: Biochem. Z. **320**, 57 (1949).
4. Dirscherl, W., u. H. Traut: Klin. Wschr. **1952**, 159.
5. Dirscherl, W., u. W. Knüchel: Biochem. Z. **320**, 253 (1950).
6. Dirscherl, W., u. F. Zilliken: Biochem. Z. **319**, 407 (1949).
7. Dirscherl, W., J. Kraus u. H. E. Voss: Hoppe-Seylers Z. **241**, 1 (1936).
8. Zimmermann, W., H.-U. Anton u. D. Pontius: Hoppe-Seylers Z. **289**, 91 (1952).

Diskussion.

Kühnau:

Wenn ich mir eine Frage an Herrn Kimmig erlauben darf. Sie haben ganz zum Schluß nur kurz das Spermin und Spermidin erwähnt. Es hätte mich ja sehr interessiert zu wissen, ob man da in den letzten 25 Jahren etwas weitergekommen ist. Dieser Stoff ist aus verschiedenen Gründen sehr interessant. Sowohl das Spermin wie auch sein Abkömmling Spermidin ist nämlich ein Stoff, der ungewöhnlich fest Nucleinsäuren bindet und in der neueren Pharmakologie z. T. für Zwecke der Chemotherapie sogar schon zur Carcinombehandlung als carcinomwachstumbehinderndes Agens verwendet worden ist aus der Annahme heraus, daß an dem Wachstum der malignen Tumoren insbesondere Nucleinsäuren beteiligt sind. Diese Untersuchungen, die von Snapper und Schneid in New York gemacht worden sind, haben also ergeben, daß zwischen Spermin und Spermidin und Nucleinsäuren ganz besonders enge Beziehungen bestehen und es würde mich sehr interessieren zu erfahren, ob das irgendwie vielleicht mit der Bedeutung der Nucleinsäuren zusammenhängt, auf die Sie kurz zu sprechen kamen. Dann ist noch vielleicht ganz interessant zu erwähnen, daß im Sperma ein Stoff in ungeheuer hoher Konzentration vorhanden ist, über dessen Bedeutung, trotz seiner weiten Verbreitung im Organismus, man auch noch wenig weiß, das ist der Inosit, diese cyclisch gebaute Substanz von kohlenhydratähnlicher Beschaffenheit und auch wahrscheinlich von kohlenhydratähnlicher Bedeutung, die in der Muskulatur und im Blut, im Harn und in allen Organen vorkommt, ohne daß wir bisher mehr wüßten, als daß sie ein Bestandteil der Lipoide ist und auch Vitamincharakter hat. Inosite sind in Mengen bis zu 5% im frischen Sperma enthalten, es ist also geradezu horrende, und es würde mich sehr interessieren, wenn Sie auch darüber etwas sagen könnten.

Kimmig:

Zum Spermin und Spermidin ist folgendes zu sagen:

Das Putrescin und Cadaverin entsteht aus den Aminosäuren Ornithin und Lysin. Beim Spermin und Spermidin sind dagegen die Aminosäuren, von denen sich diese Basen ableiten, unbekannt. Die Tatsache, daß das Spermin in der Samenflüssigkeit vorkommt, spricht dafür, daß es zur Aufrechterhaltung der Wasserstoffionenkonzentration, die im Nebenhoden und

Prostata quantitativ verschieden ist, sicher mit herangezogen wird. Ob das Spermin einen Einfluß auf die Umwandlung des Proteineiweißes bzw. auf die Verschiebung der Nucleinsäuren in den Spermatozoen hat, ist nicht bekannt. Im Spermatozoon und in den Zellen von der Ursamenzelle über die Spermiden bis zu den Spermatocyten ist es nicht nachgewiesen. Wir wissen, daß im Nebenhoden das Spermatozoon ruhiggestellt wird. Die Ruhigstellung dient der Konservierung der Energievorräte. Es ist nicht ausgeschlossen, daß diese Ruhigstellung ebenfalls durch die Anwesenheit von Spermin erreicht wird. Die Drosselung der Wasserstoffionenkonzentration auf p_H 7,4 im Nebenhoden könnte ebenfalls mit Salzen dieser Base erreicht werden. Über die wirklichen Funktionen von Spermin und Spermidin ist nichts bekannt. In dem neuen Hoppe-Seyler, in dem die biologisch wichtigen Stoffe zusammengestellt sind, findet man über Spermin und Spermidin nur Angaben über den Schmelzpunkt und die Zusammensetzung.

Über das Vorkommen des Inosits könnte man verschiedene Hypothesen entwickeln; experimentell ist aber nichts gesichert. Vielleicht spielen phosphorilierte Zwischenstufen des Inosits im Zusammenhang mit Nucleinsäuren eine Rolle bei der Umwandlung der Zellen in den Tubuli contorti. Ob ihm eine Wirksamkeit ähnlich der der Biotine zukommt, ist nicht bekannt.

PUCK:

Herr Professor DIRSCHERL erwähnte schon, daß an der Universitäts-Frauenklinik in Bonn in den Jahren 1943 und 1944 Untersuchungen über den Hormongehalt im menschlichen Sperma durchgeführt worden sind. Es handelte sich um gesunde Männer im Alter von 20—30 Jahren. Bei der Untersuchung auf gonadotrope Wirkung an der infantilen weiblichen Maus wurde keine Reaktion beobachtet. Bei der Prüfung im ALLEN-DOISY-Test wurde das Sperma mit Periston 1:3 verdünnt und injiziert. Im Vaginalabstrich wurden keine Schollen beobachtet. Bei einer Verdünnung von 1:1 trat ein Prooestrus auf. Bei der Injektion des unverdünnten Spermas konnte ein reiner Oestrus festgestellt werden. Nach diesem Hinweis auf vorhandene oestrogene Substanzen im menschlichen Sperma haben wir in den letzten Jahren die Untersuchung wieder aufgenommen, um mit der ZIMMERMANNschen Reaktion Androgene nachzuweisen. Wir fanden dabei etwa 4—5 mg-%. In unserer Klinik wird die Vorstellung vertreten, daß diese Hormone im menschlichen Sperma für die verheiratete Frau physiologische Hormonmengen sind, die zusammen mit der Hyperämisierung durch die Kohabitation zu einer Stimulierung des weiblichen Genitale führen und daß die Hormone im menschlichen Sperma in diesem Sinne ihre Bedeutung haben.

KIMMIG:

Herr Kollege DIRSCHERL! Vermutlich wird Ihnen die Arbeit von BRADY aus dem Jahre 1951 bekannt sein. BRADY hat damals festgestellt, daß radioaktive Essigsäure durch Hodengewebe quantitativ in Form von Testoviron nachgewiesen werden kann. Die radioaktive Essigsäure trug das radioaktive Kohlenstoffatom C 14 an der Carboxylgruppe. Wenn es mit dem Mikromanipulator gelänge, die LEYDIGschen Zwischenzellen von den Tubuli contorti zu trennen, dann könnte man mit beiden Geweben die von BRADY angegebene Synthese nachkontrollieren. In der Samenflüssigkeit läßt sich dann das radioaktive Testoviron relativ einfach nachweisen. Vermutlich wird aber diese schwierige präparative Arbeit nicht möglich sein.

TONUTTI:

Einen einfachen Versuch zur Klärung dieser Frage bietet der experimentell erzeugte Leistenhoden oder auch der Hoden nach Röntgenbestrahlung. Dabei wird das Samenkanälchen mit Ausnahme der SERTOLI-Zellen zellfrei. An diesem Substrat könnte man den von Herrn KIMMIG angeregten Versuch durchführen.

Herrn DIRSCHERL möchte ich darauf aufmerksam machen, daß seine Befunde von McCULLAGH im wesentlichen bestätigt wurden. Er wies im Sperma sowohl oestrogene als auch androgene Wirkungen im biologischen Versuch nach.

DIRSCHERL:

Zu dem, was Herr KIMMIG vorhin sagte: Wenn ich recht unterrichtet bin, dann ist es doch so, daß die Spermien im Nebenhoden noch reifen.

KIMMIG:

Ja, das ist aber eine Reifung, die nur den Bewegungsapparat betrifft.

Dirscherl:

Schon, aber ich würde mir vorstellen, daß Testosteron während der längeren Zeit der Reifung allmählich reduziert wird. Das tut ja der übrige Körper auch. Warum sollte das der Nebenhoden nicht auch können? Deshalb halte ich es für ganz plausibel, wenn wir kein Testosteron im Sperma finden. Ich meine, es kann *etwas* Testosteron darin sein, das kann ich auf Grund dieser Vorarbeit nicht völlig ausschließen; alles, was ich sagte, bezieht sich darauf, daß der betreffende Stoff nicht der wesentliche Konstituent ist. Hier muß präparativ weitergearbeitet werden, aber das konnten wir bisher wegen Materialmangels nicht machen. Ich wäre für Unterstützung mit Material durch Kollegen, welche Spermauntersuchungen ausführen, sehr dankbar.

Weissbecker:

Ich möchte kurz darauf hinweisen, daß Mason und später Marti die Theorie auf Grund experimenteller Untersuchungen vertreten, daß Testosteron aus Dehydroisoandrosteron, also einem Nebennierenrindensteroid entstehen kann.

Langecker:

Ein kleiner methodischer Vorschlag: Die Einschaltung einer Ketonabtrennung mit Girard-T-Reagens würde den Nachweis von Dehydroandrosteron erleichtern. Nach eigenen Erfahrungen ist die Munsonsche Bestimmung von Dehydroandrosteron (Pettenkofer-Reaktion) nur in der Harn-Ketonfraktion gut durchführbar.

Dirscherl:

Wir haben bisher davon keinen Gebrauch gemacht. Das hatte seine guten Gründe, denn der ausländische Kollege, der uns dieses Sammelsperma zur Verfügung stellte, wollte seinerseits versuchen, den Nachweis von Androgenen mittels der Chromatographie zu erbringen und wir wollten uns vorläufig absichtlich auf diese orientierenden Farbreaktionen beschränken. Das muß nun aber natürlich präparativ weitergemacht werden.

Klingmüller:

Herr Prof. Kimmig hat ja sein Referat so kritisch abgefaßt, daß man nicht weiß, ob es ein Werturteil ist, wenn Sie etwas nicht gebracht haben. Zum Beispiel kommt Wallenfels in seinem Bericht über den Mailänder Kongreß abschließend zu dem Urteil über die Bedeutung der Hyaluronidase, daß sie auch auf Grund der klinischen Arbeiten von Kurzrock therapeutisch bei Sterilität zu wirken scheint und daß andererseits eine Befruchtung nicht von ihrer Gegenwart abhängig ist. Er sagt aber, daß man sich dahin geeinigt hat, daß sie von großer Bedeutung für den Transport des Eis durch die Tuben ist. Wie stehen Sie dazu?

Kimmig:

Die Angabe von Walton geht auf eine Diskussionsbemerkung zurück, die Walton auf dem Kongreß für Physio-Pathologie der tierischen Fortpflanzung und künstlichen Besamung in Mailand 1948 gehalten hat. Wallenfels hat diese Diskussionsbemerkung in seiner Arbeit zitiert. Ich halte die Ansicht von Walton, nach der das Spermatozoon für den Durchgang durch die Tuben Hyaluronidase benötigt, für möglich. Der Durchgang der Spermatozoen durch die Tube ist vielleicht ein wesentlich schwierigerer Vorgang als die Auflösung des Cumulus oophorus, der das Ei umgibt. Aus einer Diskussionsbemerkung lassen sich selbstverständlich keine weiteren Schlüsse ziehen. Wenn die Untersuchungen von Sieve in New York stimmen, dann muß der Hyaluronidase eine ganz entscheidend wichtige Funktion im Befruchtungsvorgang zukommen. Wie oben zitiert, gelang es Sieve, an über 300 Menschenpaaren die Konzeption durch Verabreichung von Hesperidinphosphat zu verhindern. Durch Hesperidinphosphat kommt es aber zu einer Inaktivierung von Hyaluronidase. Eine endgültige Beurteilung dieser Untersuchungen ist natürlich erst dann möglich, wenn sie durch eine sorgfältige Nacharbeit bestätigt worden ist.

Androgene.
Chemie, Biochemie und Nachweis.

Von

K. JUNKMANN.

Mit 9 Textabbildungen.

Zum Verständnis des Folgenden wollen wir uns daran erinnern, daß die Androgene zu den *Steroiden* gehören, die sich von der großen Klasse der *Sterine* ableiten. Als deren Repräsentanten seien nachstehend das Cholesterin, eine Gallensäure und ein Digitalisaglucon, das Digitoxigenin, abgebildet.

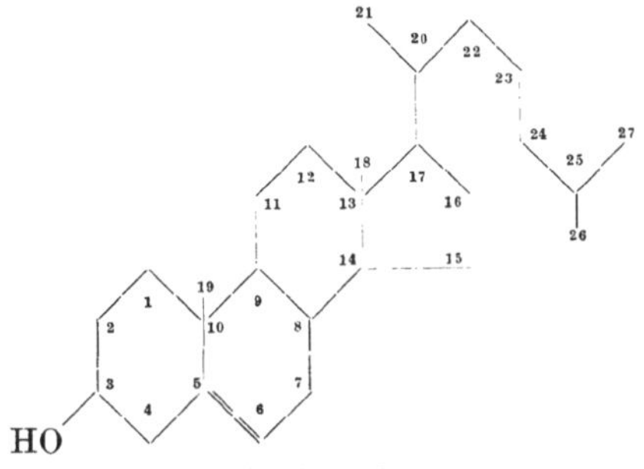

Cholesterin

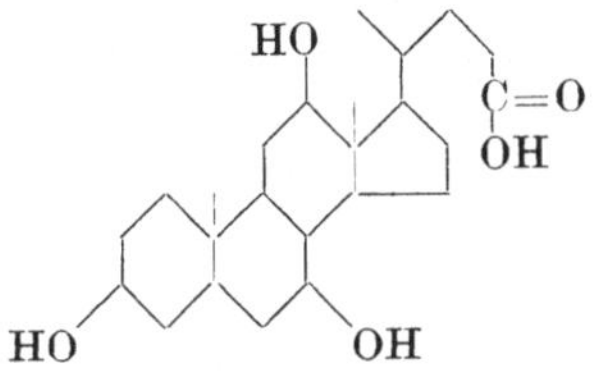

Gallensäure

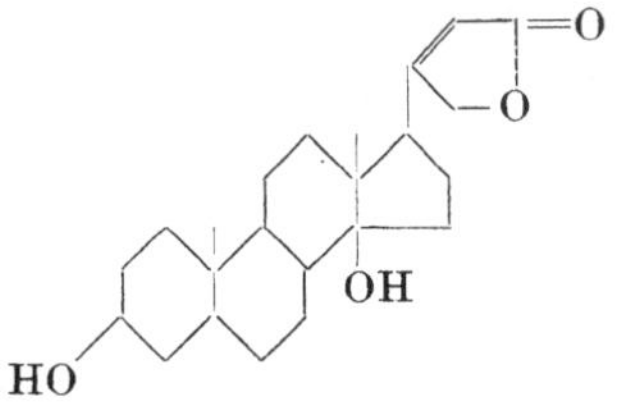

Digitoxigenin

Abb. 1. Sterine.

Zur Orientierung in dem relativ komplizierten Cholesterinmolekül ist die Numerierung der einzelnen C-Atome mit aufgeführt, die in gleicher Weise auch bei den Steroiden angewendet wird.

Die steroiden Hormone enthalten das Ringsystem des Cholesterins als Grundskelet, das *Cyclopentanophenanthren*. Wir unterscheiden C_{18}-Steroide mit dem Grundkörper *Oestran*, die die Oestrogene stellen, ferner C_{19}-Steroide mit dem Grundkörper *Androstan*, die die Androgene stellen, und C_{21}-Steroide mit dem Grundkörper *Pregnan*, von dem sich Gestagene und Corticoide ableiten.

Bei den Oestrogenen ist der Ring A aromatisch und entsprechend fehlt die anguläre Methylgruppe am Kohlenstoffatom 10. Die C_{19}-Steroide der Androgene sind rein hydrocarbocyclisch und enthalten noch die anguläre Methylgruppe am Kohlenstoffatom 10, während die C_{21}-Steroide in 17-Stellung noch eine Seitenkette mit den weiteren Kohlenstoffatomen C_{20} und C_{21} besitzen (Abb. 2).

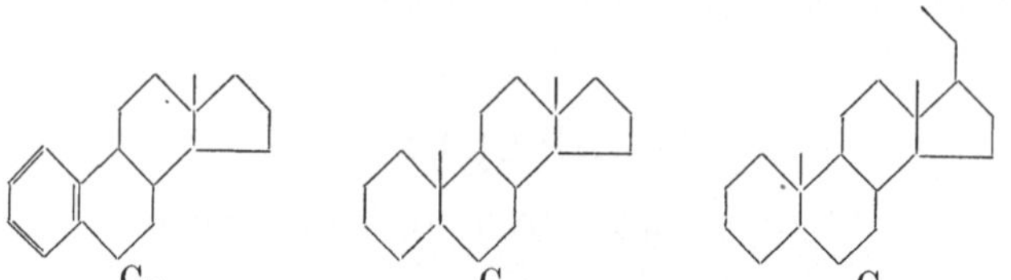

C_{18}
Oestrogene

C_{19}
Androgene

C_{21}
Gestagene und Corticoide

Abb. 2. Steroide.

Wenn das Androstanringskelet, wie das in der Regel der Fall ist, noch an C_3 und C_{17} Substituenten trägt, so enthält es 8 asymmetrische Kohlenstoffatome, die 256 Stereoisomere möglich erscheinen lassen. Die verwirrende Vielfalt der Isomeriemöglichkeiten wird jedoch dadurch eingeschränkt, daß nur eine kleine Anzahl tatsächlich verwirklicht ist.

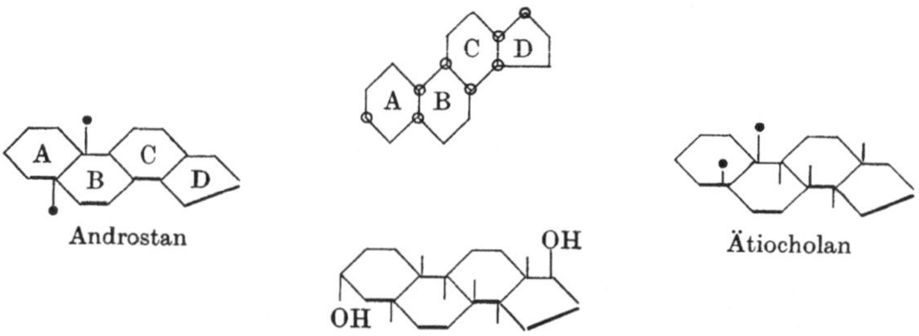

Androstan

Androstandiol (3α, 17 β)

Ätiocholan

Abb. 3. Isomerieverhältnisse im Androstanringsystem.

Bei den Ringverknüpfungen an den Kohlenstoffatomen 5 und 10 bzw. 8 und 9 bzw. 13 und 14 sind theoretisch jeweils 2 cis- und 2 trans-Verknüpfungen der beiden in Betracht kommenden Ringe möglich. Tatsächlich liegen jedoch die Verknüpfungen der Ringe B zu C und C zu D bei allen natürlich vorkommenden Androgenen und ihren Stoffwechselprodukten in der trans-Verknüpfung vor, wobei wir uns die anguläre Methylgruppe stets nach oben und nie nach unten aus dem in ebener Anordnung vorliegenden Ringsystem herausragend vorzustellen haben. Ringisomerien treten also praktisch nur durch Veränderung der Stellung des Wasserstoffatoms am Kohlenstoff 5 bei der Ringverknüpfung AB auf, so daß diese Ringe einmal in trans-Verknüpfung vorliegen können, wobei wir sie uns in einer Ebene liegend vorzustellen haben, und der Wasserstoff an C_5 nach unten aus der Bildebene herausragt; sie können jedoch auch in cis-Verknüpfung vorliegen, wobei der ganze Ring A gegenüber dem Restmolekül nach unten aus der Bildebene abgewinkelt vorzustellen ist und der Wasserstoff am C_5 und die Methylgruppe am C_{10} nach oben aus der Bildebene herausragen würden.

Im *Androstan*ringsystem sind die Ringe AB trans-verknüpft. Liegt cis-Verknüpfung zwischen den Ringen A und B vor, so nennen wir das gleiche Ringsystem *Ätiocholan*. Es ist dies dann die gleiche Anordnung, wie wir sie auch in den Gallensäuren und bei den Digitalisglykosiden, bei welch letzteren auch noch die Ringe C und D in cis-Verknüpfung vorliegen, vor uns haben.

Neuerdings hat man die HAWORTHsche Schreibweise der Zucker auch auf das Sterinmolekül übertragen, und ich finde diese recht anschaulich, so daß ich sie meinen folgenden Darstellungen zugrunde legen möchte. Sie finden in dieser Schreibweise in der vorstehenden Abb. 3 das Androstan und Ätiocholan und die wesentliche Stellung des angulären Methyls am C_{10} und des Wasserstoffatoms am C_5 dabei durch • markiert. Treten nun in das Androstan oder Ätiocholan noch weitere Substituenten ein, so können diese so situiert sein, daß sie entweder nach oben oder nach unten aus der Ebene des Moleküls herausragen. Wir bezeichnen mit FIESER die nach unten weisenden Substituenten als α-ständig, die nach oben weisenden als β-ständig. Als Beispiel einer solchen Substitution ist in der neuen Schreibweise das Androstandiol-(3α, 17β) aufgeführt.

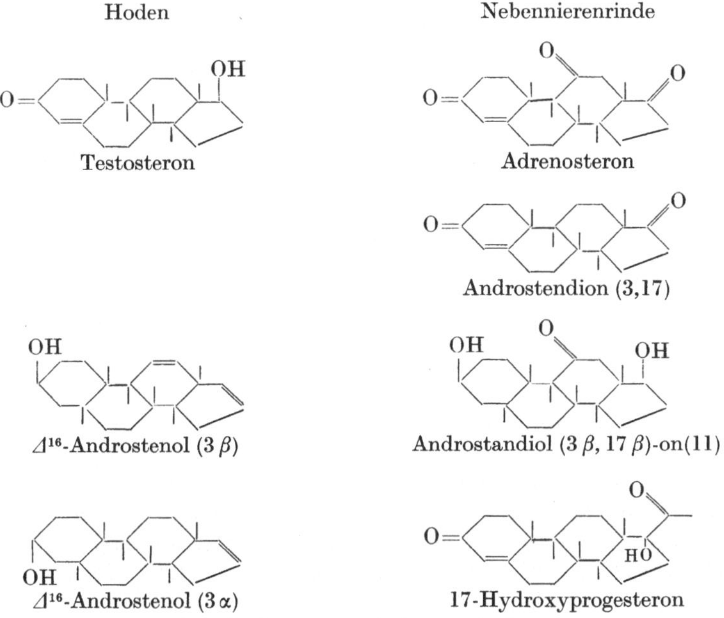

Abb. 4. Vorkommen von Androgenen in Organen.

Vorkommen der Androgene. Wir finden Androgene zunächst im Hoden, aus dem durch direkte Isolierung *Testosteron* bei Stier und Hengst gewonnen werden konnte. Außerdem finden sich im Hoden noch zwei weitere Steroide, das Δ^{16}-Androstenol-(3β) und das Δ^{16}-Androstenol-(3α), Substanzen, die ohne Hormonwirksamkeit für den Bocksgeruch der Hoden verantwortlich sind. Die Bildung des eigentlichen männlichen Hormons des Testosterons wird in die LEYDIGschen Zwischenzellen lokalisiert. Beweis für diese Auffassung ist 1., daß bei Kryptorchismus oder nach Röntgenbestrahlung zwar das spermatogene Gewebe schwer geschädigt wird, daß aber andererseits die interstitiellen Zellen mehr oder weniger gut erhalten bleiben und die Hormonproduktion des Hodens und der Zustand der sekundären Geschlechtscharaktere auch bei diesen Schädigungen leidlich aufrechterhalten bleiben. 2. Umgekehrt kann durch Teerbehandlung oder durch Vitaminmangelernährung bevorzugt das System der interstitiellen Zellen geschädigt werden, während die spermatogenen Elemente relativ intakt bleiben. Entsprechend der Zwischenzellschädigung atrophieren die sekundären Geschlechtscharaktere. 3. Schließlich gibt es Zwischenzelltumoren, die mit einer außerordentlich großen Steigerung der Androgenbildung einhergehen können.

Androgene finden sich weiter auch im Ovarium. Eine direkte Isolierung ist hier bisher nicht erfolgt. Das Vorhandensein von Androgenen ist jedoch sehr wahrscheinlich. So konnte durch Transplantation von Mäuseovarien in das Ohr von männlichen Kastratenmäusen am Wachstum von Samenblase und Prostata Androgenbildung nachgewiesen werden. Implantation in die Bauchhöhle war erfolglos und der Unterschied des Versuchsausfalls wird durch die verschiedene Temperatur des Implantationsortes erklärt. Schließlich gibt es auch in der menschlichen Pathologie virilisierende Ovarialtumoren.

Eine dritte Bildungsstelle von Androgenen ist die Nebenniere. Versuche, Androgene aus der Nebennierenrinde zu isolieren, wurden meines Wissens bisher nicht als Selbstzweck unternommen, sondern die bisher in der Nebenniere aufgefundenen Stoffe mit androgener Wirkung oder Teilwirkung, die in der Abb. 5 zusammengestellt sind, wurden mehr oder weniger zufällig bei der Fahndung nach den Hormonen der Nebennierenrinde isoliert. Für das Vorkommen von Nebennierenrindenandrogenen sprechen jedoch in hohem Maße die Erfahrungen der Klinik bei Nebennierenrindentumoren, bei denen große Mengen Androgene im Harn erscheinen, die für die entsprechenden Virilisierungserscheinungen, die besonders bei Frauen mit solchen Tumoren auffallen, verantwortlich sind. Allerdings sind die bisher isolierten Nebennierenrindenandrogene eigentlich recht schwach wirksam, so daß man sich die starken Virilisierungserscheinungen kaum durch die bisher bekannten allein erklären kann. Schließlich sprechen noch Versuche aus älterer Zeit, die nach Injektion corticotroper Extrakte an Ratten Samenblasen- und Prostatawachstum fanden, für eine androgene Produktion der Nebenniere, ebenso der Befund, daß Samenblasen und Prostata nach frühzeitiger Kastration bei jugendlichen Ratten noch eine Weile weiterzuwachsen imstande sind. Außerdem scheiden Frauen und Männer nach der Kastration noch durchaus meßbare Mengen von Androgenen, wie Androsteron und Dehydroisoandrosteron, im Harn aus.

Ein viertes Organ, das im Verdacht der Androgenbildung steht, ist die Placenta. Ein Nachweis durch Isolierung der entsprechenden Androgene ist bisher jedoch meines Wissens nicht erbracht.

Zahlreiche Androgene bzw. ihre Stoffwechselprodukte und eine Anzahl von Stoffen, die vermutlich durch die chemischen Einflüsse bei der Aufarbeitung und Isolierung als Artefakte entstehen, finden sich im Harn. Ich habe in der Abb. 5 zunächst die Gruppe der sog. 17-Ketosteroide aufgeführt, die durch eine Ketogruppe in 17-Stellung charakterisiert und deshalb besonders gut untersucht sind, weil sie gemeinsam sich leicht mit Hilfe der Zimmermannschen Reaktion nachweisen lassen. Sie gehören teils der Androstan-, teils der Ätiocholanreihe an. Bemerkenswert unter ihnen sind besonders das Androsteron als das wirksamste Androgen des Harns, wenn man von den sehr kleinen Mengen sicher auch im Harn vorhandenen Testosterons absieht. Ferner das Ätiocholan-(3α)-on(17) als ein zwar unwirksames, aber besonders mengenmäßig ins Gewicht fallendes Hauptausscheidungsprodukt des Testosterons. Schließlich verdient noch Erwähnung das Dehydroisoandrosteron, das im normalen Harn zwar nur in relativ

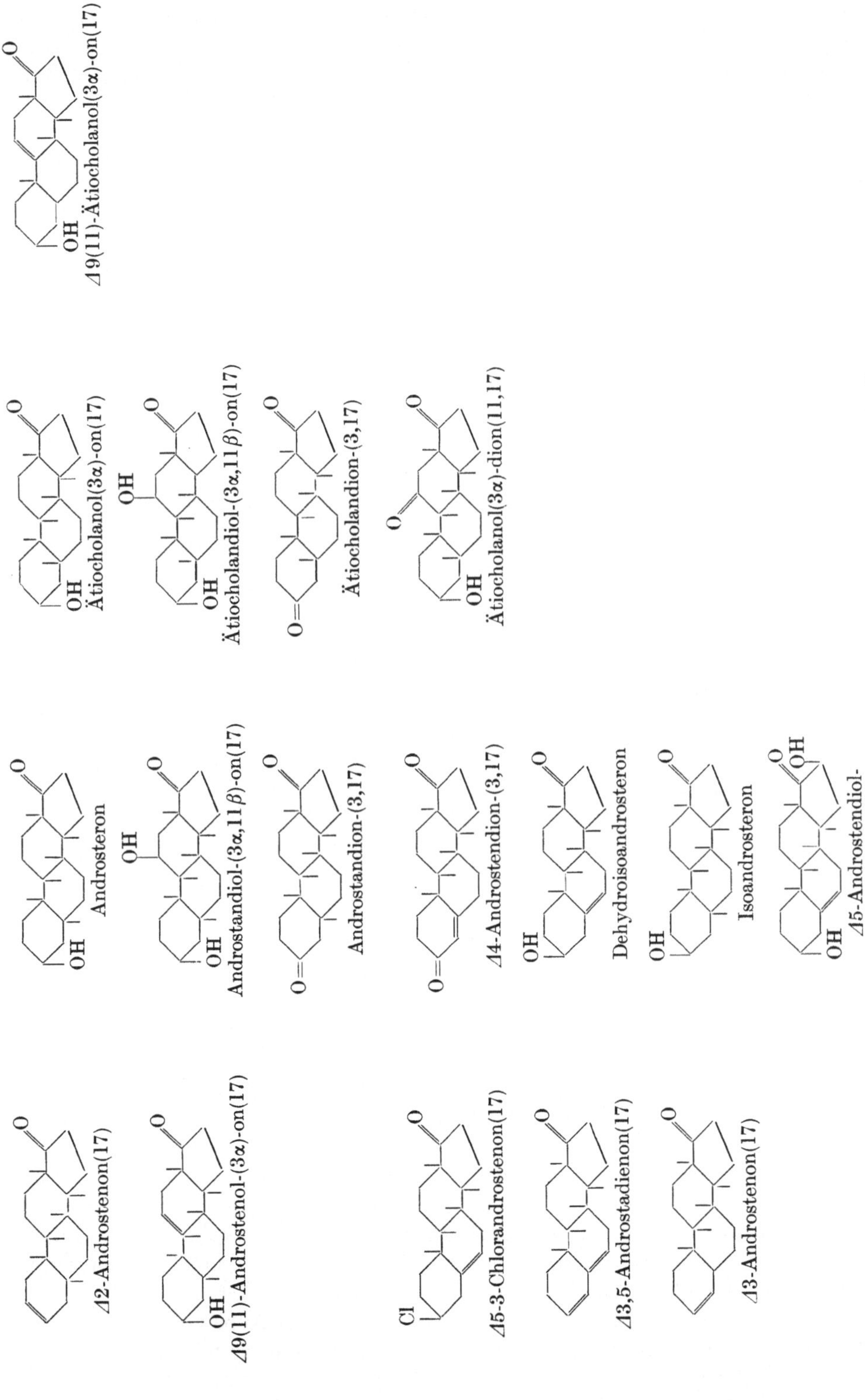

Δ9(11)-Ätiocholanol(3α)-on(17)

Ätiocholanol(3α)-on(17)

Ätiocholandiol-(3α,11β)-on(17)

Ätiocholandion-(3,17)

Ätiocholanol(3α)-dion(11,17)

Androsteron

Androstandiol-(3α,11β)-on(17)

Androstandion-(3,17)

Δ4-Androstendion-(3,17)

Dehydroisoandrosteron

Isoandrosteron

Δ5-Androstendiol-(3α,16β)-on(17)

Δ2-Androstenon(17)

Δ9(11)-Androstenol-(3α)-on(17)

Δ5-3-Chlorandrostenon(17)

Δ3,5-Androstadienon(17)

Δ3-Androstenon(17)

Abb. 5. Die 17-Ketosteroide des Harns.

kleiner Menge vorhanden ist, dessen Vermehrung jedoch eine Tätigkeitssteigerung der Nebennierenrinde anzeigt. Erwähnenswert ist ferner noch das $\Delta^9(11)$-Ätiocholanol-(3α)-on(17), das bei Nebennierenrindentumoren im vermehrten Maße gefunden wird.

Neben den 17-Ketosteroiden finden sich im Harn noch eine Reihe von Steroidalkoholen der Androstanreihe als Androgene oder deren Stoffwechselprodukte, die in der nachstehenden Abb. 6 zusammengestellt sind. Sie tragen ihre Hydroxylgruppe in 3-Stellung entweder in α- oder in β-Stellung. Sofern nicht die Ringisomerie-Möglichkeit am Kohlenstoffatom 5 durch Vorhandensein einer Doppelbindung aufgehoben ist, liegt bei allen bisher isolierten trans-Verknüpfung der Ringe A und B vor. Auch bei den Alkoholen kommt ebenso wie bei den Ketonen gelegentlich noch die Einführung einer weiteren Hydroxylgruppe am Kohlenstoffatom 16 zur Beobachtung.

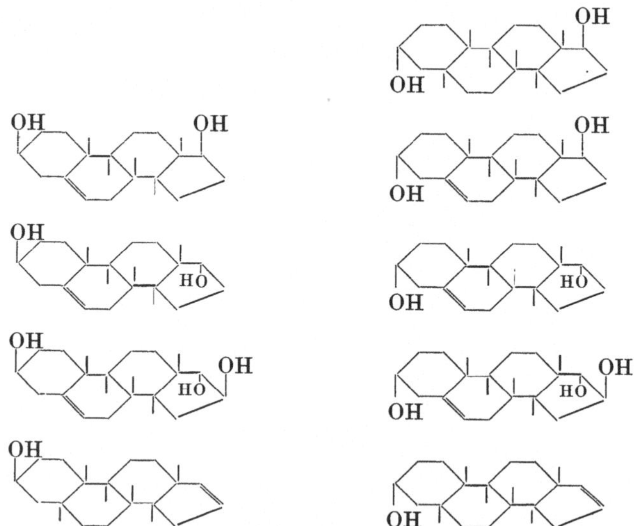

Abb. 6. Die aus dem Androgen-Stoffwechsel stammenden Steroidalkohole des Harns.

Wir wenden uns nun der Frage der Entstehung des männlichen Hormons im Körper zu. Wir wissen aus neueren Untersuchungen mit C_{14}-markierten Metaboliten, daß der Körper der Warmblüter imstande ist, Cholesterin und Gallensäuren synthetisch aus einfachen Vorstufen aufzubauen. Ich habe in der nachstehenden Abb. 7 diejenigen Metaboliten zusammengestellt, aus denen in Versuchen an bebrüteten Hühnereiern oder Invitro-Versuchen an Leberschnitten Cholesterin aufgebaut werden konnte. Man wird in der Annahme nicht fehlgehen, daß grundsätzlich aus allen Stoffen, aus denen im Stoffwechsel Essigsäure, Brenztraubensäure oder Acetessigsäure entstehen kann, Cholesterin aufgebaut werden kann. Neueste Untersuchungen haben sogar durch stufenweisen Abbau des markierten Cholesterins feststellen können, an welchen Stellen das Carboxyl C-Atom (c) oder das Methyl C-Atom (m) der Essigsäure im Cholesterinmolekül lokalisiert ist. Diese Anordnung ist in der nachstehenden Abb. 7 mit eingezeichnet.

Es wäre nun sehr leicht denkbar, daß durch oxydativen Abbau des Cholesterins, ebenso wie dies auch, zwar mit schlechten Ausbeuten, durch Oxydation im

Reagenzglas möglich ist, Progesteron entsteht. Tatsächlich konnte mit Hilfe der Isotopentechnik nachgewiesen werden, daß ein großer Teil des während der menschlichen Schwangerschaft als Ausscheidungsprodukt des Progesterons im Harn erscheinenden Pregnandiols aus Cholesterin gebildet wird.

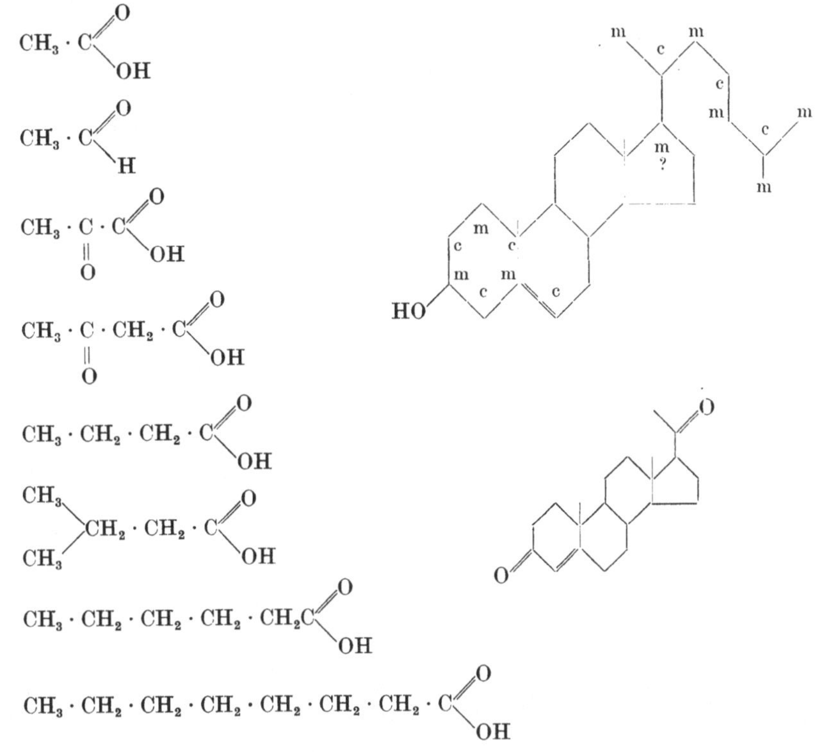

Vorstufen, aus denen im Stoffwechsel Cholesterin entstehen kann.

Abb. 7. Aufbau des Cholesterins aus einfachen Vorstufen und mögliche Entstehung von Progesteron aus Cholesterin.

Es wäre weiter sehr leicht denkbar, daß über das 17-Hydroxy-Progesteron ein Abbau des Progesterons zu Androgenen möglich wäre. Dieser Weg dürfte jedoch mindestens bei den üblichen Versuchstieren, obwohl grundsätzlich denkbar, nur eine recht bescheidene Rolle spielen, denn die androgene Wirksamkeit des 17-Hydroxy-Progesterons und des Progesterons selbst ist recht unbedeutend. In Versuchen von BRADY an Hodenschnitten, auf die mich Herr KIMMIG aufmerksam gemacht hat, konnte nachgewiesen werden, daß Testosteron aus den gleichen Vorstufen wie das Cholesterin synthetisiert werden kann. Es entsteht demnach sicher die Hauptmenge des Testosterons durch Aufbau aus einfachsten Bausteinen und der Weg durch Abbau aus dem Cholesterin, der ebenfalls zum Testosteron führen könnte, spielt nur eine recht untergeordnete Rolle.

Mit der Frage des Stoffwechsels des Testosterons und seines Abbaues im Körper beschäftigen sich zahlreiche Untersuchungen. Wie Sie schon der Aufzählung der Harn-Androgene entnommen haben werden, sind die dabei auftretenden Produkte außerordentlich zahlreich. Die bisherigen Darstellungen des Testosteronabbaues gehen gewöhnlich davon aus, daß der primäre Angriff im Molekül entweder an der Ketogruppe in 3-Stellung oder an der Hydroxylgruppe in 17-Stellung oder an der Doppelbindung Δ^4 stattfinden kann, wobei insgesamt 5—6 denkbare Reaktionsprodukte auftreten können, die über verschiedene Zwischenstufen zu den Hauptausscheidungsprodukten Ätiocholanol-(3α)-on(17) und Androsteron führen. Man hat dann diese Abbauschemen jeweils unter der Annahme eines dieser möglichen primären Zwischenprodukte gedanklich durchkonstruiert.

Im nachfolgenden habe ich mich bemüht, ein Stoffwechselschema des Testosterons zu entwerfen, das den tatsächlichen Verhältnissen vielleicht etwas näherkommt. Wahrscheinlich ist es doch so, daß alle diese denkbaren Abbauwege gleichzeitig, nur mit verschiedener Intensität, beschritten werden. Wenn ich zwei an sich mögliche primäre Reaktionsprodukte eines physiologisch möglichen Stoffwechselangriffs auf das Testosteron in dieses Schema nicht mit aufgenommen habe, so geschah dies aus Vereinfachungsgründen, da ich glaube, daß sie beide, obwohl ebenfalls grundsätzlich möglich, doch nur eine untergeordnete Rolle spielen.

Betrachten wir in dem nachstehenden Schema zunächst einmal die Möglichkeit, daß die Doppelbindung Δ^4 reduziert wird, so kann entweder der Wasserstoff am Kohlenstoffatom 5 in β-Stellung eintreten und das Ätiocholanol-(17 β)-on(3) entstehen, oder der Wasserstoff am Kohlenstoffatom 5 tritt in α-Stellung ein, und es entsteht das Androstanol-(17 β)-on(3). Im ersteren Fall erscheint eine nennenswerte Rückverwandlung in Testosteron nicht mehr möglich zu sein, denn Injektion dieses Körpers hat praktisch keine androgene Wirkung, was der Fall sein müßte, wenn durch Dehydrierung aus dem Ätiocholanol-(17 β)-on(3) Testosteron zurückentstehen könnte. Es entscheidet sich also schon hier, welcher Teil des Testosterons schließlich über Ätiocholanol-(17 β)-on(3) und Ätiocholandion-(3, 17) in das eine Hauptausscheidungsprodukt des Testosteron, Ätiocholanol-(3α)-on(17) übergeht.

Betrachten wir zunächst jetzt weiter erst die Substanzen, die in dem inneren Kreis angeordnet sind, und bewegen uns im Sinne des Uhrzeigers vom Androstanol-(17 β)-on(3) weiter, so kommen wir zum Androstandiol-(3α, 17 β), aus dem durch Oxydation an C_{17} das zweite Hauptausscheidungsprodukt des Testosterons, das Androsteron, entstehen kann. Im inneren Kreis, weiter im Sinne des Uhrzeigers fortschreitend, kommen wir vom Androstandiol-(3α, 17 β) durch Dehydrierung an den Kohlenstoffatomen 4 und 5 und, wenn wir wollen, durch neuerliche Oxydation am C_3, zurück zum Testosteron. Praktisch scheint der Weg vom Testosteron im Sinne des Uhrzeigers in dem inneren Kreis nur auf der rechten Hälfte besonders stark beschritten zu sein, während die linke Hälfte unbedeutend ist. Immerhin ist auffällig, daß bei dieser Anordnung die stark wirksamen Androgene sich in diesem Kreis befinden und daß die Wirksamkeit vom Testosteron, wenn wir sie = 100 annehmen, über das Androstanol-(17 β)-on(3) mit etwa 85% zum Androstandiol-(3α, 17 β), mit etwa 50% zum Δ^4-Androstendiol-(3α, 17 β) mit etwa 33% abfällt.

Es ist verlockend anzunehmen, daß diese Stoffe ihre gute Wirksamkeit ihrer leichten Rückverwandelbarkeit in Testosteron verdanken, wenn man die Hilfshypothese macht, daß das Testosteron der einzig wirksame Körper dieser Reihenfolge ist. Man kann jedoch auch annehmen, daß die Oxydo-Reduktionssysteme,

die in diesem inneren Kreis meines Stoffwechselschemas angeordnet sind, besonders den Aufgaben der Androgene entsprechen und daß der Wirkungsmechanis-

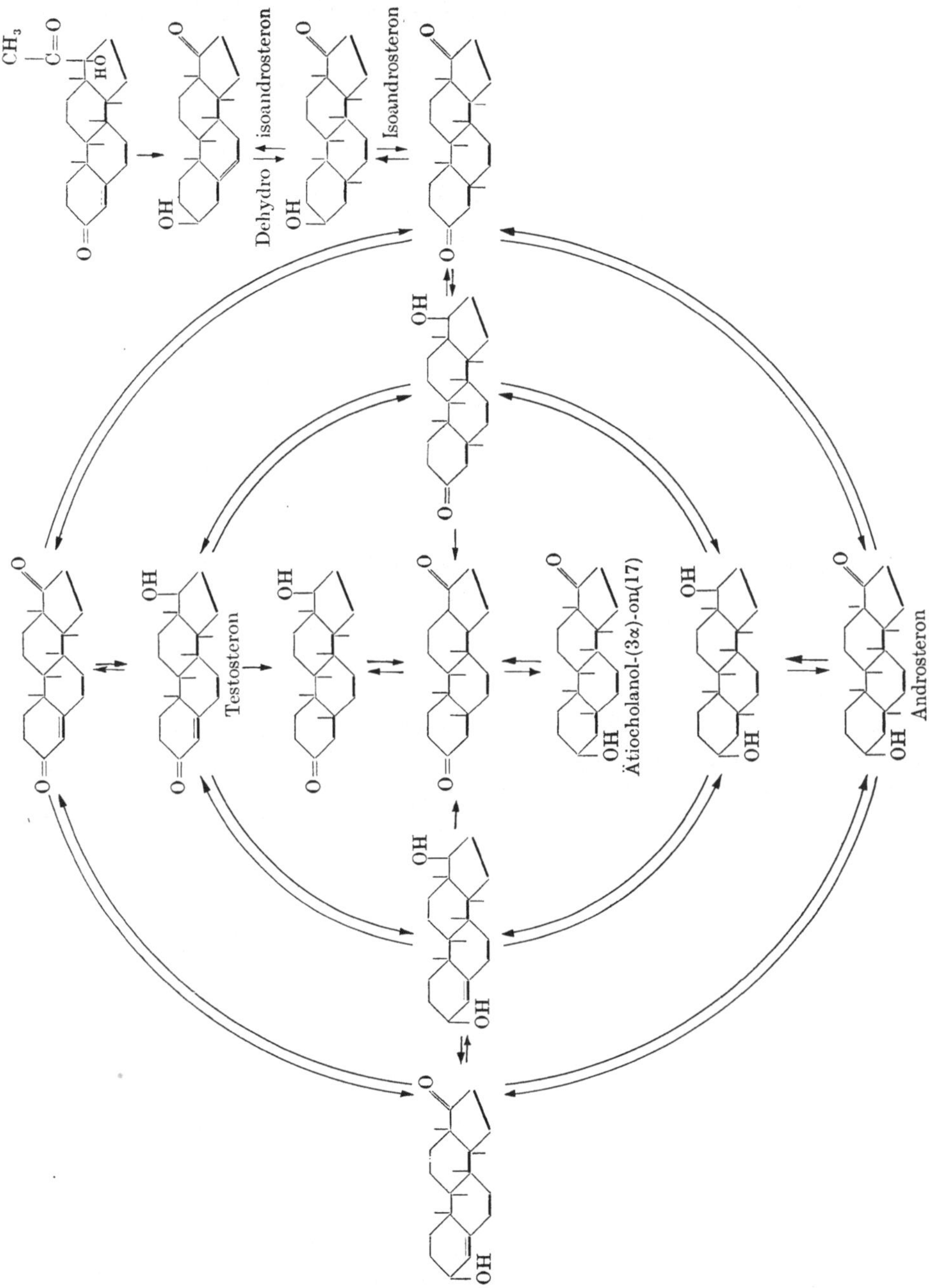

Abb. 8. Abbauschema des Testosterons.

mus der Androgene überhaupt mit ihrer Eigenschaft als Wasserstoffacceptoren
oder Wasserstoffdonatoren zusammenhängt. Der Stoffwechsel des Testosterons

kann sich jedoch auch auf den inneren Kreis entgegengesetzt dem Sinne des Uhrzeigers bewegen, wobei ebenfalls wieder über das Androstandiol-(3 α, 17 β) Androsteron als Hauptausscheidungsprodukt abfallen könnte, doch scheint diese Kursrichtung mindestens auf der linken Seite des inneren Ringes weniger begangen zu sein.

Aus dem Testosteron kann jedoch auch durch Oxydation in der 17-Stellung zum Keton das Androstendion-(3, 17) entstehen, womit wir in unserem Stoffwechselschema aus dem inneren Ring in den äußeren Ring übertreten würden. In dem äußeren Ring, der ebenfalls durch 4 Stoffe repräsentiert wird, von denen jeweils ein Stoffpaar wiederum ein Oxydoreduktionssystem darstellt, finden sich die Stoffe angeordnet, die etwa 8—10% der androgenen Aktivität des Testosterons besitzen. Auch hier erscheint ein Übergang der Stoffe ineinander, entweder in der Bewegungsrichtung des Uhrzeigers oder entgegengesetzt möglich, und auch auf diesem Wege kann zum Schluß im wesentlichen Androsteron entstehen.

Der Einfachheit halber habe ich die Möglichkeiten, die bei der Reduktion der Ketogruppen zur Alkoholgruppe jeweils durch die α- oder β-Stellung der entstehenden Hydroxylgruppe auftreten können, nicht alle eingezeichnet. Man hat sich also vorzustellen, daß überall, wo aus einer Ketogruppe eine Hydroxylgruppe entsteht, nebenbei gewissermaßen als Abfall auch noch der isomere Alkohol als Nebenprodukt entstehen kann. Daß von den Gliedern des äußeren Ringes auf dem Rückweg in den inneren Ring Testosteron und schließlich in das Innere des inneren Ringes übergehend jeweils auch Derivate der Ätiocholanreihe und schließlich als ein Hauptstoffwechselprodukt das Ätiocholan-ol-(3 α)-on(17) entstehen können, ist dagegen angedeutet.

Vom Androstandion-(3, 17) führt ein denkbarer Weg über das Isoandrosteron zum Dehydroisoandrosteron, welch letzteres auch direkt durch Reduktion der 3-Ketogruppe des Androstendions unter Springen der Doppelbindung von Δ^4 nach Δ^5 entstehen kann, und damit treffen sich die Stoffwechselprodukte der Androgene mit einem Stoffwechselprodukt der Nebennierenrindensteroide, das durch Absprengung der Seitenkette aus dem 17-Hydroxyprogesteron entstehen kann.

Wie schon oben erwähnt, dürfte jedoch die Hauptmenge des Dehydroisoandrosterons dem Stoffwechsel der Nebennierenrindensteroide entstammen.

Eine große Anzahl der in dem angeführten Schema aufgeführten Reaktionen ist in in vivo- oder in vitro-Versuchen bisher schon erwiesen, so z. B. die Bildung von Testosteron und cis-Testosteron aus Androstendion an Kaninchenleberschnitten, ferner der Übergang von Androsteron in Isoandrosteron beim Meerschweinchen und die Bildung von Androsteron und cis-Testosteron aus Testosteron an Kaninchenleberbrei. Weiter konnte die Reduktion von Dehydroisoandrosteron durch Kaninchenleberschnitte zu Δ^5-Androstendiol-(3 β, 17 α) und die weitere Oxydation zu Δ^5-Androstentriol-(3 β, 16 β, 17 α) nachgewiesen werden. Rattenleberschnitte verwandelten Androsteron in Androstandiol-(3 α, 17 α) und Androstandiol-(3 α, 17 β). Außerdem ist noch die 11-Oxydation von Androsteron bei Durchströmung überlebender Rindernebennieren bekannt.

Noch einige Worte über die mengenmäßigen Verhältnisse:

Die physiologisch bestimmbare Androgenausscheidung ist:

beim normalen erwachsenen Mann . . . . . 50 i E/Tag
bei der normalen erwachsenen Frau . . . . 20 i E/Tag
beim Kastraten . . . . 10 i E/Tag
beim Kryptorchen . . . . 26 i E/Tag

Sie schwankt individuell stark und ist auch vom Lebensalter abhängig.

Die 17-Ketosteroidausscheidung steigt von 2—5 mg je Tag in der frühen Jugend beim Mann bis zum 25. Lebensjahr auf etwa 15 mg/Tag, bei der Frau auf etwa 10 mg/Tag an und sinkt dann beim Mann kontinuierlich bis ins Greisenalter ab. Bei der Frau findet der Abfall in 2 Stufen, eine bis zum 35., die andere vom 55. Lebensjahr an statt. Bei pathologischen Zuständen (Rindenhyperplasie, Virilismus, Hoden-, Ovar- und Nebennierenrindentumoren) kommen deutliche bis außerordentlich starke Erhöhungen der 17-Ketosteroide vor.

Aus Stoffwechselversuchen mit markiertem Testosteron ergab sich, daß Mäuse zugeführtes Testosteron innerhalb 24 Std. nahezu quantitativ ausscheiden. Die Ausscheidung erfolgt durch Darm und Galle mit dem Kot, unwesentlich geringer aber auch durch den Harn. Bei der Ratte war die Gesamtausscheidung innerhalb 24 Std. nicht so vollkommen, die Elimination geschah hier fast ausschließlich durch den Kot. Verteilungsversuche an der Maus ließen keinerlei spezifische Organanreicherung des Testosterons erkennen, insbesondere fand keine Anreicherung im Hoden oder der Hypophyse statt.

Bei Ausscheidungsversuchen am Menschen erschien zugeführtes markiertes Testosteron innerhalb 24 Std. zu 40—60% in den 17-Ketosteroiden des Harns vorwiegend als Androsteron und Ätiocholanolon. Das Verhältnis der beiden Hauptstoffwechselendprodukte war bei 2 Versuchspersonen verschieden (21:15 bzw. 2:9). Zufuhr von Androstendion-(3, 17) oder Androstandion-(3, 17) mit C_{14} markiert, hatte beim Menschen das Erscheinen von markiertem Androsteron im Harn zur Folge, während Verabfolgung von markiertem Ätiocholandion nicht zum Erscheinen von markiertem Androsteron im Harn führte.

Die außerordentlich rasche Verstoffwechselung des Testosterons, die auch aus diesen Versuchen am Menschen hervorgeht, ist immerhin bemerkenswert. Bemerkenswert ist weiter, daß ein weiterer Abbau zu CO_2 nicht stattzufinden scheint und daß das gesamte zugeführte oder im Stoffwechsel entstehende Testosteron in Form von Androstan- oder Ätiocholanderivaten im Harn, der geringfügige Rest vielleicht im Kot und mit der Galle ausgeschieden wird.

Abschließend noch einiges über die verschiedenen Nachweismethoden für Androgene.

Zunächst die chemischen Methoden:

In Abb. 9 habe ich das Schema der Aufarbeitung und Fraktionierung der Steroide aus Organen oder Harn aufgezeigt, ein Schema, dessen einzelne Stufen unter Umständen ausgetauscht oder variiert werden können.

Da die interessierenden Verbindungen häufig, sofern sie Alkohole sind, an Glucuronsäure oder Schwefelsäure gebunden oder auch als Fettsäureester mit den neutralen Fetten der Organe vergesellschaftet sind, ist eine vorangehende Säure-, oder in Zukunft wahrscheinlich besser enzymatische Verseifung unerläßlich, um das Unverseifbare abzutrennen, das dann als Lipoidextrakt erhalten wird und sich durch Ausschütteln mit Na_2CO_3 in eine Säurefraktion, anschließendes

Ausschütteln mit NaOH in eine Phenolfraktion und in den uns wesentlichen lipoid-
löslichen Rückstand, die Neutralfraktion trennen läßt. Die Phenolfraktion enthält die Stoffwechselprodukte der Oestrogene, während in der sauren Fraktion
bisher kaum interessante Stoffwechselprodukte und Steroide nachgewiesen
wurden. Der neutrale Teil läßt sich entweder durch Behandlung mit Girard-
Reagens in die dann wasserlösliche Ketonfraktion und die lipoidlösliche Alkoholfraktion trennen. In der Ketonfraktion können die 17-Ketosteroide durch die
Zimmermannsche Farbreaktion quantitativ nachgewiesen werden. Die Alkoholfraktion ihrerseits läßt sich durch Fällung mit Digitonin in die unlöslichen sog.

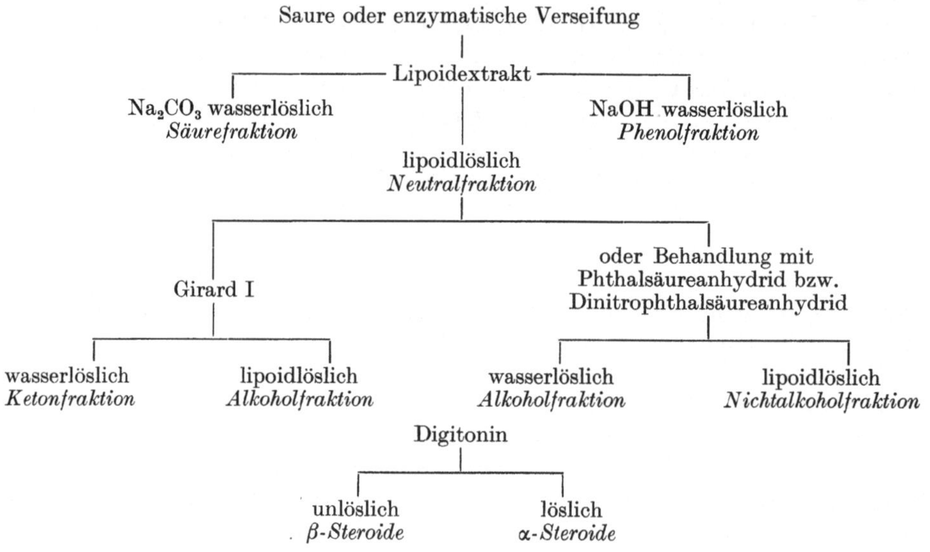

Abb. 9. Schema der Aufarbeitung zur Isolierung der Steroid-Fraktion.

β-Steroide, bei denen die Hydroxylgruppe am C-Atom 3 in β-Stellung vorliegt,
und die α-Steroide mit α-Stellung der Hydroxylgruppe am C-Atom 3 trennen.
Vermehrung der β-Steroide zeigt Nebennierenrindenüberfunktion an.

Eine andere Behandlung der neutralen Fraktion ist möglich durch Umsetzen
mit Phthalsäureanhydrid oder 3,5-Dinitrophthalsäureanhydrid, die wasserlösliche
Halbester der Alkohole liefert, und damit eine Abtrennung der Alkoholfraktion
von der Nicht-Alkoholfraktion, die dann im wesentlichen Ketone und Polyketone
enthält, ermöglicht. Im Falle der Verwendung von Dinitrophthalsäure ist auch
eine annähernde colorimetrische Bestimmung der Gesamtalkohole möglich.
Neben der Zimmermann-Reaktion spielen noch weitere Farbreaktionen, z. B. mit
Antimontrichlorid, Furfurol oder mit konzentrierter Schwefelsäure und Zusätzen
verschiedener Oxydationsmittel eine gewisse Rolle zur Identifizierung einzelner
Steroide, besonders des als Indicator von Nebennierenrindenhyperfunktionen
geltenden Dehydroisoandrosterons.

Eine weitere Fraktionierung der nach dem obigen Schema erhaltenen Einzelfraktionen durch Chromatographie über Aluminiumoxyd oder Aluminiumsilikat
ist möglich, wobei schließlich Einzelfraktionen erhalten werden, die die Kristallisation und Reindarstellung einzelner Steroide und ihrer Stoffwechselprodukte

erlauben. Diese Einzelfraktionen können dann, sofern sie nicht mehr zu kompliziert zusammengesetzt sind, durch UV- und Ultrarotspektren weiter charakterisiert oder unter Anwendung der Isotopen-Verdünnungstechnik hinsichtlich des Gehalts an einzelnen Steroiden analysiert werden.

Zum Schluß noch einige Worte über den biologischen Nachweis der Androgene im Tierversuch.

Die klassische Methode am Kapaun benutzt das Wachstum des Kapaunenkammes. Man kann jedoch auch das Wachstum von Samenblase und Prostata kastrierter Nager, das in einem linearen Abhängigkeitsverhältnis zum Logarithmus der Dosierung steht, benutzen.

Als internationaler Standard dient Androsteron, von dem 100 γ einer internationalen Einheit entsprechen. Die Kapaunenmethode wurde vielfach variiert, sowohl hinsichtlich der Dauer der Behandlung der Tiere, als auch hinsichtlich des Alters der Versuchstiere und unter Berücksichtigung einzelner Hühnerrassen. Schließlich ließ sich die Empfindlichkeit steigern durch Verwendung von ganz jungen Küken bei systematischer oder noch besser bei lokaler Anwendung der Androgene durch Bepinselung auf den Kamm.

Die Auswertungsgrenzen bei den verschiedenen Techniken werden nachstehend wiedergegeben, ausgedrückt in dem Gabenspielraum als Gesamtdosis von Androsteron, innerhalb dessen ein für Auswertungszwecke verwertbares Kamm- bzw. Samenblasen- oder Prostatawachstum zu erwarten ist:

Kapaun, klassische Methode	0,05 — 8,0 mg
Kapaun, lokale Anwendung	0,007— 0,2 mg
Küken, systematische Anwendung	0,02 — 5 mg
Küken, lokale Anwendung	0,015— 0,2 mg
Ratten, kastriert	3,0 —28,0 mg

Für Testosteron liegt die Empfindlichkeitsgrenze vergleichsweise um eine Zehnerpotenz tiefer.

Diskussion.

BAUER:

Lieber Herr JUNKMANN. Sie haben mich mit Ihren neuen Steroidformeln in eine große Verlegenheit gebracht. Als Mediziner bin ich sehr glücklich, daß ich das schöne Steroidskelet mit den einzelnen Abarten endlich in meinem Hirn aufnehmen konnte. Schon aber bringen Sie eine ganz neue Darstellungsart der Steroidformeln. Ich frage mich, muß diese Neuerung sein? Können wir uns nicht auch jetzt noch mit Hilfe der alten schönen Steroidformeln verständigen?

JUNKMANN:

Es ist nicht ganz so, daß das Geschmacksache ist. Ich finde, man kann doch die sterischen Verhältnisse viel klarer mit dieser Schreibweise zum Ausdruck bringen; übrigens hat sich diese Schreibweise ja auch bei den Zuckern bewährt. Ich habe sie ja nicht erfunden, habe mich jedoch nur gefreut, daß PARSONS sie auf die Sterine angewendet hat.

ZIMMERMANN:

Obwohl Herr BAUER sich eben über die neue Formel beschwert hat, möchte ich doch noch einen Entwurf zeigen, wie man die sterischen Verhältnisse bei den Steroiden durch perspektivische Darstellung des Sterinskeletes etwas plastischer darstellen könnte.

Da die vier Substituenten eines C-Atoms nicht in einer Ebene liegen, sondern tetraedrisch angeordnet sind, wurden die Valenzstriche um 120° gewinkelt gezeichnet; so entstehen zueinander geneigte Flächen, was durch die verschiedene Beleuchtung und Schattierung angedeutet ist. Die Lage der C-Atome ist dabei zeichnerisch übertrieben.

In dem links stehenden Entwurf, der die trans-Dekalinstruktur der Androstan- oder Ätio-
allocholanreihe (bzw. auch die Allopregnanreihe) darstellt, sind die C-Atome 4 und 6 nach oben
geklappt, entgegengesetzt zum H-Atom an C_5. Umgekehrt sind bei der rechts stehenden
Zeichung der cis-Dekalin-Stellung (Ätiocholanreihe), bei der das Wasserstoffatom an C_5 nach

trans-Dekalin: cis-Dekalin:

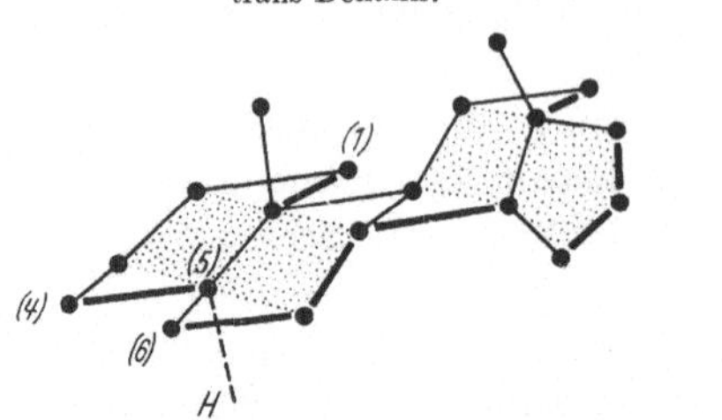

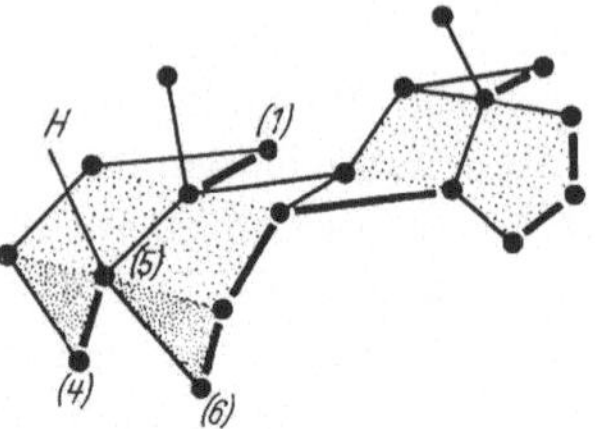

Ätioallocholan- = Androstanreihe   Ätiocholanreihe

oben und nach vorne zeigt, diese Kohlenstoffatome 4 und 6 nach hinten gelegt. Das deutet die
dunkle Schattierung der perspektivischen Zeichnung an. Man könnte an solchen Abbildungen
die sterischen Verhältnisse, glaube ich, plastischer darstellen als in anderen Formeln. Aber
die Formeln, die soeben von Herrn JUNKMANN gezeigt wurden, sind dafür auch sehr geeignet.

DIRSCHERL:

Ich möchte noch auf folgendes hinweisen. Herr JUNKMANN hat von den Umwandlungs-
möglichkeiten gesprochen. Wenn im Testosteron die Doppelbindung hydriert wird, gibt es
an C_5 theoretisch zwei Möglichkeiten: entweder entsteht ein Stoff der Androstanreihe oder der
Ätiocholanreihe. Nun ist jedoch vom Cholestenon her bekannt, daß, solange die Doppelbindung von 4 nach 5 steht, offenbar die Anlagerung von Wasserstoff nur so stattfindet, daß
man die Ätiocholan- oder Koproreihe erhält. Es wäre also nicht sehr wahrscheinlich, daß man
bei erhaltener Ketogruppe durch Hydrierung der 4,5-Doppelbindung des Testosterons in die
Androstanreihe hineinkommt.

JUNKMANN:

Dazu läßt sich schwer etwas sagen, denn die Verhältnisse im Reagenzglas brauchen ja
im Organismus nicht zu stimmen. Aber andererseits wird, wenn man die verschiedenen
Reaktionsgeschwindigkeiten abschätzt, nach meinem Schema immer nur ein sehr kleiner Teil
als Ätiocholan abfallen. Es wird immer zwischen Dihydrotestosteron und Testosteron hin
und her pendeln und meinetwegen immer etwa 1% Ätiocholan dabei entstehen und aus der
Reaktion ausscheiden. Ich möchte glauben, daß solche Oxydo-Reduktionssysteme durchaus
etwas mit der Wirkung zu tun haben. Dort, wo kein Wasserstoff mehr aufzunehmen oder
abzugeben ist, da tritt vielleicht auch keine Wirkung ein. Und anscheinend sind eben die
Ätiocholanderivate im Stoffwechsel nicht in der Lage, diese Funktion auszuüben, sei es, daß
sie in den Haftstellen nicht richtig liegen, weil sie sterisch nicht richtig konfiguriert sind,
sei es, daß sie sich so anlegen, daß die reaktionsfähige Gruppe nach oben bzw. nach außen aus
dem Komplex gerichtet ist.

DIRSCHERL:

In vivo ist es aber doch beim Cholesterin offenbar auch so. Wenn die Doppelbindung
von 5 nach 6 liegt, dann geht es bei der Hydrierung offenbar in die Androstanreihe bzw.
Cholestanolreihe hinein. Wenn sie von 4 nach 5 liegt, dann geht es in die Koproreihe.

JUNKMANN:

Es ist ja bekannt, daß aus dem Endiol das Andiol entstehen kann. Und umgekehrt.

VOSS:

Ein paar Worte hinsichtlich der Androgenproduktion im Ovarium: Ich glaube, die Auffassung, daß das Ovarium sozusagen kaltgestellt werden muß, damit es Androgen produzieren
kann (Versuche von HILL), ist nicht mehr aufrechtzuerhalten. Es liegen Versuche von einem
Amerikaner KATSH vor, die in letzter Zeit veröffentlicht wurden [Endocrinology
47, 370—383 (1950)], der das Ovarium von Ratten kastrierten Rattenmännchen in die
Wand der rückgebildeten Vesiculardrüse (Samenblase) implantiert hat, worauf sich diese

Drüsen vollständig normalisierten, sowohl morphologisch als auch sekretorisch. Hier hatte also das implantierte Ovarium auch in der hohen Umgebungstemperatur der Bauchhöhle androgene Substanzen produziert. — Ferner noch eine kurze Frage: Sie hatten gesagt, daß in den Nebennieren *normalerweise* nur sehr schwach wirksame Androgene produziert würden, daß aber in den *Tumoren* der Nebennierenrinde offenbar doch stärker wirksame Androgene erzeugt werden: habe ich Sie da richtig verstanden?

JUNKMANN:

Ja. Mir selbst sind keine stärker wirksamen Androgene in der Nebenniere als Androstandion, das etwa 8% der Testosteronwirkung hat, bekannt. 17-Oxyprogesteron ist unter 1% der Testosteronwirkung unbedeutend wirksam.

VON HOLT:

Hinsichtlich der Biosynthese des Steroidgerüstes sind die letzten Arbeiten des Kreises um BLOCH sehr interessant. BLOCH konnte zeigen, daß das Squalen, dessen Rolle im Intermediärstoffwechsel bisher nicht geklärt war, in das Cholesteringerüst eingebaut wird. Biosynthetisch C_{14}-markiertes Squalen war nach Inkubierung im Cholesteringerüst nachweisbar. Die Stellung der markierten C-Atome stimmte gut mit der theoretisch zu fordernden überein. Es wird ein bestimmt gefaltetes Formelschema des Squalens angegeben, das durch wenige Cyclisierungsvorgänge in das des Steroidgerüstes übergeführt werden kann. Ich wollte Herrn Professor JUNKMANN fragen, wie er sich zu der Frage stellt.

JUNKMANN:

Ich kann mir dazu kein persönliches Urteil zumuten.

GAEDE:

Herr Prof. JUNKMANN hat geschildert, daß das Sterinmolekül durch geringfügige Umwandlungen abgebaut werden kann, aber unter Erhaltung des Sterinskeletes. Nun besteht doch offenbar die Möglichkeit, im Organismus diese Sterinringstruktur zu sprengen, denn wenn man markiertes Cholesterin verabreicht, so findet man nachher in den verschiedensten Sterinmolekülen eigentlich nur 80% der verabreichten Menge. Was passiert nun mit dem Rest und sind da Zwischenverbindungen?

JUNKMANN:

Es ist zunächst einmal bei Fütterung oder Zufuhr von Testoviron keine radioaktive Kohlensäure in der Ausatmungsluft aufgetreten, so daß also anzunehmen ist, daß Verbrennungen nicht stattgefunden haben. Das Sterinskelet muß also wohl intakt geblieben sein, oder es können höchstens noch Säuren entstanden sein. Nun enthält aber die Säurefraktion des Harns praktisch keine Aktivität nach Testoviron, wenigstens beim Menschen, und 60% der Aktivität des gefütterten Testosterons findet man als Ketone oder Ketonalkohole oder als Alkohole im Harn. Der Rest dürfte im Kot sein, genau wie bei der Ratte. Und zwar wahrscheinlich auch in Form von Steroiden. Anders ist es bei den 17-substituierten Steroiden der Pregnanreihe oder dem synthetischen Methyltestosteron oder beim Äthinyltestosteron, denen ja progestionale Wirkungen zukommen. Diese 17-Seitenkette wird zu einem ziemlich meßbaren Prozentsatz oxydiert und erscheint als radioaktive Kohlensäure in der Ausatmungsluft.

WEISSBECKER:

Herr Professor JUNKMANN ist nicht auf die oxydoreduktiven Veränderungen bei der Wanderung der Δ^4-Δ^5-Doppelbindung unter dem Einfluß von Diphosphopyridinnucleotid eingegangen. Diese Doppelbindung wird offensichtlich nach der Massenwirkung umgelagert. So wird verständlich, daß aus dem Δ^5-Dehydroisoandrosteron über DPN die Umlagerung zu Δ^4-Testosteron erfolgt, aber auch vice versa.

JUNKMANN:

Mein Schema kann naturgemäß nicht ganz vollständig sein. Mir sind diese Arbeiten an Leberschnitten natürlich bekannt, aber ich glaube, die sollen heute nachmittag erörtert werden, und ich wollte hier dem Herrn Referenten nicht vorgreifen.

Die Bedeutung
der Leber für den Steroidstoffwechsel.

Von

Ludwig Weissbecker.

Bei Leberkrankheiten gibt es Symptome, die auf eine Bedeutung dieses Organs für den Steroidstoffwechsel schließen lassen. Gynäkomastie, Verlust der Behaarung oder Wechsel des Behaarungstyps und Störung der Sexualfunktion weisen auf eine Änderung im Haushalt der Sexualhormone hin. Bei der nahen Verwandtschaft zwischen diesen und den Nebennierenrindenhormonen ist auch eine Beziehung der Corticosteroide zur Leber zu vermuten.

Die schon lange bekannte gesteigerte Oestrogenausscheidung bei Leberkrankheiten gibt Ansatzpunkte zur Erklärung der klinischen Symptome (*1*). Nach Oestrogenzufuhr steigt bei Leberschädigung der Titer im Harn höher an als bei gesunder Leber (*2*). Das scheint zu beweisen, daß die gesunde Leber Oestrogene inaktiviert. Implantiert man Ovarien oder Oestrogene in die Milz von Mäusen, Ratten oder Kaninchen, so ist die oestrogene Wirkung gering. Implantation außerhalb des Pfortadergebietes führt zu stärkeren oestrogenen Effekten (*3*). Wird ovariektomierten Frauen Oestradiol in den Rectus implantiert, so war im vaginalen Verhornungstest die Oestruswirkung deutlich, nicht dagegen bei Implantation in das Mesenterium (*4*). Die Analyse des Femoralarterienblutes und des durch Katheterisierung gewonnenen Lebervenenblutes bei Lebergesunden zeigt deutlich geringere oestrogene Aktivität nach Leberpassage nach intravenöser Injektion wasserlöslicher Oestrogene (*5*). Also kann die menschliche Leber auch ohne Oestrogenzufuhr über die Pfortader diese Hormone aus der Blutbahn herausnehmen. Es gibt eine größere Anzahl von Arbeiten, nach denen Leberschnitte, Leberbrei oder zellfreie Extrakte zugesetzte Oestrogene inaktivieren (*6*). Der mehrfach bestätigte Befund, daß intrasplenische Implantation von Ovarien oder Oestradiol bei Affen nicht zur Inaktivierung führt, ist bis jetzt noch nicht erklärt (*7*). Da nach intrasplenischer Implantation oder Leberschnittinkubation von Tierart zu Tierart verschieden intensive Inaktivierung gefunden wird (*8*), müssen mehrere Mechanismen zur Erklärung herangezogen werden. Entweder die Leber inaktiviert verschieden intensiv, oder die Milz gibt nur einen Teil ihres Bluts an die Pfortader weiter, ein mehr oder weniger großer Rest geht durch Anastomosen direkt in den großen Kreislauf oder bei zu großem Angebot passiert ein Teil der Oestrogene unverändert die Leber. Sicher ist, daß die gesunde Leber Oestrogene inaktivieren bzw. eliminieren kann, die kranke Leber dagegen nicht oder nur eingeschränkt. Deshalb könnten in diesem Falle Oestrogene vermehrt im Harn erscheinen. Anhaltspunkte für eine gesteigerte Oestrogenbildung bei Leberschäden gibt es nicht.

Eine derartige Betrachtungsweise. vereinfacht aber das Problem zu sehr. Oestrogene werden auch mit der Galle ausgeschieden und sind bei Mensch und Tier auch in der Faeces nachweisbar (9). Die biologische Testung ergibt in der Faeces einen bis zu 7mal höheren Oestrogengehalt als im Harn (10). Die Konzentration von isotopem Kohlenstoff nach Injektion von radioaktivem Oestrogen liegt in der Faeces noch wesentlich höher, als dem mit biologischen Methoden nachgewiesenen Oestrogen entspricht (11). Also werden mit der Galle auch inaktive Abbauprodukte ausgeschieden. Bei Leberparenchymschäden wird um so mehr Oestrogen im Harn ausgeschieden, je mehr Bromsulphalein und Bilirubin retiniert wird (12). Eine derartige Parallelität wird von anderer Seite bestritten (17). Da die Höhe der Oestrogenausscheidung im Harn dem Ausfall dieser Exkretionsfunktionsproben doch ziemlich parallelgeht, kann geschlossen werden, daß bei Leberschäden außer einer herabgesetzten Inaktivierung auch eine biliäre Ausscheidungshemmung für Oestrogene besteht. Diese werden dann wie das Bilirubin aus dem großen Kreislauf nicht herausgenommen, die Konzentration im Blut steigt an und damit die Ausscheidung durch den Harn. Dafür spricht auch, daß Gallengangsunterbindung zur Steigerung der Oestrogenausscheidung führt (13). Die Möglichkeit eines enterohepatischen Kreislaufs oder der Oestrogenausscheidung durch die Darmwand wird noch diskutiert (9). Da radioaktives Oestradiol nach Gallengangsunterbindung in der Darmwand nicht mehr zu finden war, ist ein solcher Ausscheidungsweg wenig wahrscheinlich (13).

Über den Abbau der Oestrogene ist wenig bekannt. Nach Injektion des wirksamsten Oestrogens, des β-Oestradiols, erscheinen auch Oestron und Oestriol im Harn. Injiziert man Oestriol, so steigt nur diese Fraktion im Harn an. Daraus wird geschlossen, daß Oestriol eines der Endprodukte des Oestrogenabbaues ist (14). Oestradiol kann durch ein Ferment der Leber in vitro über eine 16-Ketoverbindung in Oestron und Oestriol umgewandelt werden (15). Das Ferment enthält als prosthetische Gruppe ein Diphosphopyridinnucleotid (16). Auffällig ist allerdings, daß selbst bei schweren Leberschäden die Oestriolfraktion im Harn eher vermehrt als vermindert ist, was gegen eine derartige Umwandlungsstörung zu sprechen scheint. Auch das Verhältnis zwischen freien und veresterten Oestrogenen im Harn ist dabei nicht deutlich verändert (12) im Gegensatz zu anderen Befunden (17). Die Frage der Veresterung der Oestrogene in Beziehung zu ihrer Inaktivierung spielt bei Leberschäden keine entscheidende Rolle. Denn selbst eine schwer geschädigte Leber ist noch zur Sulfat- bzw. Glucuronidveresterung fähig (18). Auch die Fähigkeit zur Veresterung der Metaboliten des männlichen Sexualhormons und der Nebennierenrindenhormone geht dabei nicht verloren. Der Umbau der Oestrogene findet hauptsächlich in der Leber, zum geringen Teil auch in der Niere, nicht aber in Uterus oder Ovar statt. Außer dem nicotinsäurehaltigen DPN scheint auch Aneurin, Lactoflavin und Methionin für den Umbau notwendig zu sein (19). Da der größte Teil der Oestrogene zu bisher noch unbekannten Verbindungen abgebaut wird und die Umwandlung in vivo zu Oestriol bei Leberschäden im Gegensatz zu in vitro-Versuchen nicht gestört zu sein scheint, muß die Inaktivierungsstörung bei der Umwandlung in noch unbekannte Verbindungen zu suchen sein. Bei der primären und der hepatisch bedingten Gynäkomastie liegt die Gesamtausscheidung, besonders aber die des Oestriol, hoch (12). Das ist um so auffälliger, als die konjugierten Oestrogene, vor allem aber Oestriol am schwächsten wirksam sind. Der neuerdings gemachte Einwand, daß alle Oestrogene ungefähr gleich intensive Wirkung haben, gemessen bei vaginaler Applikation am Verhornungstest (12), ist nicht stichhaltig. Auch Testosteron gibt einen derartigen positiven, also unspezifischen Test. Die Leber ist also das bis jetzt wichtigste Organ der Oestrogenumwandlung in weniger aktive oder inaktive, z. T. noch unbekannte Metaboliten. Bei Leberschäden ist sowohl die Inaktivierung wie die Galleausscheidung der Oestrogene gestört. Diese Befunde erklären völlig die Femininisierung männlicher Leberkranker und die glandulär-cystische Hyperplasie bei Frauen mit Leberschäden.

Bei allen Leberparenchymschäden ist die 17-Ketosteroidausscheidung (17-Ks.) vermindert (20). Durch nierenabhängige Ausscheidungsstörung kann dieser Befund nicht genügend erklärt werden. Die 17-Ks. werden durch glomeruläre Filtration ausgeschieden. Zwar ist die Kreatininclearence herabgesetzt, aber die 17-Ks.-Ausscheidung liegt viel niedriger, als dem erniedrigten Clearencewert entspricht (21). Da nach unseren Versuchen bei Hepatitis dem Rückgang des Oligurie parallel auch die 17-Ks.-Ausscheidung ansteigt, dürfte eine gewisse Ausscheidungshemmung den Befund z. T. wenigstens erklären. Ob bei Leberschaden vermindert Testosteron gebildet wird, ist mit analytischen Methoden direkt noch nicht zu klären. Die häufiger zu beobachtende Hodenatrophie könnte dafür sprechen. Gesichert scheint die Annahme, daß die Umwandlung von Testosteron gestört ist. In Übereinstimmung mit der Mehrzahl der Autoren konnten wir bei Hepatitis- und Cirrhosefällen zeigen, daß injiziertes Testosteron in geringerem Prozentsatz als 17-Ks. im Harn erscheint als bei Gesunden. Parallel der Besserung der Leberfunktion steigt auch die 17-Ks.-Ausscheidung nach Testosteronbelastung wieder an (20). Daraus läßt sich auf eine gestörte Testosteronkonversion schließen. Injiziert man intravenös große Mengen von Testosteron in Albumin gelöst und bestimmt im Blut die Umwandlungsgeschwindigkeit, so findet man, daß Testosteron sehr rasch aus dem Blut verschwindet als Ausdruck der Verteilung vor allem im Fettgewebe (22). Auch bei Leberschaden ist das nicht anders. Dagegen steigt beim Gesunden der 17-Ks.-Gehalt im Blut rasch an, beim Leberkranken ist dieser Anstieg verzögert (21). Nach Hepatektomie nimmt die Testosteronkonzentration im Blut langsamer ab. Nephrektomie hat nur geringen Einfluß (22). Das zeigt, daß die Leber eine gewisse Bedeutung für den Testosteronumsatz hat. Testosteron wird nach Implantation in die Rattenmilz inaktiviert, aber auch wenn die Leber toxisch geschädigt ist (23). Dieser Befund läßt daran denken, daß die Umwandlung zumindest bei der Rattenleber nicht so sehr zu inaktiveren Metaboliten führt.

Zwei bis jetzt genauer durchuntersuchte Enzymsysteme bauen bei Versuchen mit Leberbrei oder Leberschnitten das Testosteron um. Das eine enthält ebenfalls DPN. Zusatz von DPN oder Nicotinsäure zu Leberbrei beschleunigt den Testosteronumbau und reaktiviert inaktiviertes Lebergewebe. Es oxydiert die 17-Hydroxylgruppe zur 17-Ketogruppe unter Bildung von Androsten-3,17-dion. Daneben kann cis-Testosteron entstehen (24). Weitere Enzymreaktionen führen dann zu gesättigten Metaboliten, die im Harn hauptsächlich als Androsteron und Ätiocholanolon erscheinen. Im Gegensatz dazu konnten wir beim Hepatitiskranken durch Nicotinsäure oder B-Komplex weder die 17-Ks.-Ausscheidung noch die Umwandlung von Testosteron beeinflussen (20). Wird dem Leberbrei

Citronensäure zugesetzt, so entstehen ungesättigte Dialkohole vom Typ des Androsten- bzw. Androstandiols, die mit der üblichen Methodik nicht mehr faßbar sind (25). Diese Enzymsysteme finden sich auch in Nieren, Nebennieren und Testes. Als Umwandlungsorte spielen sie nur eine untergeordnete Rolle. Die Leber soll Testosteron, nicht aber die Nebennierenrindenandrogene inaktivieren (26). Dafür finden sich heute keine Beweise mehr. Injiziert man Gesunden Testosteron und analysiert den Harn chromatographisch, so nehmen die Testosteronmetaboliten zu. Bei Lebercirrhose findet man dann kaum noch einen Anstieg in diesen Fraktionen. Nach Gaben von Dehydroisoandrosteron (DHA), dem typischen 17-Ks. der Nebennierenrinde, findet sich eine Vermehrung dieser Substanz aber auch ihrer Metaboliten in Hydroxyandrosteron und 11-Hydroxyätiocholanolon. Daneben finden sich auch vermehrt Testosteronmetaboliten. Der gleiche Versuch beim Leberkranken führt zu einem Anstieg des DHA im Harn ähnlich wie beim Kastraten (27). Das heißt, daß der Gesunde sowohl Testosteron wie DHA sicher über die Leber inaktiviert, der Leberkranke dagegen beide Substanzen nicht umwandelt. Wenn also DHA-Metaboliten beim Leberkranken im Harn ebensowenig erscheinen wie Testosteronmetaboliten, DHA aber im Harn erscheint, Testosteron und seine methodisch faßbaren Metaboliten nicht, dann kann das nur heißen, daß dann Testosteron auf einem anderen Wege abgebaut wird, der unserer Methodik entgeht. Mehrere Argumente sprechen außerdem für eine Minderproduktion von Testosteron. Bekanntlich haben viele Fermentsysteme am gleichen Substrat aufbauende und abbauende Wirkungen in Abhängigkeit von vielen Faktoren wie p_H, Massenwirkung usw. Die testosteroninaktivierende Wirkung des DPN-Systems in der Leber ist bekannt. Das gleiche Fermentsystem, das bei Leberschäden offensichtlich gestört ist, kann aber Δ^5,3-ol-Verbindungen in Δ^4,3-on-Verbindungen umwandeln (28). Wir haben aber vorhin gesehen, daß weder der Leberkranke noch der Kastrat eine derartige Umwandlung durchführen kann. Das läßt auf eine hepatische und testiculäre Insuffizienz des DPN-Systems und anderer bis jetzt unter diesen Gesichtspunkten noch nicht untersuchter Enzymsysteme schließen. Gleichgültig, ob Testosteron in den Testes aus DHA entsteht (27, 29) oder ob es in den Testes direkt aus aktiver Essigsäure entsteht (30), in jedem Falle ist die testiculäre Bildung von Δ^4,3-on-Verbindungen wie Testosteron gestört. Diesem durchaus hypothetischen Versuch der Erklärung einer ungenügenden Testosteronsynthese auf biochemischer Grundlage steht ein pathophysiologischer Erklärungsversuch gegenüber. Oestrogenzufuhr führt zu einer hormonalen Kastration bei Mann und Frau in Abhängigkeit von der Dosis. Wenn nun die Vermehrung der kreisenden Oestrogene die primäre Steroidveränderung beim Leberkranken ist, dann könnte die Hodenatrophie und die angenommene verminderte Testosteronbildung durchaus als hormonale Kastration aufzufassen sein. Für eine ungenügende Testosteronbildung spricht auch, daß bei Leberkrankheiten in erster Linie die testiculären α-17-Ks. im Harn abnehmen, während die adrenocorticalen β-17-Ks. ungefähr normal bis leicht erniedrigt sind. Wir konnten das durch Digitonindifferenzierung und durch Bestimmung des β-17-Ks. DHA im Harn nachweisen. Das heißt, das Verhältnis verschiebt sich zugunsten der adrenalen 17-Ks., wie das auch von BONGIOVANNI an zwei Fällen beobachtet wurde (31). Die Annahme, daß die Inaktivierungsstörung beim Leberschaden entscheidende Bedeutung habe, widerspricht dem klinischen Befund der Verweiblichung bei Männern.

In der Faeces sind 17-Ks. nicht nachweisbar (*32*). Da der größere Teil der Oestrogene durch die Galle ausgeschieden wird und nach Progesteron der Pregnandiolgehalt der Galle ansteigt (*33*), untersuchten wir die Fistelgalle von 3 lebergesunden und 2 leberkranken Patienten. Im Mittel fanden wir 1,3 mg/Liter 17-Ks. Nach 100 mg Testosteronpropionat intramuskulär stieg die 17-Ks.-Konzentration in der Galle an den folgenden beiden Tagen auf 4 mg/Liter an. 3—4 Tage nach der Injektion waren die Werte wieder normal. Also scheint auch 17-Ks. durch die Galle ausgeschieden zu werden. Dafür spricht auch, daß sich bei Mäusen und Ratten nach Injektion von radioaktivem Testosteron der größere Teil der Aktivität im Darmtrakt und in der Faeces wiederfindet (*34*). Im Hinblick auf die gefundene niedrige Konzentration in der Galle scheint dieser Ausscheidungsweg für den Menschen keine wesentliche Bedeutung zu haben. Selbst bei 2 Patienten mit Verschlußikterus fanden wir normale 17-Ks. im Harn (*20*). Eine Veresterungsstörung des Testosteron oder seiner Metaboliten liegt beim Leberkranken nicht vor. Freie 17-Ks. fanden weder wir noch andere Autoren (*21*) im Harn vermehrt. Die Glucuronidesterfraktion ist allerdings erniedrigt (*31*). Die gesunde Leber kann also Testosteron in inaktive Substanzen umwandeln. Ein sehr geringer Teil erscheint als 17-Ks. in der Galle. Bei Leberschäden ist die Testosteronsynthese gehemmt, ebenso aber auch seine Inaktivierung.

Die Stellung der Leber im Corticosteroidumsatz ist noch wenig präzisiert. Die Beobachtung von Hench, daß sich bei Leberschäden der Rheumatismus bessert, wurde als Überfunktion der Nebennierenrinde gedeutet. Damit schien übereinzustimmen, daß im Harn vermehrt Corticoide erscheinen, was wir für die Hepatitis bestätigen konnten. Eine gesteigerte Ausscheidung auch bei Lebercirrhosen ist durch Bestimmung der reduzierenden und der formaldehydabspaltenden Corticoide und durch den "Glycogen Deposition Test" völlig gesichert (*31, 35*). Gegen eine Überfunktion bei Leberschäden sprach allerdings, daß die 17-Ks.-Ausscheidung niedrig liegt und daß Cirrhosepatienten auf ACTH sehr rasch mit Komplikationen antworten. Eine neue Betrachtungsweise wurde durch Ergebnisse der Worcestergruppe möglich. Rattenlebern wurden mit Citratblut durchströmt, dem Desoxycorticosteron, Verbindung S und Compound F zugesetzt war. Diese Corticosteroide wurden nach etwa 5 Umläufen zu 90% in stärker polare Verbindungen umgewandelt. Die reduzierende Ketolseitenkette bleibt dabei erhalten. Dagegen verschwindet die ungesättigte α-β-Ketogruppe, also die schon früher genannte Δ^4,3-on-Konfiguration (*36*), wie sie für die biologische Aktivität der bisher bekannten Corticosteroide notwendig ist. Es ist nun bekannt, daß Inkubation von Testes, Gelbkörper, Follikel und Nebennieren mit Pregnenolon, also einem Δ^5,3-ol, unter DPN-Zusatz zu Progesteron und anderen Δ^4,3-on-Verbindungen führt, nicht aber Inkubation von Lebergewebe mit diesen Substanzen (*28*). In der Leber geht der Weg anscheinend umgekehrt, wie aus den Testosteronbebrütungsversuchen hervorgeht. DPN und evtl. auch andere prosthetische Gruppen der Vitamin B-Reihe scheinen in der Leber an der Desintegration der Corticosteroide wesentlichen Anteil zu haben, und zwar beim Testosteron wie bei den Corticosteroiden u. a. über die Auflösung der Δ^4-Doppelbindung und über eine Wasserstoffanlagerung in Stellung 3. Damit wird aber wahrscheinlich, daß bei Leberschäden die gestörte Inaktivierung der Corticosteroide zu den Corticoiden Ursache der gesteigerten Ausscheidung biologisch noch aktiver Nebennierenrindenhormone ist, die, da die Ketolseitenkette noch intakt, im Harn auch Corticoidreaktionen geben. Da demnach die Corticosteroide bei geschädigter Leber weniger inaktiviert werden, ist verständlich, daß ACTH bei Leberschäden besonders leicht zu Überdosierungskomplikationen führt (*34*). Ob die Corticosteroide oder ihre Metaboliten über die Galle ausgeschieden werden können, ist noch nicht untersucht. Ebensowenig ist über die Veresterung dieser Substanzen bei geschädigter Leber bekannt. Die Leber ist also auch in den Abbauprozeß der Nebennierenrindenhormone eingeschaltet. Die Befunde von HENCH, daß Leberschäden den Rheumatismus bessern, sind demnach besser über eine ungenügende Inaktivierung dieser Hormone als über eine Nebennierenüberfunktion zu erklären. Dagegen spricht auch, daß die adrenalen 17-Ks.-Werte im Harn normal bis leicht erniedrigt sind.

Welchen Einfluß die Hormone des Hypophysenvorderlappens auf das Verhalten der Steroide besonders bei Leberschäden ausüben, ist noch unklar. An sich haben diese Hormone nur Einfluß auf synthetische, nicht aber auf inaktivierende Vorgänge. Wenn die Gonadotropinwerte bei Leberschäden im Harn niedrig lagen (*12, 17*), dann weist das darauf hin, daß die gesteigerte Oestrogenausscheidung nicht Folge einer Mehrproduktion, sondern einer mangelnden Inaktivierung oder Elimination der Oestrogene ist. Nach der Theorie der Sekretionsumschaltung (TONUTTI) bedingt eine oestrogen induzierte Minderproduktion von Gonadotropin — nach unserer Ansicht nur des FSH — eine Mehrproduktion von ACTH. Für eine gesteigerte Nebennierenrindenfunktion liegen aber keine sicheren Anhaltspunkte vor. Das heißt keineswegs, daß der Mechanismus der Sekretionsumschaltung versagt. Denn eine zu erwartende Mehrproduktion von ACTH wird durch die vermehrt kreisenden, nicht durch die Leber inaktivierten Corticosteroide gebremst. Unserer Auffassung von der Sekretionsumschaltung entsprechend ist aber eine Hemmung der ACTH-Bildung von einer Hemmung der ICSH-Produktion begleitet. ICSH stimuliert die Testosteronbildung. Damit wäre auch von der Hypophyse her gesehen die ungenügende Testosteronsynthese erklärt.

Im gesamten betrachtet ist die Leber das wichtigste Organ für die Inaktivierung sämtlicher und für die Ausscheidung einiger Steroidhormone. Störung dieser Funktionen ist an ein Versagen von Ferment- und Leberzellfunktionen gebunden. Dann entsteht ein komplexes Bild, das durch Synthesehemmung und Abbau- bzw. Ausscheidungsstörung gekennzeichnet ist.

Literatur.

1. GLASS, S. J., H. A. EDMONDSON and S. N. SOLL: Endocrinology (Springfield, Ill.) **27**, 749 (1940).
   LLOYD, C. W., and R. H. WILLIAMS: Amer. J. Med. **4**, 315 (1947).
   KLATSKIN, G., and E. RAPPOPORT: Amer. J. Med. Sci. **214**, 121 (1947).
   GIRDER, H., and C. L. HOAGLAND: Proc. Soc. Exper. Biol. a. Med. **61**, 62 (1946).
   RAKOFF, A. E., and M. L. GROSS: Federat. Proc. **10**, 107 (1951).
2. GLASS, S. J.: Progress in clinical Endocrinology. New York 1950.
3. GOLDEN, J. B., and E. L. SEVRINGHAUS: Proc. Soc. Exper. Biol. a. Med. **39**, 361 (1940).
   BERNSTORFF, E. C.: Endocrinology (Springfield, Ill.) **49**, 302 (1951).

4. Kirgis,H., and I. Rothschild: Endocrinology (Springfield, Ill.) **50**, 269 (1952).
5. Evans, J. M., P. J. Young et al.: J. Clin. Endocrin. **12**, 495 (1952).
6. Zondek, B.: Skand. Arch. Physiol. (Berl. u. Lpz.) **70**, 133 (1934).
   Heller, C. G.: Endocrinology (Springfield, Ill.) **26**, 619 (1940).
   De Meio, R. H., A. E. Rakoff et al.: Endocrinology (Springfield, Ill.) **43**, 97 (1948).
   Coppedge, R. L., A. Segaloff et al.: J. of Biol. Chem. **173**, 431 (1948).
7. Van Wagenem, G., and W. U. Gardner: Endocrinology (Springfield, Ill.) **46**, 265 (1950).
   Hooker, C. W., V. A. Drill and C. A. Pfeiffer: Proc. Soc. Exper. Biol. a. Med. **65**, 192 (1947).
8. Bernstorf, E. C.: Endocrinology (Springfield, Ill.) **49**, 302 (1951).
9. Cantarow, A., A. E. Rakoff et al.: Endocrinology (Springfield, Ill.) **31**, 515 (1942); Proc. Soc. Exper. Biol. a. Med. **52**, 256 (1943).
10. Kemp, T., u. K. Pedersen-Byergaard: Endokrinologie **13**, 156 (1933).
    Siebke, H., u. P. Schuschania: Zbl. Gynäk. **54**, 1734 (1930).
11. Heard, R. D., and J. C. Saffran: Recent Progr. in Hormone Res. **4**, 43 (1949).
    Gallagher, T. F., D. K. Fukushima et al.: Recent Progr. in Hormone Res. **6**, 131 (1951).
12. Dohan, F. C., E. M. Richardson et al.: J. Clin. Invest. **31**, 481 (1952).
13. Albert, S., R. D. Heard et al.: J. of Biol. Chem. **177**, 247 (1949).
    Tschopp, E.: Helvet. physiol. Acta **5**, 406 (1947).
14. Schiller, J., and G. Pincus: Endocrinology (Springfield, Ill.) **34**, 203 (1944).
15. Ledogar, J. A., and H. W. Jones: Science (Lancaster, Pa.) **112**, 536 (1950).
    Stimmel, B. F., A. Grollman and M. N. Huffman: J. of Biol. Chem. **184**, 677 (1950).
16. Coppedge, R. L., A. Segaloff and H. P. Sarett: J. of Biol. Chem. **182**, 181 (1950).
17. Rupp, J., A. Cantarow et al.: Endocrinology (Springfield, Ill.) **11**, 688 (1951).
18. Ruppert, F.: Freiburger Symposion. S. 39. Berlin-Göttingen-Heidelberg: Springer-Verlag 1953.
19. Segaloff, A., and A. Segaloff: Endocrinology (Springfield, Ill.) **34**, 346 (1944).
20. Lit. bei W. Ruppel u. L. Weissbecker: Acta Endocrin. (Copenh.) **10**, 29 (1952).
21. West, C. D., F. H. Tyler et al.: J. Clin. endocrin. **11**, 897 (1951).
23. Grayhack, J. T., and W. W. Scott: Endocrinology (Springfield, Ill.) **48**, 453 (1951).
24. Kochakian, C. D., J. Gongors and E. Parente: J. of Biol. Chem. **196**, 243 (1952).
25. Samuels, L. T.: Lancet **1951**, 233.
26. Burill, M. W., and R. R. Greene: Proc. Soc. Exper. Biol. a. Med. **40**, 327 (1939); Endocrinology (Springfield, Ill.) **26**, 645 (1940).
27. Marti, M.: Freiburger Symposion, S. 107, 220. Berlin-Göttingen-Heidelberg: Springer-Verlag 1953.
28. Samuels, L. T., M. L. Helmreich et al.: Science (Lancaster, Pa.) **113**, 490 (1951).
29. Mason, H. L., and E. J. Kepler: J. of Biol. Chem. **167**, 73 (1947).
30. Savard, K., R. I. Dorfman and E. Poutasse: J. Clin. Endocrin. **12**, 935 (1952).
31. Bongiovanni, A. M., and W. J. Eisenmenger: J. Clin. Endocrin. **11**, 156 (1951).
32. Gallagher, T. F., D. K. Fukushima et al.: Recent Progr. in Hormone Res. **6**, 131 (1951).
33. Rogers, J., and F. J. McLellan: J. Clin. Endocrin. **11**, 246 (1951).
34. Barry, M. C., M. L. Eidinoff et al.: Endocrinology (Springfield, Ill.) **50**, 587 (1952).
35. Shadaksarappa, K., N. O. Calloway et al.: J. Clin. Endocrin. **11**, 1383 (1951).
36. Hechter, O., M. M. Solomon et al.: J. Clin. Endocrin. **12**, 935 (1952).

Diskussion.

Ammon:

Ich wollte fragen, ob man die Gynäkomastie, die man bei den Rußlandheimkehrern doch häufig beobachtet hat und die damals noch völlig ungeklärt war, nun heute mit ihren Beobachtungen und dem, was sie erzählten, in Einklang bringen kann. Durch die Mangelernährung haben sich zweifellos Fermentschäden aller Art entwickelt, außerdem haben ja die Rußlandheimkehrer, zu mindestens 50%, vielleicht noch mehr, Hepatitiden mit und ohne Ikterus durchgemacht. Auf Grund der von der Hepatitis und von der Mangelernährung herausgebildeten Leberschädigung wird es dann wohl zu der Gynäkomastie gekommen sein?

WEISSBECKER:

Ich kann nur auf die Arbeiten von KALK verweisen, der ja ausgiebig über die Leberveränderungen bei Hungerdystrophikern berichtet und sogar Cirrhosen beschrieben hat, und zwar bei Fällen, die zumindest anamnestisch sicher keine Hepatitis hatten. Das schließt allerdings nicht aus, daß sie eine anikterische Hepatitis durchgemacht hatten. Es ist doch sehr wahrscheinlich, daß die Stoffwechselstörung, die ja letzten Endes auch in der Lipodystrophie mit zum Ausdruck kam, zum großen Teil durch fermentative Störungen bedingt war und daß daraus auch die Leberschädigungen und evtl. auch die Hodenveränderungen zu erklären sind. Bei diesen Leuten lagen ja auch die 17-Ketosteroide im Harn recht niedrig, wie das auch sonst bei längerem Hunger der Fall ist.

DIRSCHERL:

Ich möchte auf zwei Dinge kurz eingehen. Daß die Leber der Hauptort des Abbaues ist, das ist ja wohl eindeutig, aber wenn ich mich nicht verhört habe, sagten Sie doch, daß eine Schädigung der Leber auch zu einer Blockade der Testosteronsynthese führt. Ist das einwandfrei bewiesen? Das Testosteron wird ja doch im Hoden synthetisiert. Nun ist es ja durchaus denkbar, daß irgendeine Vorstufe in der Leber synthetisiert wird. Aber wenn die letzte Stufe z. B. eine Hydrierung ist, würde sie wohl genau so gut im Hoden stattfinden können wie anderswo. Ich wollte also fragen, ob dafür wirkliche Beweise vorliegen, daß ein Leberschaden zu einer eindeutigen Hemmung oder Schädigung der Testosteronsynthese führt.

Meine zweite Frage betrifft die Ester der Steroidhormone, und zwar nicht die Ester, wie sie im Organismus zur Ausscheidung gebildet werden, sondern wie sie in der Therapie angewandt werden, also Testosteron als Propionat, Oestron als Benzoat, Cortison als Acetat, DOC als Acetat. Nun in der Therapie werden diese Ester seit langer Zeit angewandt wegen ihrer protrahierten Wirkungen, und man hat stillschweigend angenommen, daß sie im Organismus allmählich gespalten werden und deswegen diese protrahierte Wirkung zeigen.

Nun, bewiesen war das, glaube ich, die ganze Zeit über nicht. Mir war jedenfalls keine Arbeit darüber bekannt und wir sind eigentlich durch Zufall darauf gekommen, daß es jedenfalls ein Ferment gibt. Ich kann vorläufig noch nicht genau sagen, ob das eine spezifische Steroidesterase ist oder irgendeine andere Esterase, das in Leber und Niere reichlich vorhanden ist und diese Steroidester glatt spalten kann. Das ist bei der Maus untersucht. Dagegen findet sich diese fermentative Spaltung nicht im Uterus (Ratte), so daß z. B. bei der Untersuchung von Cholinesterase im Uterus, wie wir das gemacht haben, DOCA völlig wirkungslos ist, weil es nicht gespalten wird. Und bei manchen anderen Untersuchungen von Fermentwirkungen und an Gewebeschnitten ist es tatsächlich so — das haben auch Amerikaner beschrieben —, daß die Ester meistens schwächer wirken. Trotzdem scheint es nicht so zu sein, daß die Ester für sich immer unwirksam sind, wir haben auch schon Fälle beobachtet, in denen der Ester selbst auch einmal die umgekehrte Wirkung hat wie das freie Steroidhormon. Wir sind nachträglich darauf gekommen, daß BISCHOFF und Mitarbeiter mit Blutserum vor einiger Zeit Spaltungen von Oestrogenestern beschrieben haben. Im menschlichen Blutserum soll ein Hemmstoff für diese Esterase vorhanden sein.

Ich wollte nun Herrn WEISSBECKER fragen, ob ihm als Kliniker etwas bekannt ist, daß z. B. bei Leberschäden solche Steroidhormonester vielleicht unwirksam oder schwach wirksam sind.

WEISSBECKER:

Zuerst zu der Frage, ob überhaupt eine Hemmung der Testosteronsynthese stattfindet. Ich habe ausdrücklich betont, daß mit der heutigen Methodik bisher eine Hemmung der Testosteronsynthese beim Menschen nicht einwandfrei nachzuweisen ist. Ich habe verschiedene Punkte angeführt, die das aber wahrscheinlich machen. Das DPN-System — aber auch andere Systeme — baut in den Testes Testosteron oder seine Vorstufen auf. Das DPN-System baut Testosteron in der Leber ab. Analog kann geschlossen werden, daß der Testosteronaufbau im Hoden bei Leberkranken gestört ist, da auch der z. T. über DPN laufende Testosteronabbau hier gestört ist.

DIRSCHERL:

Das DPN-System kommt aber in den verschiedensten Organen vor.

WEISSBECKER:

Ich nehme an, daß bei einer schweren Leberkrankheit u. a. auch dieses Fermentsystem generell gestört ist. Dafür sprechen ja auch andere Störungen im intermediären Stoffwechsel, die mit den Steroiden gar nichts zu tun haben. Das ist allerdings nicht der einzige Grund, der mich annehmen läßt, daß es sich hier um eine Hemmung der Testosteronsynthese handelt. Die α-β-Relation ist nämlich hier signifikant verändert zugunsten der β-Fraktion. Das heißt, es ist kein Testosteron da, das in einen α-Fraktionsmetabolit umgewandelt werden kann. Die Fraktionierung nach Dingemanse besagt ja genau dasselbe. Der klinische Befund, die Hodenatrophie, die Gynäkomastie und alles andere spricht doch dafür, daß es sich um eine Hemmung der Testosteronsynthese handeln muß. Würde genug Testosteron gebildet, dann käme es ja nicht zu einer Gynäkomastie, wie man aus therapeutischer Erfahrung und auch aus dem Leydig-Zellenhypogonadismus schließen kann. Wir behandelten schwere Leberschäden mit Testosteronpropionat oder Methylandrostendiol in hohen Dosen und sahen durchaus sicher androgene Wirkungen und Wirkungen auf die Eiweißlabilitätsproben. Damit ist auch ausgesagt, daß das Testosteron an der stickstoffanabolisierenden Wirkung, gemessen bei Leberschäden, offensichtlich substitutiv wirksam ist.

Die Wirkungsintensität der Steroide ist sicher z. T. von der Veresterung abhängig, obwohl bei Leberstörungen sichere Veränderungen in der Steroidveresterung nicht einwandfrei nachzuweisen sind. Ich erinnere daran, daß Hydrocortison, also der freie Alkohol, unter bestimmten Kautelen am Menschen viel wirksamer ist als das Acetat. Aber auch das Umgekehrte ist der Fall, je nachdem, welche Wirkung man mißt. Es ist ja auch bekannt, daß Propionsäureveresterung des Testosterons seine Wirkung um ein Vielfaches steigert, was z. B. bei den Oestrogenen kaum zum Ausdruck kommt. Ich glaube nicht, daß sich Gesetzmäßigkeiten aufstellen lassen, ob eine Veresterung die Aktivität eines Steroidhormones steigert oder senkt.

Overzier:

Zu der eben von Herrn Ammon angeschnittenen Frage der Gynäkomastie bei der paradoxen Fettsucht möchte ich sagen, es scheint mir nicht so sicher, daß lediglich eine Hemmung durch die Leber vorliegt. Bei der Dystrophie ist der Hoden, die Nebenniere und die Hypophyse sehr schwer verändert. Es dürften da sicher direkte Beziehungen bestehen.

Gaede:

Ich möchte noch eine Frage an Herrn Weissbecker stellen: Liegen genaue Untersuchungen vor, daß das DPN-System bzw. das DPN-Ferment diese Oxydation bzw. Reduktion der Steroidhormone durchführt? Durch Zugabeversuche, also wenn DPN dem Leberbrei zugesetzt wird, kann man das wohl nicht beweisen. Hat man versucht, den Eiweißanteil des Fermentes aus der Leber anzureichern und dann eine Umwandlung gesehen? Liegt so etwas wirklich vor?

Weissbecker:

Ja, ich verweise auf die Arbeiten der Samuels-Gruppe: J. of Biol. Chem. **193**, 219 (1951) und Lancet **1951**, 233.

Heinrich:

Ich hätte gern noch eine Frage angeschnitten zu den von Herrn Prof. Dirscherl und Herrn Gaede erörterten Problemen des biochemischen Wirkungsmechanismus der vom Vortragenden diskutierten Störung der Testosteronbiosynthese bei einigen Lebererkrankungen. Es liegen ausgedehnte Untersuchungen Bradys von der Pennsylvanian Medical School vor, die an überlebenden Hodenschnitten des Menschen, Kaninchens und Schweines gezeigt haben, daß das isolierte Hodengewebe aus radioaktiv (^{14}C) markiertem Acetat — ohne Zwischenschaltung des Cholesterins — das Testosteron biosynthetisieren kann. Human-Choriongonadotropin stimuliert diesen Acetateinbau in das Testosteron. Diese Befunde beweisen die von der Leberfunktion unabhängige Befähigung des Hodens zur Testosteronbildung. Dem ubiquitär in den Organen vorhandenen und synthetisierbaren dissoziierenden Coenzym DPN dürfte bei der Biosynthese der Steroidhormone nicht die Bedeutung zukommen wie dem Coenzym A, der wichtigsten biologischen Zustandsform des Vitamins Pantothensäure. Es liegt heute nach den Ergebnissen der modernen Biochemie, insbesondere aber nach der Erforschung des Coenzyms der Acetylierung (Coenzym A) nahe, daß ein Pantothensäuremangel bzw. eine Verwertungsstörung dieses Vitamins für die fehlende Vorstufe — die ja wohl das Coenzym A darstellt — nicht nur der Sterine, sondern auch der Steroidhormone verantwortlich zu machen ist. Aber selbst die kausale Verknüpfung eines Leberschadens mit einer Störung des Stoffwechsels des Coenzym A beim Menschen ist bisher nicht bewiesen.

Man weiß heute, daß die Überlebensdauer von adrenalektomierten Ratten durch Zugabe von wenigen Milligramm Pantothensäure pro die bis um das Zehnfache verlängert wird. Zustände des Pantothensäuremangels, die bei Überfütterung von Schweinen mit Antibiotica entstehen und die sich bei Pantothensäurezugabe als reversibel erwiesen, zeigten ähnliche Bilder, wie sie vorgetragen wurden.

Vom Standpunkt des Biochemikers lassen sich die geschilderten Stoffwechselstörungen im Haushalt der Sexualhormone wohl am zwanglosesten durch die Annahme einer darniederliegenden Entgiftungsfunktion der geschädigten Leber erklären, da die Biosynthese des Testosterons unabhängig von der Leberfunktion erfolgt. Dem Pantothensäure enthaltenden Coenzym A kommt die größere Bedeutung bei der Steroidhormonbiosynthese zu.

WEISSBECKER:

Ich habe vergessen, die Pantothensäure zu erwähnen, obwohl sie im Manuskript kurz besprochen ist. Die Versuche von R. O. BRADY sind mir gut bekannt. Dasselbe fand ja auch die Worcestergruppe am durchströmten Hoden [J. Clin. Endocrin. **12**, 935 (1952)].

Es ist mir völlig klar — und das habe ich ja auch betont —, daß das DPN-System eines der vielen beteiligten Systeme ist, aber auch das bisher am besten durchuntersuchte, während derartige Ergebnisse mit Pantothensäure bzw. Coenzym A kaum noch vorliegen. Nach dem bisher Bekannten besteht wenig Zweifel, daß Coenzym A über den Krebscyclus eine gewichtige Rolle im Steroidumsatz spielt. Ich betone immer wieder, daß die Vitamine der B-Gruppe, soweit sie prosthetische Gruppen von Fermenten sind, hier zweifellos alle eine mehr oder weniger große Bedeutung haben. Ich stellte das DPN-System nur in den Vordergrund, weil über seine Wirkung am meisten bekannt ist.

BAUER:

Bei Leberkrankheiten sind die C_{17}-Ketosteroide, wie Herr WEISSBECKER ausführt, erniedrigt. Auch in der Literatur finden wir dieselben Ergebnisse. Die Corticoide sind bei derselben Krankheitsgruppe meist erhöht. Beide Steroidkörper stammen bekanntlich aus der Nebennierenrinde. Daher ist diese paradoxe Erscheinung nicht recht verständlich. Wenn man will, kann man natürlich auch über diese Tatsache eine Theorie aufstellen. Persönlich möchte ich an dieser Stelle nur über einen Fall berichten, der eine ähnliche paradoxe Erscheinung zeigt. Es handelt sich um eine nebennierenrindenbedingte Cushing-Patientin, die rindenbestrahlt wurde. Im Laufe der Röntgenbestrahlung sanken die C_{17}-Ketosteroide auf Unterwerte ab. Die Corticoide zeigten eine ziemliche Schwankung und ergaben zum Schluß der Therapie normale Werte. Trotz klinischem Erfolg kann keine Erklärung für diese scheinbar widersprechenden Ausscheidungsergebnisse abgegeben werden.

Aus der 2. Medizinischen Universitätsklinik und -Poliklinik Hamburg-Eppendorf
(Direktor: Prof. Dr. A. JORES).

Klinik und Therapie der Hodeninsuffizienz*.

Von

HENRYK NOWAKOWSKI.

Mit 12 Textabbildungen.

1. Klinik.

In den letzten Jahren konnten auf dem Gebiet der Keimdrüsenerkrankungen des Mannes durch die Entwicklung neuer Untersuchungsverfahren — ich nenne vor allem die Hodenbiopsie und die quantitative Bestimmung der gonadotropen Hypophysenhormone im Harn — entscheidende Fortschritte erzielt werden, die sich naturgemäß für die Klinik und Therapie der Hodeninsuffizienz und damit für den gesamten Komplex der männlichen Sterilität als außerordentlich förderlich erwiesen. Man war mit Hilfe der neuen Methoden auf einmal in die Lage versetzt, unmittelbar am Kranken objektive Aufschlüsse über Keimdrüsen- und Hypophysenfunktion zu gewinnen und bewahrte sich auf diese Weise vor falschen Schlußfolgerungen mancherlei Art, die bei der Übertragung tierexperimenteller Ergebnisse auf die menschliche Pathologie unvermeidlich sind.

Im folgenden soll der Versuch unternommen werden, die Klinik und Therapie der Hodeninsuffizienz nach dem derzeitigen Stande unserer Kenntnisse darzustellen, wobei ich mir über das Fragmentarische eines solchen Versuches durchaus im klaren bin.

Bekanntlich besitzt der Hoden eine doppelte Funktion: eine *exkretorische*, die auf die Bildung befruchtungsfähiger Samenfäden gerichtet ist, daneben aber gleichzeitig eine *inkretorische* Funktion, worunter man die Bildung spezifischer männlicher Wirkstoffe (Testosteron) zu verstehen hat. Die Samenzellbildung setzt einen intakten Tubulusapparat voraus, die inkretorische Leistung dagegen funktionstüchtige Hodenzwischenzellen. Wie Herr TONUTTI bereits hervorgehoben hat, sind diese beiden Partialleistungen der männlichen Keimdrüsen auf das innigste miteinander verknüpft.

Eine Erkrankung der Hoden kann die Samenkanälchen allein betreffen, was zur *tubulären Hodeninsuffizienz* führt. Sind jedoch beide Funktionssysteme der Testikel betroffen, also Samenkanälchen und Hodenzwischenzellen, so entwickelt sich daraus eine tubuläre und *inkretorische Hodeninsuffizienz*.

Verhältnismäßig einfach ist die Feststellung der tubulären Schädigung. Sie erfolgt durch Analyse des Ejaculats, eine einfache und leicht durchführbare Untersuchungsmethode. Die Abnahme der Spermienzahl im Ejaculat (Oligo-

---

* Mit Unterstützung der Deutschen Forschungsgemeinschaft.

bzw. Azoospermie) und das Auftreten pathologischer Formen weisen immer auf eine Störung der Spermiogenese in den Tubuli contorti, d. h. also auf das tubuläre Versagen des Hodens hin.

Schwieriger ist schon die Diagnose einer hormonalen Hodeninsuffizienz. Ein Versagen der inkretorischen Hodenfunktion zum Zeitpunkt der Pubertät führt zum Bilde des *Früheunuchoidismus*, dessen klinische Symptomatologie so gut bekannt ist, daß sich eine detaillierte Beschreibung erübrigt.

Ein Ausfall der Testosteronproduktion beim geschlechtsreifen Mann hat dagegen längst nicht so schwerwiegende Folgen wie bei jugendlichen Patienten, denn haben sich die sekundären Geschlechtsmerkmale erst einmal entwickelt, so sind sie von der zirkulierenden Androgenmenge weitestgehend unabhängig (McCULLAGH et al. 1952). Man kann es daher einem erwachsenen Mann mit doppelseitiger Hodenatrophie äußerlich selten ansehen, in welchem Umfang die inkretorische Funktion seiner Hodenzwischenzellen durch den Erkrankungsprozeß geschädigt ist. In solchen Fällen ist man gezwungen, nach anderen Kriterien zu suchen, um die evtl. vorliegende hormonale Insuffizienz der Gonaden zu objektivieren. Hierbei erweisen sich die Prostatagröße und -konsistenz als besonders empfindliche Indicatoren der zirkulierenden testiculären Androgene, da eine Verringerung derselben sehr rasch zu Rückbildungserscheinungen, d. h. zur *Atrophie der Vorsteherdrüse* führt, die man palpatorisch (bei genügender Erfahrung) leicht feststellen kann. Mit Hilfe von Spermaanalyse und palpatorischer Beurteilung von Prostatagröße und -konsistenz ist der Kliniker also jederzeit in der Lage, sich ein klares Bild über das Ausmaß eines tubulären bzw. inkretorischen Versagens von atrophischen Testikeln zu verschaffen.

Eine Reihe verschiedener Erkrankungen können zur Insuffizienz der Testikel führen. Hodenbiopsie und Gonadotropinbestimmung im Harn haben unsere Möglichkeiten einer subtilen Differenzierung der Hodeninsuffizienz[1] außerordentlich gefördert. So ist man mit Hilfe der genannten Methoden u. a. in der Lage, die primären von den sekundären Erkrankungen der Testikel sicher voneinander abzutrennen. Erstere gehen in der Mehrzahl der Fälle mit erhöhter Gonadotropinausscheidung im Harn einher, weshalb man in solchen Fällen auch von „*hyper*gonadotropem Hypogonadismus" spricht. Die sekundären Hodenerkrankungen sind dagegen die Folge einer Insuffizienz der gonadotropen Hypophysenfunktion und zeichnen sich gegenüber den primären Formen durch eine verringerte oder fehlende Gonadotropinausscheidung im Harn aus (,,*hypo*gonadotroper Hypogonadismus" nach HELLER und NELSON, 1948).

Zunächst sollen die primären Hodenerkrankungen (die hypergonadotropen Syndrome) behandelt werden. Hier lassen sich eine Reihe von Untergruppen unterscheiden, die in der umstehenden Tabelle aufgeführt sind.

Nacheinander will ich die aufgeführten Krankheitsgruppen kurz besprechen.

Zweifellos gibt es beim Manne — wenn auch wesentlich seltener als bei der Frau — einen angeborenen Mangel beider Keimdrüsen. Der Kliniker wird eine kongenitale Anorchie allerdings immer mit gewisser Zurückhaltung diagnosti-

---

[1] Die amerikanischen Autoren (HELLER und NELSON u. a.) sprechen von einem „Hypogonadismus", ohne jedoch dabei — wie wir — tubuläres und inkretorisches Versagen der Testikel begrifflich klar zu unterscheiden.

zieren, da bei fehlenden Testikeln im Scrotum oder im Leistenkanal ein Abdominalhoden nie mit Sicherheit ausgeschlossen werden kann.

Wesentlich häufiger sind jene angeborenen Störungen der Hodenentwicklung, wo die histologische Untersuchung der rudimentären Testikel meist nur Bindegewebe ergibt, in dem sich ab und zu noch Reste des WOLFFschen Ganges nachweisen lassen. Auf Grund der völligen Funktionslosigkeit dieser Gebilde entwickelt sich ein ähnlicher Zustand wie bei der Kastration vor der Pubertät, also ein Früheunuchoidismus. HELLER und NELSON sprechen in diesen Fällen von *„funktioneller präpuberaler Kastration"*.

Primäre Hodeninsuffizienz
(*„hypergonadotrop"*)

a) Anorchien
   angeboren: Agenesien
   erworben:　Kastration
b) Aplasien der Testikel
   „funktionelle präpuberale Kastration"
c) Hodendystopien ⎫
   (z. B. Kryptorchismus) ⎪
d) KLINEFELTER-Syndrome ⎬ Primäre Hodenatrophien.
e) Exogen bedingte ⎪
   Hodenschädigungen ⎪
   (Trauma, Entzündung etc.) ⎭

Den kongenitalen Mißbildungen (Agenesien und Aplasien) steht die große Gruppe der primären Hodenatrophien gegenüber, wie man sie z. B. beim Kryptorchismus, den KLINEFELTER-Syndromen und allen übrigen exogen bedingten Hodenerkrankungen (z. B. nach Strahlenschäden, Infekten usw.) findet. Morphologisch sieht man dabei sehr ähnliche Bilder. Auf Einzelheiten der *pathologischen Histologie* kann ich aus Zeitmangel nicht eingehen. Wichtig ist nur zu wissen, daß in fortgeschritteneren Stadien neben degenerativen Veränderungen am Tubulusapparat eine *Proliferation der* LEYDIG-*Zellen* auftritt, wodurch das histologische Bild der primären Hodenatrophien eindeutig bestimmt wird.

Eine häufige Ursache der primären Hodenatrophie ist der Kryptorchismus. Es soll hier nicht weiter diskutiert werden, ob die beim Leistenhoden auftretende Atrophie der Keimdrüsen genetisch bedingt ist oder ob auch Temperatureinflüsse dafür verantwortlich sind (wahrscheinlich spielen beide Faktoren eine Rolle). Hier interessieren vor allem die *Folgen* des ausgebliebenen Descensus testiculorum. Es ist nun schon länger bekannt, daß bei Doppelseitigkeit des Prozesses die Sterilität eine regelmäßige Folgeerscheinung darstellt. Umstritten ist nur, ob es beim Leistenhoden auch zu einer inkretorischen Insuffizienz kommt. Im allgemeinen pflegt bei doppelseitigem Kryptorchismus die Pubertät normal abzulaufen, die Genitalien entwickeln sich zu normaler Größe und der äußere Habitus eines *jüngeren* Kryptorchen ist daher ein durchaus männlicher. Dies war der Grund, anzunehmen, daß der Leistenhoden ausreichend Androgene zu bilden vermag. Untersucht man aber *ältere* Kryptorche, so findet man eigentlich regelmäßig Zeichen eines inkretorischen Versagens der LEYDIG-Zellen, d. h. also eine Prostataatrophie und recht häufig auch späteunuchoide Symptome, wie Fettansatz, Rückbildung der Sekundärbehaarung usw. In den Fällen, wo die

Androgenausscheidung im Harn kontrolliert wurde, war sie deutlich herabgesetzt (ENGBERG, 1949).

Die histologische Untersuchung eines Leistenhodens deckt schwere Veränderungen am tubulären und inkretorischen Apparat auf, wie dies die Abb. 1 erkennen läßt. Das Präparat stammt von einem 20jährigen Patienten mit doppelseitigem Kryptorchismus. Bei so ausgedehnten pathologischen Veränderungen darf man nicht weiter erstaunt sein, wenn nicht nur Samenzellbildung, sondern auch die Hormonproduktion eines Tages vollständig sistierten.

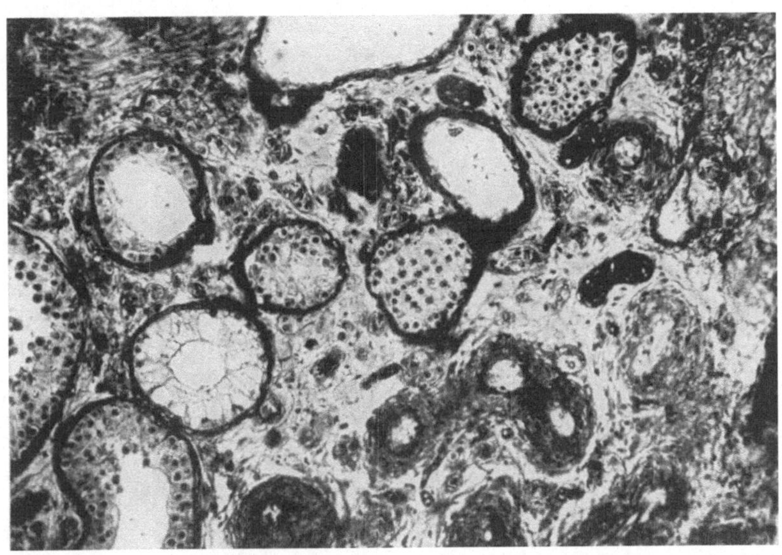

Abb. 1. Hoden eines 20jährigen Kryptorchen. Schwere Atrophie der Tubuli contorti, Vermehrung des intertubulären Bindegewebes, in das Haufen von reifen LEYDIG-Zellen eingelagert sind (typisches Bild der primären Hodenatrophie). Vergr. 100fach, Azan.

Das sog. KLINEFELTER-*Syndrom* nimmt unter den primären Hodenatrophien eine gewisse Sonderstellung ein. Es wurde 1942 von KLINEFELTER, REIFFENSTEIN und ALBRIGHT zum erstenmal als besondere Krankheitseinheit herausgestellt. Seine Kardinalsymptome sind:

1. die doppelseitige Hodenatrophie,

2. die Azoospermie,

3. die erhöhte Gonadotropinausscheidung im Harn und

4. die Gynäkomastie.

Nach Meinung der genannten Autoren liegt dem Syndrom eine isolierte Erkrankung der Tubuli contorti bei erhaltener Funktion der Zwischenzellen zugrunde. Später hat man jedoch erkannt, daß hormonale Ausfallserscheinungen dabei nicht selten sind (NELSON und HELLER, 1952).

Das Syndrom ist heute so gut bekannt, daß ich mir eine detaillierte Besprechung seiner Symptomatologie ersparen kann. Die Ätiologie des Leidens ist unbekannt. Vermutet werden, ähnlich wie beim Kryptorchismus, kongenitale Defekte, da eine familiäre Häufung des Leidens beobachtet wurde.

In der letzten Gruppe der Tab. 1 wurden alle Hodenatrophien mit bekannter Ätiologie eingeordnet, wobei Strahlenschäden, alimentäre Faktoren, Traumen und Infektionen ursächlich eine besonders wichtige Rolle spielen.

Steht bei einem Patienten eine doppelseitige Hodenatrophie erst einmal fest, so erhebt sich immer die Frage, in welchem Umfang tubulärer und inkretorischer Hodenanteil betroffen sind. Die wichtigsten Kriterien, welche für die Diagnose der tubulären und inkretorischen Insuffizienz zur Verfügung stehen, wurden

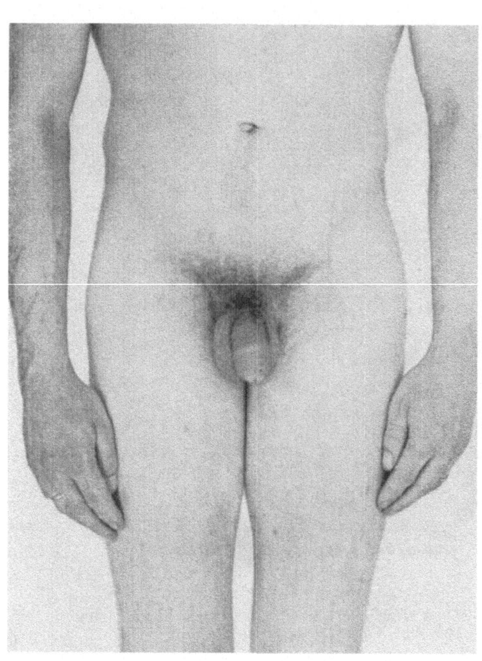
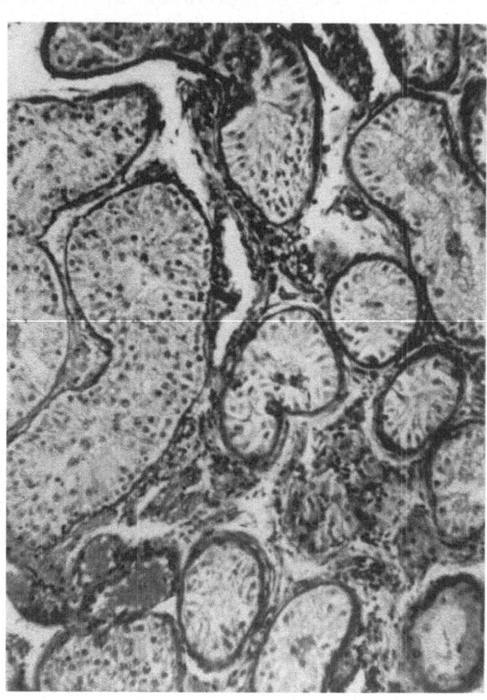

a   b

Abb. 2. a) 31 jähriger Pat. (U. Bo.) mit beginnender primärer Hodenatrophie und Azoospermie. Reine tubuläre Hodeninsuffizienz. — b) Histologisch beginnende Atrophie der Samenkanälchen, die z. T. nur noch von Sertoli-Zellen ausgekleidet sind. Vergr. 85fach, Hämatoxylin-Eosin.

bereits besprochen. Zwei klinische Beispiele mögen das Grundsätzliche noch etwas eingehender beleuchten.

Der erste Patient (Abb. 2a) ist ein 31 jähriger Mann, bei dem die Spermakontrolle vor einigen Jahren noch einen normalen Befund ergab. Später entwickelte sich eine Oligospermie und im vergangenen Jahr stellte man eine Azoospermie und eine doppelseitige Hodenatrophie fest. Das äußere Erscheinungsbild des Pat. ist unauffällig, Penisgröße und Sekundärbehaarung entsprechen der Norm. Auch die Prostata wies eine normale Größe und Konsistenz auf. Es lagen also klinisch *keine* Zeichen eines Androgenmangels vor. Bei der histologischen Untersuchung des linken Testikels (Abb. 2b) ergab sich folgendes: Ein großer Teil der Kanälchen ist vom Keimepithel entblößt und enthält nur noch Sertoli-Zellen. Daneben sieht man normal große Tubuli contorti, die von einem mehrschichtigen Keimepithel ausgekleidet sind, in dem sich alle Stufen der Spermiogenese nachweisen lassen. Leydig-Zellen sind in normaler Menge vorhanden. Die Gonadotropinausscheidung im Harn betrug 96 ME*,

____

* ME = Mäuseeinheiten

war also erhöht. Es handelt sich hier demnach um eine doppelseitige *primäre Hodenatrophie mit tubulärer Insuffizienz ohne klinisch nachweisbare hormonale Ausfallserscheinungen.*

Bei dem zweiten Patienten (Abb. 3a) ist der pathologische Hodenprozeß wesentlich weiter fortgeschritten. Hier sind neben der tubulären Hodeninsuffizienz eindeutige Zeichen des Androgenmangels vorhanden. Der Pat. wurde wegen einer ungeklärten Gewichtszunahme überwiesen, die sich im Laufe der letzten zwei Jahre ausgebildet hatte. Anamnestisch ergab sich eine normale Pubertätsentwicklung. Die äußere Betrachtung des Pat. zeigt die geringere Männlichkeit im äußeren Habitus, was durch eine ausgesprochene Adipositas und eine sehr

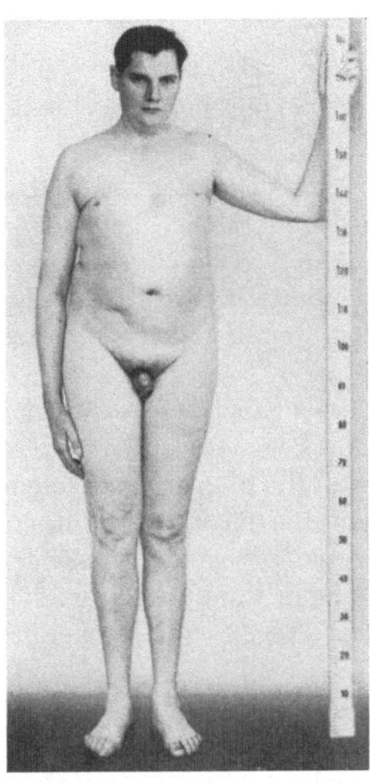 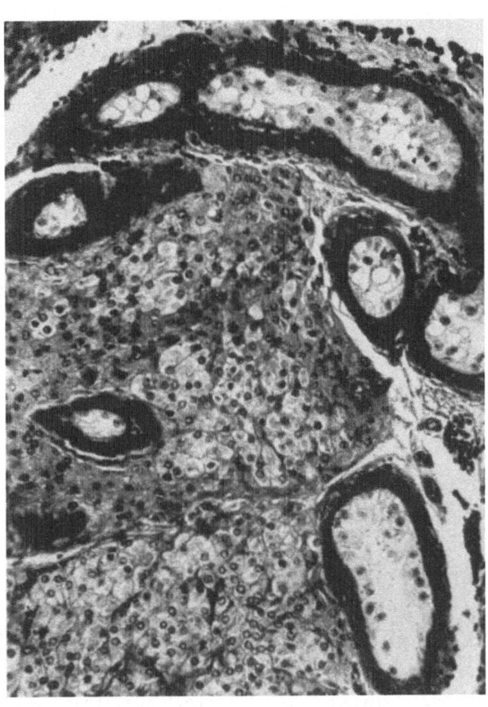

a   b

Abb. 3. a) 42jähriger Pat. (H. Kr.) mit tubulärer und hormonaler Hodeninsuffizienz bei doppelseitiger primärer Hodenatrophie. Azoospermie im Ejaculat, typische späteunuchoide Symptome (Adipositas, spärliche Sekundär-behaarung, hypoplastisches Genitale, Prostataatrophie). Gonadotropinausscheidung 96 Mäuseeinheiten/24 Std. — Hodenbiopsie (b): schwerste Atrophie der Tubuli contorti mit teilweiser Obliteration, excessive Zwischenzell-proliferation. Vergr. 100fach, Azan.

dürftige Sekundärbehaarung noch verstärkt wird. Der Penis ist etwas zurückgebildet, beide Hoden hochgradig atrophisch. Die Prostata ließ sich bei der rectalen Untersuchung nur noch als weicher, flacher Lappen tasten. Im Ejaculat bei wiederholter Kontrolle eine Azoospermie. Die Probeexcision aus einem Testikel ergab (vgl. Abb. 3b) schwerste degenerative Veränderungen der Tubuli mit völligem Schwund des Keimepithels und im intertubulären Gewebe eine excessive Wucherung der Leydig-Zellen. Dieser Fall ist ein sehr eindrucksvolles Beispiel von *tubulärer und inkretorischer Hodeninsuffizienz.*

Nach dieser Besprechung der primären Hodenerkrankungen möchte ich nun zur zweiten Gruppe, der *sekundären Hodeninsuffizienz,* übergehen.

Diese unterscheidet sich von der primären durch die verringerte oder fehlende Gonadotropinausscheidung im Harn („*hypo*gonadotroper Hypogonadismus"). In der nachstehenden Tab. 2 habe ich die sekundäre Keimdrüseninsuffizienz beim Manne zu klassifizieren versucht.

Tabelle 2. Sekundäre Hodeninsuffizienz

A. Hypophysärer Genese
   („hypogonadotrop")
   1. Isolierte Störungen der gonadotropen HVL-Funktion:
      a) Idiopathischer Eunuchoidismus (Mangel an FSH bzw. ICSH)
      b) Hämochromatose
      c) Hodeninsuffizienz bei Überfunktionszuständen der Nebennierenrinde
         (Adrenogenitales und Cushing-Syndrom)
   2. Organische Erkrankungen der intrasellären Hypophyse
B. Nervaler Genese
   (Erkrankungen des Hypothalamus, Querschnittsläsionen des Rückenmarks, Sympathektomien usw.).

Beim *Hypogonadismus hypophysärer Genese* unterscheidet man zweckmäßigerweise 2 Untergruppen:

1. eine, bei der nur die gonadotrope Aktivität der Hypophyse gestört ist (die übrigen glandotropen Hormone werden in ausreichender Menge gebildet), und

2. jene organischen Erkrankungen der intrasellären Hypophyse, wo neben der gonadotropen auch noch andere glandotrope Funktionen des Hypophysenvorderlappens (infolge ausgedehnterer Destruktion der Hypophyse) betroffen sind.

Eine *sekundäre Hodeninsuffizienz* kann sich aber auch *bei morphologisch intakter Hypophyse* entwickeln, und zwar dann, wenn beispielsweise hypophysennahe Teile des Gehirns (Hypothalamus) destruiert sind. Bei der jetzt folgenden Besprechung des sekundären Hypogonadismus kann ich mich auf die humorale Seite des Problems beschränken, da Herr Orthner den Hypogonadismus nervaler Genese bereits ausführlich behandelt hat. Nur in einem Punkt möchte ich seine Ausführungen ergänzen, und zwar hinsichtlich der Folgen von Rückenmarksquerschnittsläsionen auf die Hodenfunktion.

Man kann es einem Eunuchen äußerlich nie ansehen, ob die Ursache der bei ihm vorliegenden Hodeninsuffizienz primärer oder sekundärer Genese ist. Nur die Hodenbiopsie in Verbindung mit der Gonadotropinbestimmung führt diagnostisch zum Ziel. Als Beispiel bringe ich die Abbildung eines 36jährigen Patienten mit klassischen eunuchoiden Symptomen (Abb. 4a), bei dem im Harn mit den üblichen Methoden *kein* gonadotropes Hormon nachzuweisen war. Die histologische Untersuchung der etwa bohnengroßen Testikel ergab typisches Hodengewebe, allerdings auf der Stufe der Vorpubertät (Abb. 4b). Reife Leydig-Zellen waren — worauf besonders hingewiesen sei — *nicht* zu finden. Da die Funktionsprüfungen der Schilddrüse und der Nebennierenrinde einen normalen Befund ergaben und klinisch keine organische Erkrankung im Bereich des Hypophysen-Hypothalamus-Systems nachweisbar war, mußte man den Schluß ziehen, daß hier nur die gonadotrope Funktion der Hypophyse versagt hatte. Da die Ursache der unzureichenden Gonadotropinproduktion bei diesen Patienten bis heute unbekannt ist, spricht man in solchen Fällen von „idiopathischem Eunuchoidismus".

Eine isolierte Störung der Gonadotropinbildung als Ursache der Hodenatrophie liegt auch bei den Hämochromatosen vor. Sie wird durch eine Schädigung der basophilen Hypophysenvorderlappenzellen hervorgerufen, in die sich das Eisen in großen Mengen ablagert. Die bei den Hämochromatosen so häufig nachweisbaren Hodenatrophien sind demnach sekundärer Natur auf Grund des Ausfalls der hypophysären Gonadotropine (NOWAKOWSKI, 1953).

HELLER und NELSON bezeichnen die sekundäre Hodeninsuffizienz als „hypogonadotropen Hypogonadismus" und gehen dabei von der stillschweigenden Voraussetzung aus, daß der primäre Sitz der Erkrankung immer in der Hypophyse gesucht werden müsse. Daß diese Annahme keine Allgemeingültigkeit besitzt, zeigen jene Fälle von Hypogonadismus, wo die gonadotrope Aktivität des Hypophysenvorderlappens durch Erkrankungen anderer endokriner Organe —

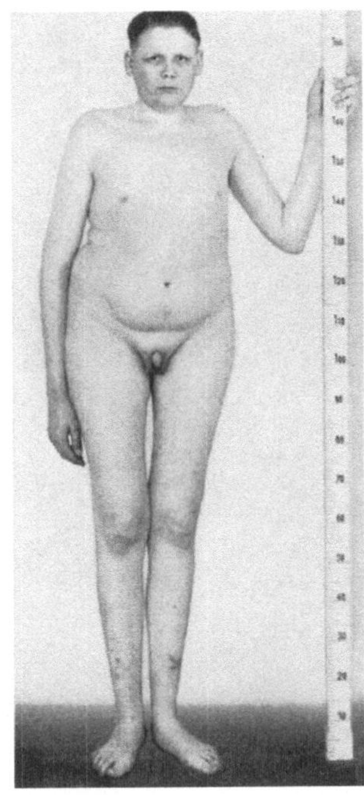

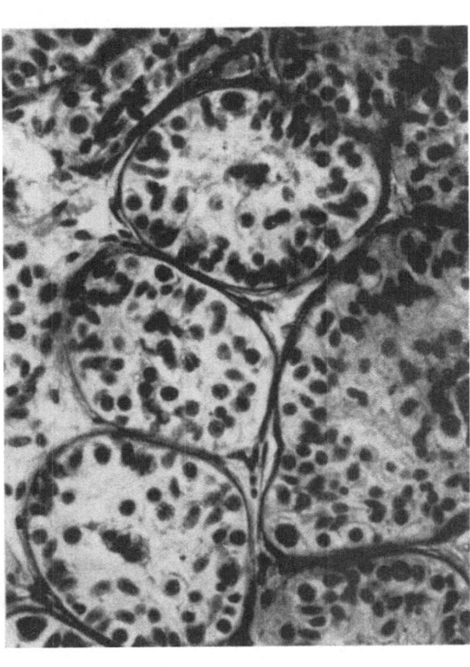

a   b

Abb. 4. a) 36jähriger Pat. (H. Gr.) mit „idiopathischem Eunuchoidismus". Im Harn kein gonadotropes Hormon nachweisbar. b) Histologisch schwere Reifungshemmung des Testikels. Vergr. 125fach, Hämatoxylin-Eosin.

z. B. der Nebennierenrinde — gebremst wird. Folgende Beobachtung mag das Gesagte erläutern:

Es handelt sich dabei um einen 25jährigen Mann, der die Klinik wegen seiner Zeugungsunfähigkeit aufsuchte. Die Untersuchung ergab zunächst wenig Auffälliges. Der Patient war etwas klein und außerordentlich muskulös, die sekundären Geschlechtsmerkmale waren vollkommen normal entwickelt (Abb. 5a). Die Testikel aber waren hypoplastisch und hatten nur Bohnengröße. Die Analyse der Samenflüssigkeit ergab bei mehrfacher Kontrolle eine *Azoospermie*. Die histologische Untersuchung eines Testikels (vgl. Abb. 5b) deckte eine schwere Reifungshemmung mit beginnenden Degenerationserscheinungen der Kanälchenwände auf. Hervorzuheben ist auch hier wieder das *Fehlen reifer* LEYDIG-*Zellen* im spärlich ausgebildeten intertubulären Bindegewebe. Gonadotrope Hormone ließen sich im Harn nicht nachweisen. Es schien also ein „hypogonadotroper

Hypogonadismus" vorzuliegen, bei dem allerdings die normale Entwicklung der sekundären Geschlechtsmerkmale auffällig war, denn bei der extremen Reifungshemmung der Testikel hätte man eher eunuchoide Symptome erwarten müssen. Sehr überraschend war nun für uns das Ergebnis der 17-Ketosteroidbestimmung. Die Maximalausscheidung (HOLTORFF-KOCHsche Methodik) betrug etwa 38 mg in 24 Std., war also eindeutig erhöht. Diese erhöhte 17-Ketosteroidausscheidung erweckte sofort den Verdacht auf einen Nebennierenrindenprozeß. Wir sind heute in der Lage, die Differentialdiagnose zwischen Nebennierenrindenhyperplasie und

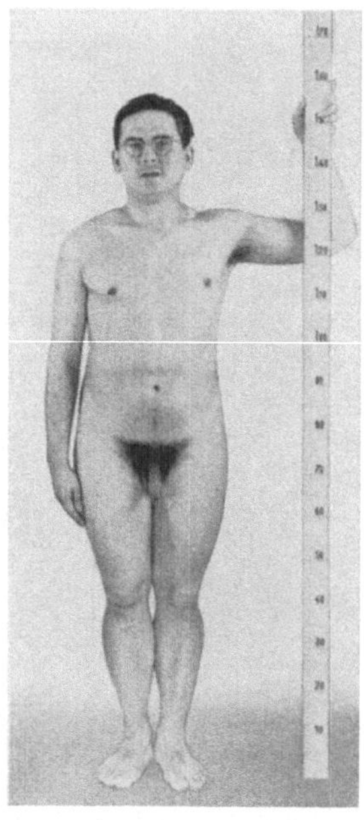 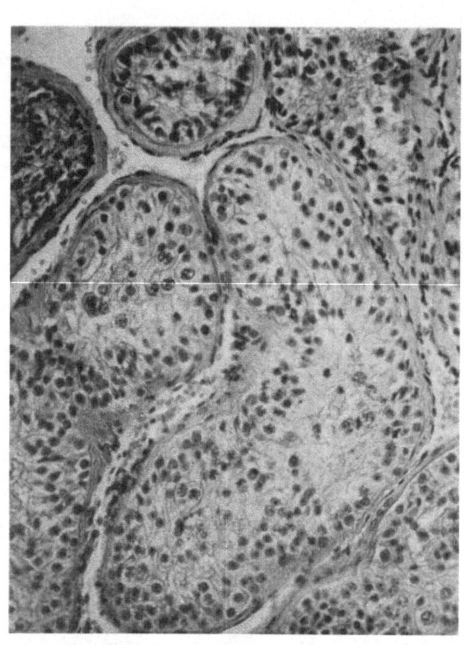

a   b

Abb. 5. a) 25jähriger Pat. (G. K.) mit isosexuellem *adreno-genitalem Syndrom* und Nebennierenrindenhyperplasie. Kleinwuchs, normale Entwicklung der sekundären Geschlechtsmerkmale, beide Hoden jedoch nur bohnengroß („dissoziierter Virilismus"). b) Histologisches Bild des linken Testikels: schwere Reifungshemmung, beginnende Hyalinisierung der Kanälchenwände.

Nebennierenrindentumor — nur diese beiden Möglichkeiten kamen als Ursache der pathologischen 17-Ketosteroidausscheidung in Frage — durch eine probatorische Cortisongabe zu klären. Den Effekt des Cortisons auf die 17-Ketosteroidausscheidung zeigt die graphische Darstellung (Abb. 6): Innerhalb weniger Tage sanken die 17-Ketosteroide zur Norm. Die Verringerung der Corticoidausscheidung und der Abfall der Eosinophilen unter der Cortisonbehandlung sind gleichfalls signifikant. Auf Grund der vorliegenden Befunde konnte man an dem Vorliegen einer Nebennierenrindenhyperplasie kaum noch zweifeln.

Der Fall verdient aus einem weiteren Grunde besonderes Interesse. Die Anamnese ergab, daß bei dem Patienten in der Jugend eine Pubertas praecox vorgelegen hatte, die 1932 — also im Alter von 5 Jahren — in der Universitäts-Kinderklinik Königsberg diagnostiziert worden war. ERBEN hatte diesen Fall in der Z. Kinderheilk. **53,** 716 (1932) publiziert.

Das hervorstechendste klinische Merkmal der Nebennierenbeteiligung bei dem erwachsenen Manne war der „*dissoziierte Virilismus*", worunter man das *Nebeneinander von Hypogonadismus* (auf Grund der gestörten Gonadotropinausscheidung) *und normaler Entwicklung der sekundären Geschlechtsmerkmale* zu verstehen hat. Die zweifellos vorhandene inkretorische Insuffizienz der Testikel wurde

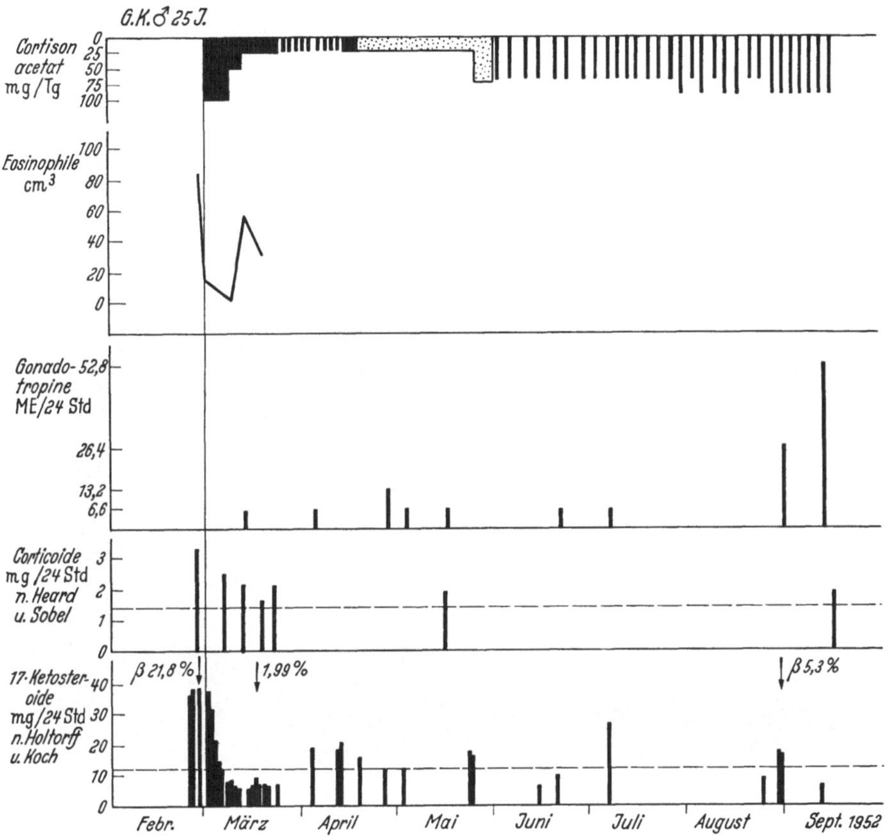

Abb. 6. Cortisonwirkung auf die Hormonausscheidung bei einem Pat. mit isosexuellem adreno-genitalem Syndrom und Nebennierenrindenhyperplasie (vgl. Abb. 5a und b): Absinken der 17-Ketosteroide und Corticoide, Normalisierung der Gonadotropinwerte.

hier durch eine *gesteigerte Androgenproduktion der Nebennierenrinde*, auf die auch die prämature geschlechtliche Entwicklung des Patienten zurückgeführt werden mußte, verdeckt. Es handelte sich *also* um ein *isosexuelles adrenogenitales Syndrom mit Nebennierenrindenhyperplasie*, einen echten Hypervirilismus beim Manne (NOWAKOWSKI und PÜSCHEL, 1952).

Sehr interessant war das Verhalten der Hormonausscheidung im Verlauf einer länger durchgeführten Cortisontherapie. Aus der graphischen Darstellung (Abb. 6) ist zu ersehen, daß von dem Augenblick an, wo die 17-Ketosteroidwerte zur Norm zurückkehrten, sofort wieder gonadotrope Hormone im Harn erschienen. Anfänglich waren es nur kleine Mengen, die später auf 52 ME in 24 Std. anstiegen. Das Auftreten gonadotroper Substanzen im Harn bei gleichzeitiger

Normalisierung der 17-Ketosteroidausscheidung unter der Cortisontherapie weist eindeutig darauf hin, daß der Hypophysenvorderlappen durch die hyperaktive Nebennierenrinde gehemmt worden war.

Die Behandlung des Patienten ist noch nicht abgeschlossen. Es hat sich jedoch bereits gezeigt, daß sich die Hoden während der Cortisontherapie etwa auf das Doppelte ihres ursprünglichen Volumens vergrößert hatten. Somit kann durchaus damit gerechnet werden, daß bei einer länger dauernden Hormonbehandlung die Hodenfunktion wieder völlig normalisiert wird[1].

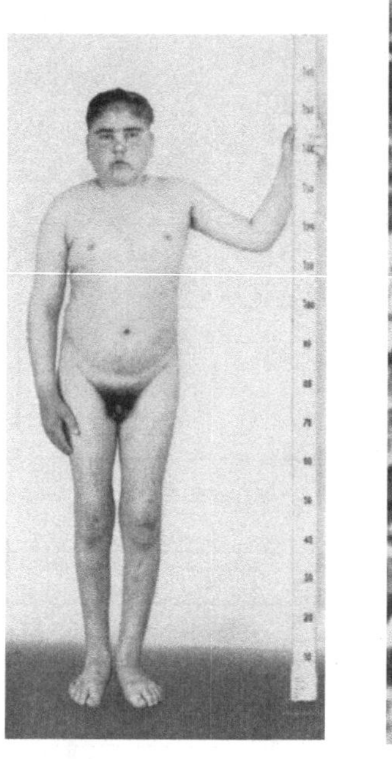
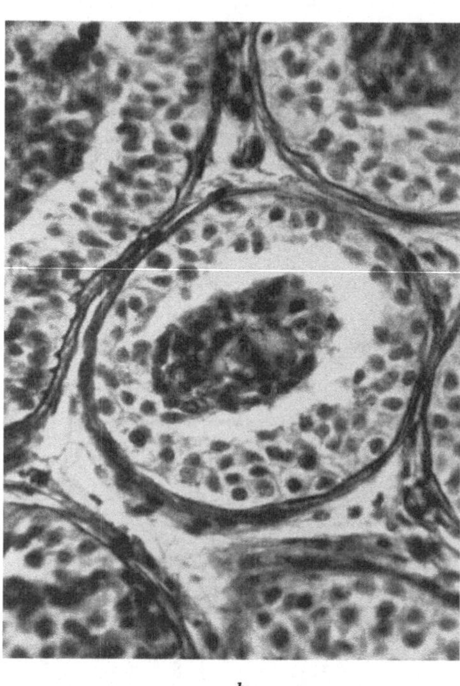

a   b

Abb. 7. 17jähriger Pat. (H. Wi.) mit einem CUSHING-Syndrom (a). Sekundärbehaarung ausreichend entwickelt, Penis und Testikel hypoplastisch. Die histologische Untersuchung eines Hodens ergibt eine Reifungshemmung von Keimepithel und Hodenzwischenzellen. Gonadotropine: < 6,6 Mäuseeinheiten/24 Std. 17-Ketosteroide: 27 mg/24 Std. (HOLTORFF-KOCH). Corticoide: 3,34 mg/24 Std. (HEARD-SOBEL).

Ein Überfunktionszustand der Nebennieren liegt auch beim adrenocorticalen Syndrom (CUSHING-Syndrom) vor, wo häufiger Keimdrüsenstörungen beschrieben werden. Die Frage, ob dafür ein Zuviel oder Zuwenig an gonadotropen Hormonen verantwortlich ist, kann nach dem derzeitigen Stand unserer Kenntnisse nur dahingehend beantwortet werden, daß beide Möglichkeiten denkbar sind. In diesem Zusammenhang sei auf eine Beobachtung bei einem 17jährigen Patienten mit einem klassischen CUSHING-Syndrom hingewiesen (Abb. 7a). Wie auf dem histologischen Bilde zu erkennen ist, lag gleichzeitig eine schwere

---

[1] Anmerkung bei der Korrektur: Unsere Beobachtung über Hodenwachstum unter der Cortisontherapie bei kongenitaler Nebennierenrindenhyperplasie findet ihre Bestätigung durch die neuesten Untersuchungen von WILKINS und CARA [Cortisone and Testicular Development, J. Clin. Endocrinol. 14, 287 (1954)].

Reifungshemmung der Testikel vor. Dementsprechend waren auch keine gonadotropen Hormone im Harn nachweisbar. Für die Hyperaktivität der Nebennierenrinde sprachen außer dem klinischen Bilde die erhöhten Cortinwerte und 17-Ketosteroide. Da das Cortison, wie oben bereits ausgeführt, die gonadotrope Aktivität der Hypophyse nicht beeinträchtigt, müssen beim Cushingkranken andere Nebennierenrindensteroide als Hypophysenblocker in Betracht gezogen werden. Dafür kommen einmal Androgene, die auch in unserem Fall vermehrt sezerniert wurden, und vielleicht noch das Desoxycorticosteron (DOC) in Frage. Beide Steroide sind nach den Untersuchungen von RÖSSLE und ZAHLER sowie STAEMMLER und BOHNKE in der Lage, das Hodenparenchym zu schädigen, und zwar — wie die Autoren vermuten — auf dem Umwege über die Hypophyse.

Bisher war nur von isolierten Störungen der Gonadotropinproduktion die Rede. Ausgedehntere Destruktionen im Bereich der intrasellären Hypophyse (durch Tumoren, Nekrosen) gehen im allgemeinen mit pluriglandulärer Symptomatik einher. In solchen Fällen ist die Keimdrüseninsuffizienz mit anderen endokrinen Ausfallserscheinungen, z. B. Wachstumsstörungen, Fettsucht, Diabetes insipidus usw., kombiniert. Ich kann es mir ersparen, hierzu klinische Beispiele aufzuführen, da die Tatsachen als solche zur Genüge bekannt sind.

Wichtig erscheint mir jedoch eine kurze Bemerkung zur pathologischen *Histologie der sekundären Hodeninsuffiziens*. Bei den Reifungshemmungen der Testikel (wie sie beim idiopathischen Eunuchoidismus, isosexuellen adrenogenitalen Syndrom und CUSHING-Syndrom bestanden) habe ich schon auf das *Fehlen reifer LEYDIG-Zellen im intertubulären Bindegewebe als besonderes Charakteristikum* hingewiesen. Dieser Befund stellt aber auch ein wichtiges Kennzeichen der sekundären Hodenatrophien dar, wie das zwei histologische Präparate [das erste (Abb. 8a) stammt von einem jüngeren Patienten mit einer Hämochromatose, das zweite (Abb. 8b) von einem Kranken mit intrasellärem Hauptzellenadenom, bei dem die gesamte Hypophyse zerstört war] demonstrieren, wo *keine* reifen Hodenzwischenzellen zu sehen sind. Das morphologische Kennzeichen der primären Atrophien ist dagegen, wie wir sahen, eine schon in sehr frühen Stadien der Atrophie nachweisbare *Vermehrung der LEYDIG-Zellen*, die in fortgeschrittenen Stadien excessive Ausmaße annehmen kann (vgl. die Abb. 3b). Man ist also auf Grund des histologischen Hodenbildes in der Lage, die primären von den sekundären Hodenatrophien klar voneinander zu unterscheiden. Damit ergänzt die Hodenbiopsie die durch die Gonadotropinbestimmung im Harn gegebenen differentialdiagnostischen Möglichkeiten aufs beste.

Amerikanische Autoren haben in den letzten Jahren sehr eingehend die Hodenveränderungen bei Querschnittsläsionen des Rückenmarks untersucht, und es erscheint mir wichtig, die Ergebnisse dieser Arbeiten zu referieren. BORS, ENGLE und Mitarbeiter (1951) konnten insgesamt 34 Patienten im Alter von 21 bis 56 Jahren untersuchen. Bei 28 Männern lag eine komplette, bei den restlichen nur eine partielle Durchtrennung des Rückenmarks vor. Die längste Beobachtungsdauer betrug $4\,^3/_4$ Jahre nach der Verletzung, die kürzeste 6 Monate. Abb. 9, welche der genannten Arbeit entnommen wurde, gibt das Verhältnis von Schwere der Hodenveränderungen zu Höhe und Ausmaß der Rückenmarksläsion wieder. Die Rückbildungserscheinungen der Testikel wurden in sieben verschiedene Grade eingeteilt. Nr. 7 der Ordinate entspricht dem normalen Befund,

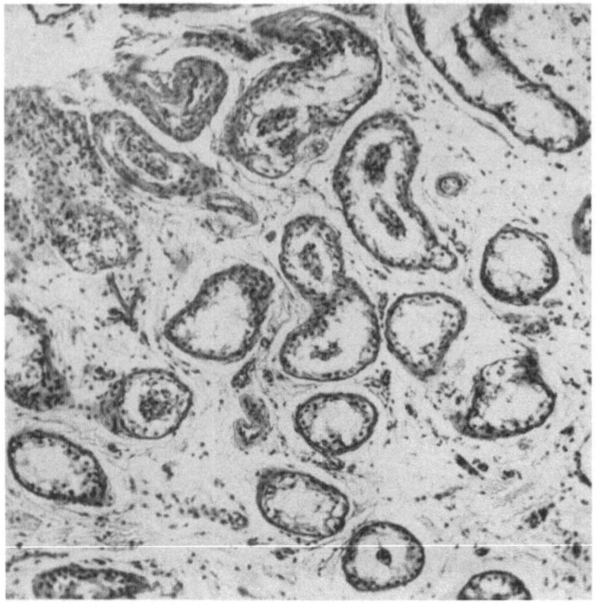

a

b

Abb. 8. Histologische Befunde bei *sekundärer* Hodenatrophie; a) von einem 41jährigen Pat. (G. Gr.) mit Hämochromatose und doppelseitiger Hodenatrophie, b) von einem 37jährigen Pat. (H. Pr.) mit intrasellärem Hauptzellenadenom. In beiden Fällen lag klinisch eine tubuläre und hormonale Hodeninsuffizienz vor und es war *kein* gonadotropes Hormon im Harn nachweisbar.

Nr. 1 dem schwersten Grad der Atrophie. Auf der Abszisse wurde die Höhe der Läsion angegeben und außerdem, ob es sich um eine totale (C) oder partielle Durchtrennung (J) des Rückenmarks handelte. Morphologisch sah man verschiedene Grade der Rückbildung der Gonaden. In den extremsten Fällen waren die Tubuli contorti völlig atrophisch. Das Verhalten der Hodenzwischenzellen blieb wechselnd; in der Mehrzahl erschienen sie unauffällig, bei anderen Patienten dagegen waren sie geschrumpft, in einem Teil der Fälle überhaupt nicht mehr nachweisbar. Recht interessant waren die Ergebnisse der Hormonanalysen: Gonadotropes Hormon fehlte immer, die Oestrogenausscheidung war vermehrt, die 17-Ketosteroide dagegen blieben normal.

Eine Deutung dieser sehr interessanten Untersuchungen ist in verschiedener Richtung möglich. Die Mehrzahl der Untersucher neigt dazu, die im Gefolge einer Querschnittsläsion auftretenden Hodenatrophien allein auf die periphere Vasodilatation zu beziehen, welche zur Erhöhung der Scrotaltemperatur führt, auf die das Keimepithel bekanntlich sehr empfind-

lich reagiert. Man sollte dabei aber nicht übersehen, daß das Epithel der Samenkanälchen dem unmittelbaren Einfluß des vegetativen Nervensystems untersteht, worauf besonders STIEVE (1952) so nachdrücklich hinwies. Vieles spricht
heute dafür, daß der Hypothalamus auf spinalem Wege einen direkten trophischen Einfluß auf die Keimdrüsen ausübt (vgl. hierzu die Ausführungen von
SPATZ), und es ist durchaus vorstellbar, daß gerade die Unterbrechung dieser
spinalen Verbindungen maßgeblich an der Entwicklung der Hodenatrophien
bei den Querschnittsgelähmten beteiligt ist.

Nach dieser summarischen Übersicht über die primären und sekundären
Formen der Hodeninsuffizienz wäre jetzt noch kurz auf die *Folgen der hormonalen*

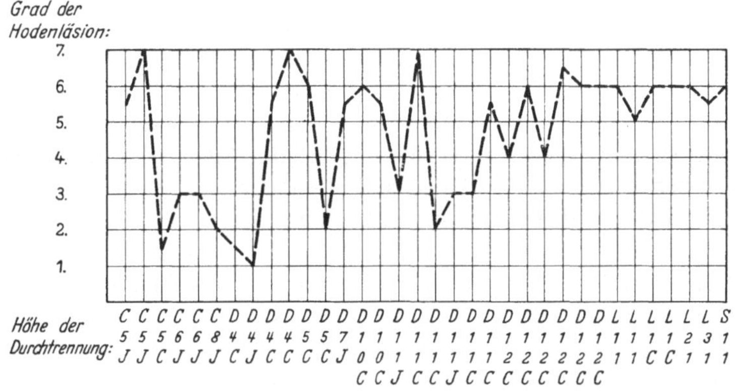

Abb. 9. Folgen der Rückenmarksquerschnittsläsion auf die Hodenfunktion (aus BORS, ENGLE, ROSENQUIST and
HOLLIGER: J. Clin. Endocrin. 10, 386 (1951)]. Auf der Abszisse sind Höhe und Ausmaß der Durchtrennung
(*J* unvollständige, *C* totale), auf der Ordinate die Schwere der morphologischen Hodenveränderungen vermerkt

Hodeninsuffizienz, speziell auf das Skeletsystem, näher einzugehen, da hier in den
letzten Jahren eine Reihe neuer Befunde erhoben werden konnte.

Die von den LEYDIG-Zellen gebildeten Hormone werden allgemein als Sexual-
hormonebezeichnet. Will man die Folgeerscheinungen einer hormonalen Hodeninsuffizienz richtig einschätzen, so muß man sich vor allem über die Tatsache im
klaren sein, daß die Wirkung der männlichen Sexualhormone nicht allein auf die
Ausbildung der Geschlechtsorgane und die Aufrechterhaltung der sexuellen
Funktion beschränkt ist, sondern daß diese Hormone außerdem noch einen tief-
greifenden Einfluß auf den Stoffwechsel ausüben. Da die Androgene speziell den
Eiweißaufbau innerhalb der Zellen fördern, hat sie ALBRIGHT (1948) als N-Hor-
mone ("Nitrogen-Hormones") bezeichnet. So hat eine *Kastration*, wie KOCHAKIAN
schon 1935 zeigen konnte, eine *negative Stickstoffbilanz* zur Folge, die sich durch
Zufuhr von Testosteron ausgleichen läßt. Auf weitere Einzelheiten über die Stoffwechselwirkungen der Sexualhormone kann ich aus Zeitmangel nicht näher eingehen und muß mich mit diesen kurzen Bemerkungen begnügen. Interessenten
verweise ich auf die zusammenfassenden Publikationen von KOCHAKIAN selbst
(1950). Ein Punkt scheint mir in diesem Zusammenhang aber von besonderer
praktisch-klinischer Bedeutung, und das sind die *Beziehungen der Androgene zum
Skeletsystem und dessen Stoffwechsel.*

Ein Ausbleiben der Sexualhormonproduktion beim Eintritt der normalen Geschlechtsreife führt bekanntlich zum klassischen Krankheitsbilde des *Eunuchoidismus*, dessen wichtigste Merkmale der sexuelle Infantilismus und eine Wachstumsstörung, der eunuchoide Hochwuchs, sind. Letzterer erklärt sich aus der verzögerten Ossifikation der knorpeligen Anteile des Skeletsystems. Eine verfrühte Sexualhormonproduktion führt demgegenüber — wie das die Erfahrungen bei der *Pubertas praecox* zeigen — zur vorzeitigen Geschlechtsreife, gleichzeitig aber auch zu einer prämaturen Verknöcherung der Epiphysenknorpel und damit zum vorzeitigen Wachstumsstillstand und *Kleinwuchs*.

Die angeführten Beispiele beleuchten die außerordentliche Rolle der Sexualhormone — speziell der Androgene — für den normalen Ablauf der Skeletentwicklung, Tatsachen, die ja schon länger bekannt sind.

Merkwürdigerweise hat man sich bis heute recht wenig mit dem Einfluß einer vorzeitigen inkretorischen Insuffizienz der Gonaden auf das Skeletsystem des *geschlechtsreifen Mannes* beschäftigt. Auf Grund der Erfahrungen Albrights (1947) bei der klimakterischen Osteoporose, die er als Steroidmangelosteoporose erkannte, war es naheliegend, zu vermuten, daß der Ausfall der Keimdrüsen beim Mann zu ähnlichen regressiven Skeletveränderungen wie bei der klimakterischen Frau führen müßte. Tatsächlich ist das auch der Fall.

1952 konnte ich zusammen mit Gadermann Röntgenuntersuchungen des Skelets bei einer größeren Anzahl von Patienten mit doppelseitiger Hodenatrophie und Anorchie durchführen, wobei wir in einem hohen Prozentsatz z. T. sehr ausgedehnte osteoporotische Veränderungen vor allem im Bereich der Wirbelsäule feststellten. Diese Skeletentkalkungen waren aber nur bei Patienten mit eindeutigen hormonalen Ausfallserscheinungen nachweisbar, während sie bei Hodenatrophien *ohne* inkretorische Insuffizienz fehlten. Bemerkenswerterweise fanden sich die Osteoporosen wiederum nur bei den *älteren* Früh- und Späteunuchoiden, woraus man den Schluß ziehen muß, daß neben dem Androgenmangel auch noch die Dauer desselben für die Entstehung dieser Steroidmangelosteoporosen eine Rolle spielt. Auch bei extremstem Androgenmangel dauert es also, wie die Fälle von Früheunuchoidismus zeigten, viele Jahre, ehe die Knochenentkalkung röntgenologisch in Erscheinung tritt. Je geringer das hormonale Defizit und je kürzer seine Dauer, um so weniger wird man also eine Osteoporose bei eunuchoiden Männern erwarten dürfen. Irgendwelche Anhaltspunkte für renale, gastrointestinale (Achylie) oder hepatogene Funktionsstörungen als Ursache der bei den untersuchten Patienten nachgewiesenen Skeletentkalkung lagen *nicht* vor. Die normalen Calcium-, Phosphor- und alkalischen Serumphosphatasewerte schließen differentialdiagnostisch eine Ostitis fibrosa wie auch eine Osteomalacie als Ursache der Knochenatrophie aus. Es handelt sich also bei den untersuchten Patienten zweifelsohne um echte *Androgenmangelosteoporosen*.

Die Entstehung dieser Knochenveränderungen wird verständlich, wenn man sich die erwähnten spezifischen Stoffwechselwirkungen der männlichen Keimdrüsenhormone vor Augen hält. Nach Meinung Albrights (1947) sind die Steroidmangelosteoporosen das Resultat einer durch ungenügende Bildung von Keimdrüsenhormonen verringerten Osteoblastenaktivität, was eine unzureichende Matrixbildung zur Folge hat. Dies wiederum führt zu einer Störung des Ossifikationsvorganges, d. h. also des Knochenanbaues, während der Knochenabbau in normaler Weise vonstatten geht. Das Überwiegen der Abbauvorgänge über die Knochenneubildung führt im Laufe der Zeit zu einer Verringerung der Knochensubstanz, d. h. also zur Knochenatrophie. Durch Zufuhr von Keimdrüsenhormonen läßt sich — wie ALBRIGHT und seine Mitarbeiter gezeigt haben— der pathologische Prozeß, die gestörte Osteoblastenfunktion, wieder normalisieren: es kommt zu einem vermehrten Knochenanbau und damit zur Rückbildung der subjektiven und objektiven Krankheitserscheinungen.

2. Therapie.

Die durch die neuen Untersuchungsverfahren gegebene Möglichkeit, den primären vom sekundären Hypogonadismus unterscheiden zu können, war für die Therapie der Hodeninsuffizienz natürlich von allergrößter Bedeutung.

Bei der ersten Gruppe kommt als Therapie der Wahl die Behandlung mit Androgenen in Frage, während bei sekundärer Hodeninsuffizienz vor allem Präparate mit gonadotroper Wirkung indiziert sind.

Zunächst möchte ich die Androgentherapie bei den *primären Hodenerkrankungen* besprechen.

Hierfür stehen heute eine ganze Reihe von Testosteronestern (Methyltestosteron, Testosteronpropionat usw.) in mannigfaltigen Applikationsformen zur Verfügung. Ist eine besonders langanhaltende Wirkung des Hormons erwünscht (was bei jeder Dauermedikation der Fall sein dürfte), so wird man heute die neuen injizierbaren Depotpräparate, wie z. B. das Testosteronoenanthat („Testoviron-Depot Schering") gegenüber der Implantationsbehandlung mit Testosteronpreßlingen bevorzugen, weil die injizierbaren Ester eine weit bessere Ausnutzung der verabfolgten Hormonmenge gewährleisten. Testosteron ist sowohl bei tubulärer als auch hormonaler Hodeninsuffizienz anwendbar.

Die moderne Therapie der Oligospermien mit hohen Testosterondosen geht auf Untersuchungen von HECKEL (1951) zurück, der bei einem Oligospermiker, den er mit Testosteron behandelte, die Beobachtung machte, daß die Spermienzahlen bis zur völligen Azoospermie absanken. Nach Absetzen des Hormons stieg die Spermienzahl allmählich wieder an, eines Tages lag sogar eine *Normo*spermie vor und der Patient wurde wieder zeugungsfähig. Die Richtigkeit dieser ersten Beobachtung hat sich später bestätigt, so daß die Testosteronbehandlung der Oligospermie empfohlen werden kann. HECKEL und Mitarbeiter halten 150 mg Testosteronpropionat pro Woche für die Behandlung ausreichend. — HELLER und NELSON haben mit einer Reihe von Mitarbeitern (1950) die Wirkungen des Testosterons bei gesunden, zeugungsfähigen Männern studiert und durch Biopsien vor und nach der Hormonbehandlung zeigen können, daß sich die LEYDIG-Zellen unter der Behandlung zurückbilden und gleichzeitig schwerste regressive Veränderungen an der Kanälchenwand und am Keimepithel auftreten. Stoppt man die Hormonzufuhr, so bilden sich diese Veränderungen allmählich wieder zurück. Auf Grund dieser Erfahrungen wollen die genannten Autoren die Testosteronbehandlung der Oligospermien nur da angewandt wissen, wo die Biopsie regressive Veränderungen des Hodenparenchyms aufdeckt und gleichzeitig auch die Gonadotropinausscheidung im Harn erhöht ist. Bestehen diese Voraussetzungen nicht, so soll man mit der Testosteronzufuhr vorsichtig sein, weil möglicherweise irreversible Schädigungen an den Keimdrüsen gesetzt werden können.

Ein weites Feld der Androgentherapie stellt die *hormonale Hodeninsuffizienz* dar. Überall da, wo klinisch ein Androgendefizit vorliegt, d. h. also beim Früh- und Späteunuchoidismus mit *primärer* Hodeninsuffizienz, ist die Testosteron- zufuhr als *Substitutionsbehandlung* unbedingt indiziert. Die Dosierung hat sich in erster Linie nach dem Ausmaß des bestehenden Androgendefizits zu richten. Bei vollständigem Fehlen beider Testikel scheint nach unseren bisherigen Er- fahrungen die einmalige Injektion z. B. von 250 mg Testosteronoenanthat alle 4—6 Wochen ausreichend. Bei schwerem sexuellen Infantilismus jüngerer

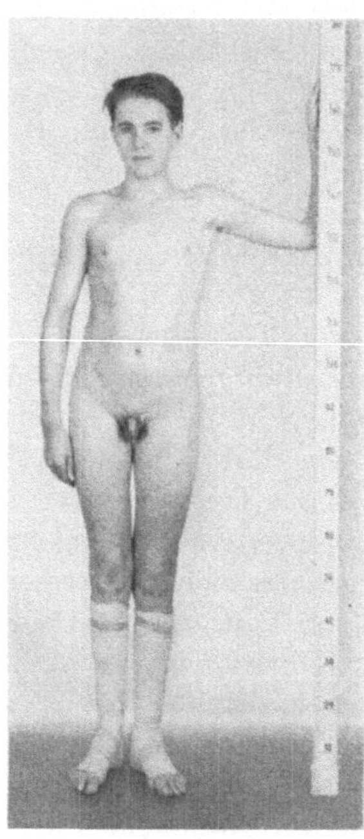 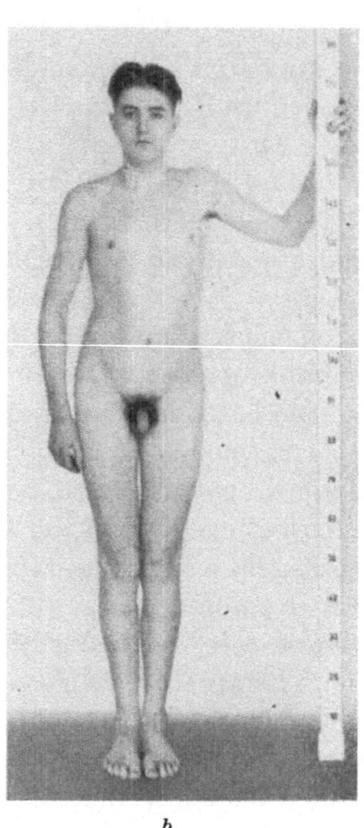

a   *b*

Abb. 10. Wirkung einer einjährigen Testosteronbehandlung bei einem 19jährigen Pat. mit doppelseitiger Hoden- atrophie (nach Orchidopexie); *a* vor, *b* nach der Behandlung.

Patienten kommt es unter dieser Therapie zur normalen Entwicklung der sekun- dären Geschlechtsmerkmale, es treten Erektionen auf, die Stimme mutiert, die Patienten nehmen an Gewicht zu und sind in jeder Hinsicht voll leistungsfähig.

Den Effekt einer Testosteronbehandlung (in diesem Fall handelt es sich um das Testosteronoenanthat[1]) auf das Wachstum des Genitale und die Entwicklung der sekundären Geschlechtsmerkmale demonstriert die Abb. 10. Es handelt sich um einen 19jährigen Patienten mit doppelseitigem Kryptorchismus, bei dem die Orchidopexie zu einer totalen Hodenatrophie und Ausbleiben der Pubertät geführt hatte. Den Erfolg einer etwa einjährigen Behandlung mit Testosteron — es wurden, wie gesagt, alle 6 Wochen 250 mg des Testosteronoenanthats ver- abfolgt — zeigt die Abb. 10b: Es kam zu einem deutlichen Wachstum des Penis, der Sekundärbehaarung, der Stimmbruch trat nach etwa $^1/_2$ Jahr ein und

---

[1] Das Testoviron-Depot wurde von der Fa. Schering, Berlin, freundlicherweise zur Ver- fügung gestellt.

der ganze Körperbau des Jünglings entwickelte sich während der Hormontherapie deutlich zum Männlichen hin.

Den gleichen Effekt kann man zweifellos auch mit Methyltestosteron per lingual erzielen, wobei nach den Untersuchungen von ESCAMILLA und Mitarbeitern (1950) die tägliche Dosis 10 mg betragen soll. Sie entspricht etwa den parenteralen Mengen von Testosteronpropionat in öliger Lösung (THOMPSON, 1946).

Es braucht wohl nicht besonders hervorgehoben zu werden, daß die Androgentherapie in den geschilderten Fällen immer eine Dauerbehandlung darstellen muß.

Liegen geringere Grade eines hormonalen Defizits vor, so genügen selbstverständlich kleinere Mengen des Hormons. Die Dosierung wird sich zweckmäßigerweise immer nach dem Ausmaß des hormonalen Defizits richten. In jedem Fall ist es also notwendig, sich darüber vor Beginn der Therapie einen entsprechenden Aufschluß zu verschaffen. Beurteilung von Prostatagröße und -konsistenz, Spermamenge und evtl. auch der Fructosekonzentration im Ejaculat sind dabei von großer Bedeutung.

Genauere Untersuchungen über die Beziehungen zwischen zugeführter Androgenmenge und Verhalten der Fructosekonzentration im Ejaculat wurden von LANDAU und Mitarbeitern (1951) aus der

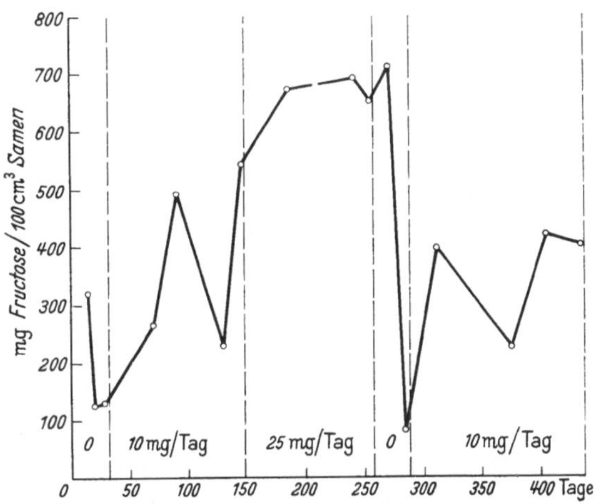

Abb. 11. Beziehungen der Fructosekonzentration im Ejaculat zu der verabreichten Androgenmenge (benutzt wurde Methyltestosteron). [Nach LANDAU and LOUGHEAD: J. Clin. Endocrin. 12, 1411 (1951).]

KENYONschen Klinik in Chicago durchgeführt. Die Abb. 11 aus einer kürzlich erschienenen Arbeit von LANDAU und LOUGHEAD zeigt, daß die Fructosekonzentration weitgehend von der Menge der zugeführten Androgene — in diesem Fall war es Methyltestosteron — abhängig ist. Nach Absetzen des Hormons sinkt der Fructoseindex sofort wieder auf den Ausgangswert. Bemerkenswerterweise lag die Fructosekonzentration bei 4 von 5 untersuchten Eunuchoiden deutlich *unter* der Norm.

Gonadotrope Hormone sind vor allem bei sekundärer Hodeninsuffizienz wirksam. Sie stehen zur Verfügung einmal als *Choriongonadotropine*, welche aus dem Harn schwangerer Frauen gewonnen und nach internationalen Einheiten (iE) standardisiert werden. Diese placentären Gonadotropine enthalten vorwiegend den luteinisierenden Faktor (LH bzw. ICSH), daneben noch kleine Mengen von FSH (follikelstimulierendes Hormon). Handelspräparate sind z. B. das Prolan-Bayer und Primogonyl-Schering.

Gonadotrope Hormone werden in größeren Mengen auch aus dem Serum trächtiger Stuten gewonnen (sog. *Stutenserumgonadotropine*). Im Gegensatz zu den Choriongonadotropinen enthalten die Stutenserumpräparate vorwiegend FSH, daneben aber auch kleine Mengen von LH (bzw. ICSH). Sie werden (ähnlich wie die placentären Gonadotropine) nach internationalen Einheiten standardisiert und kommen in ihrer biologischen Wirkung den hypophysären Gonadotropinen am nächsten. Handelspräparate sind u. a. das Anteron-Schering.

Für die Behandlung der sekundären Hodeninsuffizienz haben sich die placentären Gonadotropine als besonders brauchbar erwiesen, wogegen die Wirkung der Stutenserumgonadotropine immer noch sehr problematisch ist. Das Hauptindikationsgebiet der Choriongonadotropine stellt zweifellos der *idiopathische Eunuchoidismus* dar.

Bei der Therapie mit Choriongonadotropinen muß man wissen, daß dieses Hormon zum großen Teil wieder im Harn ausgeschieden wird. Eine wichtige

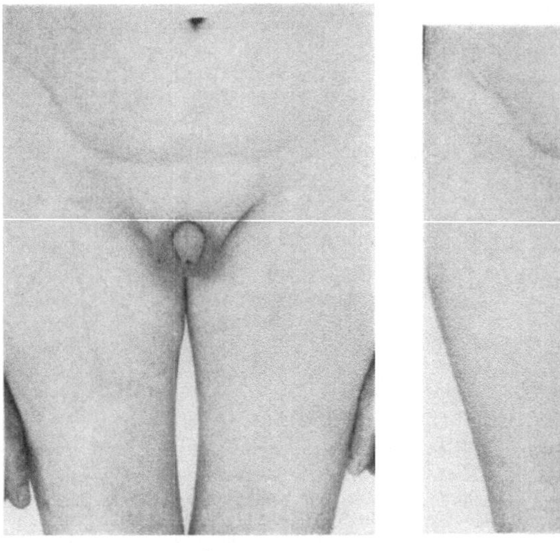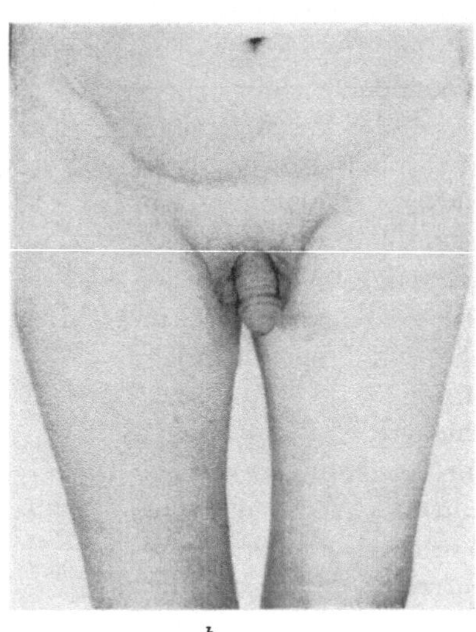

a   b

Abb. 12. Der Effekt einer Choriongonadotropinbehandlung auf das Wachstum der primären und sekundären Geschlechtsmerkmale bei einem 36jährigen Pat. (H. Gr., vergl. Abb. 4) mit idiopathischem Eunuchoidismus; *a* vor, *b* nach der Behandlung.

Voraussetzung der erfolgreichen Therapie ist daher eine *hohe Dosierung*. Heller und Nelson (1948) empfehlen 6—15000 iE pro Woche. Nach unseren Erfahrungen sollte man *nicht weniger als 12000 iE* pro Woche verabfolgen. Führt man eine solche Therapie längere Zeit durch, so kann man damit zu sehr schönen Resultaten gelangen. Die Abb. 12 zeigt den Effekt einer Choriongonadotropinbehandlung[1] bei einem 36jährigen Patienten mit idiopathischem Eunuchoidismus (vgl. hierzu Abb. 4 und den Text S. 5), der 3 Monate lang mit 12000 iE pro Woche behandelt wurde. Es kam in dieser Zeit zu einem deutlichen Wachstum des Penis, zur Vergrößerung der Testikel auf das Mehrfache ihrer ursprünglichen Größe, zum Prostatawachstum, zu einer erheblich gesteigerten Potentia coeundi und auch der Stimmbruch trat ein. Der Erfolg bei diesem Manne ist um so bemerkenswerter, als er vorher jahrelang vergeblich mit androgenen Hormonen behandelt worden war. Nicht unerwähnt möchte ich lassen, daß der Patient während der Hormonbehandlung ständig große Mengen gonadotroper Substanzen

---

[1] Die erforderlichen Versuchsmengen von *Prolan* stellte die Firma Bayer-Leverkusen dankenswerterweise zur Verfügung.

im Harn ausschied, nach der Alkoholfällungsmethode (KLINEFELTER, ALBRIGHT und GRISWOLD, 1943) etwa 2—300 ME in 24 Std.

Nach einem Hormonstoß von 3 Monaten Dauer legt man eine Behandlungspause von 2—3 Monaten ein und wartet die Wirkung ab. Meist geht in dieser Zeit die sexuelle Aktivität der Patienten etwas zurück, die erreichte Vergrößerung der Genitalien bleibt jedoch bestehen. Nach der Pause ist ein 2. und 3. Hormonstoß in der obengenannten Dosierung notwendig. Der große Vorzug der Choriongonadotropintherapie gegenüber der Substitutionsbehandlung mit androgenen Hormonen liegt darin, daß erstere keine Dauertherapie zu sein braucht, weil damit gerechnet werden kann, daß eines Tages die darniederliegende Eigenhormonbildung der Hypophyse durch die Choriongonadotropinzufuhr wieder zu normaler Tätigkeit angeregt wird.

Eine Hormonbehandlung mit placentären Gonadotropinen ist auch bei sekundären Hodenatrophien, wie sie z. B. bei organischen Erkrankungen der intrasellären Hypophyse (Tumoren usw.) auftreten, erfolgversprechend. Warnen muß ich jedoch vor jeder indikationslosen Anwendung dieser Hormone bei Männern mit normalen Spermienzahlen im Ejaculat, da es dadurch, wie MADDOCK und NELSON (1952) kürzlich gezeigt haben, zu schwersten, z. T. irreversiblen Veränderungen des Hodenparenchyms kommen kann.

Wenig erfolgversprechend ist nach unseren Erfahrungen die Behandlung des sekundären Hypogonadismus mit Stutenserumgonadotropinen. Die Erwartungen, die man an dieses Hormon geknüpft hatte, haben allgemein enttäuscht.

Zum Schluß meiner Ausführungen, die notwendigerweise in vielen Einzelheiten fragmentarisch bleiben mußten, möchte ich noch ganz kurz auf die Frage eingehen, ob es überhaupt sinnvoll und zweckmäßig ist, eunuchoide Männer mit Sexualhormonen zu behandeln. Ich komme deshalb darauf zu sprechen, weil häufig Anträge unsererseits von den Krankenkassen mit der Begründung abgelehnt werden, daß eine Keimdrüsenunterfunktion keine Krankheit sei. Einer solchen irrigen und leider noch sehr weit verbreiteten Ansicht kann nicht scharf genug widersprochen werden.

Diese Vorstellung geht nämlich von der überholten Meinung aus, daß die sog. *Sexualhormone* nur etwas mit der Sexualsphäre zu tun hätten, wobei aber übersehen wird, daß es sich hier auch um *Stoffwechselhormone* handelt. Allein die Erkenntnis, daß bei längerem Bestehen einer hormonalen Hodeninsuffizienz ausgedehnte regressive Skeletveränderungen auftreten, die in einzelnen Fällen sogar zu einer vorzeitigen Invalidität führen können, zwingt nachdrücklich zu der Forderung, derartige Patienten möglichst frühzeitig und intensiv zu behandeln. Es wäre meines Erachtens viel besser, der weit verbreiteten indikationslosen Therapie mit Sexualhormonen entgegenzutreten, als die Gelder für jene Fälle zu verweigern, bei denen die Hormontherapie sachlich begründet ist.

Literatur.

ALBRIGHT, F.: Ann. Int. Med. 27, 861 (1947).
— and R. C. REIFENSTEIN: The Parathyroid Glands and Metabolic Bone Disease. Selected Studies. Baltimore: The Williams and Wilkins Comp. 1948.
BORS, E., E. T. ENGLE, R. C. ROSENQUIST and V. H. HOLLIGER: J. Clin. Endocrin. 10, 386 (1951).

McCullagh, E. P., and A. Schaffenburg: J. Amer. Med. Assoc. **149**, 1214 (1952).
Engberg, H.: Proc. Roy. Soc. Med. **42**, 652 (1949).
Escamilla, R., and G. S. Gordan: J. Clin. Endocrin. **10**, 12 (1950).
Heckel, N. J., W. A. Rosso and L. Kestel: J. Clin. Endocrin. **11**, 235 (1951).
— and J. H. McDonald: Fertility and Sterility **3**, 49 (1952).
Heller, C. G., and W. O. Nelson: J. Clin. Endocrin. **7**, 345 (1948).
— — J. B. Hill, E. Henderson, W. O. Maddock, E. C. Jungck, C. A. Paulsen and
    G. E. Mortimore: Fertility and Sterility **1**, 415 (1950).
Klinefelter, H. F., jr., E. C. Reifenstein jr. and F. Albright: J. Clin. Endocrin. **2**, 615
    (1942).
— F. Albright and G. C. Griswold: J. Clin. Endocrin. **3**, 529 (1943).
Kochakian, Ch. D., In: Progress in Clinical Endocrinology. New York: S. Soskin, Saunders
    Comp. 1950.
Landau, R. L., and R. Loughead: J. Clin. Endocrin. **11**, 1411 (1951).
Maddock, W. O., and W. O. Nelson: J. Clin. Endocrin. **12**, 985 (1952).
Nelson, W. O., and C. G. Heller: Ann. Rev. Med. **2**, 179 (1951).
Nowakowski, H., u. E. Gadermann: Verh. dtsch. Ges. inn. Med. **58**, 400 (1952).
— u. L. Püschel: Acta endocrinol. (Copenh.) **11**, 320 (1952).
— Zur Pathophysiologie und Klinik der Hodeninsuffizienz. Habilitationsschrift Hamburg
    1953.
Rössle, R., u. H. Zahler: Virchows Arch. **302**, 250 (1938).
Staemmler, M.: Virchows Arch. **316**, 476 (1949).
Stieve, H.: Der Einfluß des Nervensystems auf Bau und Tätigkeit der Geschlechtsorgane des
    Menschen. Stuttgart: Georg Thieme 1952.
Thompson, W. O.: J. Amer. Med. Assoc. **132**, 185 (1946).

Psyche und Sexualhormone.

Von

ARTHUR JORES.

Direktor der II. Medizinischen Klinik und Poliklinik des Universitätskrankenhauses
Hamburg-Eppendorf.

Die Entdeckung der Hormone im Anfang dieses Jahrhunderts, die Möglichkeit, sie teilweise synthetisch herzustellen und sie therapeutisch zu verwenden,
haben in Ärzte- wie in Laienkreisen größte Hoffnung erweckt bezüglich der
Möglichkeiten der Beeinflussung der gestörten menschlichen Funktionen und
Verhaltensweisen, von denen man erkannte, daß sie durch solche Hormone
gesteuert werden. Dies trifft in besonderem Maße auf die Sexualhormone zu.
Die Beobachtungen am kastrierten Tier, die Wiederherstellung der Sexualfunktion bei solchen Tieren durch Zufuhr der reinen Hormone, die Abhängigkeit
der Brunst von dem Gehalt des Blutes an Oestrogen und manche andere Erscheinungen haben die Meinung begründet, daß die Vorgänge der Sexualität in einer
direkten Abhängigkeit von den Sexualhormonen ständen. Erst die therapeutischen Mißerfolge in Fällen von gestörter Sexualfunktion beim Menschen sowie
noch manche andere Beobachtungen, auf die später einzugehen sein wird, haben
hier etwas stutzig gemacht und lassen diese wohl allzu primitive Auffassung über
die Rolle der Sexualhormone als nicht zutreffend erscheinen. So ist es heute nach
jahrzehntelangen praktischen Erfahrungen und auf Grund einer kaum zu übersehenden Zahl von Tierversuchen wohl an der Zeit, einmal einen kritischen Überblick darüber zu geben, welche Rolle eigentlich die Sexualhormone für die
Sexualität spielen. Unter Sexualität müssen wir den Gesamtkomplex der Vorgänge und Verhaltensweisen verstehen, die zu dem Sexualakt führen. Es braucht
wohl kaum unterstrichen zu werden, daß es sich bei diesen Vorgängen um ein
ungemein komplexes Geschehen handelt, in das genetische Faktoren, hormonelle
Faktoren, psychische Faktoren, soziales Milieu, Einflüsse von Kultur und Erziehung mit eingehen. Welche Rolle die Hormone in diesem so komplexen Geschehen spielen, ist zweifellos äußerst schwierig zu erkennen. Die folgenden
Ausführungen sollen nur als ein Versuch zu einer Lösung betrachtet werden.

Beim Tier liegen die Verhältnisse einfacher als beim Menschen, da das Tier
in einem höheren Maße als der Mensch durch Instinkte und angeborene Verhaltensweisen gesteuert wird. Die Vorgänge laufen in festen Bahnen ab und sind
eindeutiger durch die Sexualhormone bedingt. Es wäre aber falsch, zu glauben,
daß hier zwischen Tier und Mensch ein ganz grundsätzlicher Unterschied besteht.
Auch beim Tier, und zwar je stärker, je höher das Tier in der Reihe steht, ist die
Rolle von Umweltfaktoren, der Einfluß durch das Verhalten des Sexualpartners
und anderer Einflüsse ganz unverkennbar. Es wäre falsch, zu behaupten, daß
das sexuelle Verhalten des Tieres einzig und allein von den somatischen Faktoren

gesteuert würde (Beach). In der Tierreihe bis zum Menschen treten nur die somatischen Faktoren gegenüber den „extraphysiologischen" (Beach) immer mehr zurück.

Betrachten wir die Verhältnisse beim Säugetier, so ist eine wichtige Tatsache, daß bei allen Säugetierweibchen die Sexualität und Bereitschaft zur Kopulation an ganz bestimmte Perioden — die Brunstzeit — gebunden ist. Aber schon bei den Affen, insbesondere bei den höheren Affen, findet sich eine deutliche Auflockerung in diesem Verhalten. Young und Orbison, die Schimpansen studierten, kommen zu dem Schluß, daß zwar der Einfluß der Ovarialtätigkeit auf das Verhalten des Schimpansenweibchens unverkennbar ist, aber daß dieses Verhalten doch weitgehend durch individuelle Einflüsse wie durch den Partner bestimmt wird. Zwar können wir beim Menschen von einem Brunstcyclus in dem beim Tier vorhandenen Sinne nicht mehr sprechen, doch läßt sich auch beim menschlichen Weibe ein gewisser Cyclus nachweisen. Eine Steigerung der Libido fanden Daniels u. a. zur Zeit der Menstruation. Benedek und Rubinstein studierten bei Frauen in analytischer Behandlung gleichzeitig durch Temperaturkontrolle den ovariellen Cyclus und fanden, daß während der Follikelreifungsphase bis zum Follikelsprung die heterosexuellen Strebungen ansteigen und mit dem Follikelsprung einen Höhepunkt erreichen. Dann folgt mit der Progesteronphase eine Periode der Ruhe, der mit dem Einsetzen der Blutung und dem Hormonabfall noch einmal eine solche der Erregung folgt. Benedek kommt zu dem Schluß, daß die cyclischen Hormonschwankungen die emotionalen Schwankungen in gewisse Bahnen zwingen. Aber auch die Wirkung emotionaler Faktoren auf die Cyclusdauer konnte von Benedek gezeigt werden.

Die Exstirpation der Gonaden führt nach einem wechselnden Zeitraum beim erwachsenen Tier zu dem völligen Sistieren eines sexuellen Verhaltens, und wenn der Eingriff vor der Pubertät durchgeführt wird, zu dem Fehlen einer sexuellen Reifung. Auch hier nimmt wieder der Schimpanse eine gewisse Sonderstellung zwischen Mensch und Tier ein (Clark).

Beim Menschen finden wir ein vom Tier sehr abweichendes Bild. Beim erwachsenen Manne braucht der Verlust beider Hoden nicht zum Verlust von Potenz und Libido zu führen. Noch 30 Jahre nach einer vollständigen Kastration fanden Feiner und Rothman bei einem Patienten Libido und Potenz erhalten. Besonders aufschlußreich ist hier die Untersuchung von Lange an 300 Kriegskastraten, von denen noch 220 geheiratet haben und bei denen z. T. die Libido, z. T. Libido und Potenz noch über viele Jahre erhalten blieb. Diesen positiven Erhebungen stehen aber auch negative gegenüber. So berichteten McCullagh, McCullagh und Hicken über 8 Eunuchen, von denen nur einer während 7 Jahre noch Kohabitationen auszuführen in der Lage war, ein zweiter verlor diese Fähigkeit nach 2 Monaten und die restlichen 6 zeigten keine Libido und Potenz mehr. Wenn die Kastration vor der Pubertät erfolgt, so kommen die Genitalorgane nicht zur regelrechten Ausbildung, und meistens entwickeln sich auch keine Libido und Potenz. Das ist aber keineswegs immer der Fall. So hat Perloff einen 31 jährigen Eunuchen mit nur erbsengroßen Testes und nur 2,3 mg/24 Std. 17-Ketosteroiden im Harn beobachtet mit Libido, Erektionen und Orgasmusfähigkeit. Die bei diesem Manne durchgeführte Therapie mit Androgenen führte zu einer Verbesserung seiner Potenz durch gute Beeinflussung der

Größe des Penis, aber nicht zu einer Steigerung von Libido und Potenz. ENGLE meint, daß zweifellos normales Sexualverhalten bei Fehlen der Gonaden des Mannes möglich ist und daß auch keine erkennbare Beziehung zwischen der Intensität der Sexualität und dem Zustand der Zwischenzellen des Hodens, dem Hormonproduzenten, besteht. Die älteren Arbeiten auf diesem Gebiet bedürfen jedoch einer etwas vorsichtigen Beurteilung, da in diesen fast immer übersehen wurde, daß der Hoden nicht die einzige Produktionsstätte androgener Substanz ist, sondern daß auch die Nebennieren unter Umständen erhebliche Mengen androgener Substanzen bilden können. In einem kürzlich an meiner Klinik beobachteten Fall von congenitalem adrenogenitalem Syndrom bei einem Manne, der von NOWAKOWSKI und PÜSCHEL publiziert wurde, bestanden bei diesem 25jährigen eine Atrophie beider Hoden, aber eine sehr lebhafte, von dem Manne als unangenehm empfundene Libido und Potenz, die durch eine Reduzierung der im Harn ausgeschiedenen Androgene durch eine Cortisontherapie ebenfalls reduziert wurde. Diese Beobachtung zeigt, daß die Androgene der Nebennierenrinde ausreichend sind, eine normale Pubertät und ein normales Sexualverhalten zu bewirken bzw. aufrecht zu erhalten. HAMILTON hat jedoch über einige Kastrate berichtet, bei denen solche Untersuchung über die Androgenausscheidung im Harn gleichzeitig durchgeführt wurde. Obwohl ein Patient durchaus potent war, zeigten sich sehr niedrige Werte für die 17-Ketosteroide im Harn. Andere der untersuchten Gruppe wiesen keine Libido und Potenz mehr auf bei etwa denselben Werten für die 17-Ketosteroide im Harn. Das würde also heißen, daß auch diese für das Zustandekommen von Libido und Potenz von untergeordneter Bedeutung sind.

Auch bei kastrierten Frauen kann es keinem Zweifel unterliegen, daß sie über normale Libido und auch Orgasmusfähigkeit verfügen können. Eindeutig auf die Bedeutung psychischer Faktoren weist die Mitteilung von DANIELS und TAUBER hin, die bei einer kastrierten Frau durch Psychotherapie eine Steigerung von Libido und Orgasmusfähigkeit erzielten. FILLER und DREZNER berichteten über 40 über 40 Jahre alte, auf operativem Wege kastrierte Frauen, die in 85% Menopausesymptome entwickelten, aber in keinem Falle über Verlust von Libido klagten. Aber es gibt auch hier entgegengesetzte Berichte, die über Verlust von Libido und Orgasmusfähigkeit nach der Kastration eine Aussage machen. So von CLAUBERG und SCHULTZE. Bei der Agenesie — dem angeborenen Mangel an Ovarien — ist mangelnde Sexualentwicklung meistens vorhanden, aber nicht die Regel. PERLOFF hat einen Fall mitgeteilt, in dem Libido und Orgasmusfähigkeit vorhanden waren und durch eine Hormontherapie keine Änderung erfuhren.

Auch die Erfahrungen des Postklimakteriums verdienen hier Erwähnung, die zeigen, daß Libido und Orgasmusfähigkeit trotz des Nachlassens in der Bildung der Oestrogene und des Fortfalles der Bildung von Progesteron nicht zu leiden brauchen.

Soweit die Kastration beim Menschen zum Verlust von Libido und Potenz geführt hat, läßt sich diese meist durch Hormonbehandlung wieder herstellen (MOEHLIG). Eine direkte Abhängigkeit von der Therapie stellten TAUBER und DANIELS fest durch Leerversuche mit Ölinjektion, die sofort einen Verlust von Potenz und Libido zur Folge hatte. BYRON und KATZEM haben über gute Erfahrungen in der Wiederherstellung von Libido und Potenz durch Methyltestosteron berichtet. Besonders eindeutig sind die Erfolge bei Fällen von Hypogonadismus, der bereits vor der Pubertät bestand und so zu einem Eunuchoidismus führte. Sehr schwer ist hier nur, zu unterscheiden, was unmittelbare psychische Wirkung der Sexualhormone ist und was indirekte, durch die Veränderungen des Aussehens, das Einsetzen des Stimmbruches usw. bewirkt wird. So hat auch der von PRATT mitgeteilte Fall eines Arztes subjektiv am meisten die Tatsache erlebt, daß er nunmehr eine tiefe Stimme bekam und am Telefon nicht mehr als „Madame" angesprochen wurde. Sehr bemerkenswert ist aber sicher auch die weitere Tatsache, daß zwischen der Hormondosis, die dieser Patient bekam, und dem Grade der sich entwickelnden Libido eine absolute Parallelität bestand. In der Beurteilung der Erfolge dieser Therapie muß man sehr vorsichtig sein, da psychische Faktoren, d. h. in diesem Falle das Wissen um die durchgeführte Therapie und der Glaube an sie, den Patienten stark beeinflussen können. McCULLAGH, McCULLAGH und HICKEN haben darüber berichtet, daß allein die Mitteilung von normalen Mengen Sexualhormon im Harn in zwei Fällen zu einer Heilung führte.

In den Fällen, in denen Störungen von Libido und Potenz vorhanden sind, bei normalem Befund an den Hoden und meist auch normaler Ausscheidung von Sexualhormonen im Harn, hat die Zufuhr von Sexualhormonen als Therapeuticum nur sehr selten einen Erfolg (CREEVY und REA u. a.).

Auch bei Frauen läßt sich, soweit sie nach einer Kastration einen Verlust an Libido erleiden, diese durch Oestrogentherapie wieder herstellen (GOLDZIEHER und ALER). HELLER, CHANDLER und MYERS sahen bei sechs kastrierten Frauen fünfmal einen eindeutigen therapeutischen Erfolg mit Stilboestrol.

Einen höchst interessanten Einblick in die Bedeutung der Sexualhormone für die Psyche, insbesondere das sexuelle Verhalten, bieten die Verhältnisse bei hormonellen Zwittern, insbesondere bei dem congenitalen adreno-genitalen Syndrom, also dem Pseudohermaphroditismus femininus. Bei dieser Störung entwickelt sich durch übermäßige Bildung männlich wirkender Stoffe von seiten der Nebennierenrinde bereits im Uterus ein weiblicher Pseudohermaphrodit. Bei den so geborenen Kindern finden sich mit Regelmäßigkeit auch anatomische Störungen in der Entwicklung der äußeren Genitalien und eine große Klitoris, so daß es häufig bei der Geburt schwer ist, eine richtige Geschlechtsbestimmung vorzunehmen. So ist es des öfteren vorgekommen, daß solche, im übrigen völlig weibliche Kinder, infolge der Klitorishypertrophie als männlich mit Hypospadie behaftet angesprochen wurden und dann als Junge erzogen wurden. Das Studium solcher Hermaphroditen hat gezeigt, daß ihre Geschlechtszugehörigkeit nur abhängig ist von der Erziehung, die sie nun erfahren, ob sie also als Junge oder als Mädchen erzogen werden, wobei es allerdings meist auffällt, daß die Mädchen gewisse männliche, die Jungen gewisse weibliche Züge aufweisen (ELLIS). Die Hormonanalyse zeigt in diesen Fällen immer einen Überschuß an androgener Substanz und meistens eine gewisse Unterdrückung der Oestronbildung. Es gibt aber auch einige Fälle, in denen die Oestronbildung ausreichend war zu einer Menstruation. Derselbe Zustand kann sich auch beim Erwachsenen ausbilden, und dann ist das psychologische Verhalten sehr verschieden. Neben Fällen, die einen eindeutigen Verlust an Libido und eine gewisse Umwandlung zum Männlichen hin erleben, sind auch solche beschrieben, bei denen die psychische Wandlung verhältnismäßig gering bleibt (BROSTER).

Bei den genetischen Hermaphroditen liegen die Verhältnisse anders. Hier läßt sich, rein anatomisch betrachtet, eine Geschlechtszugehörigkeit nicht mit

Sicherheit fällen. Am besten ist es, man überläßt diese Bestimmung dem betreffenden Menschen. So haben CHAPMAN, SASLOW und WATSON einen männlichen Pseudohermaphroditen untersucht und beraten, der bis zu seinem 21. Lebensjahr als Mädchen aufgewachsen war und nunmehr dringend eine Änderung der Zugehörigkeit vom weiblichen zum männlichen Geschlecht wünschte, nachdem schon viele Jahre vorher in seinem Verhalten mehr männliche Züge bemerkbar waren. Die Analyse des Harnes auf Hormone zeigte in diesem Falle ebenfalls männliche Verhältnisse. PERLOFF hat über einen Hermaphroditen berichtet, der „genetisch männlich, hormonal ein Kastrat und psychologisch weiblich" war.

Diese Beobachtungen bei hormonellem Hermaphroditismus werden gestützt durch die Befunde bei Behandlung mit sog. gegengeschlechtlichen Hormonen. Auch hier findet man selten oder nie eine wirkliche Umstimmung im Sinne des anderen Geschlechtes, eine Beobachtung, auf Grund deren man schon immer mit Recht gefolgert hat, daß die Sexualhormone nicht unbedingt geschlechtsspezifisch sind. Nach SALOMON führt die Verabfolgung von Androgen bei Frauen zu einer Steigerung der sexuellen Empfänglichkeit, zu gesteigerter Empfindlichkeit der äußeren Genitalien und vermehrter Libido, nicht aber zu einer wirklichen Umstellung. BLEULER und ZÜBLIM haben Prostatiker, die lange Zeit mit oestrogenen Substanzen behandelt waren, psychologisch untersucht und fanden eine „gegengeschlechtliche Färbung des Trieblebens unbestimmt dumpfer Art". Auch GREENBLATT findet durch männliches Hormon bei Frauen nur eine Steigerung der Libido. Bei der Behandlung des Mannes mit oestrogenen Substanzen ist ebenfalls nur eine Steigerung der Libido des öfteren beschrieben worden. Über eine Hemmung einer Hypersexualität des Mannes durch Stilboestrol hat DUNN berichtet.

Ganz kurz sei hier auch noch das Problem der Homosexualität berührt. GLASS, DEUEL und WRIGHT fanden bei 17 männlichen Homosexuellen das Verhältnis von Androgen zu Oestrogen im Harn zugunsten des Oestrogens verschoben. GLASS und JOHNSON versuchten darauf eine entsprechende Therapie, sahen aber nur in 3 von 11 Fällen einen Erfolg. Andere Untersucher konnten in der Hormonausscheidung Homosexueller nichts Abnormes feststellen (PERLOFF). Der Mißerfolg einer Hormontherapie bei Homosexuellen ist so weitgehend, daß heute kaum. noch ein therapeutischer Versuch empfohlen werden kann.

Es ist weder beim Normalen noch beim Homosexuellen möglich, durch Sexualhormone die Wahl des Geschlechtspartners zu beeinflussen. Die Bezeichnung als männliches oder weibliches Sexualhormon ist unglücklich, da weder dem einen eine spezifisch männliche, noch dem anderen eine spezifisch weibliche Wirkung zukommt. Die Sexualhormone sind nur Prägungsstoffe, für die die männlichen bzw. weiblichen Sexualorgane bestimmte und besondere Empfindlichkeiten entwickelt haben.

Wenn wir das Gesagte noch einmal überblicken, so ergibt sich ein zunächst sehr widersprechendes und äußerst undurchsichtiges Bild. Es läßt sich nur soviel mit Sicherheit sagen, daß in dem äußerst komplexen Vorgang der Sexualität die Hormone nur ein Faktor sind. Für die volle anatomische Reifung der Sexualorgane sind sie zweifellos unerläßlich. Beim Erwachsenen fördern sie die Turgeszenz und Durchblutung der Sexualorgane und führen damit indirekt zu einer Steigerung von Libido und Potenz, aber einen unmittelbaren Einfluß auf diese psychologischen Phänomene scheinen sie nicht zu nehmen. Wenn wir uns überhaupt einmal die Frage nach der Hormonwirkung vorlegen, so kann sie wohl nach dem, was wir heute über die Physiologie der Sexualhormone gehört haben, am besten dahin beantwortet werden, daß Hormone die Aufgabe haben, bereitliegende Mechanismen in Gang zu setzen und ihren Ablauf zu beschleunigen. Die Mechanismen müssen aber vorbereitet sein, sonst ist keine Wirkung zu erwarten. Gerade für die übergeordneten Sexualhormone, die Gonadotropine, ist das besonders klar zu zeigen. Sie können nur dann wirken, wenn der Mechanismus zur Eireifung z. B. bereitliegt. Das ist aber nur innerhalb einer gewissen Lebensphase der Frau der Fall. Im Klimakterium z. B. erlöscht dieser Mechanismus — wir können vielleicht auch sagen — verschwindet die Empfindlichkeit des Ovars, damit entfällt die Wirkung der Gonadotropine, obwohl sie nunmehr in größerer Menge gebildet werden als zuvor. Diese Regel können wir auch auf die Wirkung der Sexualhormone anwenden. Auch für ihre Wirkungsentfaltung müssen Bereitschaften bezw. Empfindlichkeiten der Erfolgsorgane ausgebildet sein. Das Problem der Hormonwirkung verschiebt sich damit zu der Frage nach den Ursachen der Empfindlichkeitsschwankungen der Erfolgsorgane und den Einflüssen, die diese Empfindlichkeiten ändern. Ich glaube, es gibt hier keine andere Möglichkeit, als hier eine Steuerung durch das Zentralnervensystem anzunehmen. Dieses untersteht aber wieder einem psychischen Einfluß. Das würde aber heißen, daß die Sexualhormone nur wirken können, wenn auch im psychisch-seelischen Bereich eine Empfänglichkeit vorhanden ist. Diese These läßt sich durch eine große Zahl klinischer Beobachtungen belegen. Ich greife hier nur die psychisch bedingte Amenorrhoe heraus, die man gerade in den Jahren der Not und der Flucht als einen sehr zweckmäßigen Vorgang angesehen hat. Wenn eine psychische Hemmung das Ovar trifft, so ändert sich die Empfindlichkeit, und es spricht nunmehr auf die Gonadotropine nicht mehr an. Es gibt auch psychische Hemmungen der Erektion, dann entfällt die Ansprechbarkeit des Erektionszentrums auf die an sich in normaler Menge vorhandenen Sexualhormone, und auch die verstärkte Zufuhr von Sexualhormonen ist meistens nicht in der Lage, wie die therapeutischen Mißerfolge lehren, an dieser Situation etwas zu ändern. Ein anderes Beispiel sehe ich in der Anorexia nervosa mit ihrer Retardierung der körperlichen Reifung. Wir hatten erst kürzlich wieder eine solche Patientin in unserer Klinik, ·deren Problem bei tiefenpsychologischer Betrachtung darin bestand, daß sie nicht Frau werden wollte, nicht dick werden wollte an Becken und Brüsten. Das 17 jährige Mädchen sah völlig infantil aus, und die bereits 2 Jahre bestehende Regel hatte mit dem Beginn der Erkrankung seit 1 Jahr ausgesetzt. Retardierung der Entwicklung zum Weibe, weil der betreffende Mensch in der Tiefenperson hierzu nicht bereit war und daher Blockierung bzw. Aufhebung der Empfindlichkeiten gegenüber den Hormonen.

Besonders interessante Zusammenhänge in diesem Sinne hat Blickensdorfer kürzlich berichtet bei der Untersuchung von Frauen mit Akromegalie und Lactation, und vor allem bei der Untersuchung eines Mannes mit Chorionepitheliom, bei dem es auch zu einer lactierenden Mamma gekommen war. Er konnte zeigen, daß für das Ingangkommen der Lactation nicht nur das Prolactin erforderlich ist, sondern auch die Bereitschaft zur Mütterlichkeit vom Psychischen her gebahnt und vorhanden sein muß. Bleuler und seine Schule, die sich in den letzten Jahren besonders eingehend mit der Psychologie der endokrinen Störungen beschäftigt haben, kommt zu demselben Schluß, zu dem uns auch unsere Überlegungen geführt haben, daß nämlich für die Entfaltung von Hormonwirkungen u. a. auch psychische Bereitschaften vorhanden sein müssen. Sicher soll hierbei nicht verkannt werden, daß auch die Sexualhormone wieder einen zentralnervösen Angriffspunkt haben, der sicherlich wieder zu einer Verstärkung der psychischen Bereitschaft führt; aber das Primäre scheint mir doch zu sein, daß die Bereitschaft oder auch Empfindlichkeit auch des Gehirns und seiner Zentren erst überhaupt einmal vorhanden sein muß, und diese kann offenbar nicht durch noch so große Hormonmengen erzeugt werden.

Die Rolle der Sexualhormone für die Sexualität würde ich also folgendermaßen sehen: Sie sind zunächst einmal für die rein anatomische Ausbildung der Sexualorgane unerläßlich. Für die Funktion dieser Organe sind sie ebenfalls erforderlich, aber hier scheint mir eine zentral-nervöse Steuerung eingebaut zu sein, die die Ansprechbarkeit der Sexualorgane für die Hormone weitgehend beeinflußt, ja sogar unter Umständen völlig blockieren kann. Ich glaube, es ist berechtigt, hier von einem Primat des Zentral-Nervösen und damit des Psychischen schlechthin zu sprechen. Diese Möglichkeit der psychischen Steuerung hormonaler Wirkungen durch Änderung der Empfindlichkeit des Erfolgsorgans findet sich in der Tierreihe bereits angedeutet vorhanden, kennzeichnet aber offenbar in besonderem Maße den Menschen, und kommt gerade in der Tatsache zum Ausdruck, daß der Mensch das einzige Lebewesen ist, das ständig sexualisiert ist, aber auch die Möglichkeit hat, sich von dieser Sexualität zu befreien bzw. sie in ein höher geistig-seelisches Leben einzubauen. Das Wort von den Hormonen, die unser Schicksal sein sollen, ist für den Menschen sicher falsch und für das Tier nur sehr bedingt richtig.

Literatur.

BEACH, F. E.: Hormones and Behaviour. 2. Aufl. New York-London 1939.

BENEDEK, TH.: In FRANZ ALEXANDER, Psychosomatische Medizin. Berlin: Walter de Gruyter 1951.

— u. B. B. RUBINSTEIN: Psychosom. Med. 1, 245 (1939).

BLEULER, M., u. W. ZÜBLIN: Wien. med. Wschr. 1950, 229.

BLICKENSTORFER, E.: Psyche 6, 321 (1952).

BYRON, C. S., and P. KATZEN: J. Clin. Endocrinol. 1, 359 (1941).

CHAPMAN, A. H., G. SASLOW u. F. WATSON: Psychosom. Med. 13, 212 (1951).

CLARK, G.: Growth 9, 327 (1945).

CLAUBERG, C., u. K. W. SCHULTZE: Z. ärztl. Fortbildg. 31, 425 (1934).

CREERY, C. V., and C. E. REA: Endocrinology (Springfield, Ill.) 27, 392 (1940).

DANIELS, G. E., and E. S. TAUBER: Amer. J. Psychiatr. 97, 905 (1941).

DANIELS, G. E.: Amer. J. Psychiatr. 100, 231 (1943).

DUNN, C. W.: J. Amer. Med. Assoc. 115, 2263 (1940).

ELLIS, A.: Psychosom. Med. 7, 108 (1945).

ENGLE, E. T.: Zit. nach BEACH.

FEINER, L., and T. ROTHMAN: J. Amer. Med. Assoc. 113, 2144 (1939).

FILLER, W., and N. DRESNER: Amer. J. Obstetr. 47, 122 (1944).

GLASS, S. J., H. J. DEUEL and C. A. WRIGHT: Endocrinology (Springfield, Ill.) 26, 590 (1940).

GLASS, S. J., and R. W. JOHNSON: J. Clin. Endocrin. 4, 540 (1944).

GOLDZIEHER, M. A., and M. S. ADLER: J. Clin. Endocrin. 1, 349 (1941).

HAMILTON, J. B.: Anat. Rec. 85, 314 (1943).

HELLER, C. G., and W. O. NELSON: J. Clin. Endocrin. 5, 27 (1945).

— R. E. CHANDLER and G. B. MYERS: J. Clin. Endocrin. 4, 109 (1944).

LANGE, J.: Die Folge der Entmannung Erwachsener, an Hand der Kriegserfahrungen dargestellt. Leipzig: G. Thieme 1934.

McCULLAGH, E. P., R. McCULLAGH and N. F. HICKEN: Endocrinology (Springfield, Ill.) 17, 49 (1933).

MOEHLIG, R. C.: Endocrinology (Springfield, Ill.) 27, 743 (1940).

NOWAKOWSKI, H., u. L. PÜSCHEL: Acta Endocrinol. (Copenh.) 11, 320 (1952).

PERLOFF, W. H.: Psychosoma Med. 11, 133 (1949).

PRATT, J. P.: J. Clin. Endocrin. 2, 460 (1942).

SALMON, M. J.: J. Clin. Endocrin. 1, 162 (1941).

TAUBER, E. S., u. G. E. DANIELS: Psychosom. Med. 3, 72 (1941).

YOUNG, W. C., and W. D. ORBISON: J. Comp. Psychol. 37, 107 (1944).

Diskussion.

PHILIPP:

Es ist vielleicht nicht richtig, nach dem Schlußreferat des Vorsitzenden, der den Sinn der Sexualhormone herausgestellt hat, noch etwas zu sagen, aber eigentlich müßte man zu dem Referat von Herrn NOWAKOWSKI noch ein Korreferat über die Klinik und Therapie der *weiblichen* Keimdrüseninsuffizienz bringen. Wir sehen die gleichen Krankheitsbilder bei der Frau, und zwar in ätiologischer wie in symptomatologischer Hinsicht. Nur hinsichtlich der Therapie gehen wir verschiedene Wege, da die Gonadotropintherapie bei uns nicht die gleichen Erfolge hat. Aber sonst sind viele Parallelen vorhanden. Sie haben es bei der Untersuchung etwas leichter, Sie können die Biopsie machen; wir haben es in dieser Beziehung schwieriger, wir müssen laparotomieren. Andererseits geben uns die Blutungen und die Amenorrhoen diagnostisch manchen Hinweis, den Sie nicht bekommen. Nun habe ich aber noch eine Frage. Bei der Frau sind die echten Agenesien der Keimdrüse gar nicht selten. Sie haben eben gesagt, daß es auch beim Mann Agenesien gibt. Ich weiß aber nicht, ob dies stimmt. Die Fälle der Literatur sind nicht alle stichhaltig; auch habe ich viele erfahrene Kollegen gefragt, ob sie je einen Fall von Agenesie beim Mann gesehen haben, aber noch niemals eine positive Antwort darauf bekommen. Mich würde nun interessieren, wie diese männlich gebauten Wesen mit einer Keimdrüsenagenesie aussehen. Sind sie Zwerge oder hochwüchsig; haben sie auch offene Epiphysen wie die Frauen, und was sind sonst für Erfahrungen darüber vorhanden? Es ist das meiner Ansicht nach eine prinzipielle Frage, die zu klären wäre.

NOWAKOWSKI:

Das völlige Fehlen der Testikel kommt beim Manne vor, ist jedoch wesentlich seltener als die Agenesie der Gonaden bei der Frau. Hodenagenesien wurden u. a. von COUNSELLER und WALKER [Ann. Surg. 98, 104 (1933)], HELLER, NELSON und ROTH [J. Clin. Endocrin. 3, 586 (1943)] sowie von HEPBURN [J. Urol. 62, 65 (1949)] beschrieben. Meines Wissens unterscheiden sich diese Patienten in keiner Weise von Frühkastraten, d. h. also, sie bieten klinisch das Bild des Früheunuchoidismus.

WELLER:

Die Behandlung hypophysär bedingter, genitalunterentwickelter Zwergwuchsformen hat nach der Anwendung von Choriongonadotropin hinsichtlich der Genitalreifung und der Wachstumszunahme so entscheidende Erfolge aufzuweisen, daß sie jeder anderen Behandlungsart als überlegen bezeichnet werden darf. Da wir die Behandlungsverläufe mehrerer solcher Krankheitsfälle über längere Zeit beobachten konnten, wollen wir versuchen, an Hand eines typischen Beispieles die wesentlichen Symptome des therapeutischen Effektes in ihrem zeitlichen Ablauf darzustellen.

Der 15jährige Junge war 123 cm groß, als er in unsere Behandlung kam. Wie uns die Mutter angab, war er seit dem 3. Lebensjahr an Größe und Gewicht zurückgeblieben. Bei fehlender Terminalbehaarung waren Hoden und Penis kleinkindhaft klein. Die Knochenentwicklung entsprach dem Bild eines 8jährigen. Seine Haut fühlte sich trocken und schuppig an, die Extremitäten waren feingliedrig. Grundumsatzerniedrigung, fehlender spezifisch-dynamischer Effekt, Hypotonie und hypochrome Anämie wiesen mit einer veränderten Blutzuckerbelastungskurve auf eine herabgesetzte Schilddrüsenfunktion hin.

Während einer Vorbeobachtungsperiode von 5 Monaten war keine sichere Wachstumszunahme festzustellen; die Gonadotropinwerte im Harn zu dieser Zeit deutlich erniedrigt. Es bestand also ein hypogonadotroper Hypogonadismus.

Der Junge erhielt nun über 14 Monate fortlaufend wöchentlich 3×1000 iE Choriongonadotropin und wuchs in dieser Zeit 14,5 cm. Die Wachstumszunahme, die außer einer Zeit, in der über 4 Wochen Serumgonadotropin gegeben wurde, beständig war, zeigte bei gleicher Gonadotropinmenge eine zunehmende Beschleunigung. Der Gewichtsanstieg von 12,3 kg ist im wesentlichen durch Zunahme der Muskelmasse hervorgerufen, eine Wasserretention konnte nicht nachgewiesen werden. Als erste sichtbare Veränderung unter der Hormonbehandlung war bei Auftreten der Schambehaarung ein Größerwerden des Penis zu beobachten. Schon im 4. Monat konnte man eine meßbare Größenzunahme der Hoden registrieren, die Prostata wurde in dieser Zeit palpabel. Die vorausgenannten hypothyreotischen Symptome schwanden schon im Verlaufe des 1. Vierteljahres, ohne daß Schilddrüsenwirkstoffe gegeben wurden. Mit dieser Besserung ging eine psychische und motorische Vitalitätssteigerung des vorher verlangsamten und trägen Jungen einher. Die Terminalbehaarung ist jetzt voll ausgebildet, die Stimme des Sechzehnjährigen männlich, tief.

Periodenweise röntgenologische Kontrollen des Skeletsystems gaben während der Behandlungszeit Aufklärung über das Verhalten der Epiphysenfugen und der Knochenkerne und sicherten uns vor einer frühzeitigen, kompletten Ossifikation, wie sie als Folge einer überhöhten, vorzeitigen Hormonproduktion bei der Pubertas praecox bekannt ist. Bei der genannten Größenzunahme von 14,5 cm sind die Epiphysenfugen noch offen, das vor Beginn der Behandlung fehlende Os pisiforme ist jetzt vollständig ausgebildet. Die vorher grazilen Metacarpalia und Phalangen sowie die dünne Corticalis sind dicker geworden, die Osteoporose ist geschwunden.

Als Zeichen einer durch das gonadotrope Hormon hervorgerufenen vermehrten Androgenbildung der LEYDIG-Zellen stiegen während der Behandlung die fortlaufend gemessenen 17-Ketosteroide im Harn von 3,25 auf 7,38 mg an. Hodenbiopsiepräparate, die nach einem halben und ganzen Jahr der Behandlung gewonnen wurden, zeigten eine Zunahme und ein Größerwerden der interstitiellen Zellen sowie ein Dünnerwerden der Tubuluswand. Gleichzeitig konnten nach einem Jahr im Zupfpräparat vollausgebildete, lebensfähige Spermien nachgewiesen werden. Zu diesem Zeitpunkt ergab, nachdem die Choriongonadotropinverabreichung über 14 Tage abgesetzt worden war, die biologische Gonadotropinmessung im Harn normale bis leicht erhöhte Werte. Dieser Befund dürfte mit dem Nachweis lebensfähiger Spermien den bedeutenden Hinweis geben, daß die eigene HVL-Inkretion durch die Behandlung so weit in Gang gekommen ist, daß sie jetzt normalgroße Gonadotropinmengen zur Ausschüttung bringen kann. Dieses Ergebnis gibt dazu die berechtigte Hoffnung, daß Wachstum und Geschlechtsentwicklung auch nach Absetzen des Choriongonadotropin weiter anhalten.

Die Wirkung der Androgene auf den Eiweiß-Phosphat-Sulfat- und Kreatinstoffwechsel ist aus zahlreichen Untersuchungen bekannt. Es erschien uns bei der Behandlung dieser Zwergwuchsformen mit Choriongonadotropin interessant, den Stimulationseffekt dieses Hormones mit Hilfe verschiedener Stoffwechselgrößen und der C_{17}-Ketosteroidausscheidung in verschiedenen Behandlungszeiten zu messen. Wir glaubten dadurch ein etwaiges Maß über die jeweils erreichte androgene Kapazität gewinnen zu können.

Voruntersuchungen wiesen bei Kastraten nach, daß selbst hohe Dosen von Choriongonadotropin keinen Effekt auf die Ausscheidung des Stickstoffes, anorganischen Phosphors und der Steroide im Harn auszuüben vermögen, sowie den Blutcholesterinspiegel unverändert lassen. Testosteron führt dagegen zu den gewohnten Veränderungen. Diese fehlende Wirkung beim Kastraten läßt es unwahrscheinlich sein, daß das Choriongonadotropin einen direkten Effekt auf irgendeine andere endokrine Drüse oder das somatische Gewebe selbst hat. Es seien im folgenden die Ergebnisse aufgezeigt, die wir bei dem vorgenannten hypogonaden Zwergwuchs nach einem halben bzw. 1 Jahr der Behandlung erhielten. Alle Untersuchungen wurden nach einem bestimmten Plan durchgeführt, der als wesentlichstes bei Bettruhe eine an Kohlenhydraten, Eiweißen und Fetten konstante Kost während des Versuchsablaufes beinhaltet. Wie die Ergebnisse nachweisen, ruft eine zeitlich begrenzte, kräftige Stimulation mit 1500 iE nach einjähriger Behandlungsdauer eine stärkere Retention von Stickstoff und Phosphor, einen höheren Anstieg der Steroide und einen steileren Abfall des Blutcholesterins hervor, als eine gleich starke nach halbjähriger Behandlungszeit. Die Größe des Choriongonadotropineffektes ist also von der durch die vorausgehende Behandlung erreichten androgenen Kapazität des Hodens abhängig. Klinisch manifestierte sich diese erhebliche anabolische Wirkung am eindeutigsten in einer Zunahme der Muskelmasse und in den schon vorausgenannten Knochenveränderungen.

Weissbecker:

Wir haben einen gleichen Patienten augenblicklich in Behandlung. Wir sind leider nicht in der glücklichen Lage, über große Mengen von Choriongonadotropin zu verfügen, da unsere Kassen so teure Medikamente schwerlich übernehmen. Wir haben deshalb einen anderen, durchaus bekannten Weg versucht und Schilddrüsenhormon gegeben. Ich wundere mich, daß in diesem Zusammenhang dieses Stichwort nicht schon früher fiel. Auf Thyreoidin wächst unser Patient ja auch wunderschön. Das zeigt doch, daß das Wachstum nicht ausschließlich über das Genitale beeinflußt werden kann.

Weller:

Hypothyreotische Symptome, die bei mehreren der von uns behandelten Zwergwuchsformen bestanden, schwanden bei allen allein auf Choriongonadotropinverabreichung.

Heinke:

In Anlehnung an das Referat von Herrn Nowakowski darf ich Ihnen einen Fall demonstrieren, den wir in Gießen (Hautklinik) in Behandlung haben:

33jähriger Patient (Nr. 185), seit 10 Jahren kinderlos verheiratet.

Diagnose: Oligospermie 1.—2. Grades, wahrscheinlich zeugungsunfähig.

FSH-Ausscheidung: obere Grenze der Norm.

Hodenbiopsie vom 21. 5. 1952 (1. Bild): Tubuli: überwiegend weit, dazwischen Tubuli mit sehr kleinen Lumina, mäßig verdickte Wände, Spermiogenese in beiden Tubuli vorhanden, reichlich Spermien. — Zwischenzellen: vorhanden, Plasmaleiber relativ klein, die Arteriolen zeigen verdickte Wände.

Diagnose: Primärer Tubulusschaden geringen Grades.

(2. Bild) Therapie: Testoviron-Depot Schering (11. 10.—13. 11. 1952) 4×250 mg i.m. $= 1000$ mg in einem Monat.

Ergebnisse der Behandlung: Auslösung des „rebound-effectes" (Bremstherapie).

1. Abfall der Spermien von ungefähr 59 Mill. auf 5000 Spermien (fast Null).

2. Normale Spermien im Ejaculat nehmen ab, pathologische Formen dementsprechend zu.

3. Verhältnis Sperma zu Zellen: Zellen steigen auf 98%, Spermienzahl fällt entsprechend ab.

4. Cytogramm: auffallende Linksverschiebung, d. h. Spermatocyten steigen, Präspermatiden steigen, Spermatiden fallen.

(3. Bild): Hodenbiopsie am 8. 1. 1953 während der stärksten Spermatogenesehemmung.

Tubuli: weitgehende Unterdrückung der Spermatogenese, Tubulusepithel ist spärlich, aber die Sertoli-Zellen gut erhalten. Kaum Spermatogonienteilung, wenig Spermatocyten und Spermien. Kanälchenwände verdickt, Gefäßwandungen stark verdickt.

Zwischenzellen: spärlich, intertubuläre Gewebe vermehrt.

Mit obigem Bericht können wir die Angaben von Heckel, Rosso und Kestel, soweit es mindestens den „rebound-effect" betrifft, bestätigen.

Elert:

Herr Nowakowski hat das adrenogenitale Syndrom als Ursache für den hypogonadotropen Hypogonadismus angeführt. Ich glaube, daß auch funktionelle Überaktivität der Nebennierenrinde Ursache eines hypogonadotropen Hypogonadismus sein kann. Stieve hat an Männern, die nach längerer Gefängnishaft plötzlich ad exitum kamen, nämlich außer Stillstand der Spermiogenese bzw. Hodenatrophie eine auffallende progressive Transformation der Nebennierenrinde nachweisen können. Das ist vielleicht so zu deuten, daß es bei diesen Menschen infolge der „Notstandssituation" („Stress-Situation") zu einer „Sekretionsumstellung" im HVL vom gonadotropen auf den corticotropen Sektor im Sinne von Tonutti („Shift" nach Selye) gekommen war. Auf diese Weise möchte ich auch das Zustandekommen der sog. „Notstandsamenorrhoe" (Tietze) erklären (Näheres Geburtsh. u. Frauenhk. 1952, 193), bei der man ebenfalls Funktionslosigkeit der Ovarien einerseits und Zeichen einer Nebennierenrindenüberaktivität andererseits kombiniert findet. Solche Notstands·amenorrhoen lassen sich daher durch Cortison günstig beeinflussen (Sohval und Soffer).